苏宝刚

金匮要略讲义

苏宝刚 著

学苑出版社

U0200048

图书在版编目（CIP）数据

苏宝刚金匮要略讲义/苏宝刚著 . —北京：学苑出版社，2021.5
ISBN 978 - 7 - 5077 - 6144 - 3

Ⅰ . ①苏⋯　Ⅱ . ①苏⋯　Ⅲ . ①《金匮要略方论》- 研究　Ⅳ . ①R222. 39

中国版本图书馆 CIP 数据核字（2021）第 039826 号

责任编辑：黄小龙　刘晓蕾
出版发行：学苑出版社
社　　　址：北京市丰台区南方庄 2 号院 1 号楼
邮政编码：100079
网　　　址：www. book001. com
电子邮箱：xueyuanpress@ 163. com
销售电话：010 - 67601101（销售部）、010 - 67603091（总编室）
印 刷 厂：北京兰星球彩色印刷有限公司
开本尺寸：710mm×1000mm　1/16
印　　张：39. 75
字　　数：651 千字
版　　次：2021 年 5 月第 1 版
印　　次：2021 年 5 月第 1 次印刷
定　　价：128. 00 元

从教学中看苏宝刚教授的教学风采
与治学思想（代序）

在读研究生期间，笔者有幸聆听了苏宝刚教授专为研究生开设的《金匮要略》讲座课，现将个人当时听课时的所忆所感作一简要整理。通过多年的教学和临证实践，苏宝刚教授对《金匮要略》有着自己独特的理解，讲解时也幽默诙谐，引人入胜。时隔多年，虽然绝大多数讲课内容已日趋模糊，但苏教授当时的教学风采和部分治学思想仍深深地印在脑海里，心中总觉得应一吐为快。当然，这仅仅反映苏宝刚教授治学思想的一小部分，所谓管窥而已，不当之处，还望苏教授批评指正。

一、苏宝刚教授的教学风采

《金匮要略》与《伤寒论》虽同为仲景述作，但二者的遭遇可谓天壤之别。无论在版本传世，还是在注疏方面，《金匮要略》都无法与《伤寒论》相比拟。在行文上，《金匮要略》远不如《伤寒论》通篇条文排列得那么紧凑、逻辑分明。加之《金匮要略》是一门与实践紧密结合的中医临床基础课，因其所描述的许多疾病，如肺痿、肺痈、女劳疸、趺蹶等，甚至包括肠痈，在现代中医临床中已很难见到，即使见到也不那么典型，这就给讲授金匮课程增加了很大的难度。如果缺乏丰富的临床经验，不在临证中细心体悟、领会经文，讲起来难免枯燥无味，让学生听起来容易生厌，即使认真听讲，也是领悟不深，过些时日，绝大部分又如数奉还给老师，不留下任何痕迹。

而苏教授则不然。在授课过程中，他那不时流露出的对中医发自内心的热爱之情，深深地感染着讲台下每一位学子的心。积淀了近40年，具有丰富临床教学经验、衣着朴素、外貌看似严肃的苏教授，一登上讲台，便给人一种信任感。操着一口清晰标准的普通话，配以深沉浑厚的男低音，再加上马三立单口相声式的语言，或自问自答，或单刀直入，或天外来书，似乎是不着边际却暗含启发的开场白，能一下子抓住你的心，让你飘忽的思绪马上集中起来，让你的脑电波随着他的思路而起伏跳跃。苏教授讲课还有一个特点，他能把《金匮要略》中重要或复杂令人费解的条文、药物功效，用或诙谐、或形象生动、或看似普通浅显但却耐人寻味的语言表述出来。话似乎说透，但细心体味，却留给学生一个自己思考、联想的空间。没有经年累月的知识经验储备，焉能如此运用自如？语虽通俗易懂，但其中包含着一个提炼、浓缩、再加工，然后用浅显的语言表达出来的思维过程。对于要讲解的条文，他多辅以与讲课内容有关、多年来日积月累的临证事例作为佐证，所讲内容多是结合条文谈自己多年临证的心得体会，对复杂病历常常用图示的方法表示出来，以便更清楚地展现他当时看病时的"活思想"，从而增加了说理的可信度。苏教授虽年过花甲，而言语动作不衰，两节课下来，声音如初，讲课过程一气呵成，从不停顿。当讲到兴致处，他便挽起袖子，呷一口浓酽酽的茶，湿润湿润喉咙，接着继续往下讲。为了节约时间让苏老师能多讲些，也许不忍坐视老师亲手擦黑板，有时当板书写满的时候，有的同学便赶紧奔上讲台去擦，这时苏教授会用其特有的方式轻轻地说一声"哎"，以表谢意。这就是笔者眼中的苏教授讲课的风采。

二、苏宝刚教授治学思想管窥

（一）重视杂病的治略思想

陈修园曾对《金匮要略方论》的书名作解为："书之所以名为要略者，盖以握要之韬略在此也"。苏教授继承了陈氏观点，同时结合自己研究心得加以发挥。苏教授对中国地理历史知识烂熟于胸，首次上课，他便结合楚汉相争的历史典故而"大谈特谈"治略思想，引人入胜。他说，所谓略者，乃谋略、韬略、战略、政略、策略之义也，项羽纵有力拔山河气盖世之勇，却斗不过"窝囊废"刘邦，原因何在？就是由于项羽缺乏战略思想。豪无战略眼光的西楚霸王项羽，纵然取得一时一战之利，因为缺乏战略眼光，到头来却失去了整个战场的主动权。用药如用兵，因此，要成为一名高明的中医师，胸中必须怀有关照全局的治略思想，深谙全身脏腑经络部位、功能及其相互关系，用药时根据具体病情，或以正相和，或出奇制胜，才能掌握治病的主动权。

（二）对杂病的认识

苏教授在课堂上经常重申杂病的概念及其辨证规律。他认为，杂病之杂，内涵非常丰富，含病因复杂、病位复杂、病机复杂、病情复杂之义。病邪在人体内传而又传，变而又变，往往形成了错综复杂矛盾的病情，故称之为杂病。苏教授对于金匮中用治杂病的"大方"，诸如侯氏黑散、风引汤、薯蓣丸、竹叶汤以及温经汤等，不仅见解深刻，而且在临证时能运用自如。在临证中，他善于处理复杂矛盾的病证，并深谙仲景组方用药法度，师其法而不泥其方，常取各方之主药，灵活化裁，组成新的"大方"，杂而不乱，以适应复杂矛盾的病情。同时他常常勉励学生要不畏奇难杂症，要勇于实践，对现在社会上日益猖獗的某些疾病或社会顽症，如艾滋病、吸毒等，也要敢于涉足，提出自己的认识和治法。

对于杂病的辨证规律，苏教授在继承仲景脏腑辨证的基础上，推崇《灵枢·阴阳二十五人》中将人划分为木、火、土、金、水五大类及五五二十五种人的有关论述，注重病人的先天体质因素，并用来指导辨证和治疗。苏教授认为，一个人从出生之后，就有其自身易患疾病，就沿着此类疾病发生发展的特有轨迹而生老病死。比如木性之人，性情易多愁善感，忧忧郁郁，肝经经常郁而不达，故多患梅核气、乳腺增生以及子宫肌瘤等疾病，治以逍遥散加减。此外，根据多年临床实践，对于寒水之人，苏教授称之为苓桂术甘人，治疗时多主以苓桂术甘汤；火性之人，多治以泻心汤；土性之人，多治以实脾饮；金性之人，多治以泻白散。可谓执简驭繁，实为经验之谈。

（三）讲解药性，别具一格

苏教授在主讲《金匮要略》之前，曾讲授过中药学，故其对书中药物目录熟之又熟，常常脱口而出。他讲解药性，并不完全按照书本，常结合自己多年的临床体会，同时吸收现代中药药理学的研究成果，善于联想，谈其功效也多择其要者，常常是一语道破天机。例如，从桑白皮具有较强的韧性和续筋接骨功效中，苏教授悟出其具有促生长作用，故用治肺系疾患，即取其可促肺泡生长之义。对于任何疾病，机体都有自我修复机制，桑白皮不仅具有泻肺功效，尚有补益之功，一物二用，相反相成，用之临床，妙不可言。古今并用解释药性，可谓苏教授一绝，课堂上比比皆是，不胜枚举。

（四）提出浊邪病因说

人禀天地之气而生。人得天之气，故能呼吸；得地之气，故能饮食。呼吸饮食不止，生命方能不休。现代社会中因空气污染的加剧和饮食结构的改变，苏教授提出浊邪病因说。他认为，浊邪随水谷清气从口鼻而入，疾病也因之而生。随呼吸而入之浊邪，如空气中漂浮之若干微米以下的细小粉尘；随饮食而入之浊邪，乃食入之膏粱厚味醇酒辛辣之物也。浊能害清，浊邪侵入血脉，百脉一宗，流布全身，为害甚广。临证验之，多见唇口紫黯，苏教授喜用赤芍、丹皮等药治之，名为"净血疗法"。

（五）扩大经方的治疗范围

苏教授勤于思考，他时常告诫学生，读书要想得多一些，千万不能死于句下。例如，仲景首篇提出"见肝之病，知肝传脾，当先实脾……"不仅要知道肝病能够传脾，还应该知道脾脏受邪之后所发生的进一步传变。土被木克，则气血生化乏源，病症百出。上不养心，可见心悸、怔忡、失眠等症；清空失养，则为眩晕、耳鸣；气血不荣于面，则见面白少泽；不得濡养四肢百骸，则见倦怠乏力等等，不一而足。同样，对于那些现在临床很少见到的疾病，如肠痈，不能因为临床难以遇到，就觉得治肠痈之主方——薏苡败酱散毫无用武之地，苏教授则针对现代湿热病非常多见的特点，临床用之治疗中焦湿热，常常能取得满意疗效。

虽然短短60学时的金匮研究生课程早已结束，但苏教授的音容笑貌宛若昨日，他那诙谐幽默的语言和别具一格的教学方法令人终生难忘，使我有幸从另一个角度认识解读《金匮要略》。

李晨辉

2006 年 10 月

前　言

　　《金匮要略方论》是祖国医学中一部重要的古典医籍。它也是学习中医理论，学习临床知识，提高理论水平，提高临床疗效必须学好的一门中医课程。继承《金匮要略方论》的学术思想，对于发扬中医理论，对于治疗急症、重症，都有很重要的作用。

　　本书是为立志自学成才，立志提高中医理论水平，成为高明的中医师的中医同志而编写的。本书在编写过程中，参阅了全国高等医药院校试用教材，还参阅了兄弟院校教学资料、古代文献资料和金匮论著，以期丰富本书内容。本书的体例，在篇名之后有概说、学习要求和自学时数。在原文之后有词解、语译、提要、通解和选注。篇末有小结和复习思考题。语译把原文深奥的文辞译成现代语言，通解是分析病因、病机、证候特点、立法、处方、用药的规律。

　　根据刊授学院的教学是以自学为主的特点，在教材编写过程中，力求语言通俗易懂、深入浅出，内容简明扼要、条理清晰。为了深入学习张仲景的学术思想，本书在通解原文时，按着疾病的客观规律，讲解理、法、方、药，提高辨证论治水平。同时，也讲解一些有关疾病传变规律和治略思想等方面的内容，以期有志同志，进一步探讨张仲景的学术思想。为了全面学习本书内容，对于一些存有疑问的条文和附方，做了必要的解释。为了明确学习重点，在复习思考题中有分析理法方药的题目，分析题所涉及的条文和内容，必须掌握。

　　《金匮要略讲义》的编写是以《医统正脉》本为蓝本，即人民卫生出版社1972年8月重印的《金匮要略方论》一书，也参考了其他版本，略加修正。本书按原文顺序讲解，没有任何变动。原文药方后，如"右五味"等情况，未统改成"上五味"。本书承臧本慎、刘耕禹、沈殿礼等同志协助编写，在此一并致谢。

《金匮要略讲义》1986 年在中医古籍出版社出版，1995 年在学苑出版社出版，其间重印多次。此次出版，将原书稿又做了一次修订，作为本书第一部分，同时，将我退休 20 多年来对《金匮要略》的一些感悟《金匮新论》作为书的第二部分。

由于本人学识浅陋，水平有限，书中一定有不少缺点和错误，我诚挚地希望医林长者及中医同道给予批评指正。赐教一言，即为我师。殷切盼望宝贵意见，以使本书更加完善，为中医教育事业做出应有的贡献。

苏宝刚

2020 年 9 月

目录/

金匮要略讲义

金匮新论

金匮要略讲义

绪　　言

　　《金匮要略方论》（简称《金匮要略》）是东汉张仲景所著的《伤寒杂病论》中的杂病部分。《金匮要略》是最早的一部研究杂病的专书。本书有较深的理论基础和临床实用价值，对于后世的医学教育和医学发展都起了很大的作用。《金匮要略》是祖国医学的古典医籍之一，是治疗杂病的典范。

　　一、《金匮要略方论》和它的作者：张仲景（约公元150～219年），名机，南郡涅阳（今河南省邓州市）人。年轻时拜南郡名医张伯祖为师，刻苦钻研，完全得到了张伯祖的传授。以后，张仲景又勤求古训，深入理解《内经》《难经》的基本精神。张仲景收集当时的方书，把商代伊尹水煎草药的知识扩大，丰富了方剂学的内容。张仲景在临床时，治疗过多种流行热病和多种危重的杂病，积累了丰富的临床经验。因为张仲景具有丰富的临床经验和高深的医学理论基础，所以他认识到并总结了辨证施治的规律。从公元196年至204年，写成《伤寒杂病论》一书。这部书的主要成就，是确立了辨证论治理论体系，它总结治疗热性病的六经辨证方法和治疗杂病的脏腑经络辨证方法。这是继《内经》《难经》之后，以切实的经验，卓越的理论，贡献于人类的中医巨著。

　　张仲景生活在兵戈扰攘、瘟疫流行的东汉末年，而他的《伤寒杂病论》也由于魏蜀吴三国混战、晋代乱世，散佚不全。后经晋代王叔和整理成《伤寒论》一书。

　　在北宋仁宗时，翰林学士王洙在蠹简中得到《金匮玉函要略方》，共有三卷，上卷讲伤寒病，中卷讲杂病，下卷讲方剂和妇科学。在宋英宗（1066）时，由林亿等人对这部书进行校正工作，删去上卷伤寒部分，只留中卷和下卷。把中卷和下卷又分成三卷二十五篇。为了方便临床，又把下卷的方剂，分别列于病证之下，书名叫作《金匮要略方论》。

二、《金匮要略方论》书名解：书名可分为三部分理解，金匮即以金为（做成）藏书匮，匮中保存珍贵、慎秘之书卷。陈修园说："金匮所载之证……中工所能治者，不必论也。所论者无一非起死回生之术。"要略是指重要的治略思想。正如陈修园所说："书之所以名为要略者，盖以握要之韬略在此也。"医生要有治疗奇难重症的大志，必须具有高度的辨证论治水平，也必须具有重要的治略思想，才能真正成为高明的医生。方论者即以方论法，以方论略也。

三、《金匮要略方论》内容概述：《金匮要略》全书共二十五篇，其中第一篇《脏腑经络先后病脉证》相当于全书的总论。从第二篇《痉湿暍病脉证》到第十七篇《呕吐哕下利病脉证治》是属于内科范围的疾病。其中第十一篇《五脏风寒积聚病脉证并治》总结辨证论治的几项原则。第十八篇《疮痈肠痈浸淫病》则属于外科。第十九篇《趺蹶手指臂肿转筋阴狐疝蛔虫病》是将不便归类的几种疾病合在一篇。第二十至二十二篇，专论妇产科疾病。最后三篇为杂疗方和食物禁忌。有的版本收入书中，也有《金匮要略》书删去不选。

《金匮要略》全书论述四十多种病症，有痉、湿、暍、百合、狐惑、阴阳毒、疟病、中风、历节、血痹、虚劳、肺痿、肺痈、咳嗽、上气、奔豚气、胸痹、心痛、短气、腹满、寒疝、宿食、五脏风寒、积聚、痰饮、消渴、小便不利、淋病、水气病、黄疸病、惊悸、吐衄、下血、胸满、瘀血、呕吐、哕、下利、疮痈、肠痈、浸淫疮、趺蹶、手指臂肿、转筋、狐疝、蛔虫以及妇人妊娠、产后和杂病等。

四、《金匮要略方论》的学术思想及其对后世的影响：

（一）确立了脏腑经络病机辨证论治的思想体系：《金匮要略》全书是以脏腑经络病机辨证作为基本论点，认为脉证的产生，都是脏腑病理变化的反应。如中风病，指出中风病的主要致病因素是内因，根据其病变先后轻重的部位，分在络、在经、入腑、入脏四个阶段进行辨证。又如水气病，根据内脏病变所出现的证候，有五脏之水的论述。

《五脏风寒积聚病脉证并治》篇是张仲景对脏腑经络病机辨证的总结。本篇总结了辨证论治的几项要旨：第一，要辨准疾病的部位。本篇篇名冠以"五脏"二字，篇中又细述疾病的部位在肺、在心、在肝、在脾、在肾，以及在上焦、在中焦、在下焦之不同。只有辨准疾病的部位，论治才有针对性，才能选择恰当的治疗方法，选用归经准确的药物，以适应病情，取得较好的疗效。

第二，要辨清疾病的性质。本篇论述了五脏中风、中寒的辨证方法，如肝中风、肝中寒的辨证。中风和中寒是代表两类不同性质的疾病，是说阳证、实证和阴证、虚证两类不同性质的疾病的辨证方法。只有辨清疾病的性质，才能选用恰当的治疗方法，选择性味恰当的药物以适应病情，以取得较好的疗效。

第三，要辨明疾病的严重程度。本篇论述了轻病的辨证，也论述了肺死脏、肝死脏、心死脏、脾死脏、肾死脏的辨脉方法。主要是说五脏中某脏精气枯竭，即将死亡的脉象，又称死脏脉。说明临床辨证之时，要辨明危重病的脉象证候。仲景之意，辨证论治一定要辨明疾病的严重程度，是轻症，是重症，是危重症，在论治时，才心中有数，轻重有别。

第四，要掌握辨证论治的特殊规律。本篇论述了肝著、肾著和脾约三种病的证治。肝著是肝经脉络郁滞之病，非只肝脏之病，治以旋覆花汤，其治法针对肝络。肾著是寒湿留著于肾之外府——腰部之病，非为肾脏之病。如此腰病，不要只想从肾治疗，要看到特殊的问题，才不会误治。脾约是胃强约束弱脾之病，非只脾脏之病。故治以麻子仁丸泻其胃热，滋其脾阴，其治法是针对脾胃两者。以上三病的辨证论治，说明辨证论治有特殊规律，肝著病在经络，肾著病在外府，脾约病又责之于胃。临床之时，不但要掌握辨证论治的一般规律，更要掌握其特殊规律，论治才能更加准确，不至于误治。

第五，要认识难攻之病，确定持久的治疗方法。本篇论述积、聚、谷气三种病证相似之病的辨证方法。如积病在脏，气郁血瘀，久而久之阴凝积结形成痞块，其病深坚固，难攻难克，久治方能收效。聚病在腑，气滞寒聚，病根稍浅，较积病易治，但也属难治之症。谷气病在肝脾，由于宿食浊气停滞于脾胃，脾壅肝郁，黏滞难去，所以恶心、嗳气、腹满、胁痛之证难除。谷气病类似积聚，又似食积，愈后又发，反反复复。以上三病虽有轻重，皆属难攻难克之病，临证之时，一定要认识清楚，以确定持久的治疗方案。

第六，要有整体观念，要掌握疾病传变的规律。本篇三焦竭部条文，是论述三焦气不和的辨证方法。三焦中一部所属的脏腑生理机能衰退，可能影响其他二部，辨证时要看到整体，治疗时也要照顾整体。因为三焦是相互联系的，相互作用的，上焦受气于中焦，下焦受气于上焦，中焦受气于下焦，如果上焦心肺气血不和，可以引起中焦的噯出食气症，也可以引起下焦的遗尿失便症，在治疗时，调和上焦心肺之气血，使五脏元真通畅，既能治疗中焦善噯，又能治疗下焦遗尿失便。在辨证过程中，要看其整体，考虑到疾病的传变，认清疾病的局部和整体的关系，才能制定出切合病情的治疗原则，以收到较高的疗效。

（二）发展了整体观念的思想：《金匮要略》整体观念的学术思想，是源于《内经》和《难经》的。张仲景认为："天布五行，以运万类"，就是说天地之间有五行之后，由五行精微之气构成无数的生命，这些生命在运转变化着。张仲景认为："人禀五常，以有五脏"，就是说人体也是由五行精微之气构成的，由五行又构成了五脏。张仲景认为生命存在的条件是有适合生命存在的自然环境气候。"因风气而生长"说明了人类生长存活，有赖于四时风气流行，有赖于适宜的自然气候变化。《内经·宝命全形论》说："人以天地之气生，四时之法成"，也说明了人依靠天地精微之气而产生，人又随着四时规律而成长的。由此可见，张仲景从生命的起源，构成生命的元素，生命存在的条件，来论述人与自然是一个统一的整体的学术思想是源于《内经》。

张仲景认为："五脏元真通畅，人即安和"，就是说五脏六腑经络血脉元真之气充实，通畅周流，使人体成为相互联系的统一整体。脏腑经络精微物质通畅，人就安和无病。张仲景又说："经络受邪入脏腑"和"见肝之病，知肝传脾"，说明了五脏、六腑、经络、血脉，一部有病，可以传到另一部，甚至传到全身。这种从人的整体认识疾病，从病邪传变认识疾病的学术思想，也是源于《内经》。《玉机真藏论》说："五脏有病，则各传其所胜"，就是说五脏是相互联系的，病气的转移，都有一定的次序，某脏有病，就会传给所克之脏。《气厥论》说："五脏六腑，寒热相移"，说明五脏六腑内的寒热邪气是互相转移的。张仲景把人与自然这个统一整体和人体内脏腑经络这个统一整体的学术观点，用于辨证论治，这是对《内经》整体观念的发展。

（三）论述了重要的治略思想：张仲景认为，作为一个高明的医生，对于疾病的发展变化的客观规律，要能掌握。对于将要发生的疾病，要能预测。从而在治疗时，能预先防止疾病的传变，阻断疾病的扩大蔓延。《金匮要略》第一篇所谈的"适中经络，未流传脏腑，即医治之"和"见肝之病，知肝传脾，当先实脾"就是一例。可以说预知疾病的传变规律，从而进行预见性的治疗，防止疾病的传变，是《金匮要略》的第一治略思想。

张仲景认为疾病的发生、现状、以及发展的趋势，都有一定的传变规律，在疾病的全过程中，有它一般的、定型的、暂时的病情阶程。在疾病发展变化的过程中，常常是脏腑经络之间有规律的相互传变。如此形成一种复杂的难治疾病。或是几种邪气同时侵入，或是几种病证同时存在，尤其是一脏虚一脏实，一脏有寒一脏有热的特殊病证，临证之时，补泻两难，寒热两难。仲景在《血痹虚劳病脉证并治》篇小建中汤方证条，就论述了既有阳虚不能温煦的里急腹痛证，又有阴虚内热的手足烦热口燥等证。这种寒热错杂之证，若单纯补阴，则里急腹痛加重，若单纯助阳，使手足烦热口燥加重。仲景用建中之法，调和脾胃，使阴阳气血充足，温煦濡养五脏六腑，脏腑得济，则诸虚可以康复。正像《医宗金鉴》总结说："后天之治本血气。"在桂枝龙骨牡蛎汤方证条，也论述了阴阳两虚的复杂病情，既有元阳衰惫的阴寒凝结之证，又有虚阳浮动的心火相火之害。仲景用了"先天之治法阴阳"的方法，使阴阳相互维系，阳固阴守，以图良效。

张仲景首推侯氏黑散和风引汤二方，治疗寒热虚实错综复杂，难于治疗的中风病。有治寒，治热，治虚，治实之略。又有以参归之补，大黄之泻，滑石之利，龙牡之镇，桂芎活血，防风散风，细辛散寒，白术化湿，菊芩清肝，干姜温中，矾梗涤痰。可见二方治中风之法也尽矣。必须深入理解，仲景以此二方论述中风病的治法和治略思想。

张仲景根据痰饮病的病情变化，寒热虚实错综复杂，提出了治饮二十方，更重要的是指出了痰饮病的治疗大法，"当以温药和之"。

辨治复杂的疾病，必须全面地认识疾病，也就是要认识病因、病机、疾病的层次以及疾病发展的趋势。由此，总观病势，确定治略大法，根据治略大法，再确定第一步第二步的具体方法。

（四）《金匮要略》对中医急证学的贡献：陈修园说："《金匮要略》所论者无一非起死回生之术"，可见《金匮要略》一书，主要是论述危急病症，奇难杂症。《金匮要略》治疗急症，如胸痹急症，用薏苡附子散缓和急剧疼痛。痉病里热壅盛、口噤、卧不着席，用大承气汤急救。阴毒阳毒危急病症，用升麻鳖甲汤加减治疗。中风病邪入于脏、历节诸肢节疼痛、肺痈喘不得卧、奔豚发作欲死、腹中雷鸣切痛、呕不能食、寒疝绕脐痛、支饮不得息、风水一身悉肿、黄疸病、出血症、呕吐哕下利病、肠痈腹痛、妇人崩漏、产后中风等急症，皆有急救治法。《金匮要略》最后三篇，也叙述了卒死的急救方法：如用肉桂末含于舌下，治疗尸蹶脉动而无气；治疗自缢死亡之前的急救技术等。

《金匮要略》治疗奇难杂症也有很多的方法。如骨节疼烦、掣痛、不得屈伸，用甘草附子汤治之。顽固的头风病，用头风摩散治之。妇人病情复杂的瘀血崩漏病，用温经汤治疗。五劳七伤的干血病，用大黄䗪虫丸治之。大汗消瘦的厉风气病，用越婢加术汤治之。正衰邪盛，痰血相结，形成胁下痞块的疟母病，宜用鳖甲煎丸治之。

（五）《金匮要略》对方剂学的贡献：《金匮要略》载方262首，比较完整的有205首，其中使用药物约213味。《金匮要略》的方剂学已经达到了相当高的水平，被历代医家誉为"方书之祖"。《金匮要略》在因证立法，以法遣方用药上，积累了比较系统的理论知识。《金匮要略》方是经过千年临床实践验证，用之有效的，而且至今，医生还认为是疗效可靠的方剂。如用白头翁汤治疗痢疾，茵陈蒿汤治疗黄疸，肾气丸治疗消渴，栝蒌薤白白酒汤治疗胸痹，大黄牡丹汤治疗肠痈，麻子仁丸治疗大便坚，大建中汤治疗腹痛。剂型种类，内容也很丰富，计有汤剂、丸剂、酒剂、散剂、洗剂、熏剂、滴耳剂、灌鼻剂、舌下含剂、软膏剂、阴道栓剂等。

（六）《金匮要略》的治疗技术：在《金匮要略》书中，有汉代的人工呼吸法："救自缢死……徐徐抱解，不得截绳，上下安被卧之。一人以脚踏其两肩，手少挽其发常弦弦勿纵之，一人以手按据胸上，数动之，一人摩捋臂胫屈伸之，若已僵，但渐渐强屈之，并按其腹。如此一炊顷，气从口出，呼吸，眼开，而犹引按莫置……"在一千七百多年前，就已经有这样科学的治疗技术，现在，仍有继续研究的价值。

《金匮要略》的鼻饲法，在杂疗方中记有"［救卒死方］薤捣汁，灌鼻中"的方法。《金匮要略》也记载了汉代的洗胃法。在果实菜谷禁忌篇叙述了用口服催吐法洗胃，以治疗食物中毒和其他疾病。如书中说："饮食中毒，烦满，治之方。苦参三两，苦酒一升半，右二味，煮三沸，三上三下服之，吐食出，即差。"今天，应该重视学习、研究古代的治疗技术，并要用现代科学方法，给以改进。

五、历代医家对《金匮要略》的研究：

（一）晋隋唐宋元时《金匮要略》一书的传播和对《金匮要略》方的

应用：晋代王叔和的《脉经》，在第八、九卷中，记载了《金匮要略》条文。《脉经》条文虽然与《金匮要略》条文有不同之处，但对研究《金匮要略》，有很重要的价值。在隋唐医书，《诸病源候论》《千金要方》《千金翼方》《外台秘要》等书中，都记载有《金匮要略》书的内容。如此，《金匮要略》书在这一千年间流传着，《金匮要略》方广泛地应用于临床实践。宋金元时期，很多医家研究《金匮要略》学术思想而有所得，使用《金匮要略》方而有疗效，所以赞扬《金匮要略》书为万世法，号群方之祖。

（二）明清时代的《金匮要略》注家：明代赵以德于 1368 年，第一位注解《金匮要略》书，名曰《金匮方衍义》。赵以德用以经释经的方法，说理透彻，严谨精确地注释了《金匮要略》。清代周扬俊于 1688 年，对《衍义》进行了《补注》，成为一书，名曰《金匮玉函经二注》。

清代有二十余家，注释《金匮要略》，如：徐忠可的《金匮要略论注》，程云来的《金匮要略直解》，沈明宗的《金匮要略编注》，魏念庭的《金匮要略方论本义》，尤在泾的《金匮要略心典》，陈修园的《金匮要略浅注》等，都各有心得，可以阅读。

（三）近代的《金匮要略》注家：吴考槃的《金匮要略五十家注》于 1930 年刊行于世，是一部大型的《金匮要略》集注书。黄竹斋的《金匮要略方论集注》初刊于 1925 年，他选择了注家精确之注释，成为有参考价值的集注本。

1949 年以后，开始对《金匮要略》的全面研究和整理。《金匮要略》是中医院校必修的一门课程，并建立金匮研究室，深入研究《金匮要略》。

1949 年以后的二十余家《金匮要略》注解书籍中，说理透彻，通俗易懂，联系实际，有黄树曾的《金匮要略释义》，秦伯未的《金匮要略简释》，任应秋的《金匮要略语译》，陶葆荪的《金匮要略易解》，何任的《金匮要略新解》，南京中医学院的《金匮要略学习参考资料》和中医院校的《金匮要略讲义》。

在临床研究中，应用《金匮要略》方治疗危急病症和奇难杂症，都有很多的成果。

六、《金匮要略方论》的学习方法：《金匮要略》原书文字古奥，言简意赅，不加讲解，很难自学明白，不能深入理解。首先要读注释，争取理解原著的精神实质。为了更准确地更完整地理解原文，要查阅《康熙字典》和《中华大字典》，研究原文中疑难字词和关键字词的古代意义。

《金匮要略》书的特点是以方论法，以方论略，所以准确深入地理解仲景处方用药的目的，更为重要。为此，要查阅《神农本草经》或《本草纲目》，研究古代药物功能主治的论述。

学习《金匮要略》的目的，要提高脏腑经络病机辨证的思想方法的水平，要理解仲景学术思想。千万不要走入歧途，纠缠于一字一句之中，曲解了原意，得出不切合实际的结论。

要学会以方测证——从处方用药中推理，确定病证，以解决有方无证的问题。要学会以证测方——从疾病证脉中推理，确定方药，以解决有证无方的问题。要把《金匮要略》书原文联系比较地理解，要把《伤寒》与《金匮要略》两书内容，联系比较地理解，才能全面准确地深刻地理解原文的精神。

要用科学推理的方法，看到疾病的客观规律，是病因、病机、疾病传变，而产生脉证。从脉证来推理，认识疾病的变化过程。再根据疾病的全过程，确定立法、处方、用药。这就是辨证论治。辨证论治的水平，决定了临床疗效的高低。

张仲景以讲方证来论述重要的治略思想。我们后人读《金匮要略方论》要多思考，经过长期的思考，能理解重要的治略思想。学习《金匮要略》的重要方法是"积思顿释"。

金匮要略方论序

　　张仲景为《伤寒杂病论》，合十六卷，今世但传《伤寒论》十卷，杂病未见其书，或于诸家方中载其一二矣。翰林学士王洙在馆阁日，于蠹简中得仲景《金匮玉函要略方》三卷：上则辨伤寒，中则论杂病，下则载其方，并疗妇人，乃录而传之士流，才数家耳。尝以对方证对者，施之于人，其效若神。然而或有证而无方，或有方而无证，救疾治病其有未备。国家诏儒臣校正医书，臣奇先校定《伤寒论》，次校定《金匮玉函经》，今又校成此书，仍以逐方次于证候之下，使仓卒之际，便于检用也。又采散在诸家之方，附于逐篇之末，以广其法。以其伤寒文多节略，故断自杂病以下，终于饮食禁忌，凡二十五篇，除重复，合二百六十二方，勒成上、中、下三卷，依旧名曰：《金匮方论》。臣奇尝读《魏志·华佗传》云："出书一卷曰：此书可以活人。"每观华佗凡所疗病，多尚奇怪，不合圣人之经。臣奇谓活人者，必仲景之书也。大哉！炎农圣法，属我盛旦，恭惟主上，丕承大统，抚育元元，颁行方书，拯济疾苦，使和气盈溢，而万物莫不尽和矣。

太子右赞善大夫臣高保衡
尚书都官员外郎臣孙奇
尚书司封郎中充秘阁校理臣林亿等传上

脏腑经络先后病脉证第一

概　　说

本篇以脏腑经络先后病为篇名，其意义深刻。脏腑经络是生命的有机整体，脏病、腑病、经病、络病都可互相影响，互相传变，病有先后，必须辨清疾病传变的全过程，才能制定出关乎全局的治略原则。

本篇是全书的总论。论述了高明的医生要治未病，必须知道疾病的传变规律；必须明白治疗虚证的三治方法；本篇论述了生命的元素和存在的条件；又论述了自然界气候变化对机体的影响。本篇还对预防、病因、病机、诊法、治则、预后和护理等方面的内容，作了原则性的论述。我们必须深入体会本篇精神，为学习以后各篇打下良好的基础。

【学习要求】

一、掌握中医的整体观念思想。

二、掌握中医的诊断疾病方法。

三、掌握治疗疾病的原则。

【自学时数】6学时

一、问曰：上工①治未病②，何也？师曰：夫治未病者，见肝之病，知肝传脾，当先实脾③，四季脾王④不受邪，即勿补之。中工①不晓相传，见肝之病，不解实脾，惟治肝也。

夫肝之病，补用酸，助用焦苦，益用甘味之药调之。酸入肝，焦苦入心，甘入脾。脾能伤⑤肾，肾气微弱，则水不行，水不行，则心火气盛，则伤肺。肺被伤，则金气不行，金气不行则肝气盛，则肝自愈。此治肝补脾之要妙也。肝虚则用此法，实则不在用之。

经曰："虚虚实实，补不足，损有余"，是其义也。余脏准此。

【词解】

①上工，中工：工是医生，上工指高明的医生，能治愈十分之九的病人。中工指中等的医生，能治愈十分之七的病人。

②治未病：治疗未病的脏腑，也有预防的意思。

③实脾：补脾。

④四季脾王："王"同"旺"。四季脾旺，指春、夏、秋、冬每季最后十八天，为脾土旺时，因脾气得助而不虚，便不要先实脾。又作一年四季解。

⑤伤：在这里有制伏的意思。

【语译】问：高明的医生治疗未病的脏腑是什么意思？老师说：治疗未病脏腑的意义，举例来说，看到肝病，就知道肝病有影响到脾的规律，那么在治疗时就应该补脾。如果在四季之中，脾气旺盛，脾脏不会受到肝病的侵害，也就不必用补脾的方法了。一般的医生不知道疾病传变的道理，看到肝病，不懂得用实脾的方法，只知道治疗肝病。此外，必须知道，治疗肝实证和治疗肝虚证是不一样的。肝虚的治法，要用酸味药补肝脏的阴血，又以焦苦味道的药物补其所生之心，再以甘味药物调补其所克之脾脏。酸味药入肝，焦苦味药入心，甘味入脾。脾强可以制肾，肾气受到削弱，肾水不能上济于心，使其心火旺盛，心火旺而伤肺。肺伤则肺不能行使肺之肃降机能，肝气不受肺金克制，而逐渐充实，所以肝病自然而愈。这是用补脾法治疗肝病重要而微妙的道理。肝虚证用这种方法，肝实证不宜用。

《难经》说：虚证用泻法，使虚证更虚，实证用补法，使实证更实，切记，不要犯这样错误。只有虚证用补法，实证用泻法，才是其原则。其他脏腑疾病的治疗原则，都可以由此而类推。

【提要】本条举例论述了治未病的思想，疾病传变的学说。论述了虚证的三治方法和虚实补泻大法。

【通解】人体五脏六腑之间存在着生克制化的关系，在正常时有相互资生的一面，在病时又有相互克制的一面。如一脏有病，并不局限本脏之病，还可以影响其他的脏腑发病，而且还有一定的传变规律。为此，我们治疗时，就不能只看见已病的脏腑，还应注意未病之脏腑。那么，怎样去辨知未病的脏腑，以防止疾病的传变？张仲景为我们提出了脏腑经络疾病传变的规律，就解决了这一问题。如见肝之病，便知肝病最易传脾，所以，在治病时，当先实脾。而先治未病之脾，以防止疾病传脾，这样考虑问题是上工的水平了。但是，如果在四季脾旺的时候，而脾不受肝邪，即勿用补脾之法。另一说：凡是一年四季而脾脏正气充实而不受邪侵的，则可不必拘泥治肝实脾之说。至于一般的医生，他们不懂治肝之理，而见到肝病，只知一味去治肝，不了解实脾的意义，就不能做到杜绝疾病传变途径。只有知道疾病相传变的规律，才能胸有治未病的要略，才可以由消极变为积极而取得满意的疗效。

以上说的是肝伤脾胃的肝实证的治疗规律。如果肝虚的话，应该怎样进行治疗？仲景为此，又说明肝虚证的三治方法。即肝虚病要补用酸，助用焦苦，益用甘味之药调之。夫酸味入肝，可补肝之体，此其一；焦苦入心，而使心气旺，而有助于肝，此其二；益用甘味之药，则有实脾以制肾的思想，而使肾水弱则心火旺，心火旺则肺亦衰，而肝木不受其制，则肝旺自愈，此其三。这种治肝补脾的方法，具有微妙的道理。归纳起来讲：肝虚用酸补之，此为正治法；助用焦苦，补心气，"子能令母实"，此为旁治法；甘药入脾，实脾治水，火盛而金衰，而使肺金不伤肝木，此为反治法。凡临床治病，以此为例，必须明确上述的三治方法，才能提高医疗水平。

最后作者引用了经文，指出对虚证和实证的治法。如果不是这样的话，那就难免虚证而反用泻法，则虚者更虚，实证而反用补法，则实者愈实，成为治疗之逆，而应当是虚者补之实者泻之。补其不足，损其有余，才是正确的治疗方法。肝病如此，心、肺、脾、肾等脏，以此类推，所以说"余脏准此"。

【选注】《金匮要略方论本义》："肝病必传于脾，上工必先实脾，使肝病不得传而可愈也。然脏气之衰旺，与时令相流通。四季之月，每季土旺十八日，合算畸零，以应五行各旺七十二日之数，若适当其际，则脾旺自不受邪，即勿补之，而肝自不得肆其侮也。设过补脾，又犯实实之戒矣。但此衰旺消息之理，上工方知之，若中工不晓相传之义，见肝之病不解实脾，惟治肝也。夫肝之病，必肝虚者多，虚者补之，补必用酸，正治也。若夫助其子势，即以助母之势也。焦苦入心，助心必用焦苦，此旁治也。更有益其所胜之势，即以衰其病之势矣。甘入脾，益脾必用甘味以调济之，此又反治也。明乎三治之治，而预图之，何病不已乎。所以然者，脾能伤肾，肾气微弱则水不行，此水为阴寒之水气，足以入厥阴而伤及少阳者。故水不行而心火气足，不食肝母之气，而肝自安，故心火足而肝阳畅达，木得火而欣欣向荣必也。且于是而肺金畏火制而不敢来侮肝，故曰伤，然非真伤肺也，使顽燥之气不伐厥阴生意，而肺金常得温，故云和，金气乃不行也。金气不行，则肝木畅茂条达而病自愈矣。一治肝之法，而辗转顾虑于五行之理，盖如是之周详缜密，而后可善其治肝之用也，此治肝必补脾之要妙也，非上工庸易明哉。肝之虚者必用此法，而肝实者则不在此例，用此治。然实邪易泄，虚病难调，知补虚之法，而泻实之法自能类推矣。师又引经以总结之，经曰：虚虚实实，补不足，损有余。盖虚者复攻之是犯虚虚之禁也。实者复补之是犯实实之禁也。惟虚而不足者补之，实而有余者损之，方合于经言之义也乎。学者再能邪正标本之间，辨虚实而为补损，则于师神明之旨方有契焉。师更明余脏准此，举一隅而可以三隅反矣。"

二、夫人禀五常^①，因风气^②而生长，风气虽能生万物，亦能害万物，如水能浮舟，亦能覆舟。若五脏元真^③通畅，人即安和。客气邪风^④，中人多死，千般疢难^⑤，不越三条：一者经络受邪，入脏腑，为内所因也；二者，四肢九窍，血脉相传，壅塞不通，为外皮肤所中也；三者，房室、金刃、虫兽所伤。以此详之，病由都尽。

若人能养慎，不令邪风干忤经络，适中经络，未流传脏腑，即医治之。四肢才觉重滞，即导引、吐纳^⑥、针灸、膏摩^⑦，勿令九窍闭塞。更能无犯王法，禽兽灾伤，房室勿令竭乏，服食^⑧节其冷热苦酸辛甘，不遗形体有衰，病则无由入其腠理。腠者，是三焦通会元真之处，为血气所注；理者，是皮肤脏腑之文理也。

【词解】

①五常：即水、火、金、木、土的五行，五行上应天之五气，下应地之五味，中应人之五脏。

②风气：狭义的风气，指春天的风气；广义的风气，指自然界的气候，本义当以后者为是。

③元真：应作"元贞"，指五脏的元气和真气。

④客气邪风：对主气而叫客气，对正气而叫邪气，总的指致病的不正常的气候而言。

⑤疢难：疢音趁。疢难即疾病。

⑥导引、吐纳：用意识引导呼吸吐故纳新的方法，而使五脏元真通畅。

⑦膏摩：用药物粉末摩擦体表的外治法。

⑧服食：服指衣服，食指饮食。服食有节，也是防病之一方面。

【语译】构成人体的元素，是承受在天五常流行之气、在地五常生长有形之物而成。人类生长的环境，是适宜的自然界气候。适宜的气候，能使万物生长，异常的气候，也能使万物衰亡。如平静的水面能浮起船只，有狂风恶浪的水，可以打翻船。如果人体五脏真气充足，营卫通畅，人就安和无病。否则，不正常的邪气伤害人体，可以引起重病或死亡。疾病的种类虽然很多，但总不出三大类：第一是内因，正气已虚，经络容易受邪气侵害，传入脏腑，而为疾病。第二是外中，如四肢九窍的疾病，（因为有血脉相通，由表向里传病的道理）由于血脉壅塞不通而引起，血脉壅塞不通是由于邪气外中皮肤而引起的。第三是房事过度，金刃外伤，虫咬伤所引起的疾病。从这三类去归纳，一切疾病的病因都在其中。如果人能内养正气，外慎风邪，不使风邪侵犯经络，就能保持健康。即使经络中邪，在其没深入脏腑的时候，抓紧时机，及时治疗。再如感觉四肢重滞不舒的时候，就用导引、吐纳、针灸、膏摩等治疗方法，使气血畅通，不使九窍闭塞不通。要遵守国家法律，要避免飞禽走兽的伤害，要适当地节制性欲。衣食要冷热适中，食物五味要调和适当。不使身体衰弱，病邪没有机会侵犯人的腠理。所谓腠理，腠是三焦元真之气通行聚合的微细部位，也是气血灌渗的部位。理是皮肤和脏腑中间一条条的微细的纹理。

【提要】本条论述了生命的元素和生命存在的条件。指出了疾病分类方法。也论述了摄生和预防疾病的道理。

【通解】人与自然环境是一个统一的整体。"人禀五常"科学地论述了构成人的生命基本元素是五行。有在天的五行是流行之气，有在地之五行为生长有形之物。人禀先天之五行而成形，禀后天五行而得生。"因风气而生长"指出了生命存在的条件是空气，空气就是风气。四时风气流行，适宜于自然界气候的要求，便能生长万物，若是不正常的自然气候，则能毒害万物。对人来说，就将变为一种致病因素。虽然如此，致病因素能否导致疾病的发生，还决定于人体的正气抗邪力量，只要五脏的元气和真气充实，营卫通畅，抗病力强，就能适应反常气候，而不受邪气影响。只有在正气不足的情况下，邪气才能乘虚而入，侵害人的机体，甚至造成死亡。疾病的原因不外三条：一是正气已虚，经络受邪就传入脏腑；二是正气未虚，客气邪风中于皮肤，传于血脉，使四肢九窍脉络，壅塞不通；三是由于房室过度损其精，金刃虫兽外伤形体，此为另一种致病因素，与上述的原因不同。

若人能内养正气，使得正气充实，风寒邪气不致侵犯经络。若有不慎，外邪中于经络，在其尚未内传至脏腑之时，就及早治疗。比如邪中经络，四肢才觉重滞，即用导引、吐纳、针灸、膏摩等方法治疗，邪气不能内传，不使九窍闭塞不通。平时更要遵守国法，要避免禽兽灾伤，不要房室过度，耗损津液。饮食要寒热适中，不伤脾胃，五味不偏，营养得宜，使身体强壮，则致病因素不能侵入腠理。"腠"是荣血卫气所灌渗之处；"理"是皮肤、肌肉、脏腑之纹理，为荣血卫气之通路。五脏元真通行灌渗于全身皮肤脏腑之纹理，它有防御疾病的机能而为人体之外藩。

【选注】《医宗金鉴》："五常者五行也。五行之气，风暑湿燥寒也，五行之味，酸苦甘辛咸也。夫人禀此而有其形，则脏腑日与气味相通。不曰五气而曰风气者，该他气而言也。盖风贯四气，犹仁贯四德，故曰因风气而生长也，然风气虽能生万物，亦能害万物者，盖主气正风，从其所居之乡而来，主长养万物者也，客气邪风，从其冲后而来，主杀害万物也。人在气交之中，其生其害，犹水能浮舟亦能覆舟也。天之五气，人得之则为五脏真元之气，若通畅相生，虽有客气邪风，勿之能害，人自安和，如不通畅，则客气邪风乘隙而入，中人多死。然人致死之由，虽有千般疢难，大要不外三因：

一者中虚，经络受邪，即入脏腑，此为内所因也；二者中实，虽感于邪，脏腑不受，惟外病躯体，四肢九窍，血脉壅塞，此为外所中也；三者房室，金刃，虫兽所伤，非由中外虚实感召其邪，是为不内外因也。以此三者详之，千般疢难，病由悉尽矣。若人能慎养形气，不令客气邪风干忤经络，即适中经络，未传脏腑，遂医治之，自可愈也；四肢九窍才觉重滞，尚未闭塞，即导引、吐纳、针灸、按摩，亦以愈也，更能无犯王法，禽兽灾伤，房室勿令竭乏，服食节其冷热，五味各得其宜，不使形气有衰，万病疢难无由而入其腠理矣。腠者，一身气隙，血气往来之处，三焦通会真元之道路也，理者，皮肤脏腑内外井然不乱之条理也。"

三、问曰：病人有气色^①见于面部，愿闻其说。师曰：鼻头色青，腹中痛，苦冷者死；（一云腹中冷，苦痛者死。）鼻头色微黑者，有水气^②；色黄者，胸上有寒；色白者，亡血也，设微赤非时者死^③，其目正圆者痉，不治。又色青为痛，色黑为劳，色赤为风，色黄者便难，色鲜明者有留饮^④。

【词解】

①气色：五脏六腑精华之气上注于面部相应部位。面部的光泽与颜色发生变化。

②水气：病名，体内有蓄水。

③微赤非时者死：赤为火色，见于夏季适时。见于春节为木生火亦可。如见于秋季金气之时，或见于冬季寒水当令皆为非其时。

④留饮：病名，痰饮的一种。

【语译】问：病人的气色表现在面部，愿听这个问题的道理。老师说，以望鼻部气色作例子，如鼻头色青，腹中疼痛，再有腹中寒冷，可能致死。如果鼻头见到微黑色，为内有水气。面色黄者，是胸膈部有寒邪。面色白者，是大失血病人。失血之后，天气不热，面色红，病人病重，多属死证。失血之后，两目正圆直视者，欲发痉病，是不治之证。又有常见的面色，色青是疼痛，色黑是虚劳，色红是风热，色黄有大便难症，面色明亮光润，是内有留饮。

【提要】本条论望诊。

【通解】望患者面部的气色发生变化，可以判断疾病的部位和性质。因为精血藏于五脏，通过经络血脉而外荣于面。如果面部相应部位的光泽与颜色发生变化，则可反映五脏六腑的疾病。如鼻部内应于脾，鼻部出现青色，又见腹中痛的，则为肝邪乘脾。如再见腹中拘急疼痛而又苦冷的，则属脾阳衰败，寒凝水聚的重证。若鼻部色现微黑，黑为水色，此属肾阳衰弱，寒水凝聚不化，里有冷水的象征，所以为水气之病。面色黄者为脾阳衰弱，阴血不能四布，水饮停于胸膈之间，所以色黄者，主胸上有寒。若面色白者主亡血。如亡血之人，面色反微赤，而此时又在秋冬二季，则叫非其时而有其色，为阴阳两伤，虚阳外浮，故预后不良。还有失血更多，阴绝血亡，不能滋润眼睛和肌肉，先见两眼正圆直视不合，如鱼眼者，可能发生痉病，证属不治。

色青为痛，青为血脉凝涩，拘急不通之象，所以主痛。色黑为劳，黑为肾精不足，阳衰不温，阴寒重布之象，所以主劳。色赤为风，风为阳邪，多从火化，阳热上浮，故面赤主风。色黄者便难，面黄为脾虚不能运化，阴血不布，不能滋润大肠，故主便难。色鲜明者有留饮，面色鲜明为水饮内停，溢于皮表，面部水肿，故见面部明亮光润之气色。

【选注】《金匮要略心典》："此气色之辨，所谓望而知之者也。鼻头，脾之部。青，肝之色。腹中痛者，土受木贼也，冷则阳亡而寒水助邪，故死。肾者主水，黑，水之色，脾负而肾气胜之，故有水气。色黄者，面黄也，其病在脾，脾病则生饮，故胸上有寒。寒，寒饮也。色白，亦面白也，亡血者不华于色，故白。血亡则阳不可更越，设微赤而非火令之时，其为虚阳上泛无疑，故死。目正圆者，阴之绝也，痉为风强病，阴绝阳强，故不治。痛则血凝泣而不流，故色青。劳则伤肾，故色黑。经云：肾虚者，面如漆柴也。风为阳邪，故色赤。脾病则不运，故便难。色鲜明者有留饮，经云：水病人目下有卧蚕，面目鲜泽也。"

四、师曰：病人语声寂然^①喜惊呼者，骨节间病；语声喑喑然^②不彻者，心膈间病；语声啾啾然^③细而长者，头中病。（一作痛。）

【词解】

①寂然：谓寂然不语，或语声低而不可闻。

②喑喑然：指语声不响亮，而不清彻。

③啾啾然：谓唧唧哝哝，语声小而悠长。

【语译】老师说：病人很安静，动其四肢，突然惊呼的，这是关节有病。病人语声嘶哑，而不透达，是心膈间有病。病人发声低弱细长，而呻吟不止的，是头中有病。

【提要】本条论闻诊。

【通解】患者寒凝气血滞在骨节，关节不利，安静不动则痛轻，语声寂然，若动则疼痛而喜惊呼。若痰湿浊邪窒塞心膈而气机不畅，患者发声则喑喑然而不彻。若病人语声啾啾然小而悠长，为头中有病，因高声震动头部，痛必愈甚，所以声不敢扬也。

【选注】《金匮要略发微》："无病之人，语声如平时，虽高下疾徐不同，决无特异之处。寒湿在骨节间，发为痠痛，故怠于语言而声寂寂，转侧则剧痛，故喜惊呼。心膈间为肺，湿痰阻于肺窍，故语声喑喑然不彻。头痛者，出言大则脑痛欲裂，故语声啾啾然细而长，不敢高声语也。"

五、师曰：息①摇肩②者，心中坚；息引胸中上气③者，咳；息张口短气者，肺痿④唾沫。

【词解】

①息：一呼一吸是一息。

②摇肩：呼吸困难，肩部抬动。

③上气：肺气上逆。

④肺痿：病名，肺叶干萎虚弱。

【语译】老师说：病人呼吸时肩部摇动，是胸中有实邪阻塞。呼吸时引起气向上冲的，必有咳嗽。呼吸时张口短气的，是肺痿病而有吐痰沫症。

【提要】本条是论述望呼吸形态诊察肺中痰病的方法。

【通解】呼吸而摇肩，是呼吸发生困难，故有抬肩举肋的状态。"心中坚"，指心胸中有邪气壅满而坚实，故使人喘息。若呼吸引胸中之气上逆而作咳，而为咳病，乃邪气阻肺之病。若呼吸张口短气的，乃上焦有热，肺叶枯萎，肺气不足，呼吸时呈张口短气的状态。肺痿则津液不布，只聚于肺而流于外，所以常吐涎沫。

【选注】《金匮要略心典》："心中坚者，气实而出入阻，故息则摇肩，咳者气逆而肺失降，则息引胸中上气。肺痿吐沫者，气伤而布息难，则张口短气，此因病而害于气者也。"

六、师曰：吸而微数，其病在中焦，实也，当下之则愈；虚者不治。在上焦者，其吸促①，在下焦者，其吸远②，此皆难治。呼吸动摇振振③者，不治。

【词解】

①吸促：吸气短促，止于胸肺。

②吸远：吸气深远而长，达于腹部。

③振振：是形容全身振动不稳。

【语译】老师说：病人呼吸比较急促，是中焦阻塞，有实邪，当用攻下法治愈。若呼吸比较急促，是虚者难治。病在上焦的，呼吸短促。病在下焦的，吸气深长，这两种病，都是难治之症。病人呼吸时，全身振振动摇不止，是不治之症。

【提要】本条所论，是从呼吸形态，诊察疾病部位和轻重程度。

【通解】吸而微数，是吸气短促，多由于中焦阻滞，气不得降而引起。若下其中焦实证，则脾胃气利，呼吸自可恢复正常。若吸而微数，由于宗气衰竭，肾不纳气，为游息无根，则属不治。"在上焦者，其吸促"，指心肺宗气衰竭，气不得入则还，吸气浅而短。"在下焦者，其吸远"，指肝肾元气衰微，肾不纳气，气欲归而不骤及，吸气长而远。在上焦和下焦的吸而微数乃正气不支之象，多属于难治的证候。在呼吸时全身动摇振振，为极端衰弱，形衰气弱，不能擎身之象，故曰不治。

【选注】《金匮要略心典》："息兼呼吸而言，吸则专言入气也。中焦实则气之入者不得下行，故吸微数，数犹促也。下之则实去气通而愈，若不系实而系虚，则为无根失守之气，顷将自散，故曰不治。或云：中焦实而元气虚者，既不任受攻下，而又不能自和，故不治，亦通。其实在上焦者，气不得入而辄还，则吸促，促犹短也，实在下焦者，气欲归而不骤及，则吸远，远犹长也。上下二病，并关脏气，非若中焦之实，可从下而去者，故曰难治。呼吸动摇振振者，气盛而形衰，不能居矣，故亦不治。"

七、师曰：寸口①脉动者，因其王时而动②，假令肝王色青，四时各随其色③。肝色青而反色白，非其时色脉，皆当病。

【词解】

①寸口：指两手桡动脉，包括寸关尺三部。

②王时而动："王"同"旺"。肝旺于春，脉弦；心旺于夏，脉钩；肺旺于秋，脉毛；肾旺于冬，脉石；脾旺于长夏，脉代。

③四时各随其色：指春色青，夏色赤，秋色白，冬色黑，长夏色黄。

【语译】老师说：寸口脉象是有变化的，它是随着季节而变动。肝旺的季节面色青，四时季节变化各出现相应的面色。春季为肝旺的时候，面色应该见青色，而反出现白色，如此不在相应的季节出现的应时面色和脉象，都是疾病的象征。

【提要】本条是论述季节的改变，脉象和气色也有变化，但有正常规律和异常病态的不同。

【通解】四时气候的变化，可以影响人体五脏的生理变化，从而气色和脉象也有变化。在春季，气候温和，少阳之气开始上升，气血浮于表，而在外之寒气未尽，阳气上浮不畅，故脉弦急而面色青。夏季气候炎热，阳气已盛，气血浮散于外，故脉浮大散（即为钩脉），而面色赤。长夏气候湿热，湿气困脾，热气蒸汗，耗气伤血，故脉中缓而大（即为代脉），而面色黄。秋季气候凉燥，又因长夏时湿热耗伤气血而未复，外有凉燥，内有虚热，致使肺经脉络郁滞，故脉涩短。燥热外蒸，故脉浮。脉浮涩而短称为毛脉。气血虚少，凉气外束，故面色白。冬季气候寒冷，肾之阴阳渐渐充实，潜藏于里，在外之经气凝闭，故脉濡滑而沉，称为石脉，而面色亦黑。春季脉弦，面色青，是应时之色脉，假如春季面色白，脉浮涩而短，是春见秋之色脉，或是肝虚，阳气升浮无力，或是凉燥之气伤于人，如此异常表现，都属于病理状态。其余各季，非应时之色脉，都是有病。

【选注】《医宗金鉴》："寸口者，统言左右三部脉也。脉动法乎四时，命乎五脏，然必因旺时而动，则为平脉也。假令肝旺于春，随其时，色当青，脉当弦，此不病之色脉也，若色反白，脉反浮，此非其时，乃病之色脉也。四时准此。"

八、问曰：有未至而至①，有至而不至，有至而不去，有至而太过，何谓也？师曰：冬至②之后，甲子③夜半少阳起，少阳之时④，阳始生，天得温和。以未得甲子，天因温和，此为未至而至也；以得甲子，而天未温和，此为至而不至也；以得甲子，而天大寒不解，此为至而不去也；以得甲子，而天温如盛夏五六月时，此为至而太过也。

【词解】

①未至而至：时令未至，而气候已至。前"至"字指时令，后"至"字指气候。

②冬至：二十四个节气之一，农历十一月间。

③甲子：指冬至之后，第一个甲子日夜半时。

④少阳之时：三阴三阳各旺六十日，共三百六十日。冬至之后正是少阳当令。

【语译】问：有未至而至，至而不至，至而不去，至而太过是什么意思？老师说：冬至节气以后第一个甲子日的半夜，少阳之气开始上升。因为少阳之气的生长，所以气候逐渐暖和。如果没到冬至后的甲子日，而气候已经暖和，称作未至而至。如果已到冬至后的甲子日，而气候没有暖和，称作至而不至。如果已到冬至后的甲子日，而气候非常寒冷，称作至而不去。如果已到冬至后的甲子日，气候变热像夏天五六月一样，称作至而太过。

【提要】气候与节气应该相适应，若不适应，人就会受到影响，或发生疾病。

【通解】一年有二十四个节气，每个节气的气候各不相同。冬至之后的雨水节，正是少阳当令的时候，阳气开始生长，气候转为温和，这是正常的规律。如未到雨水节，而气候已转温和，此为未至而至，是时令未到，气候先到；如已到雨水节，而气候未转温和，此为至而不至，是时令已到，气候未到；如已至雨水节气候仍然很冷，此为至而不去，是时令已至雨水节，而寒冬之气候犹不去；如已至雨水节，气候变得太热如盛夏之时，此为至而太过，是时令已超过雨水节，则为至而太过。总之，凡是气候先至、不至、不去、太过，皆属异常之气候，都会影响人体，而发生伤寒、温病等。

【选注】《金匮要略心典》："少阳起者，阳方起而出地，阳始生者，阳始盛而生万物，非冬至一阳初生之谓也。窃尝论之矣，夏至一阴生，而后有小暑、大暑，冬至一阳生，而后有小寒、大寒，非阴生而反热，阳生而反寒也，天地之道，否不极则不泰，阴阳之气，剥不极则不复。夏至六阴尽于地上，而后一阴生于地下，是阴生之时，正阳极之时也；冬至六阳尽于地上，而后一阳生于地下，是阳生之时，正阴极之时也。阳极而大热，阴极而大寒，自然之道也，则所谓阳始生天得温和者，其不得与冬至阳生同论也，审矣。至未得甲子而天已温，或已得甲子而天反未温，及已得甲子而天大寒不解，或如盛夏五六月时，则气之有盈有缩，为候之或后或先，而人在气交之中者，往往因之而病，惟至人为能与时消息而无忤耳。"

九、师曰：病人脉浮者在前①，其病在表；浮者在后②，其病在里，腰痛背强不能行，必短气而极也。

【词解】
①浮者在前：是浮脉在关脉之前，也就是寸关脉浮。
②浮者在后：是浮脉在关脉之后，也就是关尺脉浮。

【语译】老师说：病人的浮脉出现在寸位，为病在表。浮脉出现在尺位，为病在里，在肾，有腰痛，背强直，行走无力，甚至有呼吸短促的危重症状。

【提要】本条说明同一脉象出现的部位不同，主病也不相同。

【通解】病人，脉浮者在前，指浮在寸口，这是正气向外，抗病于表的现象。如外感表证，寸口浮而有力，又伴有恶寒发热，头疼身痛等表证。"浮者在后"指浮在尺部，这是肾阴不足，虚阳外浮的现象。阴虚而阳张，脉浮而必无力，又伴有肾亏骨弱引起的腰疼背强，骨痿行走无力，以及肾不纳气引起的呼吸之气短促等证。总之，脉浮为气血向上向外之势。有外感表证和内伤虚证的不同，必须认清浮脉的部位，强弱和其他症状，才能认识疾病的本质。

【选注】《金匮要略心典》："前谓关前，后谓关后。关前为阳，关后为阴。关前脉浮者，以阳居阳，故病在表。关后脉浮者，以阳居阴，故病在里，然虽在里而系阳脉，则为表之里，而非里之里，故其病不在肠肾，而在腰脊膝胫。而及其至，则必短气而极，所以然者，形伤不去，穷必及气，表病不除，久必归里也。"

十、问曰：经云："厥阳独行"，何谓也？师曰：此为有阳无阴，故称厥阳。

【语译】问：古时医经说的厥阳独行，怎样解释？老师说：有阳气上行，无阴气涵养，如此孤阳上逆称为厥阳。

【提要】本条是论厥阳的病机。

【通解】厥阳独行，是人肝肾阴血枯竭，阳气失去依附，阳气偏胜，孤阳上逆，有阳无阴，有升无降，故见面亦眩晕，神昏不语，即临床上所见到的肾阴亏，肝阳亢。

【选注】《医宗金鉴》："阴阳偕行，顺也，阴阳独行，逆也。厥，逆也。逆阳独行，此为有阳无阴，故称厥阳也。"

十一、问曰：寸脉沉大而滑，沉则为实，滑则为气，实气相搏，血气入脏①即死，入腑①即愈，此为卒厥②，何谓也？师曰：唇口青，身冷，为入脏即死；如身和，汗自出，为入腑即愈。

【词解】

①入脏，入腑：病气入脏向里，病气入腑向外也。

②卒厥：突然昏倒。

【语译】问：寸口的脉象沉大而滑，沉为实证，滑为气病，实和气两证结合在一起，血气入脏为死证，入腑是容易缓解的病证。这是卒厥病的入脏入腑两种转变，如何理解？老师说：口唇颜色青紫，身体和四肢冷而不温，这是病气入脏，可以突然死亡。如果身体和四肢温和，身体出汗，这是病气入腑或向外出，可以好转。

【提要】本条以卒厥证的入脏入腑传变为例，说明怎样预判疾病的发展。

【通解】左寸候心主血，右寸候肺主气。寸脉沉大为心血瘀实，寸滑为肺气湿浊郁滞，血瘀气滞同时存在，血气不通，闭塞于脏，故唇口青，身冷，忽然昏倒，为入脏即死。若气血入腑，运行于外，阳气外达，身和，汗自出，故云入腑即愈。

【选注】《金匮要略编注》："邪气入脏，神明昏愦，卒倒无知，谓之卒厥。若唇口青，身冷，即是邪气入脏，堵塞血气，神机不能出入，脏气垂绝，所以主死，若身和汗出，乃邪气入腑，闭塞腑气，不得出入，一时卒倒，非脏绝之比，顷时阳机外达，邪气随之外泄，故知入腑即愈。"

十二、问曰：脉脱①入脏即死，入腑即愈，何谓也？师曰，非为一病，百病皆然。譬如浸淫疮②，从口起流向四肢者可治，从四肢流来入口者不可治；病在外者可治，入里者即死。

【词解】

①脉脱：突然气血不通，脉搏伏匿不见。

②浸淫疮：皮肤湿疹，能从局部遍及全身。

【语译】问：脉脱这种病，入脏就会引起死亡，入腑就能好转，怎样理解。老师说：不仅是脉脱这一种病，所有的疾病都是这样。比如浸淫疮病，从中心向四肢蔓延的，容易治愈。从四肢向中心蔓延的，不易治愈。这说明了病邪在外的疾病容易治疗，病邪入里的疾病，会引起死亡。

【提要】本条以浸淫疮的传变为例，说明疾病的顺逆。

【通解】脉脱为正邪相争，邪气逼于经脉，正气被遏，经脉不通，故脉绝似脱。邪气入脏者，深而难出，故气塞不出则死；邪气入腑者，浅而易通，故气行脉出即愈。

浸淫疮为湿热火毒浸淫全身肌表，发为湿疮。若正气衰弱，毒邪入里，发热脉数者为重症；若正气抗邪，毒邪达表，则病势转轻。总之，病由外传内者难治；由内传外者易治。这是诊断疾病的一般规律，所以说："非为一病，百病皆然。"

【选注】《金匮要略正义》："脏为阴，腑为阳，阴主里，阳主外。凡病以出阳为浅，入阴为深，故即死，即愈之机所由别也。漫淫疮显而易见，可知非独卒中为然，内外百病，皆作如是论治耳。"

十三、问曰：阳病十八，何谓也？师曰：头痛，项、腰、脊、臂、脚掣痛。阴病十八，何谓也？师曰：咳、上气、喘、哕、咽、肠鸣、胀满、心痛、拘急，五脏病各有十八，合为九十病。人又有六微①，微有十八病，合为一百八病。五劳七伤六极，妇人三十六病，不在其中。

清邪居上，浊邪居下，大邪中表，小邪中里，谷饪②之邪，从口入者，宿食也。五邪中人，各有法度，风中于前，寒中于暮，湿伤于下，雾伤于上，风令脉浮，寒令脉急，雾伤皮腠，湿流关节，食伤脾胃，极寒伤经，极热伤络。

【词解】

①六微：即六腑。

②谷饪：谷，谷类也。饪音任，谷饪指饮食。

【语译】 问：阳病有十八种，包括什么病？老师说：有头痛，项、腰、脊、臂、脚掣痛。问：阴病有十八种，包括什么病？老师说：有咳、上气、喘、哕、咽、肠鸣、胀满、心痛、拘急。心、肝、脾、肺、肾五脏各有十八种病，共计九十种病。人又有六腑，六腑有十八种病，合计为一百零八种病。另外，五劳、七伤、六极和妇人三十六种病，还没算在内。

清轻的雾邪伤害人体上半身，重浊的湿邪伤害人体下半身，大面的风邪伤人之表，小面的寒邪伤人之里，饮食失调，从口而入，为伤食病。上述的雾、湿、风、寒和饮食五种病邪伤人，都有一定的规律。风邪伤人多在午前，寒邪伤人多在夜晚，湿邪伤害人体下半身，雾邪伤害人体上半身，风邪伤人引起脉浮的表证，寒邪伤人引起脉弦急的里证。雾邪伤人之表皮腠理，湿邪流入关节，饮食不节伤的脾胃。极寒的邪气伤人之经，极热的邪气伤人之小络。

【提要】 本条是论述病症的分类方法，以及邪气伤人的规律。

【通解】 阳病是指外表经络的病证，包括头、项、腰、脊、臂、脚等六个部位，每个部位又有营病、卫病、营卫交病三种性质，三乘六得一十八，故曰阳病十八。阴病是指内部脏腑的病证，包括咳、上气、喘、哕、咽、肠鸣、胀满、心痛、拘急等九种病，每个病又分虚病，实病两种，二乘九得一十八，故曰阴病十八。五脏病各有十八，合为九十病。谓五脏受风、寒、暑、湿、燥、火六淫之邪而为病，有在气分、血分、气血兼病三者之别，三乘六为五脏各有十八病，十八乘五为九十病。六微指六腑病，有六淫之邪中于六腑，又有气分、血分以及气血兼病三者之别，三乘六为微有十八病，六个十八，合为一百零八病。五劳为五脏劳伤之病，久视伤血、久卧伤气、久坐伤肉、久立伤骨、久行伤筋，又说心劳、肺劳、脾劳、肾劳、肝劳。七伤，即食伤、忧伤、饮伤、房室伤、饥伤、劳伤、经络营卫气伤。六极，即气极、血极、筋极、骨极、肌极、精极。极是极度劳损的意思。妇人三十六病，据《千金》所载，为十二癥、九痛、七害、五伤、三痼等，均是妇科杂病。清邪居上，雾邪伤于上，雾伤皮腠，谓雾露轻清之邪，伤于上部皮腠为病。浊邪居下，湿伤于下，湿流关节，谓水湿重浊之邪，伤于下部流入关节为病。大邪中表，风中于前，风令脉浮，谓风为阳邪，午前伤人，引起伤风，脉浮缓等表证。小邪中里，寒中于暮，寒冷脉急，谓寒为阴邪，日暮伤人，引起寒邪外中，脉紧急等表证。谷饪之邪，从口入者，食伤脾胃，谓饮食不节，则伤脾胃，引起腹痛胀满等证。极寒伤经，谓寒邪归于阴经而主静，引起经脉不通，疼痛等证。极热伤络，谓热邪入于脉络主动，引起脉络血奔，出血等证。五邪中人，各有法度，谓所伤之部位，受伤之时间，所表现之脉证，都有一定的客观规律性。

【选注】《医宗金鉴》："头痛、项、腰、脊、臂、脚掣痛，病皆在外，故为阳病也；咳、上气、喘、哕、咽、肠鸣、胀满、心痛、拘急，病皆在内，故为阴病也。清邪居上，谓雾邪本乎天也。浊邪居下，谓湿邪本乎地也。六淫天邪，故名大邪，六淫伤外，故曰中表也；七情人邪，故名小邪，七情伤内，故曰中里也。谷饪者，饮食也。饮食之邪，从口而入，食伤隔夜不化，故名曰宿食也。五邪谓风、寒、湿、雾、饮食也，夫五邪之中人，莫不各以类而相从。前者早也，风中于早，从阳类也。寒中于暮，从阴类也。雾邪清轻，故伤皮肤。湿邪浊重，故流关节。饮食失节，故伤脾胃。极寒之食伤经，以经属阴也，极热之食伤络，以络属阳也。"

十四、问曰：病有急当救里、救表者，何谓也？师曰：病，医下之，续得下利清谷不止，身体疼痛者，急当救里；后身体疼痛，清便自调者，急当救表也。

【语译】问：有些病应该先治其里证，有些病应该先治其表证，这是为什么？老师说：假如一个人病在表，医生误用攻下法，又发生完谷不化的腹泻，在这种情况下，虽然还有身体疼痛的表证，也要尽快先治其里证，后治其身体疼痛的表证。服药后，大便正常，尽快治其表证。

【提要】本条是论述表里同病，急则先治的原则。

【通解】病为伤寒表证，不可下，而医生误用下法，损伤脾胃，又有下利清谷不止等症。此时虽有身体疼痛等表证在，也要救其里。因为下利清谷不止，损伤正气，不但正气不能抗邪，又有虚脱不禁的可能，故急当救里，可用四逆汤。如服药后大便已经调和，脾胃恢复正常，此时则应急当救表，以免表邪传里，可用桂枝汤。前者先救里，在于护正防脱，后者急当救表，则在于祛邪以杜其传也。

【选注】《金匮要略心典》："治实证者，以逐邪为急；治虚证者，以养正为急。盖正气不固，则无以御邪而却疾，故虽身体疼痛，而急当救里，表邪不去，势必入里而增患，故既清便自调，则仍当救表也。"

十五、夫病痼疾①加以卒病②，当先治其卒病，后乃治其痼疾也。

【词解】
①痼疾：经久难愈的旧病。
②卒病：突然发作的新病。

【语译】患者有多年难治的疾病，又得了一种新病，医生应当先治其新病，然后再治其原有的病。

【提要】本条是论述久病新病同时存在，要以先治新病为原则。

【通解】痼疾是难治的久病。病势已经缓和，治之不易，更难除根，不能急治，后治即可。卒病是新得之病，病势急迫，变化多端，但是容易治愈，故以先治为妙。

【选注】《金匮玉函经二注》："痼疾，谓病已沉痼，非但夕可取效者。卒病，谓卒然而来，新感而可取效于旦夕者，乘其所入未深，急去其邪，不使稽留而为患也。且痼疾之人，正气素虚，邪尤易传，设多瞻顾，致令两邪相合，为患不浅。故仲景立言于此，使后之学者，知所先后也。"

十六、师曰：五脏病各有所得①者愈，五脏病各有所恶②，各随其所不喜③者为病。病者素不应食，而反暴思之，必发热也。

【词解】
①所得：指五脏得其所宜之气、之味、之处，以安脏气而祛病也。

②所恶：指五脏所厌恶。如心恶热，肺恶寒，肝恶风，脾恶湿，肾恶燥。

③所不喜：指五脏之所禁。如心病禁温食、热衣，脾病禁温食饱食、湿地濡衣，肺病禁寒饮食、寒衣，肾病禁热食、温炙。

【语译】老师说：五脏的疾病不同，给以适应病情的条件，容易治愈。五脏病的性质不同，在不适宜的条件下，疾病加重。患者平常不能多吃某种食物，现在很想吃，吃后就会导致发热等病情加重。

【提要】本条论护理原则。

【通解】五脏疾病的性质是不同的，因而适应病情的饮食居处也是不同的。病人的所得、所恶、所不喜，要随疾病的性质不同而变化。如病人脾胃虚寒，适合病人的饮食是以热熟易消化的食物为好，温暖的居处，又服温补脾胃的药物，有此所得，则脾胃虚寒能够治愈。反之，给病人以生冷黏滑不易消化的食物，寒冷潮湿的居处，以及苦寒伤胃气的药物，有此所恶和所不喜，则脾虚寒必更加严重。此外，病人的所得、所恶、所不喜有异常变化，医生亦不可不加注意。如病人素不应食，而突然反暴思之，是其病邪之气，变其脏气使然，故食之则更要助病气，而发热也。

【选注】《金匮要略方论本义》："五脏病各有所得，如其喜者而与之，能助其正而息其邪，其病可愈也，五脏病又各有所恶，各随其所不喜者而为病，犯其所忌而与之，能伤其正而益其邪，其病必增也。此病之性情，亦因人之性情为性情，而人之性情各有嗜好，百事皆然，食物又易于观辨，病者素不应食者，不喜食之物也，因病而复暴思欲食，此病为饥渴所以害之也，因与食之，其脏与之不相宜，食之必发热，无益于气血，而徒长其病邪。可见所喜者应与之。而所恶者应远之之理矣。"

十七、夫诸病在脏，欲攻之，当随其所得①而攻之。如渴者，与猪苓汤。余皆仿此。

【词解】

①所得：五脏各有所合，如肾合膀胱。

【语译】病邪在脏，要用攻邪的方法，应当针对该脏所合之腑而攻之。例如，肾病的渴症，服猪苓汤泻其膀胱。其余四脏有病，可仿此而治所合之腑。

【提要】本条举例说明随其所得而攻之的道理。

【通解】病在脏经久不解，可以治其相合的腑。如渴而小便不利，是肾虚不能蒸化，津液不能上承，故口渴。水液积于肾，水湿郁于膀胱，故小便不利。本证若温肾蒸化水液，口渴更甚。若养阴止渴，水湿停留更重。可与猪苓汤，方中茯苓、猪苓、泽泻、滑石运化水气通利膀胱。津液即可上达，水湿也可下行，阿胶补阴血而止渴。本条虽写随其所得而攻之，但其精神不限于此，而在阐发灵活的辨证论治思想。

【选注】《金匮要略心典》："无形之邪入结于脏，必有所据，水血痰食，皆邪薮也。如渴者，水与热得，而热结在水，故与猪苓汤，利其水而热亦除。若有食者，食与热得，而热结在食，则宜承气汤，下其食而热亦去。若无可得，则无形之邪，岂攻法所能去哉。"

小　　结

本篇是论述疾病的预防、病因、病机、诊断以及治疗等内容。首先提出重要的治略思想，就是治未病。治未病的关键是要掌握疾病传变的规律。如能掌握这一规律，就可以控制病势的传变。另外，也要掌握治疗虚证的补、助、调三治方法，和补不足、损有余的治病大法。

本篇科学地论断了构成生命的基本元素是五常，生命存在的条件是风气。因此说，人与自然息息相关。不正常的气候，能影响人体是否发生疾病，关键是决定于正气的强弱。如五脏元真通畅，人即安和，病则无由入其腠理。关于病因分类方面，也有内生、外中和其他方面。

本篇论述了诊断疾病、预防疾病发展和护理原则等内容。

本篇在治疗方面，提出了表里同病的原则是急者先治；久病、新病同时存在，原则是先治新病；以及"随其所得而攻之"的灵活的辨证论治思想。

本篇条文虽不多，但都是些原则性的提示，这在全书中有其纲领性的意义。

【复习思考题】

1. 试谈张仲景的治未病思想和疾病传变思想的重要意义。

2. 什么是三治方法？

3. 人禀五常和因风气而生长的含义是什么？

4. 怎样望呼吸形态诊察疾病？

5. 为什么脉因其旺时而动，四时各随其色？

6. 怎样判断疾病的难治和易愈？

7. 五邪伤人的规律是什么？

8. 表里同病的治疗原则是什么？

9. 久病新病同时存在的治疗原则是什么？

10. 试谈疾病的护理原则。

痉湿暍病脉证治第二

概　　说

　　本篇论述了痉、湿、暍三病的辨证论治。痉病是以项背强直、背反张、口噤不开为主症的病证。湿病是关节不利、身体肿痛为主症的病证。暍病又名伤暑，以发热、恶寒、口渴为主症的病证。

　　由于痉、湿、暍三病病因是外感引起，多从太阳表证开始，故合为一篇。

【学习要求】

　　一、概括介绍痉、湿、暍三病的概念。

　　二、痉病

　　1. 说明外感风寒致痉的病机与脉证。

　　2. 痉病有刚痉、柔痉和实热痉之别。阐明葛根汤、栝蒌桂枝汤、大承气汤的证治。

　　3. 说明治痉的总则为顾护津液，以及判断预后的要点在于审察正气的强弱。

　　三、湿病

　　1. 说明湿邪致病多兼风、寒，且与脾虚不运所致的内湿关系密切。说明湿阻肌表或湿邪传里，外内合邪，气机不利的湿病病理机制。

　　2. 说明治湿宜微发其汗，兼顾阳气，利其小便等治疗原则，与临床的应用。

　　3. 湿病的辨证施治应分辨表实、表虚、表里俱虚。表实又有寒湿偏甚和风湿偏甚之别，其治有麻黄加术汤与麻杏薏甘汤之异。表虚有气虚，阳虚之别，表气虚者用防己黄芪汤；表阳虚者当视风与湿之偏甚，分别选用桂枝附子汤或白术附子汤；表里阳气俱虚者，宜甘草附子汤。

4. 说明湿病应忌攻下、大汗、火攻的道理。

四、暍病

1. 说明暑邪致病的特点，暍病的病机为耗气伤津，多见气阴两伤之证，白虎加人参汤是治疗暑热的重要方剂。

2. 指出暍病应禁发汗、温针、攻下的道理。

【自学时数】9 学时

一、太阳病，发热无汗，反恶寒者，名曰刚痉。

【语译】痉病有太阳表证，发热、没有汗反而怕冷的，称为刚痉。

【提要】本条论述刚痉的辨证。

【通解】"刚痉"由太阳中风重感于寒，外寒闭塞营卫，故出现恶寒、无汗、头疼、发热、脉浮而紧等证。风寒之邪滞郁经脉，经脉气血不利，则出现筋脉紧急的项背强急、口噤不开等症。因其无汗，故叫"刚痉"。

【选注】《注解伤寒论》："《千金》曰：太阳中风，重感寒湿则变痉。太阳病，发热无汗为表实，则不当恶寒，今反恶寒者，则太阳中风，重感于寒，为痉病也。以表实感寒，故名刚痉。"

二、太阳病，发热汗出，而不恶寒，名曰柔痉。

【语译】痉病有太阳表证，发热、出汗而不怕冷的，称为柔痉。

【提要】本条是论述柔痉的辨证。

【通解】"柔痉"由太阳中风，风邪化热，热伤血脉，筋无所荣，故颈项强急，甚则反张。太阳中风，卫强荣弱，正邪相争，表气不固，出现发热、汗出、头疼而不恶寒、脉浮缓等证。刚柔二痉的区别，"刚痉"为表实无汗，"柔痉"为表虚汗出。外感风寒为什么会引起痉病？一方面为风寒邪气客于太阳经脉。另外，平素阴血虚少，容易化燥，损伤阴血，不润筋脉而引起。

【选注】《注解伤寒论》："太阳病，发热汗出为表虚，则当恶寒，其不恶寒者为阳明病，今发热汗出而不恶寒者，非阳明证，则是太阳中风，重感于湿，为柔痉也。表虚感湿，故曰柔痉。"

三、太阳病，发热，脉沉而细者，名曰痉，为难治。

【语译】病人有太阳病发热等症状，又有脉沉而细，此痉病比较难治。

【提要】本条是论述痉病的预后。

【通解】太阳病为外感表证，表证则发热。其脉浮，方为应病。今脉沉而细，是太阳证，而见少阴不足之脉。此时，如见项背强直的证候，名曰痉。因正虚不能胜邪，故为难治。何哉？此证若发散在表之邪气，可损伤少阴气血，若补养气血之虚，又碍太阳之表，恐有留邪之弊，难取速效。

【选注】《医门棒喝·伤寒论本旨》："太阳伤风寒，其脉浮，以邪浅在营卫也，痉病邪深伤筋，故脉沉紧弦，直上下行也，其不紧弦而沉细，则邪入深而气血大虚，正不胜邪，邪何能出，故曰难治。"

四、太阳病，发汗太多，因致痉。

【语译】病人有太阳病的脉证，如果发汗太多，就可以变成痉病。

【提要】本条是论述误汗成痉。

【通解】太阳病，属于表证，应该发汗解表，应以微似汗出为得法。若太阳病发汗太多，则必耗伤阴血，阴血先虚，不能濡养筋脉，则可发生项背强直的痉病。

【选注】《医宗金鉴》："太阳病当发汗，若发汗太过，腠理大开，表气不固，邪风乘虚而入，因成痉者，乃内虚所召入也，宜以桂枝加附子汤主之，固表温经也。由此推之，凡病出汗过多，新产、金疮、破伤出血过多，而变生此证者，皆其类也。"

五、夫风病，下之则痉，复发汗，必拘急。

【语译】太阳中风病，用攻下法治疗，可能成为痉病。如果再发汗，会引起全身痉挛拘急。

【提要】本条论述误下成痉。

【通解】因外感风邪，入里化热，热蒸汗出，津液已伤，又误下伤阴，营血更弱，不能濡养筋脉，则使筋脉拘急，形成痉病。复发汗，更伤阴血阳气，阴阳两虚，则更不能温润，引起四肢筋脉拘挛强急而成痉。

【选注】《医宗金鉴》："因风邪为病，不应下而下之伤液，不应汗而汗之伤津，以致津液枯燥，筋失所养而病痉者，故曰风病下之则痉，复发汗必拘急，此不可以外感痉病治之，当以专养津液为务也。"

六、疮家虽身疼痛，不可发汗，汗出则痉。

【语译】久患疮疡病的人，虽然有身体疼痛的表证，也不可用发汗法，假若出了汗就会成为痉病。

【提要】本条是论述久患疮疡的病人误汗成痉之理。

【通解】久患疮疡的病人，虽有表证，亦不可发汗解表，为什么？因为疮家流脓失血，津血已经亏损，此时虽有身体疼痛的表证，为伤寒夹虚，故不能发汗。如发汗解表，则重伤津液，筋脉失去津血的濡养，因而发生痉病。

【选注】《医宗金鉴》："疮家初起，毒热未成，法当汗散。已经溃后，气血被伤，虽有身痛表证，亦不可发汗，恐汗出血液愈竭，筋失所养，因而成痉。或邪风乘之，亦令痉也。"

七、病者身热足寒，颈项强急，恶寒，时头热，面赤目赤，独头动摇，卒口噤，背反张者，痉病也。若发其汗者，寒湿相得，其表益虚，即恶寒甚。

【语译】病人身上发热，两足寒冷，颈项强直，全身怕冷，一阵阵地感到头部发热，面目色红，惟有头部摇动，突然口不能张，脊背向前挺，这就是痉病。若用发汗解表的方法治疗，可能在表的寒邪和汗水形成的湿邪，结合在一起，使其表气更虚，全身怕冷的现象更加严重。

【提要】本条是论述痉病辨证的复杂性。

【通解】病人外感风寒，寒邪在表，凝滞牵引太阳筋脉，故见身热恶寒，颈项强急，背反张。寒邪闭郁化热，邪热化燥伤筋动风，风火煽动于上，故见时头热，面赤目赤，独头动摇，突然口噤不开。阳气上壅，阴寒在下，故见足寒。本病既有寒邪凝闭在表，又有风火向上之象，故用汗法治此痉病，发汗不可太过，又不可不透。若发汗太过，伤其阴液，风火更甚。若发汗不透，汗液留于肌表为湿，寒湿相合，即恶寒甚。发汗不透，伤其在表之阳气，其表益虚。

【选注】《金匮要略直解》："身热头热，邪在太阳也，面赤目赤，邪在阳明也。颈属阳明，项属太阳，邪在二经，则颈项强急，恶寒也。阳明之脉挟口，故卒口噤；太阳之脉循背上头，故头独摇，背反张也。此其人必汗下亡血之后，正气已虚，而邪气但胜于上，其足则寒，此痉病之证具见也。"

八、发其汗已，其脉如蛇，暴腹胀大者，为欲解。脉如故，反伏弦者痉。

【语译】若用恰当的发汗解表法治疗痉病，脉象曲缓如蛇，突然腹部胀大，这是痉病好转的表现。若在用药之后，脉伏而弦，是痉病未解。

【提要】本条是论述预断痉病欲解与不解的脉证。

【通解】外感风寒的痉病，发汗解表要恰到好处。若发汗适可，邪气已去，筋脉寒凝牵引已解，则脉缓弛，屈曲如蛇行之状，肠缓弛腹肌缓弛，而腹胀大，此皆为痉病欲解之象。待脉内之血行开，肠内之浊降下，此证亦去。若发汗解表不适当，邪气未去，筋脉寒凝牵引仍在，其脉如故。或见脉沉伏而弦，也是邪气未退，内连太阴，痉病不解，而反变重之脉。

【选注】《医宗金鉴》："发寒湿汗后，其脉不直紧，如蛇之曲缓，则为邪退，不成痉病，为欲解也。若脉仍直紧不缓，或不直紧反伏坚弦急者，为邪不退，成痉病矣。"

九、夫痉脉，按之紧如弦，直上下行。

【语译】痉病的脉象，用三指一按，又紧又弦，从寸部到尺部直而有力。

【提要】本条是论述痉病的主脉。

【通解】痉病是重感风寒湿邪，邪气外束，筋脉强急，气血起而驱邪，由内向外而不得周流，故见脉弦紧劲急，直上下行。

【选注】《金匮要略心典》："紧如弦，即坚直之象。李氏曰：上下行者，自寸至尺，皆见紧直之脉也。《脉经》亦云：痉病脉坚伏，直上下行。"

十、痉病有灸疮，难治。

【语译】痉病的患者，如果身上有灸疮，比较难治。

【提要】本条是论述痉病有灸疮的预后。

【通解】病人灸后成疮，一则流失脓液，津血已经亏损，二则火热内盛，经穴不闭，再感风寒，成为痉病。本病若发汗解表，又恐热伤阴血，更助风燥；若用泻下实热之法，更虑内伤阴液，汗下皆不可为，故曰难治。

【选注】《金匮要略心典》："有灸疮者，脓血久渍，穴俞不闭。楼全善云：即破伤风之意。盖阴伤而不胜风热，阳伤而不任伐也，故曰难治。"

十一、太阳病，其证备，身体强，几几然^①，脉反沉迟，此为痉，栝蒌桂枝汤主之。

栝蒌桂枝汤方：

栝蒌根二两　桂枝三两（去皮）　芍药三两　甘草二两（炙）　生姜三两（切）　大枣十二枚（擘）

右六味，以水九升，煮取三升，分温三服，微取汗。汗不出，食顷，啜热粥发之。

【词解】

①几几然：背强连颈，拘急不伸之状。

【语译】太阳病的症状已经具备，如果见到身体强直，脉象不是浮缓，而反见脉象沉迟的，这就是痉病，应当用栝蒌桂枝汤主治。

【提要】本条是论述柔痉的证治。

【通解】太阳病，其证备，指外感风寒，卫外阳气被郁，正邪相争，卫气浮盛，营阴不守，而引起头项强痛、发热、汗出、恶风等证具备。风邪化为热燥，损伤津液，荣卫之气不行，不能濡养筋脉，故见身体强，几几然，脉沉迟，而有弦紧之象。

治用栝蒌桂枝汤。方中栝蒌根清热生津、柔润筋脉、通行经气，桂枝解肌散寒、温经发表，芍药收敛阴气、调和血脉，甘草、生姜、大枣健脾气、和营卫，使经气流畅，表邪可解，筋燥得润，痉病自愈。

【选注】《金匮要略心典》："沉本痉之脉。迟非内寒，乃津液少而营卫之行不利也。伤寒项背强几几，汗出恶风者，脉必浮数，为邪风盛于表，此证身体强几几然，脉反沉迟者，为风淫于外，而津伤于内，故用桂枝则同，而一加葛根以助其散，一加栝蒌根兼滋其内，则不同也。"

十二、太阳病，无汗而小便反少，气上冲胸，口噤不得语，欲作刚痉，葛根汤主之。

葛根汤方：

葛根四两　麻黄三两（去节）　桂枝二两（去皮）　芍药二两　甘草二两（炙）　生姜三两（切）　大枣十二枚（擘）

右七味，哎咀，以水七升，先煮麻黄、葛根，减二升，去沫，内诸药，煮取三升，去滓，温服一升，覆取微似汗，不须啜粥，余如桂枝汤法将息及禁忌。

【语译】病人有太阳病的脉证，没有汗，小便反而减少，有气上冲到胸间，上下牙齿紧合，不能讲话，这是刚痉要发作，用葛根汤主治。

【提要】本条是论述刚痉的辨证施治。

【通解】刚痉是重感风寒湿邪，卫阳闭郁，营阴郁滞，正邪交争，故见发热、恶寒、无汗、头疼身疼、脉浮紧等症。太阳病无汗，湿热闭郁胸中，气机不得通利，故小便反少。湿既不能外达，又不能下行，势必逆上冲胸，故胸满。湿热闭郁胸中，损伤津液，不能滋润，筋脉强急，故口噤不得语。临床若见口噤不得语一证，可知刚痉即将发作。

治以葛根汤开泄腠理，发汗祛邪，滋养津液，舒缓筋脉。方中葛根能透达表邪，升胃气而生长津液，滋润筋脉，舒缓强急；麻黄、生姜散风寒，开闭塞；桂枝、芍药、甘草、大枣调和营卫，通利气机，平冲降逆以行津液。

【选注】《金匮要略心典》："无汗而小便反少者，风寒湿甚，与气相持，不得外达，亦并不下行也。不外达，不下行，势必逆而上冲，为胸满，为口噤不得语，驯至面赤头摇，项背强直，所不待言，故曰欲作刚痉。葛根汤即桂枝汤加麻黄、葛根，乃刚痉无汗者之正法也。"

十三、痉为病，（一本痉字上有刚字。）胸满口噤，卧不着席，脚挛急，必齘齿①，可与大承气汤。

大承气汤方：

大黄四两（酒洗）　厚朴半斤（炙，去皮）　枳实五枚（炙）　芒硝三合

右四味，以水一斗，先煮二物，取五升，去滓，内大黄，煮取二升，去滓，内芒硝，更上微火一二沸，分温再服，得下止服。

【词解】

①齘齿：齘，音介。上下齿咬紧左右相磨。

【语译】痉病在发作时，有胸满、牙关紧闭、角弓反张，平卧时腰背不能接近席子表面，两脚拘挛、牙齿相磨有声，可用大承气汤主治。

【提要】本条是论述实热痉的辨证施治。

【通解】肠胃实热积滞，壅盛郁塞，所以胸腹胀满。实热劫烁津液，不能濡养筋脉，筋脉强急，故角弓反张、卧不着席、四肢挛急。阳明热盛，化燥化风，鼓动筋脉，故口噤、齘齿。

本证为痉病实热重证，可与大承气汤，急下存阴，通腑泄热。方中大黄、芒硝泄其实热，枳实、厚朴破其壅塞。本方峻泻肠胃实热积滞，六经之热随之而去，元阴可复，津液可存，则痉证可以缓解。

【选注】《医宗金鉴》："此申痉病入里，以明其治也。痉病而更胸满，里气壅也，卧不着席，反张甚也，脚挛急，劲急甚也，必齘齿，牙紧甚也。此皆阳明热盛灼筋，筋急而甚之象，故以大承气汤直攻其热，非攻阳明之实也。其曰可与，非尽言其可与，有慎重之意。"

十四、太阳病，关节疼痛而烦①，脉沉而细（一作缓）者，此名湿痹。（《玉函》云中湿。）湿痹之候，小便不利，大便反快，但当利其小便。

【词解】

①疼痛而烦：烦，疼的很重的意思。

【语译】病人已经有太阳病的症状，又有关节部位疼痛，心烦不安，脉象沉细的，叫作湿痹。湿痹的症状若有小便不利，大便通利，应该用渗湿利尿法治疗。

【提要】本条是论述湿痹的证治原则。

【通解】湿邪伤于太阳肌表，而见表证。湿邪易流关节，凝滞不通，故关节剧烈疼痛，心烦不安。湿性凝滞，阻于中焦，阳气不通，所以小便不利。尿少使其停湿更重，湿困脾胃，则为濡泄。湿从外来，脉应浮缓。今见脉沉细者，沉为在里，细脉主湿，是湿邪从表流入关节，又停于三焦，困于脾胃，气机不利之象。治其表湿，可微微发汗，治疗里湿，当利小便，里湿利去，阳气可通，气机通利，湿痹可除。

【选注】《医门法律》："湿流关节之痛，脉见沉细者，则非有外风与之相搏，只名湿痹。湿痹者，湿邪痹其身中之阳气也。利其小便，则阳气通行无碍，而关节之痹并解矣。"

十五、湿家之为病，一身尽疼，（一云疼烦。）发热，身色如熏黄也。

【语译】久患湿病的人，全身疼痛，发热，全身皮肤颜色好像烟熏一样暗黄。

【提要】本条是论述湿郁发黄的辨证。

【通解】脾虚不能化湿，湿邪困于肌表，留于肌肉之间，所以一身尽痛。湿邪盛，阳气郁，久郁化热，湿热郁蒸不解，湿气凝滞之色外现，故其身色黄而晦暗如烟熏。

【选注】《医宗金鉴》："湿家谓病湿之人，湿之为病。或因外受湿气，则一身尽痛，或因内生湿病，则发热身黄；若内外同病，则一身尽痛，发热，身色如熏黄也。湿家之身痛发黄，不似伤寒之身痛发黄者，以无六经之形证也。"

十六、湿家，其人但头汗出，背强，欲得被覆向火。若下之早则哕，或胸满，小便不利，舌上如胎者，以丹田有热，胸上有寒，渴欲得饮而不能饮，则口燥烦也。

【语译】久患湿病的人，只有头上出汗，背部强直不舒，还要盖被或烤火，医生开始就用下法，必然发生呃逆，胸满，小便不利等症。望到舌上有苔，知道胸中有寒湿，下焦丹田有热，口渴想喝水，又不能喝，因而感到口干舌燥，心烦不宁。

【提要】本条是论述湿家误下的变证。

【通解】湿家头汗出，为上有湿下有热，蒸而使然，非阳明内实之热，蒸而上越之比。背强者，乃湿家重着之强，非风寒拘急之强。欲覆被向火，乃湿盛伤阳，阳受伤则恶寒。此证如误为是实热上蒸之热上越之头汗，而误下之，则湿从寒化，如寒邪入于肺，则胸满，寒邪入于胃，则为哕。寒邪入于膀胱，则气化不行，而小便不利。至于舌上白滑之苔，乃误下而热陷于下，寒聚于上之故。胸中有寒，则不欲饮。下有热则伤津，上有寒则津不生，则口燥烦也。

【选注】《金匮要略心典》："寒湿居表，阳气不得外通，而但上越，为头汗出，为背强，欲得被覆向火，是宜驱寒湿以通其阳，乃反下之，则阳更被抑，而哕乃作矣。或上焦之阳不布，而胸中满，或下焦之阳不化，而小便不利，随其所伤之处而为病也。舌上如胎者，本非胃热，而舌上津液燥聚，如胎之状，实非胎也。盖下后阳气反陷于下，而寒湿仍聚于上，于是丹田有热而渴欲得饮，胸上有寒而复不能饮，则口舌燥烦，而津液乃聚耳。"

十七、湿家下之，额上汗出，微喘，小便利者，死，若下利不止者，亦死。

【语译】久患湿病的人，误用下法，引起额上出汗，微微喘息，若见小便通利而多，是死证，或见下利不止，也是死证。

【提要】本条论述湿家误下的死证。

【通解】湿家误下变证百出，至其甚者，而又有死证，医者亦不可不知。湿家如邪在表当发汗，邪在里当利小便，苟非湿热蕴结成实，则未可用之。如误用，则无的放矢，必先伤正气，额上汗出微喘。乃重伤阳气，孤阳上越，故额上汗出而微喘。若脾阳大伤，清阳不升，则下利不止，此乃阴阳离决之象，其预后不抱乐观。若其人小便利者，而见于下后额汗而喘，反映了阳离而上行，阴孤而下走，故亦主死。

【选注】《金匮要略浅注补正》："此总言湿证无下法也。上节言误下变证，为寒热郁结，此节言误下伤肾，则小便自利，气喘而死。误下伤脾，则大便下利不止而死。观仲景方，皆是补土以治湿，则知湿家断无下法也。"

十八、风湿相搏，一身尽疼痛，法当汗出而解，值天阴雨不止，医云此可发汗，汗之病不愈者，何也？盖发其汗，汗大出者，但风气去，湿气在，是故不愈也。若治风湿者，发其汗，但微微似欲汗出①者，风湿俱去也。

【词解】

①似欲汗出：似，好像。小汗欲出未出之意。

【语译】风邪和湿邪结合在一起，全身疼痛，应该用微微发汗的方法，使风湿逐渐从表而解。时值天气阴雨不止，从医学道理上讲，是用发汗方法治疗，使用汗法后病不能愈，这是什么道理！应用发汗的方法，若是太过，汗大出的，只能散去风邪，湿邪仍在，所以病不能愈。要想治好风湿病，虽说是用汗法，但必须是微微似欲汗出，这样，风邪和湿邪才能逐渐排出。

【提要】本条是论述风湿病的治疗原则。

【通解】外感风湿，困于肌肤，流走关节，气血运行不畅，故一身尽疼痛。此证当以发汗而散风湿之邪，则其病可愈。假如正值天气阴雨不止，湿气较盛，则上述之发汗法无效，为什么？由于天气阴雨不止，天、人之湿必重。风为阳邪，容易疏散，而湿为阴邪，难以骤除，故风气虽去而湿邪仍在，其病不愈。治风湿之法，应该温阳解表，使阳气伸展，营卫流行，微似汗出，则散漫黏滞之邪，方能缓缓排出。

【选注】《医门棒喝·伤寒论本旨》："治风湿者，必通其阳气，调其营卫，和其经络，使阴阳表里之气周流，则其内湿随三焦气化，由小便而去，表湿随营卫流行，化微汗而解。阴湿之邪既解，风邪未有不去者。"

十九、湿家病，身疼发热，面黄而喘，头痛鼻塞而烦，其脉大，自能饮食，腹中和无病，病在头中寒湿，故鼻塞，内药鼻中则愈。

【语译】患湿病的人，有身疼发热、面色黄、喘息、头痛、鼻塞不通、心烦不安、脉大等症。饮食正常，这说明胃肠调和无病。病人是由于头部感受寒湿，所以鼻塞不通。将药粉放入鼻孔就会痊愈。

【提要】本条是论述头中寒湿的证治。

【通解】雾露之湿为清邪，伤于身半之上，湿邪外束，故头疼、鼻塞、上半身疼；寒湿外束，肺气上逆，则喘；湿邪弥漫，扰于心中，故心烦；其人面黄而身不黄，为湿在上；正邪相争，阳气向外，故发热、脉大腹中和为无病，故自能饮食。可知湿邪并未传里，治宜宣散寒湿，通利气机。如用瓜蒂为细末，搐鼻流出黄水，可使阳气宣利，透出在上之寒湿，则诸证可愈。

【选注】《金匮要略心典》："寒湿在上，则清阳被郁。身疼头痛，鼻塞者，湿上甚也。发热面黄烦喘者，阳上郁也。而脉大，则非沉细之比。腹和无病，则非小便不利、大便反快之比。是其病不在腹中而在头。疗之者宜但治其头，而毋犯其腹，内药鼻中如瓜蒂散之属，使黄水出则寒湿去而愈，不必服药以伤其和也。"

二十、湿家身烦疼，可与麻黄加术汤发其汗为宜，慎不可以火攻之。

麻黄加术汤方：

麻黄三两（去节） 桂枝二两（去皮） 甘草一两（炙） 杏仁七十个（去皮尖） 白术四两

右五味，以水九升，先煮麻黄，减二升，去上沫，内诸药，煮取二升半，去滓，温服八合，覆取微似汗。

【语译】湿病患者，身体疼痛，心烦，可以用麻黄加术汤主治。这种病用微微发汗法，最为恰当。切记，不要用火攻发汗的方法。

【提要】本条是论述寒湿在表的证治。

【通解】平素湿盛的人，又外感风寒湿邪，邪留肌肉，卫阳被郁，故见恶寒、发热、无汗，身体疼痛剧烈，不得安静等症。

治以麻黄加术汤。麻黄汤散风寒湿邪，麻黄得白术，虽发汗而不致过汗。白术得麻黄，能行表里之湿，适合病情，取其微微汗出而解。如用火攻发汗，则大汗淋漓，风寒虽去，湿邪仍在，病不能除。或火热内攻，湿热相合，可能引起湿热内郁之黄疸。或火热内盛，迫血妄行，而为衄血等变证，应加注意。

【选注】《医宗金鉴》："湿家外证，身痛甚者，羌活胜湿汤，内证发黄甚者，茵陈五苓散。若惟身烦痛而不发黄者，则为外感寒湿，与麻黄加术汤发其汗，寒湿两解也。慎不可以火攻之者，谓不可以火劫大发其汗，必致变也。"

二十一、病者一身尽疼，发热，日晡所①剧者，名风湿。此病伤于汗出当风，或久伤取冷②所致也，可与麻黄杏仁薏苡甘草汤。

麻黄杏仁薏苡甘草汤方：

麻黄（去节）半两（汤泡）　甘草一两（炙）　薏苡仁半两　杏仁十个（去皮尖，炒）

右剉麻豆大，每服四钱匕，水盏半，煮八分，去滓，温服。有微汗，避风。

【词解】

①日晡所，按十二时辰为申时，在十五点到十七点。泛指下午三点到五点的时候。

②取冷，指贪凉的意思。

【语译】病人全身疼痛，发热，在傍晚的时候症状加重，这是风湿病。病因是由于出汗之后，感受风邪，或是疲劳而又乘凉太过所引起。可以用麻黄杏仁薏苡甘草汤进行治疗。

【提要】本条是论述风湿在表的证治。

【通解】病人出汗时感受风寒，或长时间贪凉感受寒湿，汗液留于皮内，变成湿邪，留着肌腠，以致全身疼痛发热。在日晡时，为阳明主气，当其旺时，正邪相搏则加剧。

治以麻黄杏仁薏苡甘草汤。方中麻黄散寒湿，杏仁利肺气以助通泄，薏仁渗利湿邪，健脾化湿，甘草和中胜湿。

【选注】《金匮玉函经二注》："《内经》太阴阳明篇论曰：太阴阳明为表里，脾胃脉也，外合肌肉，故阳受风气，阴受湿气，所以风湿客之，则一身肌肉尽痛。夫阳气者，一日而主外，平旦阳气生，属少阳，日中阳气隆，属太阳，日西气门内闭，属阳明，故阳明之气主乎申酉，所以日晡所剧也。"

二十二、风湿脉浮身重，汗出恶风者，防己黄芪汤主之。

防己黄芪汤方：

防己一两　甘草半两（炒）　白术七钱半　黄芪一两一分（去芦）

右剉麻豆大，每抄五钱匕，生姜四片，大枣一枚，水盏半，煎八分，去滓，温服，良久再服。喘者，加麻黄半两，胃中不和者，加芍药三分，气上冲者，加桂枝三分，下有陈寒者，加细辛三分。服后当如虫行皮中，从腰下如冰，后坐被上，又以一被绕腰以下，温，令微汗，瘥。

【语译】患风湿病的人，有脉浮，身体沉重，出汗后怕风的症状，用防己黄芪汤治疗。

【提要】本条是论述风湿表虚的辨证论治。

【通解】风湿伤于肌表，故脉浮身重，卫阳素虚而不固表，故汗出恶风。

治以防己黄芪汤，益气祛湿。方中防己宣肺散风，通行经络，驱散湿滞，黄芪甘温扶虚，固秘卫阳止汗。黄芪合防己，又善行肌表之水气；白术、甘草健脾化湿，扶正祛邪；生姜、大枣调和营卫，以胜湿邪。方后自注有风湿闭塞肺气之喘者，加麻黄宣散风湿；湿邪困于脾胃作痛者，加芍药和脾气，利血脉止痛；水湿聚于下焦而又上冲者，加桂枝下气温化水湿之邪；寒湿凝聚而痹不通者，加细辛以散陈寒痼冷。

【选注】《金匮要略心典》："风湿在表，法当从汗而解，乃汗不待发而自出，表尚未解而已虚，汗解之法，不可守矣。故不用麻黄出之皮毛之表，而用防己驱之肌肤之里，服后如虫行皮中，及从腰下如冰，皆湿下行之征也。然非芪、术、甘草，焉能使卫阳复振，而驱湿下行哉。"

二十三、伤寒八九日，风湿相搏，身体疼烦，不能自转侧，不呕不渴，脉浮虚而涩者，桂枝附子汤主之；若大便坚，小便自利者，去桂加白术汤主之。

桂枝附子汤方：

桂枝四两（去皮）　生姜三两（切）　附子三枚（炮，去皮，破八片）甘草二两（炙）　大枣十二枚（擘）

右五味，以水六升，煮取二升，去滓，分温三服。

白术附子汤方：

白术二两　附子一枚半（炮，去皮）　甘草一两（炙）　生姜一两半（切）　大枣六枚（擘）

右五味，以水三升，煮取一升，去滓，分温三服。一服觉身痹，半日许再服，三服都尽，其人如冒状①，勿怪，即是术、附并走皮中，逐水气，未得除故耳。

【词解】

①其人如冒状：冒，眩冒，即头晕之义。

【语译】伤于寒邪到了第八九天时，又感受风湿邪气，风寒湿三种邪气相结合，引起身体疼痛，心烦，身体不能转动，没有呕吐和口渴二症，脉象浮虚而涩，用桂枝附子汤主治。在以上症状后，还有大便硬结，小便自利等症，用桂枝附子汤去桂加白术汤主治。

【提要】本条是论述风湿阳虚的证治。

【通解】外感风寒湿邪，八九日不解，邪仍在表，故脉浮，其人不呕、不渴，反映邪未传少阳、阳明，而未入里。风寒湿三气杂合而为病，如留于肌表，风湿邪胜，表阳复虚，故脉浮而按之虚；湿盛痹着；气血不利，故脉又涩；身体疼烦，不能自转侧，湿留关节之候。

治宜桂枝附子汤，温经助阳，以散寒湿。方中桂枝散风寒，温通经络，温化湿邪；附子温阳化湿，温经通痹；生姜散风寒湿邪；甘草、大枣补脾胃，而调和营卫。

服桂枝附子汤后，阳气已升，气化已行，湿邪减少，故见大便已实，小便通利。

治宜白术附子汤温经复阳，行化表湿。方中附子温阳化湿；白术健脾行湿；甘草、生姜、大枣健脾化湿，调和营卫。药后阳气已振，水湿已化，营卫调和，肌腠湿邪可以流走皮中，故其人如冒状。因势利导，使水湿化散而去。

【选注】《金匮要略心典》："身体疼烦不能自转侧者，邪在表也，不呕不渴，里无热也，脉浮虚而涩，知其风湿外持而卫阳不正，故以桂枝汤去芍药之酸收，加附子之辛温，以振阳气而敌阴邪。若大便坚，小便自利，知其在表之阳虽弱，而在里之气犹治，则皮中之湿，自可驱之于里，使从水道而出，不必更发其表，以危久弱之阳矣。故于前方去桂枝之辛散，加白术之苦燥，合附子之大力健行者，于以并走皮中而逐水气，亦因势利导之法也。"

二十四、风湿相搏，骨节疼烦，掣痛①不得屈伸，近之则痛剧，汗出短气，小便不利，恶风不欲去衣，或身微肿者，甘草附子汤主之。

甘草附子汤方：

甘草二两（炙）　白术二两　附子二枚（炮，去皮）　桂枝四两（去皮）

右四味，以水六升，煮取三升，去滓，温服一升，日三服。初服得微汗则解，能食。汗出复烦者，服五合。恐一升多者，服六七合为妙。

【词解】①掣痛：抽掣牵引之疼痛。

【语译】风邪和湿邪相结合的病，有全身骨节疼痛，心烦，四肢牵引疼痛，不能随意屈伸，触动时疼痛加重，出汗，气短，小便不通利，怕风不愿脱去衣服，或者轻微浮肿等症状，用甘草附子汤主治。

【提要】本条是论述风湿病阳气虚的辨证施治。

【通解】病人感受风寒湿邪，三气盛于关节体表，而阳气复虚，故见骨节疼痛，而又掣痛不得屈伸，近之则痛剧，阳虚不能固表，则汗出短气，寒湿盛而阳不化，故又小便不利，恶风不欲去衣，或身微肿，乃阳虚而邪气盛的反应。

治宜甘草附子汤，助阳温经，益气化湿。方中甘草、白术健脾化湿；附子、桂枝温阳通气，宣行营卫，化湿散风。本方扶正祛邪，补中有发，温阳益气，对近代风湿性心脏病起到正邪兼顾的作用。

【选注】《医宗金鉴》："风湿相搏，身体烦疼重着，不能转侧者，湿胜风也，今掣痛不可屈伸，风胜湿也。掣痛不可屈伸，近之则痛剧，汗出，短气，恶风不欲去衣，皆风邪壅盛也。小便不利，湿内蓄也，身微肿者，湿外搏也。以甘草附子汤微汗之，祛风为主，除湿次之也。此上二条，皆详风湿之义。以明风湿之治也。"

二十五、太阳中暍^①，发热恶寒，身重而疼痛，其脉弦细芤迟。小便已，洒洒然毛耸，手足逆冷，小有劳，身即热，口开，前板齿燥。若发其汗，则恶寒甚；加温针，则发热甚；数下之，则淋甚。

【词解】①中暍：即中暑。

【语译】炎热的夏天，外感暑热邪气，引起伤暑病，有发热怕冷，身体沉重而且疼痛，脉象弦细而兼芤迟，在小便之后，感觉身上寒冷，毫毛毕直，四肢发冷。稍微活动，身上就发热，开口而喘，门齿干而无津液等症状。这样的病人，假若再发汗解表，就更加怕冷。假如用温针治疗，发热就更重。假如用泻下法治疗，就会引起小便黄少而涩痛。

【提要】本条是论述伤暑辨证的复杂性。

【通解】中暑是有季节性的，古人说"先夏至日者为病温，后夏至日者为病暑"。夏天伤于暑邪，暑热则耗阴伤气，故见口开喘息、门齿干燥、发热、心烦、口渴、汗出等症。或者由于暑热而又乘凉饮冷，反使寒伤于外，湿伤于中，故又见发热、恶寒、呕吐、泻泄、身重而且疼痛等症。卫阳不达于四肢，故手足厥冷，暑热伤气则脉芤，暑热伤阴则脉细，寒伤于外则脉弦紧，寒湿伤于中则脉迟，故总言其脉则有弦细芤迟之变。本病既有寒伤于外，而又阳气内虚，若发其汗，则阳气外散。故恶寒更甚，本病亦有寒湿伤中，而又有阴气虚，若更加温针则伤阴分而发热甚。本病有湿伤中，又有津液亏耗，若再下之，则津液内竭，必小便混浊涩痛，本病属于伤暑之病，阳气已虚，动则阳气浮于外，故小有劳，身即发热。小便已，损伤阳气，卫阳更感不足，故形寒毫毛耸立。

【选注】《金匮要略方论本义》："太阳主表，六淫之邪，必先中之，故中暍亦为太阳病，虽所受之邪不同，而所感之分则同也。发热者，客邪在表，恶寒者，热盛于里，身重而疼痛者，挟湿则身重，挟寒则疼痛也。诊之脉弦细，弦者，寒在表也，细者，热挟湿也；再见芤迟，芤者，中气之虚，迟者，腹中之寒。合脉证而谛之，而中暍之病可识矣。再征之于余证，小便已，洒洒然毛耸，太阳之表有邪，则膀胱腑应之，小便时气动于膀胱，必连及皮毛，洒洒然，恶风寒之状也，再验之于手足厥冷，内热极而寒见于四末，且内热为寒湿所郁，其气阻而不宣，亦可逆见手足，皆内热外寒之象也，小有劳，身即热，热病阴虚，动则生阳也，口开前板齿燥，热盛于内，欲开口以泄其气，气出而内热熏灼于板齿，则齿燥也，此为内热积盛之证。若单感暍邪者，内外俱是阳邪，若兼寒湿者，内为阳邪，而外为阴邪，非兼治其内外不为功也。"

二十六、太阳中热者，暍是也。汗出恶寒，身热而渴，白虎加人参汤主之。

白虎加人参汤方：

知母六两　石膏一斤（碎）　甘草二两　粳米六合　人参三两

右五味，以水一斗，煮米熟汤成，去滓，温服一升，日三服。

【语译】外感暑热邪气，伤于机体，就是暍病。症状有出汗而怕冷，发热而口渴，用白虎加人参汤主治。

【提要】本条是论述中暑的证治。

【通解】夏天感受暑热邪气，伤气耗阴，暑热炽盛，故身热，汗出，恶寒。暑热伤阴，故见口渴，心烦，尿赤。

治以白虎加人参汤，清热解暑，益气生津。方中石膏清表里之热，知母滋阴清热，甘草、粳米益胃生津，人参则补气生津，保元固本。

【选注】《伤寒溯源集》："谓之暍者，暑热当令之时，其气因暑为邪耳，非即夏月暑热当令之正气也，即《热论》所谓'后夏至日者为病暑'是也。暍乃暑热之邪，其气本热，不待入里，故中人即渴也。暍为夏至以后之病，阳极阴生之后，阴气已长，当暑汗大出之时，腠理开张，卫阳空疏，表气已虚，不能胜受外气，故汗出恶寒也。是邪热乘腠理之虚，而为暍证也，故以白虎加人参汤主之，即用石膏以治时令暑热之邪，又加人参以补汗出之表虚，添津液而治燥渴也。"

二十七、太阳中暍，身热疼重，而脉微弱，此以夏月伤冷水，水行皮中所致也，一物瓜蒂汤主之。

一物瓜蒂汤方：

瓜蒂二十个

右剉，以水一升，煮取五合，去滓，顿服。

【语译】外感暑热邪气的伤暑，病人身体发热疼痛而且沉重，脉象微弱，这是因为夏天接触冷水，冷水闭塞皮表所引起的。可用一物瓜蒂汤主治。

【提要】本条是论述暑病挟湿的辨证施治。

【通解】病人夏热伤暑，故身热、口渴。又贪凉饮冷，寒伤于外，寒湿伤于中，中阳不运，水湿停于中，溢于皮表，故身体疼痛而且沉重。暑热耗伤气阴，故脉微弱。

治宜一物瓜蒂汤，去湿散水。甜瓜蒂三克，水煎内服。瓜蒂一味，涌吐痰浊，气血上涌，由里达表，汗出湿去，则病可解。

【选注】《金匮要略心典》："暑之中人也，阴虚而多火者，暑即寓于火之中，为汗出而烦渴，阳虚而多湿者，暑即伏于湿之内，为身热而疼重，故暑病恒以湿为病。而治湿即所以治暑。瓜蒂苦寒，能吐能下，去身面四肢水气，水去而暑无所依，将不治而自解矣。此治中暑兼湿者之法也。"

小　结

本篇论述痉、湿、暍三病的辨证论治。痉病的成因，为外感风寒邪气，又津液不足，不能滋润太阳筋脉所致。症状以项背强急，口噤不开，甚至角弓反张为主。脉象按之紧如弦，直上下行。痉病辨证应分刚痉、柔痉、实热痉三种：刚痉为表实无汗，故用葛根汤；柔痉为表虚有汗，则用栝蒌桂枝汤；实热痉为阳明热燥伤津证，宜用大承气汤。

湿病成因，为外感风寒湿邪，症状以身体疼重，骨节烦疼为主。湿病的辨证，表实无汗者，用麻黄加术汤；日晡所剧疼痛者用麻杏薏甘汤；表虚汗出者，用防己黄芪汤。如寒湿盛胜而阳气微者，当选用桂枝附子汤、白术附子汤、甘草附子汤以助阳气化寒湿，正邪兼顾为宜。总的说来，在治湿方中，有以发汗祛邪为主，有以温通经络、利关节止痛为主，有以温阳利湿、开痹化凝等治法为主，如能结合临床实际，很有实践意义。

暍即暑病，暑病的辨证可分暑热和暑湿两类。本篇对暑病的气阴两伤，以及暑中兼有寒湿等证进行了分析，并举出了治疗的方法，较为全面。

【复习思考题】

1. 试述痉病，湿病，暍病的意义。

2. 分析刚痉的辨证施治。

3. 分析柔痉的辨证施治。

4. 分析实热痉的辨证施治。

5. 举例说明治痉总则是什么。

6. 分析表实湿病的证治。

7. 分析表虚湿病的证治。

8. 试谈表里俱虚湿病的证治。

9. 试谈湿病的禁忌。

10. 试述暍病的辨证施治。

11. 试述暍病的禁忌。

百合狐蟚阴阳毒病脉证治第三

概　　说

本篇是论述百合、狐蟚、阴阳毒三种疾病的辨证论治。百合病是百脉之病，合为血脉一宗。以脏腑经脉功能失调的精神恍惚，饮食和行动失常，阴虚内热，口苦，尿赤，脉微数为其主症。

狐蟚病是湿热蕴结，腐蚀喉部，腐蚀前后二阴，卧起不安等狐疑惑乱之证。

阴阳毒是阴毒和阳毒病的总称，因疫毒之邪，蕴于血脉而成。阴毒有面目青，身痛如被杖，咽喉痛等证，阳毒有面赤斑斑如锦文，咽痛，吐脓血等证。

本篇所论三种疾病，皆属热病范畴，有类似的症状，故合为一篇讨论。

【学习要求】

一、概括百合、狐蟚、阴阳毒三病的概念。

二、百合病。

1. 说明百合病是心血、肺阴两虚，虚热侵于百脉的疾患。其临床表现以神志变化无定和口苦、小便赤、脉微数等症状为特点。

2. 百合病的治疗原则是以养心肺之阴血、清心肺之虚热为主，百合地黄汤是其证治主方。

3. 百合病经误治的救逆法有百合知母汤、滑石代赭汤、百合鸡子黄汤。

4. 百合病的变证治法有百合洗方、栝蒌牡蛎散、百合滑石散等。

三、狐蟚病是一种感染病毒所引起的疾病，治疗原则以解毒为主，清利湿热为辅，根据侵犯咽喉与前后阴之部位不同，而选用甘草泻心汤、苦参汤、雄黄熏法等。

四、阴阳毒是一种感受疫毒所致的疾患，指出二者均以解毒清热活血散瘀为治疗原则，可用升麻鳖甲汤随症加减。

【自学时数】5 学时

一、论曰：百合病者，百脉一宗①，悉致其病也。意欲食复不能食，常默默，欲卧不能卧，欲行不能行，饮食或有美时，或有不用闻食臭时，如寒无寒，如热无热，口苦，小便赤，诸药不能治，得药则剧吐利，如有神灵者②，身形如和③，其脉微数。

每溺时头痛者，六十日乃愈，若溺时头不痛，淅然者，四十日愈，若溺快然，但头眩者，二十日愈。

其证或未病而预见，或病四五日而出，或病二十日或一月微见者，各随证治之。

【词解】

①百脉一宗：是指百合病为血脉病，血脉布于周身，则症状百出，难于辨证，只要从血脉辨证即可。

②如有神灵者：指百合病诸药不能治，得药则剧吐利，全是恍惚不定，志来不可凭的征象。

③身形如和：从形体上观察，没有显著病态，好像没有什么病。

【语译】分析讨论说：百合病是怎样一种病？是人体百脉的病，症状百出，辨证时要抓住血脉这一纲领。详细地说明百合病的病症有想吃食物又吃不下，经常沉默无声，想睡又睡不稳，想走路又走不动，有时吃饭很香，有时又不愿闻到食物的气味，好像是怕冷，又没有外感风寒，好像是发热，又没有外感热病，口中苦味，小便色红等症。一般的医生用很多种药方治不好，服药之后就剧烈呕吐或下利。这种病好像有神灵作祟似的，使医生认不清病情。观察病人形体，好像是正常人，但其脉象微数。

百合病，病人在小便时有头痛证的，大约六十天可以治好。在小便时头不痛，有怕风表现的，大约四十天可以痊愈。假如小便时很畅快，只有头眩的，大约二十天就可以好了。

以上症状可以在未病之前见到，也可以在得病四五日后出现，还可以在二十日、三十日才稍微出现一些病症。各种病情，都根据它的不同症状进行治疗。

【提要】 本条说明百合病的病因、病机、症状和预后。

【通解】 百合病是由心血、肺阴两虚，阴虚内热引起的疾病。是因热病之后，阴血未复，余邪未尽，消烁津液，或因平素思虑伤心，情志不遂，郁结化火，耗津烁液，而使心血肺阴两虚，阴虚内热，则百脉俱受其累，以致百脉不和，症状百出，故曰："百脉一宗，悉致其病也"。

由于心血肺阴亏损，虚热内盛，热邪散漫，未统于经，而游走于百脉。脉朝于肺而系于心，心神失慧，而有意欲食，复不能食，欲卧不能卧，欲行不能行等似是而非，全是恍惚去来，不可为凭之证象。惟口苦、小便赤、脉微数三症，则反映邪热不解，而舍于内。若其人小便时而头痛者，此乃热邪之甚者，必六十日之久，使阴气复则愈；若小便时头不痛，而渐渐然畏恶风寒者，则病势稍浅，必等四十日则愈；若小便时快然，但头眩者，则更浅矣，不过二十日可愈。此证每见于热病之后，也有或未病而预见，或先见，或后见等等不同，各随其证而治之。

至于小便时而头痛的病机：因肺有通调水道，下输膀胱的功用，膀胱经脉行于脊背，上行至头顶，入络脑。小便时阳气下泄，阴气不上充于头，故见头痛。此阳气衰弱，病情较重，故曰：六十日乃愈。若小便时头不痛，渐然者，为阳气下泄，卫阳虚弱，不能温暖肌表，病情较轻，故曰：四十日愈。若小便时快然，头眩者，为阳气稍虚，阳气不升，故头眩，病情最轻，故曰：二十日愈。如上所述，百合病因病情的轻重不同，症状也不相同，痊愈期亦长短不一。至于二十日、四十日、六十日，大约之数，不可拘泥。

百合病在未发之前，有百合病症状的，根据症状辨证施治，故曰：各随证治之。

【选注】《金匮要略心典》："百脉一宗者，分之则为百脉，合之则为一宗。悉致其病，则无之非病矣。然详其证，意欲食矣，而复不能食，常默然静矣，而又躁不得卧；饮食或有时美矣，而复有不欲闻食臭时；如有寒，如有热矣，而又不见为寒，不见为热；诸药不能治，得药则剧吐利矣，而又身形如和。全是恍惚去来，不可为凭之象。惟口苦，小便赤，脉微数，则其常也。所以者何？热邪散漫，未统于经，其气游走无定，故其病亦去来无定。而病之所以为热者，则徵于脉，见于口与便，有不可掩然者矣。夫膀胱者，太阳之腑，其脉上至巅顶，而外行皮肤。溺时头痛者，太阳乍虚，而热气乘之也；渐然，快然，则递减矣。夫乍虚之气，溺已即复，而热淫之气得阴乃解。故其甚者，必六十日之久，诸阴尽集，而后邪退而愈；其次四十日；又其次二十日，热差减者，愈差速也。此病多于伤寒热病前后见之；其未病而预见者，热气先动也，其病后四五日，或二十日，或一月见者，遗热不去也。各随其证以治，具如下文。"

二、百合病发汗后者，百合知母汤主之。

百合知母汤方：

百合七枚（擘）　知母三两（切）

右先以水洗百合，渍一宿，当白沫出，去其水，更以泉水二升，煎取一升，去滓；别以泉水二升煎知母，取一升，去滓；后合和，煎取一升五合，分温再服。

【语译】百合病在服发汗解表方之后出现的病证，用百合知母汤治疗。

【提要】本条讨论百合病误用汗法的治疗。

【通解】百合病有如寒无寒，如热无热等症。医生误认为是表实证，而发其汗，汗后伤津，心血肺阴更虚，则虚热加重，故出现心烦，口渴等证。

治以百合知母汤，养阴清热，润燥除烦。方中百合清心润肺，益气安神；知母清热除烦，养阴止渴；配泉水清热利尿，导热下行。三药相合，以奏养阴除热之功。

【选注】《医宗金鉴》："百合病不应汗而汗之，不解者则致燥，以百合知母汤主之者，清而润之也。"

三、百合病下之后者，滑石代赭汤主之。

滑石代赭汤方：

百合七枚（擘）　滑石三两（碎，绵裹）　代赭石如弹丸大一枚（碎，绵裹）

右先以水洗百合，渍一宿，当白沫出，去其水，更以泉水二升，煎取一升，去滓；别以泉水二升煎滑石、代赭，取一升，去滓；后合和重煎，取一升五合，分温服。

【语译】百合病，服用攻下方之后，可用滑石代赭汤调治。

【提要】本条介绍了百合病误用下法的治疗。

【通解】百合病有意欲食，复不能食，口苦，尿赤，脉微数等症。医生误认为是里证，而反下之，以致津液更伤，内热加重，故常见小便短赤而涩。又因苦寒泻下之品，伤其胃气，故胃气上逆而致哕。

治以滑石代赭汤，滋阴清热，和胃降逆。方中百合滋润心肺，益气安神；滑石清热利尿；代赭石和胃降逆；配泉水引热下行。

【选注】《金匮要略论注》："其在下后者，下多伤阴，阴虚火逆，故以百合同滑石之走窍，代赭之镇逆者以通阳气，加之泉水以泻阴火，而阴气自调也。"

四、百合病吐之后者，百合鸡子汤主之。

百合鸡子汤方：

百合七枚（擘） 鸡子黄一枚

右先以水洗百合，渍一宿，当白沫出，去其水，更以泉水二升，煎取一升，去滓，内鸡子黄，搅匀，煎五分，温服。

【语译】百合病误用涌吐方剂之后，可用百合鸡子汤调治。

【提要】本条论述百合病误用吐法后的证治。

【通解】百合病有不用闻食臭等症。医生误认为宿食停滞，而用吐法，更损肺胃之阴，且扰和降之气，则有虚烦不安，胃中不和等证。

治以百合鸡子汤，养阴润燥除烦。方中百合滋养脾胃之阴，清热除烦；鸡子黄养阴润燥，安五脏之气，能除虚烦；泉水养阴泄热。

【选注】《金匮要略论注》："吐伤元气，而阴精不上奉，故百合病在吐后者，须以鸡子黄之养阴者同泉水以滋元阴，协百合以行肺气，则血气调而阴阳自平。"

五、百合病不经吐、下、发汗，病形如初者，百合地黄汤主之。

百合地黄汤方：

百合七枚（擘） 生地黄汁一升

右以水洗百合，渍一宿，当白沫出，去其水，更以泉水二升，煎取一升，去滓，内地黄汁，煎取一升五合，分温再服。中病，勿更服。大便当如漆。

【语译】百合病在没有经过涌吐、攻下和发汗法误治时，症状是初病时的百合病证，用百合地黄汤治疗。

【提要】本条讨论百合病的正治主方。

【通解】百合病由于心血肺阴两虚，阴虚内热，邪气流于百脉而成。治以百合地黄汤，养心血滋肺阴，凉血清热。方中百合养肺阴，清虚热；生地黄益营凉血，滋阴降火，调和血脉；泉水利小便，泄虚热。三药相合，使阴气充，热邪去，百脉调和，病可自愈。

【选注】《医宗金鉴》："百合一病，不经吐、下、发汗，病形如初者，是谓其病迁延日久，而不增减，形证如首章之初也。以百合地黄汤，通其百脉，凉其百脉，中病勿更服，恐过服生地黄，大便常如漆也。"

六、百合病一月不解，变成渴者，百合洗方主之。

百合洗方：

右以百合一升，以水一斗，渍之一宿，以洗身。洗已，食煮饼①，勿以盐豉也。

【词解】①煮饼：可能是面条一类食物。

【语译】百合病，经过一个月的时间没有痊愈，又出现口渴症的，用百合洗方治疗。

【提要】本条讨论百合病变证的治法。

【通解】由于心肺阴虚内热，一月不解，阴津亏损，虚火亢盛，故见口渴。又用百合地黄汤，药力不足，配用百合洗方，以百合渍水洗身。外洗皮表，其气通肺，以清肺热。内服外洗，共收养阴清热之效。洗已汗出，而胃知饥，则食煮饼，益气养津，清热止渴。勿以盐豉佐食，恐食则耗津增热而变渴。

【选注】《医宗金鉴》："百合病本不渴，今一月不解，变成渴者，外以百合汤浸洗其身，通表泻热，内食煮饼，勿以盐豉，不致引饮，而渴自止也。"

七、百合病渴不差者，栝蒌牡蛎散主之。

栝蒌牡蛎散方：

栝蒌根　牡蛎（熬），等分

右为细末，饮服方寸匕，日三服。

【语译】百合病用过洗方以后，口渴不见减轻的，可用栝蒌牡蛎散主治。

【提要】本条讨论百合病变证的治法。

【通解】百合病为心血肺阴两虚，阴虚生内热之证，治以甘寒，滋养阴血。若久用甘寒，以致阴阳升降失调，一为甘寒伤中，脾气不升，津液停滞，不能上承，二为虚热未尽，心热外浮，而不能收敛，在上有热而无阴，故口渴不差。

栝蒌牡蛎散，有生津止渴，收敛浮热的作用。方中栝蒌性润，启发脾阴，上承津液，而止口渴；牡蛎则敛摄在上之阳热，消散凝滞之水饮。以上二味，一升一降，使其阴阳调和，口渴自解。

【选注】《金匮要略论注》："渴不差，是虽百合汤洗而无益矣。明是内之阴气未复，阴气未复，由于阳亢也，故以栝蒌根清胸中之热，牡蛎清下焦之热，与上平阳以救阴同法，但此从其内治耳，故不用百合而作散。"

八、百合病变发热者（一作发寒热），百合滑石散主之。

百合滑石散方：

百合一两（炙）　滑石三两

右为散，饮服方寸匕，日三服。当微利者，止服，热则除。

【语译】百合病又有发热症，可用百合滑石散主治。

【提要】本条说明百合病变证，有明显发热的证治。

【通解】由于心血肺阴两虚，虚热游走百脉无定，气血乱于表，故如寒无寒，如热无热。变发热者，为虚热郁结，热郁于上，气行不畅，湿郁于下，湿热相合，故发热、口苦、脉数、尿赤。

治以百合滑石散，滋阴清热，利湿通郁。方中百合滋阴济阳，清滋心肺；滑石利水，渗湿以解热。以上二味，一为滋阴润燥，而去在上之虚热，一为滑利水道，而通在下之湿郁，津液通济，其热可清。

【选注】《金匮要略论注》："仲景尝谓发于阳部，其人振寒而发热，则知变发热者，内热不已，淫于肌肤，而阳分亦热。故以滑石清腹中之热，以和其内，而平其外，兼百合清肺气以调之；不用泉水，热已在外，不欲过寒伤阴，故曰当微利，谓略疏其气，而阴平热则除也。"

九、百合病见于阴者，以阳法救之；见于阳者，以阴法救之。见阳攻阴，复发其汗，此为逆；见阴攻阳，乃复下之，此亦为逆。

【语译】百合病表现出阴静的征象，应当以补阳的方法治疗。出现阳热的征象，应当以养阴的方法治疗。假若见到阳热的征象，用攻下法伤阴，又发汗解表，这样就会变成逆证。假若见到阴静的征象，用攻下法伤阳，又泻下去实，这样也会变成逆证。

【提要】本条专论百合病治疗原则，并说明两种逆证。

【通解】百合病是由于心血肺阴两虚，阴虚生内热，虚热耗损阳气，故其征象，为阴阳两见。如见于阴者，阳气虚证：常默然，欲卧，不能行，如寒，无热，不能食，不用闻食臭；见于阳者，阴虚内热证：意欲食，饮食或有美时，无寒，如热，不能卧，欲行，口苦，脉微数，小便赤。

见于阴者，为阳气虚，故宜补气助阳法救之。见于阳者，为阴血虚，故宜滋阴养血法救之。此皆取《内经》用阴和阳，用阳和阴之义。

一般来说，热证为阳，而虚热为阴虚，养阴则虚热自退。若误认为实热而发汗，则更伤其阴。百合病误用汗吐下法，就是见阳攻阴，则为误治，故曰：此为逆。同样，寒证为阴，而虚寒为阳虚，扶阳则寒自温。若误认为寒实而攻下之法，则更伤其阳，故曰：见阴攻阳乃复下之，此亦为逆。由此可知，百合病治疗方法是见阳救阴，见阴救阳，以调和阴阳，恢复阴阳平衡状态，则病自愈。

【选注】《金匮要略心典》："病见于阴，甚必及阳；病见于阳，穷必归阴，以法救之者，养其阳以救阴之偏，则阴以平而阳不伤，补其阴以救阳之过，则阳以和而阴不敝。《内经》（用阴和阳，用刚和阴）之道也。若见阳之病而攻其阴，则并伤其阴矣，乃复发汗，是重伤其阳也，故为逆；见阴之病而攻其阳，则并伤其阳矣，乃复下之，是重竭其阴也，故亦为逆。以百合为邪少虚多之证，故不可直攻其病，亦不可误攻其无病如此。"

十、狐蜜之为病，状如伤寒①，默默欲眠，目不得闭，卧起不安，蚀②于喉为蜜，蚀于阴为狐，不欲饮食，恶闻食臭，其面目乍赤、乍黑、乍白。蚀于上部③则声嗄，（一作嗄。）甘草泻心汤主之。

甘草泻心汤方：

甘草四两（炙） 黄芩 人参 干姜各三两 黄连一两 大枣十二枚（擘） 半夏半升

右七味，水一斗，煮取六升，去渣再煎，温服一升，日三服。

【词解】

①状如伤寒：有如伤寒病之寒热证，又可解为全身症状变化迅速。

②蚀：就是腐蚀溃烂。

③上部：喉部。

④声喝：是指声音嘶哑。嗄与喝同。

【语译】狐蝨这种病，症状类似伤寒病，沉默想要睡眠，但又不能闭目安睡，睡倒想起来，起来又想睡卧，神情不能安定。狐与蝨的区别是喉部腐烂称为蝨，前后二阴腐烂称为狐。病人不思饮食，而且不愿闻到食物气味。患者面目的颜色有时红，有时黑，有时白。

腐蚀溃烂上部喉部的有语声嘶哑证，可用甘草泻心汤主治。

【提要】本条论述狐蝨病的辨证与治疗。

【通解】本病是因湿热久蕴而生虫，且蒸腐气血，内损心肺，外伤咽喉，咽喉腐蚀糜烂，则声音嘶哑，而叫"蝨"病，若内损肝肾，虫蚀前后二阴，阴部腐蚀溃烂，而叫"狐"病。若内伤脾胃，运化失常，故不欲饮食，恶闻食臭。湿热内困心神，故默默欲眠，目不得闭，而卧起不安。湿热为病，热上蒸，故其面目乍赤；湿上遏，故其面目乍黑；湿热下行，则其面目乍白。

治疗之法，上蚀于喉的应宜清热解毒，泻心扶正，治用甘草泻心汤。方以甘草扶正解毒；配以黄芩、黄连清热燥湿；干姜、半夏辛燥行气以化湿；人参、大枣补中健运，以运湿。诸药相合，乃调中焦阴阳，而使脾气健运，湿毒白化，则其证可解。

【选注】《金匮要略论注》："狐蝨虫也，虫非狐蝨而因病以名之，欲人因名思义也，大抵皆湿热毒所为之病，毒盛在上，侵蚀于喉为蝨，谓热淫如蝨乱之气感而生蝨也，毒偏在下，侵蚀于阴为狐，谓柔害而幽稳如狐性之阴也，蚀者着有食之而不见其形，如日月之蚀也。"

十一、蚀于下部则咽干，苦参汤洗之。

苦参汤方：

苦参一升

以水一斗，煎取七升，去滓，熏洗，日三服。

【语译】狐病有前后二阴腐蚀溃烂，也有咽干的症状，可用苦参汤外洗。

【提要】本条主要说明狐病的外治法。

【通解】湿热腐蚀于下，则前阴苦痒，甚成溃烂；湿热循经上熏咽喉，故咽干。

治以苦参汤，熏洗患处。苦参清热燥湿，解毒杀虫，更治前阴瘙痒溃烂之疾。

【选注】《金匮要略论注》："下部毒盛，所伤在血而咽干，喉属阳，咽属阴也，并用苦参熏洗，以去风清热杀虫也。"

十二、蚀于肛者，雄黄熏之。

雄黄熏方：

雄黄

右一味为末，筒瓦二枚合之，烧，向肛熏之。

【语译】狐病肛门腐蚀溃烂，可用雄黄外熏法治疗。

【提要】本条指出狐病蚀于肛的外治法。

【通解】由于湿热生虫，蚀于后阴，作痒作痛，肛门溃烂。此证包括近世的"白塞氏综合征"，如前阴破皮者，可用珍珠粉敷之。

治以雄黄熏法。雄黄有解毒除湿杀虫的功效。此方亦治寸白虫（蛲虫），在临床用之有效。

【选注】《医宗金鉴》："李彣曰：喉肛与前阴，皆关窍所通，津液滋润之处，故虫每蚀于此。"

十三、病者脉数，无热①，微烦，默默但欲卧，汗出，初得之三四日，目赤如鸠②眼；七八日，目四眦③黑。若能食者，脓已成也，赤小豆当归散主之。

赤小豆当归散方：

赤小豆三升（浸令芽出，曝干）　当归三两

右二味，杵为散，浆水服方寸匕，日三服。

【词解】

①无热：谓无寒热，是无表证的互词。

②鸠：鸟名，俗称斑鸠，其目色赤。

③四眦：指两眼内外眦。

【语译】病人脉数，没有发热，心中微烦，沉默不语，常想卧床，身上有汗。得病第三四天，两眼红得像鸠鸟的眼睛一样，在第七八天时眼眶色黑。如果病人食欲正常，是局部已经成脓，可用赤小豆当归散主治。

【提要】本条专论狐蜃病成脓的证治。

【通解】病者无热，表示病不在表。由于湿热内盛，困扰心神，则脉数，微烦，默默但欲卧，湿热外蒸，腠理开泄，故汗出，湿热郁于血分，蓄热不去，随肝经上注于目；则目赤如鸠眼，若湿热壅遏，日久不解，蒸腐血肉而化脓，故目四眦黑，化脓之时，病势局限，对脾胃影响较轻，所以病人能食。

治以赤小豆当归散，清热解毒，活血化脓。方中赤小豆渗湿清热，解毒排脓，以散恶血；当归活血养血，去腐生新；浆水清凉解热。三药同用，脓除毒解，热退湿化，其病可愈。

本证的化脓部位，可在喉部、阴部、肛门、或大肠下端，或眼球前房积脓。

关于初得之三四日，和七八日的时间皆是约略之数，可不拘泥，但以病证变化为准。

【选注】《金匮要略心典》："脉数微烦，默默但欲卧，热盛于里也。无热汗出，病不在表也。三四日目赤如鸠眼者，肝脏血中之热，随经上注于目也。经热如此，脏热可知，其为蓄热不去，将成痈肿无疑。至七八日目四眦黑，赤色极而变黑，则痈尤甚矣。夫肝与胃，互为胜负者也，肝方有热，势必以其热侵及于胃，而肝既成痈，胃既以其热并之于肝，故曰若能食者，知脓已成也。且脓成则毒化，毒化则不特胃和而肝亦和矣。赤豆，当归乃排脓血，除湿热之良剂也。

再按此一条，注家有目为狐蜮病者，有目为阴阳毒者，要之亦是湿热蕴毒之病，其不腐而为虫者，则积而为痈。不发于身面者，则发于肠脏，亦病机自然之势也。仲景意谓与狐蜮，阴阳毒，同源而异流者，故特论列于此欤？"

十四、**阳毒之为病，面赤斑斑如锦文①，咽喉痛，唾脓血。五日可治，七日不可治，升麻鳖甲汤主之。**

【词解】

①锦文：有赤红色花纹的锦缎织品。

【语译】阳毒病的症状，面色红赤，一斑一斑如锦缎花纹，咽喉疼痛，口吐脓血。得病五天以内可治，过了七天就难治了。可用升麻鳖甲汤主治。

【提要】本条专论阳毒病的辨证施治。

【通解】阳毒是因感受天地疫疠火毒之气，火毒内蕴，扰于营血，血热行于皮下，故面赤斑斑如锦纹，火毒上灼咽喉，则咽喉疼痛，火毒蒸腐胸膈气血，血肉腐败，而吐脓血。如上可知，本证病势凶险，应在邪气未盛，正气不衰，易于治疗之时治之。若待正虚邪盛，则较为难治，故曰：五日可治，七日不可治。

治以升麻鳖甲汤，清热解毒，活血排脓。方中升麻、甘草清热解毒，可治时气疫疠之喉痛；当归、鳖甲活血凉血，散瘀排脓，养阴清热；雄黄辛温，散瘀解毒；蜀椒温中止痛，此二药辛温，能散能通，治其毒气攻心。六味合用，热去毒消，阳毒可愈。

十五、阴毒之为病，面目青，身痛如被杖①，咽喉痛。五日可治，七日不可治，升麻鳖甲汤去雄黄、蜀椒主之。

升麻鳖甲汤方：

升麻二两　当归一两　蜀椒（炒，去汗）一两　甘草二两　鳖甲手指大一片（炙）　雄黄半两（研）

右六味，以水四升，煮取一升，顿服之，老小再服②，取汗。

【词解】

①身痛如被杖：身疼好似被木杖击打的一样疼痛。

②老小再服：老人和小孩，分两次吃。

【语译】阴毒病的症状，面目颜色发青，身体疼痛好像被木杖击打一样，咽喉部位疼痛。得病五天以内可治，过了七天就难治了。可用升麻鳖甲汤去雄黄蜀椒主治。

【提要】本条专论阴毒病的证治。

【通解】阴毒是感受天地疫疠非常之气，毒热灼炼阴血，阴血黏稠，固结于里，血脉凝滞，阻塞不通，故面目色青；经脉阻塞，血流不通，则身痛如被杖；疫疠毒邪，结于咽喉，故咽喉疼痛。

治以升麻鳖甲汤去雄黄蜀椒。方中升麻、甘草解毒；当归、鳖甲养阴血，通经脉；去雄黄、蜀椒之温燥，不再伤其阴血。

【选注】《金匮要略心典》："毒者，邪气蕴蓄不解之谓。阳毒非必极热，阴毒非必极寒。邪在阳者为阳毒，邪在阴者为阴毒也。而此所谓阴阳者，亦非脏腑气血之渭，但以面赤斑斑如锦纹，咽喉痛，唾脓血，其邪著而在表者谓之阳；面目青，身痛如被杖，咽喉痛，不唾脓血，其邪隐而在表之里者谓之阴耳。故皆得用辛温升散之品，以发其蕴蓄不解之邪；而亦并用甘润咸寒之味，以安其邪气经扰之阴。五日邪气尚浅，发之犹易，故可治；七日邪气已深，发之则难，故不可治。其蜀椒，雄黄二物，阳毒用之者，以阳从阳，欲其速散也；阴毒去之者，恐阴邪不可劫，而阴气反受损也。"

小　　结

百合病的病机为心肺阴血两虚，阴虚生热，病气游走百脉，症状百出，而捉摸不定。治疗应滋养心肺阴血，清除虚热为主，故以百合地黄汤为代表方。本病因有误治和变证的不同，因而在治疗上亦有所不同。如误汗之后，用百合知母汤治之；误下之后，用滑石代赭汤治之；误吐之后，用百合鸡子汤治之。百合病渴者，用百合洗方治之；若渴不差者，则用栝蒌牡蛎散治之；若变发热者，则用百合滑石散主之。

狐蜜病的病机是湿热生虫，腐蚀气血，而引起的疾患，治以清热解毒，化湿扶正为主。若虫蚀于上部的叫作"蜜"，则声嗄，用甘草泻心汤治之；蚀于阴的叫"狐"，则因黏膜溃破，可用苦参汤洗之；蚀于后阴，用雄黄熏之；若狐蜜成脓，目四眦黑而能食，用赤小豆当归散，清热解毒，活血化脓。

阴阳毒的病因是感天地疫疠毒气所致，有传染性。两者均有咽喉痛，但阳毒以面赤斑斑如锦纹，唾脓血为主症，用升麻鳖甲汤，清热解毒，活血散瘀，阴毒以面目色青，身痛如被杖为主证，用升麻鳖甲汤去雄黄，蜀椒清热解毒。

【复习思考题】

1. 百合，狐蜜，阴阳毒三种病的概念是什么？
2. 试谈百合病的辨证论治。
3. 试谈百合病的救逆方法。
4. 试谈百合病的变证治法。
5. 分析甘草泻心汤方证。
6. 狐蜜病有哪些外治法？
7. 试分析阳毒的证治。
8. 试分析阴毒的证治。

疟病脉证并治第四

概　说

本篇专论疟病的辨证施治。疟病有疟母、瘅疟、温疟和牝疟四种类型，在治疗上提出汗法、吐法、下法、清法、和解法、截法、化瘀和补正气等多种方法。除内服药外，还提出针灸和饮食调理等疗法。

【学习要求】

一、从"疟脉自弦"及脉象的改变理解疟病病机。

说明疟病有偏于表、里、寒、热、在上、在下的不同。从治法上理解疟病辨证施治基本原则。

二、本篇将疟病分为四种证型。

1. 但热不寒为瘅疟，后世多用白虎汤或竹叶石膏汤。

2. 热多寒少者为温疟，可用白虎加桂枝汤。

3. 寒多热少者为牝疟，可用蜀漆散。

4. 疟久正衰，疟邪假血依痰，结成痞块，居于胁下成疟母者，可用鳖甲煎丸。

【自学时数】3 学时

一、师曰：疟脉自弦，弦数者多热，弦迟者多寒。弦小紧①者下之差②，弦迟者可温之，弦紧者可发汗、针灸也，浮大者可吐之，弦数者风发③也，以饮食消息④止之。

【解词】

①弦小紧，是指脉形弦细，而又紧急有力。

②差：同瘥。指病愈的意思。

③风发：是指阳邪，热极生风象，则叫"风发"。

④消息：有观察、斟酌的意思。

【语译】老师说：疟病患者的脉自然是弦象。脉象弦数的，有热证。脉象弦迟的，有寒证。脉象弦小而紧的，用通下法，病就能好。脉象弦迟的，可用温法治疗。脉象弦紧的，可以用汗法或针灸疗法治疗。脉象浮大的，可以用吐法治疗。脉象弦数的是风热外发，可用饮食调理的方法治疗，以观后效。

【提要】本条介绍疟病的变化和治疗原则。

【通解】疟病是邪伏少阳之半表半里部位。若邪入里与阴相争则恶寒，若外出与阳相争则发热，故有寒热往来之证。疟邪病于少阳，少阳脉弦，所以，疟脉也自然而弦。此外，由于病人体质的不同，化寒化热也不同。故弦数者多见有热，脉弦迟者，则多见有寒。因此，在治疗上也应有所区别，而不能混为一谈。如疟脉弦而小紧，紧主里主实，是疟病兼有饮食积滞之邪，治宜泻下胃肠之积；若疟脉弦而迟，为疟病兼见寒邪的反映，则可用温中散寒之法；若疟脉弦紧而不弦细的，是疟病兼有风寒之邪，宜用针灸发汗之法；若疟病脉见浮大，知其邪在高位，可以吐而越之，而因势利导；若脉弦而数，乃疟病阳热内盛，可用清热之法治之，若阳热内盛，则阴伤动风，而成"风发"之变，可从饮食方面酌情调理，如饮以梨汁、蔗汁，甘寒而生津，以熄其风，则愈。

本条的特点是从脉象论病，以及因证制宜的各种设想和治法，而有凭脉辨证的方法。

【选注】《金匮要略心典》："疟者少阳之邪，弦者少阳之脉，有是邪，则有是脉也，然疟之舍，固在半表半里之间，而疟之气，则有偏多偏少之异。故其病有热多者；有寒多者；有里多而可下者；有表多而可汗，可吐者；有风从热出而不可以药散者，当各随其脉而施治也。徐氏曰：'脉大者为阳，小者为阴，紧虽寒脉，小紧则内入而为阴矣。阴不可从表散，故曰下之愈。迟即为寒，温之无疑。弦紧不沉，为寒脉而非阴脉，非阴故可发汗、针灸也。疟脉概弦，而忽浮大，知邪在高分，高者引而越之，故可吐。'喻氏曰：'仲景既云弦数者多热矣，而复申一义云：弦数者风发，见多热不已，必至于热极，热极则生风，风生则肝木侮土而传其热于胃，坐耗津液，此非可徒求之药，须以饮食消息，止其炽热，即梨汁、蔗浆生津止渴之属，正《内经》风淫于内，治以甘寒之旨也。'"

二、病疟，以月一日发，当以十五日愈，设不差，当月尽解；如其不差，当云何？师曰：此结为癥瘕^①，名曰疟母^②，急治之，宜鳖甲煎丸。

鳖甲煎丸方：

鳖甲十二分（炙）　乌扇三分（烧）　黄芩三分　柴胡六分　鼠妇三分（熬）　干姜三分　大黄三分　芍药五分　桂枝三分　葶苈一分（熬）　石韦三分（去毛）　厚朴三分　牡丹五分（去心）　瞿麦二分　紫葳三分　半夏一分　人参一分　䗪虫五分（熬）　阿胶三分（炙）　蜂窠四分（炙）　赤硝十二分　蜣螂六分（熬）　桃仁二分

右二十三味，为末，取锻灶下灰一斗，清酒一斛五斗，浸灰，候酒尽一半，着鳖甲于中，煮令泛烂如胶漆，绞取汁，内诸药，煎为丸，如梧子大，空心服七丸，日三服。

【词解】

①癥瘕：腹中结块，形坚不变，叫作癥；时聚时散无物有形的，叫作瘕。

②疟母：疟久不解，而肝脾肿大，胁下气血结成块，按之坚而痛的叫作"疟母"。

【语译】疟病，假如在本月初一得病，在十五日就应该治好。假如不好，也应当在三十日痊愈。如果再不好，应该怎样解释？老师说：这是疟病患者胁下结成癥瘕，病名叫疟母，快快治疗，可用鳖甲煎丸主治。

【提要】本条是论述疟母的证治。

【通解】疟病以月计之，一日而发，当十五天愈。何以见之！以五日为一候，三候为一气，一气为十五天。人受气于天，是息息相通的，所以，天气更，则人身之气亦更，更而气旺，则不受邪而自愈。设病不愈，当月尽则解，乃是又更一旺气。如是，已更二气，而其病仍不愈者，此乃疟邪不衰，内与肝脾气血搏结，形成癥瘕，而名曰疟母，母者老也，言疟有形而已深，故当急治以消其癥，如拖延日久，则正衰邪实而无能为力矣，治用鳖甲煎丸。

治以鳖甲煎丸，活血破瘀，调和营卫。方中鳖甲入肝，软坚消结，除邪养正，合煅灶灰浸酒以祛瘀消积而为主药；大黄、芒硝、桃仁、桂枝泻血中之热，破瘀血，通气滞；蜣螂、鼠妇、䗪虫、蜂窠协助黄、硝、桃仁而消坚破瘀；紫葳、牡丹活血行血，以祛血中伏热；乌扇、葶苈开痹利肺，合石韦、瞿麦以清利湿热之结；人参、阿胶、芍药补养气血，扶正以和营卫；柴胡、黄芩、桂枝、干姜、半夏、厚朴理肝胆之气，调治寒热而运化痰湿。诸药相配，活瘀消癥，攻补兼施，寒热并调，共奏消癥散痞，驱除疟邪之功。

【选注】《医宗金鉴》："病疟者，以月计之，如一日发者，当以十五日愈，以十五日更一气也，人受气于天，天气更则人身之气亦更，更气旺，则不受疟邪，故愈也，设若不差，当月尽解，是又更一旺气也。倘若更二气不差，此疟邪不衰，与病者气血痰饮，结为癥痞，名曰疟母也，当急治之，宜用鳖甲煎丸攻之可也。"

《张氏医通》："此方妙用全在鳖甲之用灰淋酒煮如胶漆，非但鳖甲消积，酒淋灰汁亦善消积，较疟母丸之用醋煮，功用百倍。"

《金匮玉函要略辑义》："此方合小柴胡桂枝大承气三汤，去甘草、枳实，主以鳖甲，更用以上数品，以攻半表之邪，半里之结，无所不至焉。"

三、师曰：阴气①孤绝，阳气②独发，则热而少气烦冤③，手足热而欲呕，名曰瘅疟。若但热不寒者，邪气内藏于心，外舍④分肉⑤之间，令人消铄⑥肌肉。

【词解】
①阴气：指津液精血等物质。
②阳气：指邪热与机能亢盛而言。
③烦冤：烦冤，即胸中烦闷不舒。
④外舍：邪气藏留于外。
⑤分肉：指皮内近骨之肉，与骨分者。又指肌肉。前人称肌肉外层为白肉，内层为赤肉，赤白相分，叫分肉。
⑥消铄：热邪耗伤叫铄，肌肉夺叫消。

【语译】老师说：病人阴气津液精血极亏，阳热燥气向外，则有高热，呼吸气短，胸中郁闷不舒，手足发热和恶心等症，这种病称为瘅疟。像这种病，只有发热，而不怕冷，是邪热内藏于心，外炽分肉之间，使人肌肉消损。

【提要】本条说明瘅疟的病机和病状。

【通解】疟病，一般指定时的或冷或热症状，此乃正邪相争的一种反映。由于疟热邪气内蕴于心，外舍分肉之间，内外邪热亢盛，耗阴灼津，消烁肌肉，手足发热。热伤正气，则少气并烦冤，热伤胃阴，胃中不安，故欲呕吐。阴气亏损，阳气独盛，故但热无寒，名曰"瘅疟"，瘅，热也。故俗称"热疟"。

本证治疗，可用白虎加人参汤或竹叶石膏汤。或用梨汁、甘蔗汁甘寒养阴亦可应用。

【选注】《金匮要略心典》："夫阴气虚者，阳气必发，发则足以伤气而耗神，故少气烦冤也。四肢者，诸阳之本，阳盛则手足热也。欲呕者，热干胃也。邪气内藏于心者，瘅为阳邪，心为阳脏，以阳从阳，故邪外舍分肉，而其气则内通心脏也。消烁肌肉者，肌肉为阴，阳极则阴消也。"

四、温疟者，其脉如平，身无寒但热，骨节疼烦①，时呕，白虎加桂枝汤主之。

白虎加桂枝汤方：

知母六两　甘草二两（炙）　石膏一斤　粳米二合　桂枝（去皮）三两

右剉，每五钱，水一盏半，煎至八分，去滓，温服，汗出愈。

【词解】

①疼烦：疼的很重，引起心烦。

【语译】温疟患者，他的脉和平常人差不多，症状没有怕冷，只有发热，骨节疼痛，心烦，有时要呕吐，可用白虎加桂枝汤主治。

【提要】本条指出温疟的辨证施治。

【通解】此证温热内蕴，热盛于里，故身无寒而但热。热伤于胃，其气上逆，则时时作呕。热邪内蒸，腠理不固，复感外寒，而留于关节，故关节疼烦。"其脉如平"指温疟之脉而不见弦，其脉而如平也。本证是疟热内盛，兼见表寒，为热多寒少之温疟，以资与瘅疟相区别。

治以白虎加桂枝汤，而在内则清热生津，在外则解表邪。内热清则呕止，表邪散则骨节疼烦愈。

温疟和瘅疟均属热盛之证，但又有区别。温疟是里热兼外寒留于关节，以身热时呕，骨节疼烦为主，故用白虎加桂枝汤清内热，解表邪。瘅疟是阴气孤绝，阳气独发，以但热无寒，少气烦冤，手足发热欲呕，消烁肌肉为主，故用白虎加人参汤，或竹叶石膏汤清热益气生津。由此可知，温疟病情较轻，瘅疟则较重。另外，在白虎加桂枝汤方后注有"温服汗出愈"，可以理解，温疟虽然热甚，但多无汗，或者汗出不彻，表邪尚未宣透，这是与瘅疟的不同之处。

【选注】《金匮要略心典》："温疟者，邪气内藏肾中，至春夏而始发，为伏气外出之证，寒蓄久而变热，故亦不作寒也。脉如平者，病非乍感，故脉如其平时也。骨节烦疼时呕者，热从肾出，外舍于其合，而上并于阳明也。白虎甘寒除热，桂枝则因其势而达之耳。"

五、疟多寒者，名曰牝疟，蜀漆散主之。

蜀漆散方：

蜀漆（烧去腥）　云母（烧二日夜）　龙骨等分

右三味，杵为散，未发前以浆水服半钱。温疟加蜀漆半分，临发时服一钱匕。

【词解】牝疟：寒气痰饮伏于心间，而不能外透，故多寒，甚则有寒无热。心为"牡脏"，故曰牡疟。牝为阴为寒，故多称牝疟。牝音聘。

【语译】疟病发作时，怕冷的症状严重，名叫牝疟，可用蜀漆散主治。

【提要】本条指出牝疟的证治。

【通解】此疟少热多寒，因无形之寒气挟有形之痰饮，伏于心间，阳气不能外透于肌表，故热少寒多，或但寒无热，心阳被遏，称为牝疟。

治以蜀漆散，祛痰截疟，助阳扶正。方中蜀漆祛痰截疟，涌吐痰浊而发越阳气，为治疟的主药；龙骨镇静安神，收敛津液，以制蜀漆上越之猛；云母性温，祛痰化湿；浆水和胃，又助蜀漆以吐顽痰。诸药相因，驱逐阴邪，宣发阳气，则牝疟可愈。

服用本方时，在病发之前（一至两小时）用浆水服药。如服之过早则达不到疗效，服药过迟则疟又发作，而更加躁扰，故服药在未发前为恰好。另外，为了减轻，避免服药后的呕吐发作，可以把蜀漆醋制或水炒为好。

【选注】《张氏医通》："邪气内藏于心，则但热而不寒，是为瘅疟；邪气伏藏于肾，故多寒而少热，则为牝疟。以邪气伏结，则阳气不行于外，故外寒；积聚津液以成痰，是以多寒，与《素问》少阴经证之多热少寒不同。方用蜀漆和浆水吐之，以发越阳气；龙骨以固敛阴津，云母从至下而举其阳，取山川云雾开霁之意。盖云母即阳起石之根，性温而升，最能祛湿运痰，稍加蜀漆，则可以治太阴之湿疟。方后有云'湿疟，加蜀漆半分'，而坊本误作温疟，大谬。"

附《外台秘要》方：

牡蛎汤：治牝疟。

牡蛎四两（熬） 麻黄四两（去节） 甘草二两 蜀漆三两

右四味，以水八升，先煮蜀漆、麻黄，去上沫，得六升，内诸药，煮取二升，温服一升。若吐，则勿更服。

【提要】 本方是论寒湿闭塞之疟病的辨证施治。

【通解】 本病由于秋天伤于凉风，又感疟邪，凄寒之水伏于腠理，寒湿固闭于表，肺失通调之职，痰饮填塞胸中，阳气不能外达，故此疟病常见身体困重、胸脘满闷、无汗有痰、寒多热少等证。

治以牡蛎汤，发汗升阳，祛痰截疟。方中麻黄发散阴寒，开通闭塞，伸展阳气；蜀漆发越阳气，祛痰截疟。二药相得，专开阴寒固闭，外攻之力更猛；牡蛎软坚消结，能治风痰，敛液安神，制止上越之猛；甘草调和诸药。服药后，若吐者，不宜再服，以防剧吐，更伤正气。

【选注】《金匮方歌括》："疟多寒者名牝疟。是痰饮填塞胸中，阻心阳之气不得外通故也。赵氏云：牡蛎软坚消结，麻黄非独散寒，且能发越刚气，使通于外。结散阳通，其病自愈。"

柴胡去半夏加栝蒌根汤：治疟病发渴者，亦治劳疟。

柴胡八两 人参 黄芩 甘草各三两 栝蒌根四两 生姜二两 大枣十二枚

右七味，以水一斗二升，煮取六升，去滓，再煎，取三升，温服一升，日二服。

【词解】 劳疟：疟病日久不愈，而正气伤者，叫"劳疟"。

【提要】 本方是论疟病口渴和劳疟的治法。

【通解】 徐忠可认为："疟邪亦在半表里，故入而与阴争则寒，出而与阳争则热，此少阳之象也。"所以小柴胡亦为治疟主方，渴易半夏加栝蒌根，亦治少阳成法也，攻补兼施，故亦主劳疟。方中柴胡、黄芩和解少阳，而透邪清热；人参、甘草、生姜、大枣补脾生津，调和营卫，护正拒邪；栝蒌根生津润燥，清热止渴。因本方有补养气阴作用，所以本方又治日久不愈之劳疟。

【选注】《张氏医通》："渴者阳明津竭。而所以致阳明津竭者，本少阳木火之势劫夺胃津而然，故疟邪进退于少阳，则以小柴胡进退而施治也。至于劳疟之由，亦木火盛而津衰致渴，故亦不外是方也。"

《金匮方歌括》："疟脉多弦，弦数者风发，正于凄怆之水寒久伏于腠理皮肤之间，营气先伤，而后风伤卫，故仲景用柴胡去半夏而加栝蒌根，其义深且切矣。盖少阳疟病发渴者，由风火内淫，劫夺津液而然。奚堪半夏性滑利窍，重伤阴液，故去之。而加天花粉生津润燥，岂非与正伤寒半表半里之邪，当用半夏和胃而通阴阳者有别乎。"

柴胡桂姜汤：治疟寒多微有热，或但寒不热。（服一剂如神。）

柴胡半斤　桂枝三两（去皮）　干姜二两　栝蒌根四两　黄芩三两牡蛎三两（熬）　甘草二两（炙）

右七味，以水一斗二升，煮取六升，去滓，再煎，取三升，温服一升，日三服。初服微烦，复服汗出便愈。

【提要】本方专论阴阳两伤疟病的治法。

【通解】疟病者，夏伤暑热，营阴被损，又在秋日感受凉风，卫阳被伤。营卫两伤，阴阳失调，故寒多热少，或但寒无热。

治以柴胡桂姜汤。桂枝和太阳之表，干姜温太阴之里；栝蒌根生津滋液；牡蛎软坚和阴；柴胡疏利肝胆，以解少阳之邪；黄芩清胆以肃三焦之热；甘草和中，调和阴阳。本方服后微烦是阳复的机转，是药已中病，复服汗出则三焦通达，气行津布，其病自愈。

【选注】《金匮要略心典》："此与牝疟相类而实非。牝疟邪客心下，此风寒湿痹于肌表，肌表既痹，阳气不得通于外，遂郁伏于荣血之中，阳气化热，血滞成瘀，著于其处。遇卫气行阳二十五度，及之则病作，其邪之入荣者，既无外出之势，而荣之素痹者，亦不出而与阳争，故少热或无热也。是用柴胡为君，发其郁伏之阳；黄芩为佐，清其半里之热；桂枝、干姜所以通肌表之痹；栝蒌根、牡蛎除留热，消瘀血；甘草和诸药，调阴阳也。得汗则痹邪散，血热行，而病愈矣。"

小　结

本篇论述了疟病的脉证，病机和治疗。将疟病的辨证分为瘅疟、温疟、牝疟、疟母、寒湿疟、劳疟、营卫两伤疟。如但热不寒的瘅疟，宜清热生津，用白虎加人参汤，或竹叶石膏汤治之；热多寒少的温疟，宜清热生津，解散表邪，用白虎加桂枝汤治之；寒多热少的牝疟，宜祛痰通阳，用蜀漆散主之；疟病经久不愈，深入血络，结成瘕痕的叫"疟母"，治宜活血化瘀，调和营卫，用鳖甲煎丸主之；若牝疟兼寒湿甚者，可用牡蛎汤，发越郁结之阳，祛痰而消饮；疟病发渴，或久成"劳疟"，可用柴胡去半夏加栝蒌根汤，补脾生津，解热润燥；疟病营卫两伤，寒多热少，或但寒不热，可用柴胡桂姜汤，温通阳气，气化津液，调和肝脾阴阳。

【复习思考题】

1. 试谈疟病的变化及其治疗原则。

2. 试述疟母的证治。

3. 试述瘅疟的辨证。

4. 试述温疟的证治。

5. 试述牝疟的证治。

中风历节病脉证并治第五

概　　说

本篇论述的中风、历节等十余种病，多属风邪或湿邪引起的疾患，多有四肢不能正常活动的病症，故合为一篇。本篇重点论述了中风和历节病的辨证论治，也论述了瘾疹、胸满短气、瘫痫、狂症、头风、脚气、瘄痱、眩晕、厉风气等病的辨证论治。

中风病又名卒中，因外感风邪，或因发病急骤，病证多端，有风性善行而数变的特征，故称中风。症状多见突然昏倒，丧失神志，然后出现半身不遂，口眼㖞斜等。关于中风的病因，有外风、内风、虚风等。外风是指感受风寒燥火等邪气，从外侵入，或动内风，或助痰火，或痹经络，而成中风病。内风是指痰火内动，火热既能向上动而成风，又能炼液成痰，痹阻经络，而成中风病。虚风是指血虚生风，或脉络空虚，风邪乘虚而入，留着为痹，乃成中风病。中风的病机，是经络血脉痹阻不通，气血不能畅行，筋脉失养，故有半身不遂、口眼㖞斜等临床表现。中风的病机为痹，而使气血不利。至于痹证是指风寒湿三气杂至，痹于肌肉或关节，症状有肌肉关节疼痛、重着、麻木等证。

历节病多见疼痛遍历关节，病势发展迅速。病因先有肝肾不足，而后风寒湿邪侵入机体，留于关节，发生关节肿大疼痛等症。

【学习要求】

一、说明中风与历节都属于广义风病的范围，说明中风与历节的概念。

二、中风

1. 说明中风的发病原因是以内因亏损为主，兼外因诱发而成。

2. 中风的主要症状是口眼㖞斜，半身不遂，根据病情的轻重，有中络、中经、中腑、中脏的不同证型。说明辨证方法。

3. 试分析侯氏黑散和风引汤方证。

三、历节

1. 说明历节的病因是以肝肾气血不足为内因，风寒湿热为诱因，临床表现以关节疼痛变形为主。

2. 分析历节病属风湿的用桂枝芍药知母汤；属寒湿的用乌头汤。

【自学时数】5 学时

一、夫风之为病①，当半身不遂②，或但臂不遂者，此为痹③，脉微而数，中风使然。

【词解】

①风之为病：指中风病而言。

②不遂：不能随意运动。

③痹：指中风的病机，经脉痹阻而言。

【语译】 中风病的症状，应该有半身不能随意运动，或者只见臂部不能随意运动，这都是经脉痹阻不通而引起的。脉象微而数，是感受风邪所引起的。

【提要】 本条是论中风病的病机和症状。

【通解】 中风病人的正气已虚，肝血肾阴不足，故脉微。阴血不足，肝风易动，可有风燥化火，又可有五志化火，故脉数。火热灼液为痰，瘀阻经脉，闭塞不通，气血不能畅行，筋脉失养，故病变较轻的出现一臂偏废。病变较重的，在左侧或右侧肢体不能随意运动。

【选注】《张氏医通》："半身不遂者，偏风所中也，但臂不遂者，风遂上受也。风之所客，凝涩荣卫，经脉不行，分肉筋骨俱不利，故曰此为痹。今因风着为痹，荣遂改微，卫遂改数，盖微者阳之微，数者风之炽也。"

《医门法律》："臂不举为痹，叙于半身不遂之下，谓风从上入臂先受之，所入犹浅也。世传大拇一指独麻者，三年内定中风，则又其浅者矣。"

二、寸口①脉浮而紧，紧则为寒，浮则为虚；寒虚相搏，邪在皮肤；浮者血虚，络脉空虚，贼邪不泄②，或左或右；邪气反缓，正气即急，正气引邪，㖞僻③不遂。

邪在于络，肌肤不仁；邪在于经，即重不胜④；邪入于腑，即不识人；邪入于脏，舌即难言，口吐涎。

【词解】

①寸口：指左右两手寸关尺脉。

②贼邪不泄：贼邪指中风的致病因素，如风寒邪气。不泄是邪气留于经络血脉，不能向外排出。

③㖞僻：就是口眼㖞斜的症状。

④重不胜：是指肢体重滞，不易举动。

【语译】 中风病人寸口的脉象浮而紧，紧是感受外寒，浮是气血皆虚。外寒与气血虚同时存在，邪气开始在皮肤。因为有血虚脉浮的内因，所以邪气乘其络脉空虚而入，邪气不去，或侵入身体的左侧，或侵入身体的右侧，受邪的一侧筋脉松缓，正常的一侧筋脉紧张收缩，由于正常一侧牵引受邪一侧，所以有口眼㖞斜，半身不遂的症状。

邪气在表浅的络脉，症状有肌肤麻痹不仁；邪气在深入的经脉，症状有手足沉重不能举动；邪气传入六腑，症状有神志模糊；邪气传入五脏，症状有舌硬说话不方便，口中流出涎沫。

【提要】 本条专论中风的病机和辨证方法。

【通解】 由于气行脉外，血行脉中，阴血亏损，阳气独亢，外似盛而内虚，故此脉浮主络脉空虚。风寒之邪，乘虚侵袭，故紧则为寒。由于正虚不能抗邪，故贼邪留而不泄。受邪之侧，脉络气血受伤则经络缓而不用，故面肌松弛运动无力。不受邪气而由正气支配的一侧，则独治而紧急；于是正气引邪，则面肌反见拘急。故出现口眼㖞斜，半身不遂。

中风的辨证，病变较轻者，是邪中络脉，营气不能运行于肌表，以致肌肤麻木不仁。病变较重者，是邪中经脉，经脉阻滞，气血不能运行于肢体，以致肢体重滞不易举动。病势更重，是邪中于腑，胃腑不能输泻，湿浊郁蒸，神失清灵，故不识人。病势最重，是邪中于脏，邪气归心，乱其神明，故舌纵难言，津液失摄，口吐涎。

【选注】《金匮要略心典》："寒虚相搏者，正不足而邪乘之，为风寒初感之证也。浮为血虚者，气行脉外而血行脉中，脉浮者，沉不足，为血虚也。血虚则无以充灌皮肤，而络脉空虚，并无以捍御外气，而贼邪不泻，由是或左或右，随其空虚而留着矣。邪气反缓，正气即急者，受邪之处筋脉不用而缓，无邪之处正气独治而急，缓者为急者所引，则口目为僻，而肢体不遂，是以左喝者邪反在右，右喝者邪反在左。然或左或右，则有邪正缓急之殊，而为表为里，亦有经络脏腑之别。经云：经脉为里，支而横者为络，络之小者为孙，是则络浅而经深，络小而经大，故络邪病于肌肤，而经邪病连筋骨，甚而入腑，又甚而入脏，则邪递深矣。盖神藏于脏而通于腑，腑病则神窒于内，故不识人。诸阴皆连舌本，脏气厥不至舌下，则机息于上，故舌难言而涎自出也。"

侯氏黑散：治大风①，四肢烦重，心中恶寒不足者。（《外台》治风癫。）

菊花四十分　白术十分　细辛三分　茯苓三分　牡蛎三分　桔梗八分防风十分　人参三分　矾石三分　黄芩三分　当归三分　干姜三分　芎䓖三分　桂枝三分

右十四味，杵为散，酒服方寸匕，日一服，初服二十日，温酒调服，禁一切鱼肉大蒜，常宜冷食，六十日止，即药积在腹中不下也。热食即下矣，冷食自能助药力。

【词解】

①大风：是证候名称。

【提要】 本方是论述中风病的证治准则。

【通解】 由于病人气血亏损，虚阳上越，阳热炼液为痰，所以常见面红、眩晕、昏迷。又感风寒邪气，阻滞经脉阳气，故肢体烦重，半身不遂。阳气不足，风寒邪气在向内，渐欲凌心，故心中恶寒不足。

治以侯氏黑散，清肝化痰，养血祛风。方中菊花、牡蛎、黄芩清肝潜阳，桔梗涤痰通络，矾石排除痰垢，以治晕眩昏迷。人参、茯苓、当归、川芎、白术、干姜温补脾胃，补气养血，活血通络；防风、桂枝、细辛散风寒邪气，温通阳气，治四肢烦重，半身不遂等症。

【选注】 《金匮要略编著》："直侵肌肉脏腑，故为大风。邪困于脾，则四肢烦重；阳气虚而风未化热，则心中恶寒不足，故用参、术、茯苓健脾安土，用干姜温中补气，以菊花、防风能驱表里之风，芎䓖宣血养血为助，桂枝引导诸药而开痹着，以矾石化痰除湿，牡蛎收阴养正，桔梗开提邪气，而使大气得转，风邪得去，黄芩专清风化之热，细辛祛风而通心肾之气相交，以酒引群药到周身经络为使也。"

三、寸口脉迟而缓，迟则为寒，缓则为虚；营缓则为亡血①，卫缓则为中风。邪气中经，则身痒而瘾疹②；心气不足③，邪气入中④，则胸满而短气。

【词解】

①亡血：亡是亡失，血是营血，本条是指荣血卫气不足。

②瘾疹：即风疹块等一类疾患，因风湿郁于肌表引起的。

③心气不足：是指心之气血不足。

④入中：指风邪内传，伤于心肺。

【语译】寸口的脉象迟而缓，脉迟是有寒证，脉缓是有虚证。营缓是营机亏虚，卫缓是风中于表。风邪袭入经脉，可以有身痒和皮肤瘾疹。假若心气不足，风邪深入，可以有胸中满闷和短气等症。

【提要】本条是论瘾疹和胸满两种风病的辨证。

【通解】由于营血不足，脉至而无力，故曰缓则为虚，为亡血。由于卫气不足，气血之行不及，故曰迟则为寒，易受外邪，则为中风。此为邪入表浅，尚未中经。若风邪中经，气血欲行不能行，汗湿欲透不能透，风湿郁在肌表，可发生风疹，而身体奇痒。若心气不足，风邪乘虚内传心肺，使胸中气机不利，则胸胁胀满而短气。

【选注】《金匮要略悬解》："寸口脉迟而缓，迟则为血气之寒，缓则为营卫之虚，荣缓则为里虚而亡血，卫缓则为表虚而中风。邪气中于经络，风以泄之，而卫气愈敛，闭遏营血不得外达，则身痒而瘾疹，痒者气欲行而血不行也。血郁外热发于汗出之外，则成红斑。卫气外敛不能透发，红点隐见于皮肤之内，是为瘾疹。营卫幽郁不得畅泄是以身痒，若心气不足，邪气乘虚而入，壅遏中气，则胸胁胀满而短气不舒也。"

风引汤：除热瘫痫①。

大黄 干姜 龙骨各四两 桂枝三两 甘草 牡蛎各二两 寒水石 滑石 赤石脂 白石脂 紫石英 石膏各六两

右十二味，杵，粗筛，以韦囊②盛之，取三指撮，井花水三升，煮三沸，温服一升。（治大人风引，少小惊痫瘛疭，日数十发，医所不疗，除热方。巢氏云：脚气宜风引汤。）

【词解】

①瘫痫：瘫是指半身不遂，痫是指癫痫病。

②韦囊：是古代用皮革所制的盛药器具。

【提要】本方是论述风热上亢风病的证治。

【通解】由于风热内侵，或盛怒不止，五脏亢甚，血热逆心，上逆于头，故面红，目赤，神志昏迷，气血不行于四肢，故瘫痪不能运动。热伤阴血，不能滋养筋脉，故抽搐。热盛则烁液成痰，故惊风癫痫。

凡是因为五脏火热炽盛，血热上升，引起中风瘫痪、癫痫、小儿惊风等病，皆可用风引汤，清热降火，镇惊熄风。方中大黄配桂枝，泻血分实热，引血下行，通行血脉，为除热瘫痫的主药；滑石、石膏、寒水石、紫石英、赤石脂、白石脂潜阳下行，清金伐木，利湿解热；龙骨、牡蛎镇惊安神，固敛肝肾；干姜、甘草温暖脾胃，和中益气，且解诸石之寒。

【选注】《金匮要略论注》："风邪内并则火热内生，五脏亢甚逆归入心，故以桂甘龙牡通阳气安心肾以为君，然厥阴风木与少阳相火同居，火发必风生，风生必挟木势侮其脾土。故脾气不行，聚液成痰，流注四末，因成瘫痪，故用大黄以荡涤风火湿热之邪为臣，随用干姜之止而不行者，以补之为反佐，又取滑石、石膏清金以伐其木，赤、白石脂厚土以除其湿，寒水石以助肾水之阴，紫石英以补心安神之虚为使，故大人小儿风引惊痫皆主之。"

防己地黄汤：治病如狂状，妄行①，独语②不休，无寒热，其脉浮。

防己一分　桂枝三分　防风三分　甘草二分

右四味，以酒一杯，浸之一宿，绞取汁；生地黄二斤，㕮咀，蒸之如斗米饭久，以铜器盛其汁，更绞地黄汁，和分再服。

【词解】

①妄行：指行为反常。

②独语：独自一人胡言乱语。

【通解】由于心肝阴血亏损，不能滋潜风阳，形成肝风上扰，而心火炽盛，风热上扰，神识错乱，故病如狂状，而脉来浮大。又因风升而气涌，气涌而滞痰，痰滞而留湿，痰浊聚于心，则精神昏乱，故独语不休。身无寒熟，虽脉浮而不是表证，是阳气外盛之象。

治用防己地黄汤，滋阴降火，养血熄风，透表通络。方中生地黄汁用量最大，补阴血，益五脏，养血熄风，滋阴降火；桂枝、防风、防己透表散热，通络去滞；甘草益阴泻火。

【选注】《金匮要略编注》："盖热风邪入于心，风火相搏，神识躁乱不宁，故如狂状妄行，而心主语，风火炽盛于心，独语不休，经谓：心风，焦绝、善怒吓是也。风邪入内，表无寒热，但脉浮耳。此少阴时令感冒风火入心，是为温热病之制，非治中风之方，乃编书者误入。然中风证非四肢不收，即喝僻半身不遂，何能得其狂状妄行。读者详之。因心经血虚，火盛受风，故用生地凉血养血为君，乃取血足风灭之意，甘草以和营卫，防风，防己驱风而使外出也。"

《金匮要略论注》："此亦风之进入于心者也。风升必气涌，气涌必滞涩，滞涩则留湿，湿留壅火，邪聚于心，故以二防、桂、甘去其邪，而以生地最多，清心火凉血热，谓如狂状，妄行独语不休，皆心火炽盛之证也。况无寒热，则知病不在表，不在表而脉浮，其为火盛血虚无疑耳。后人地黄饮子、犀角地黄汤等，实祖于此。"

头风摩散方：

大附子一枚（炮）　　盐等分

右二味，为散，沐了，以方寸匕，以摩疾上，令药力行。

【提要】本方是论头风的外治法。

【通解】由于气血虚弱，脉络涩滞，风寒之邪袭于头面，经络引急，凝涩不通，故多见偏头作疼，或兼口眼歪斜等证。外用头风摩散，方中附子温通血脉，食盐透邪外出。

【选注】《古方选注》："头风摩散治中风喝僻不遂，专取附子以散经络之引急，食盐以治上盛之浮热，《千金》借此治头面一切久伏之毒风也。"

四、寸口①脉沉而弱，沉即主骨，弱即主筋，沉即为肾，弱即为肝。汗出入水中，如水伤心②，历节黄汗③出，故曰历节。

【词解】

①寸口：指桡骨动脉，寸关尺三部而言。

②如水伤心：水湿内侵，伤及心和血脉。

③黄汗：指历节病中关节溢出黄水的证候，与汗出黄色，遍及全身的黄汗不同。

【语译】寸口的脉象沉弱，脉沉有骨病的症状，脉弱有筋病的症状，脉沉病在肾脏，脉弱病在肝脏。这样体质的人，在出汗时，到水里去，寒水侵犯血脉，内伤于心，关节部位出汗色黄，这种病称为历节病。

【通解】历节病人，肝血肾气不足，肝血虚则脉弱，筋脉不强，肾气虚则脉沉，骨骼不坚。筋骨不强的病人，在汗出腠理开泄之时，入于水中，寒湿内侵，伤及血脉，浸淫筋骨，流入关节，气血不能运行，郁为湿热，故周身关节皆痛，痛处肿大，溢出黄水，故名历节病。

【选注】《金匮要略心典》："此为肝肾先虚而心阳复郁，为历节黄汗之本也。心气化液为汗，汗出入水中，水寒之气从汗孔入侵心脏，外水内火，郁为湿热，汗液则黄，浸淫筋骨，历节乃痛。历节者遇节皆痛也，盖非肝肾先虚，则虽得水气，未必便入筋骨，非水湿内侵，则肝肾虽虚，未必便成历节。仲景欲举其标而先究其本，以为历节多从虚得之也。"

五、跗阳脉①浮而滑，滑则谷气实，浮则汗自出。

【词解】

①跗阳脉：是指足背动脉，足阳明胃经冲阳穴。可以候胃气的变化。

【语译】跗阳部位的脉象浮而滑，脉滑是胃中谷气太多，中焦实热的表现，脉浮则有汗出之症。

【提要】本条是论胃热腠理开泄，容易外感寒湿成为历节病。

【通解】由于湿热之邪在胃，使谷气不消而成实，所以脉滑。内热外蒸而腠理开泄，故脉又见浮。浮主热，胃热则汗自出。若汗出入水中，或汗出当风，寒湿内侵，郁为湿热，可以成为历节病。

【选注】《金匮要略论注》："此既言历节因风湿，其在胃在肾不同，而皆因饮酒汗出当风所致，乃历节病之因于风者也。谓跗阳脾胃脉也，滑为实，知谷气实，浮为热盛，故汗自出；然谷何以不行而实，岂非酒湿先伤之乎？胃何以致热，岂非风搏其湿乎？"

六、少阴脉①浮而弱，弱则血不足，浮则为风，风血相搏，即疼痛如掣。

【词解】

①少阴脉：手少阴脉在神门穴，可以候心气。足少阴脉在太溪穴，可以候肾气。

【语译】少阴部位的脉象浮而且弱，脉弱是阴血不足，脉浮是外感风邪，阴血不足而风邪乘虚侵入，风与血互相搏结，引起关节肌肉牵掣疼痛。

【提要】本条是论述阴血不足，风邪外侵历节病的辨证。

【通解】由于阴血不足，故少阴脉弱。风邪乘虚而入，故少阴脉浮。风邪袭入，化热耗伤营血，不能营养筋骨，筋脉燥急，故关节掣痛，不能屈伸。

本证治法，当以养血活血，发散风热为主。

【选注】《医宗金鉴》："李彣曰：风在血中，则慓悍劲切，无所不至，为风血相搏。盖血主营养筋骨者也，若风以燥之，则血愈耗而筋骨失所养，故疼痛如掣。昔人曰：治风先养血，血生风自灭，此其治也。"

《金匮要略论注》："若少阴脉左尺也，主肾主阴，弱则阴不强，故知血不足；肾脉本沉，无故而浮，故知为风，风血相搏，而邪与正争，故疼痛如掣，有似抽掣也。然风何以得至少阴，岂非因酒湿挟风而乘之乎。"

七、盛人①脉涩小，短气，自汗出，历节疼不可屈伸，此皆饮酒汗出当风②所致。

【词解】

①盛人：身体肥胖的人。

②当风：人在冷风所过之处，被风吹着。

【语译】身体肥胖的人，脉象涩小，呼吸气短，常常出汗，全身关节疼痛，不能弯屈伸直，这种病大多数是因为饮酒过多，又被冷风所吹而得病。

【提要】本条专论历节病的病因和病机。

【通解】病人平素阳气不足，湿气较盛，所以短气。阳气不固，所以自汗出。汗出则腠理空虚，又饮酒出汗，腠理大开，风邪侵入，与湿邪相合，流入关节，阻碍气血运行，所以脉涩小，关节疼痛不可屈伸。

【选注】《金匮要略论注》："若盛人，肥人也。肥人湿多，脉得涩小，此痹象也。于是，气为湿所搏而短，因风作而使自汗，气血为邪所痹，而疼痛不可屈伸。然肥人固多湿，何以脉骤涩小，岂非酒湿困之乎？何以疼痛有加而汗出不已，岂非湿而挟风乎？脉证不同，因风则一，故曰：此皆饮酒汗出当风所致。"

八、诸肢节疼痛，身体尪羸①，脚肿如脱②，头眩短气，温温欲吐③，桂枝芍药知母汤主之。

桂枝芍药知母汤方：

桂枝四两　芍药三两　甘草二两　麻黄二两　生姜五两　白术五两　知母四两　防风四两　附子二枚（炮）

右九味，以水七升，煮取二升，温服七合，日三服。

【词解】

①尪羸：是指身体瘦弱。《脉经》作"魁羸"是形容关节肿大之状。

②脚肿如脱：是指两脚肿胀，麻木不仁，有要和身体脱离的感觉。

③温温欲吐：湿热蕴蕴于中，郁而不舒，欲吐不吐之证。

【语译】周身四肢的关节疼痛，身体瘦弱，两脚肿大有要脱离身体的感觉，头目眩晕，呼吸气短，胃中热而不舒，有要呕吐的症状。可用桂枝芍药知母汤主治。

【提要】本条是论述历节病的证治。

【通解】风寒湿侵入机体，邪留关节，痹阻阳气，气血不畅，故肢节肿大疼痛；湿阻中阳，故温温欲吐，流注下焦，故脚肿麻木如脱，若湿热上蒸而耗气伤阴，故头目眩晕，而短气。至于身体尪羸，为耗气伤阴正虚之候。

治以桂枝芍药知母汤，温阳行痹，祛风除湿。方中桂枝、麻黄发散风寒之邪，通络散湿；白术健脾去湿；附子温阳散寒；防风散风；生姜、甘草和中止吐；芍药、知母滋阴清热，以御燥药之偏。

【选注】《金匮王函经二注》："此风寒湿痹其荣卫筋骨，三焦之病。头眩短气，上焦痹也；温温欲吐，中焦痹也；脚肿如脱，下焦痹也；诸肢节疼痛，身体魁羸，筋骨痹也……然湿多则肿，寒多则痛，风多则动，故用桂枝治风，麻黄治寒，白术治湿，防风佐桂枝，附子佐麻黄、白术；其芍药、生姜、甘草亦和发其营卫，如桂枝汤例也。知母治脚肿，引诸药祛邪益气力，附子行药势为开痹大剂。然分量多而水少，恐分其服而非一剂也。《三因方》云：每服四钱。"

九、味酸则伤筋，筋伤则缓，名曰泄①。咸则伤骨，骨伤则痿，名曰枯②。枯泄相搏，名曰断泄③。营气不通，卫不独行，营卫俱微，三焦无所御，四属④断绝，身体羸瘦，独足肿大，黄汗出，胫冷。假令发热，便为历节也。

【词解】

①泄：是指筋伤弛缓不收。

②枯：指骨伤痿软不任。

③断泄：指肾精枯竭，肝血虚少，则生气不续，谓之"断泄"。

④四属：指四肢，或指皮、肉、脂、髓而言。

【语译】多吃酸味的食物，伤人的筋，筋受伤就缓弛不收，叫作泄。多吃咸味的食物，伤人的骨，骨受伤就软弱无力，叫作枯。枯和泄两种病同时存在，叫作断泄。营血虚不能灌渗，卫气就弱，不能通达，营血和卫气都不足，不能通行灌渗三焦经络，全身各部断绝了营养，引起身体瘦弱，两足肿大，出汗色黄，下肢发凉等症。如果有发热症，就是历节病。

【提要】本条是论述过食酸咸，内伤肝肾所致的历节病。

【通解】人食五味，可以养人，如味有偏嗜，或有不及，则可以致病，如过食酸则伤肝，伤筋，筋伤则弛缓不用，不能随意运动，所以谓之"泄"；过食咸伤肾，伤骨，骨伤则痿弱不能行立，所以谓之"枯"。过食酸咸味，损伤肝肾，则精竭血虚，谓之"断泄"。肝肾俱伤，气血亦因之而衰弱，营卫气血不能御三焦，肢体得不到营养，而日渐羸瘦。湿浊流注于下，所以两脚肿大，关节疼痛，痛处渗出黄汗，为湿郁发热，属于历节病。若全身黄汗出，肿胀，胫冷，无痛楚，是为黄汗病。这是作者自注之词，以资黄汗与历节鉴别。

【选注】《金匮要略心典》："此亦内伤肝肾，而由于滋味不节者也。枯泄相搏，即筋骨并伤之谓。曰断泄者，言其生气不续，而精神时越也。营不通而卫不行者，病在阴而及于阳也。不通不行，非壅而实，盖即营卫涸流之意。四属，四肢也。营卫者，水谷之气，三焦受气于水谷，而四肢禀气于三焦，故营卫微则三焦无气，而四属失养也。由是精微不化于上，而身体羸瘦，阴浊独注于下，而足肿胫冷黄汗出，此病类似历节、黄汗，而实非水湿为病，所谓肝肾虽虚，未必便成历节者是也，而虚病不能发热，历节则未有不热者，故曰：假令发热，便为历节。后水气篇中又云：黄汗之病，两胫自冷，假令发热，此属历节。盖即黄汗，历节而又致其辨也。"

十、病历节，不可屈伸，疼痛，乌头汤主之。

乌头汤方：治脚气疼痛，不可屈伸。

麻黄　芍药　黄芪各三两　甘草三两（炙）　川乌五枚（㕮咀，以蜜二升，煎取一升，即出乌头。）

右五味，㕮咀四味，以水三升，煮取一升，去滓，内蜜煎中，更煎之，服七合。不知，尽服之。

【语译】历节病的症状，全身关节不能随意弯曲或伸直，而且疼痛，可用乌头汤主治。

【提要】本条专论寒湿历节的证治。

【通解】由于寒湿侵袭于关节，凝结不去，阻碍气血运行，所以关节疼痛，强急不可屈伸。寒邪为病，故脉象沉紧。

治以乌头汤散寒止痛。方中麻黄发散风寒之邪；乌头温通阳气而止痛；芍药、甘草缓解拘急，通络敛阴；黄芪益气扶正，以补卫虚；乌头辛热有毒，又恐难以驾驭，故用白蜜之甘润，以缓其毒性，去邪而不伤正。本方能使寒湿凝滞之邪，微微汗出而解，为峻药缓用之法。

【选注】《金匮玉函经二注》："此汤概治历节不可屈伸疼痛，于方下又复言治脚气疼痛，必仲景书历节条下有方而无药石，见脚气中方名同而有药，集书者遂两出之，且二病皆因风寒伤于筋，麻黄开玄府，通腠理，散寒邪，解气痹；芍药以理血痹；甘草通经脉而和药；黄芪益卫气，气壮则邪退；乌头善走，入肝筋逐风寒；蜜煎以缓其性，使之流连筋骨，以利其屈伸。且蜜之润，又可益血养筋，并治乌头燥热之毒也。"

《金匮要略心典》："此治寒湿历节之正法也。寒湿之邪，非麻黄、乌头不能去，而病在筋节，又非如皮毛之邪可一汗而散者，故以黄芪之补，白芍之收，甘草之缓，牵制二物，俾得深入而去留邪。"

矾石汤：治脚气冲心。

矾石二两

右一味，以浆水一斗五升，煎三五沸，浸脚良。

【提要】本方指出脚气冲心的证治。

【通解】人之阳气虚弱，不能运化水湿，水湿毒气伤于下，留滞不去，郁蒸成热，上冲于心，故下肢肿大，麻痹不仁，屈伸不利，而心悸不安。

治以矾石汤。矾石酸涩性燥，能却水收湿解毒，毒解湿收，则不冲心，脚肿自消。

【选注】《金匮要略编注》："然脚气因风湿，寒湿、温热所致。经云：

伤于湿者，下先受之，阴病者，下行极而上。因上中二焦之气先虚。脾湿下流，相招外邪，互蒸成热，上冲于心，即地气加天之谓也。故用矾石味酸性温，煎汤淋洗，善能收湿澄浊，清热解毒；然湿从下受，当使下渗而去，则不冲心矣。"

附方：

《古今录验》续命汤：治中风痱^①，身体不能自收，口不能言，冒昧^②不知痛处，或拘急不得转侧。（姚云：与大续命同。兼治妇人产后出血者，及老人、小儿。）

麻黄　桂枝　当归　人参　石膏　干姜　甘草各三两　芎䓖一两　杏仁四十枚

右九味，以水一斗，煮取四升，温服一升，当小汗。薄覆脊，凭几坐，汗出则愈，不汗更服。无所禁，勿当风。并治但伏不得卧，咳逆上气，面目浮肿。

【词解】

①痱：是指四肢不痛，废而不收。无论偏废，全废都称痱。

②冒昧：是指精神恍恍惚惚，郁冒蒙昧。

【提要】本条是论中风痱的证治。

【通解】因为营血素虚，风寒侵入，痹阻营卫，营卫不能行于外，所以身体不能自收持，或拘急不得转侧；营卫不得行于内，故冒昧不知痛处，不能言。

治以续命汤散邪补虚。方中麻黄、桂枝散风寒，行营卫；石膏、杏仁清肃肺气，肺气宣达则使营卫畅行内外；人参、甘草、当归、川芎补气养血，通调营卫；干姜温胃以助药力。

【选注】《金匮要略心典》："痱者，废也。精神不持，筋骨不用，非特邪气之扰，亦真气之衰也。麻黄、桂枝所以散邪，人参、当归所以养正，石膏合杏仁助散邪之力，甘草合干姜为复气之需，乃攻补兼行之法也。"

《千金》三黄汤：治中风，手足拘急，百节疼痛，烦热心乱，恶寒，经日不欲饮食。

麻黄五分　独活四分　细辛二分　黄芪二分　黄芩三分

右五味，以水六升，煮取二升，分温三服，一服小汗，二服大汗。心热加大黄二分，腹满加枳实一枚，气逆加人参三分，悸加牡蛎三分，渴加栝蒌根三分，先有寒加附子一枚。

【词解】 心热：指胃肠实热积滞。

【提要】 本条是论中风痱风寒深入，郁而化热的证治。

【通解】 病人营卫素虚，外感风寒邪气，故恶寒，手足拘急，关节疼痛。风寒外闭，阳气内郁化热，则烦热心乱，经日不欲饮食。

治以三黄汤，散寒清热，补益卫虚。方中麻黄、独活、细辛散深入之风寒湿邪，温经络，行营卫；黄芩清热燥湿；黄芪补卫气以祛风邪。

方后注有心热，腹满，气逆，悸，渴等症的治法。由于湿热内郁，胃肠内有实热积滞，所以常见腹满，便秘，或见大便黏滞而臭，故加大黄泻其实热，加枳实行气消满。湿热郁于胃，胃气上逆，加人参补脾胃之气，以运化湿浊而降逆气。郁化而热，心热则悸，故加牡蛎安神。肺胃有热阴气伤，加栝蒌根养阴清热，清肃肺气。素有阳气不温，不御风寒者，则加附子温肾通阳，随证加减，不拘一格。

【选注】《金匮要略方论本义》："亦为中风正治，而少为变通者也，以独活代桂枝，为风入之深者设也。以细辛代干姜，为邪入于经者设也。以黄芪补虚以熄风也。以黄芩代石膏清热，为湿郁于下热甚于上者设也。心热加大黄，以泄热也，腹满加枳实，以开郁行气也。气逆加人参，以补中益胃也。悸加牡蛎，防水邪也。渴加栝蒌根，以肃肺生津除热也，大约为虚而有热者言治也。先有寒，即素有寒也，素有寒则无热可知，纵有热亦内真寒外假热而已。云加附子，则方中之黄芩亦应斟酌矣，此又为虚而有寒者言治也。"

《近效方》术附汤：治风虚头重眩苦极，不知食味，暖肌补中益精气。

白术二两　附子一枚半（炮去皮）　甘草一两（炙）

右三味，剉，每五钱匕，姜五片，枣一枚，水盏半，煎七成，去滓，温服。

【提要】 本方中是论述中风眩晕，脾肾两虚的证治。

【通解】 由于肾阳不足，寒湿阴邪乘之，邪气上蔽，故头重眩苦极，脾肾阳虚，不能运化水谷精微，浊阴之气停于中，故不知食味。

治以术附汤温暖脾肾。方中附子温暖肾阳，恢复阳和之气，驱散阴寒浊气；白术、甘草、生姜、大枣温暖脾胃，温散寒湿，恢复脾运之机，可化阴浊之邪。

考此证若用轻扬之品，可能引起虚阳上越，若用清疏之品，可能引起脾寒湿停；若用重镇之品，可能引起脾虚下陷。古人立术附一法，温暖脾肾，恢复阳和之气，用治头重苦眩，以示要略之妙。

【选注】《金匮要略论注》："肾气空虚，风邪乘之，漫无出路，风挟肾中浊阴之气，厥逆上攻，致头中眩苦至极，兼以胃气亦虚，不知食味，此非轻扬风剂可愈。故用附子暖其水脏，白术、甘草暖其土脏，水土一暖，犹之冬月井中，水土既暖，阳和之气可以立复，而浊阴之气不驱自下矣。"

《医门法律》："内经谓中风大法有四：一曰偏枯，半身不遂，二曰风痱，于身无痛，四肢不收，三曰风懿，奄忽不知人；四曰风痹，诸痹类风状。后世祖其说而无其治，《金匮要略》有《古今录验》三方，可类推之。经谓内夺而厥则为风痱，仲景见成方中有治外感风邪兼治内伤不足者，有合经意，取其三方，以示法程。一则曰《古今录验》续命汤，再则曰《千金》三黄汤，三则曰《近效》白术附子汤。前一方，治营卫素虚而风入者；中一方，治虚热内炽而风入者；后一方，治风已入脏，脾肾两虚兼诸痹类风状者。学者当会仲景意，而于浅深寒热之间以三隅反矣。"

崔氏八味丸：治脚气上入，少腹不仁。

干地黄八两　山茱萸　薯蓣各四两　泽泻　茯苓　牡丹皮各三两　桂枝　附子（炮）各一两

右八味，末之，炼蜜和丸梧子大。酒下十五丸，日再服。

【提要】本条专论脚气病的证治。

【通解】由于肾阳虚弱，不能运化水湿，水湿毒气侵犯于下，随经而上，聚于少腹，故少腹麻木不仁。

治以八味丸，温补肾气，助其气化之权，则阳生湿化，脚气自愈。

【选注】《金匮要略心典》："肾之脉起于足而入于腹，肾气不治，湿寒之气，随经上入，聚于少腹，为之不仁，是非驱湿散寒之剂所可治者。须以肾气丸补肾中之气，以为生阳化湿之用也。"

《千金方》越婢加术汤：治肉极^①，热则身体津脱，腠理开，汗大泄，厉风气^②，下焦脚弱。

麻黄六两　石膏半斤　生姜三两　甘草二两　白术四两　大枣十五枚

右六味，以水六升，先煮麻黄，去上沫，内诸药，煮取三升，分温三服。恶风加附子一枚，炮。

【词解】

①肉极：是指肌肉极其消瘦而言。

②厉风气：古代证候名。

【提要】本方专论厉风气的证治。

【通解】风湿邪气侵于肌表，风气入营，气浮化热，肌肉热极汗多，津脱表虚，腠理不固，汗泄不已，津脱血少，营血不行于下焦，故脚弱。风入营为"厉风气"之变。

治以越婢加术汤，清热散风，调和营卫。方中麻黄解散风湿；石膏清热；白术、甘草健脾生津；生姜、大枣调和营卫。本方治汗多而用麻黄，因有白术之补，石膏之清，以制其散而成其治。若汗大泄而有恶风寒证，要防其亡阳，可加炮附子助阳固表。

【选注】《金匮要略论注》："此治风极变热之方也。谓风胜则热胜，以致肉极热而汗多，将必津脱，津脱则表愈虚，则腠理不胜复固，汗泄不已，将必大泄，风入营为厉。《内经》云：厉者有荣气热腑。今风入营为热，即是厉风气矣。盖风盛气浮，下焦本虚，至厥阳独行而浊阴不降，无以养阴而阴愈虚，则下焦脚弱，故以麻黄通痹气，石膏清气分之热，姜枣以和营卫；甘草，白术以理脾家之正气。汗多而用麻黄赖白术之扶正，石膏之养阴以制之，故曰越婢加术汤……汗大泄而加恶风，即防其亡阳，故加附子。"

小　　结

本篇重点论述中风和历节两种病的病因、病机、症状及治法。中风病的病因，有外因诱发，气血两虚，肝阳上亢，痰浊内发。病机是经脉血气痹阻。其辨证当分中络、中经、中腑、中脏，更要细审虚、实、寒、热、痰。本篇还论述了风寒在头的头风病，风湿在皮表的瘾疹，风邪中膈的胸满短气证和风热入营的厉风气等病的辨证论治。中风病的治疗，若属气血亏损，虚阳上越，痰浊与风寒痹阻阳气的中风病，可用侯氏黑散，清肝化痰，和血散风；若属五脏火热炽盛，血热上逆的风、瘫、痫等病，可用风引汤，清热降火，镇惊熄风；若属阴血亏损，肝风心火上扰的狂妄等证，可用防己地黄汤，滋阴降火，平肝熄风；若属风湿在上的中风或偏头痛，可外用头风摩散，温散风寒湿邪；若属血虚外寒的中风偏枯，或瘖痱症，可用续命汤，散邪补虚；若中风偏枯，风寒深入，郁而化热，可用三黄汤散寒清热补卫气；若属风寒入脏，脾肾阳虚，头重眩而不知食味的，可用术附汤温暖脾肾；若风气入营，大汗消瘦的"厉风气"可用越婢加术汤，清热散风，调和营卫。仅从侯氏黑散、风引汤两张方子的意义，已展示了中风病治外风，治痰火，治血痹，补阴血的治略思想。

关于历节病的病因，内因方面有肝肾不足，气血两虚，外因方面有汗出入水中，饮酒当风等。但当外邪入侵之后，正邪相争，可以寒化。又可热化。在辨证方面，可分风湿与寒湿两类。桂枝芍药知母汤治疗风湿历节而兼热；乌头汤治疗寒湿历节而偏虚。以上两方，已扼要地指出了历节病寒热虚实的辨证方法和治疗原则。

与历节病相近的脚气病，有属于阳虚，水湿毒气侵于下焦的，可用八味丸，温肾化湿；若属实热脚气，上冲于心的，可用矾石汤外洗，解毒收湿，亦能收功。

【复习思考题】

1. 什么是中风病？

2. 如何根据病情轻重对中风病进行辨证？

3. 试分析侯氏黑散方证。

4. 试分析风引汤方证。

5. 什么是历节？

6. 试分析桂枝芍药知母汤方证。

7. 试分析乌头汤方证。

8. 试谈脚气病的辨证论治。

9. 试分析中风痹的证治。

10. 什么是厉风气？用何方治疗？

血痹虚劳病脉证并治第六

概　说

血痹和虚劳两种疾病，都是虚证，故合为一篇论述。

血痹是以肌肉麻痹为主证，多因气血不足，感受外邪所引起。血痹证除肢体局部麻木外，往往亦有酸胀和微疼的感觉。它和痹证的筋骨肢体疼痛而迥然有别。

虚劳是慢性的衰弱疾患，包括气虚、血虚、阴虚、阳虚或阴阳两虚等一切证候而言。本篇是以脏腑经络气血阴阳虚损的发病机制为立论根据，并提出了治肾虚调节阴阳，治脾虚调节气血的重要治略思想。

【学习要求】

一、深入理解血痹与虚劳两病均属阴阳气血虚损的疾患。

二、血痹病病因是营卫不足，微感风邪，病机是阳气痹阻血行不畅，症状是以肢体局部麻痹或轻微疼痛为主；治疗可用针刺治疗，也可用黄芪桂枝五物汤治疗，其目的在于通阳行痹。

三、虚劳的发病机制是五脏气血虚损，从病情方面可概括为阴虚、阳虚、阴阳两虚三种类型，其中以阴阳两虚的证候多见。

四、本篇论虚劳在五脏虚损上注重脾之阴阳两虚，肾之阴阳不足，在病情上注重阳虚，在治法上侧重甘温扶阳，调补脾肾是本病的根本治法，对于脾肾阴阳两虚之证提出了后天之治本血气，先天之治法阴阳的治疗原则。

五、说明桂枝龙骨牡蛎汤、小建中汤、黄芪建中汤、肾气丸、薯蓣丸、酸枣仁汤、大黄䗪虫丸的证治机理。这些方剂都是后世治疗虚劳的常用有效方剂。

【自学时数】5 学时

一、问曰：血痹病从何得之？师曰：夫尊荣人①骨弱肌肤盛，重因疲劳汗出，卧不时动摇，加被微风，遂得之。但以脉自微涩，在寸口、关上小紧，宜针引阳气，令脉和紧去则愈。

【词解】

①尊荣人：指饮食丰美、衣服华丽而不参加劳动的人。

【语译】问：血痹病是怎样形成的？老师说：那些养尊处优的人，骨骼软弱，肌肉丰满，常常是在疲劳之时汗出很多，睡眠之时辗转不安，肌肉跳动。这样的人，感受一点风邪就得了血痹病。以寸口心肺之脉微而涩为主，又见关脉小而紧。治宜针刺方法引动阳气，使得血脉调和没有紧象，病就好了。

【提要】本条是论述血痹病的病因、病机与治疗方法。

【通解】凡尊荣人，则养尊处优，好逸恶劳，多食肥甘，则肌肉丰盛，不事劳动则骨脆筋弱，以致肝肾虚弱。阳虚则寸口脉微，血虚则寸口脉涩。阳气虚，血行不畅，重因疲劳则汗出，汗出后，体气愈疲，因而嗜卧，卧中不时动摇，此时感受微风逐得之，风寒外束，风与血相搏，则阳气痹阻，血行不畅，故关脉小紧，紧为邪客，微涩为气血不利，治用针刺法，引动阳气。阳气行则邪去，邪去则脉和紧去，则血痹自愈。

【选注】《金匮要略心典》："阳气者，卫外而为固也。乃因疲劳汗出而阳气一伤，卧不时动摇而阳气再伤。于是风气虽微，得以直入血中而为痹。经云：邪入于阴则痹也。脉微为阳微，涩为血滞，紧则邪之征也。血中之邪，始以阳气伤而得入，终必得阳气通而后出；而痹之为病，血既以风入而痹于外，阳亦以血痹而止于中，故必针以引阳使出，阳出而邪去，邪去而脉紧乃和，血痹乃通。以是知血分受痹，不当独治其血矣。"

二、血痹阴阳俱微，寸口关上微，尺中小紧，外证身体不仁，如风痹状，黄芪桂枝五物汤主之。

黄芪桂枝五物汤方：

黄芪三两　芍药三两　桂枝三两　生姜六两　大枣十二枚

右五味，以水六升，煮取二升，温服七合，日三服。（一方有人参。）

【语译】血痹病人，阴血阳气都很微弱，寸口脉的关部微弱，尺部小紧。在外的症状有身体麻木不仁，好像风痹病一样。可用黄芪桂枝五物汤主治。

【提要】本条专论血痹病证治。

【通解】由于营卫气血俱虚，阳气不足，阴血涩滞，又感风寒，故见肢体麻木不仁，即谓之血痹。阳气不足，寸关脉微。外感风寒，故尺中脉小紧，血痹之证以肌肉麻痹为主，如邪重者，亦可发生疼痛，故曰如"风痹"状，而实非风痹之关节流窜疼痛之证。

血痹治疗，可用黄芪桂枝五物汤。方中黄芪益卫气之行；桂枝温经通阳，协黄芪达表，温通血脉；芍药通血脉，而养阴血；生姜、大枣散风寒，补营血，调和营卫。

【选注】《医宗金鉴》："阴阳寸口关上俱微，尺中亦小紧，合而观之，可知血痹之脉浮沉，寸口、关上、尺中俱微，俱涩，俱小紧也。微者虚也，涩者滞也，小紧者邪也，故血痹应有如是之诊也。血痹外证，亦身体顽麻，不知痛痒，故曰：如风痹状。但不似风痹历关节流走疼痛也。主黄芪桂枝五物汤者，调养荣卫为本，祛风散邪为末也。"

三、夫男子平人，脉大为劳，极虚亦为劳。

【语译】看男子的外貌好像正常人一样，但是，看其脉象大而无力的是劳病，极其虚弱的也是劳病。

【提要】本条是论述虚劳病的两种变化。

【通解】虚劳病人阳气不足，阴血亏损，则有阴虚而阳气外浮之机，故见脉浮大无力。又有阴阳气血不足，阳气衰惫之象，故轻取则脉象软，重取则无力。脉大与脉极虚，都是虚劳病的脉象，说明肾精损则阴不涵阳，故脉大；脾气损则中气不足，故脉虚。先后天阴阳气血亏损是虚劳辨证论治的纲领。

【选注】《金匮要略方论本义》："虚劳者，过于动而阳烦，失于静而阴扰，阴日益耗而阳日益盛也。是为因劳而虚，因虚而病之由然也。夫脉大者邪气盛也，极虚者精气夺也。以二句揭虚劳之总。"

《金匮悬解》："脉大者，表阳离根而外浮，所谓大则为芤也。极虚者，里阳亏乏而内空，所谓芤则为虚也，或大或芤，皆以劳伤元气也。"

四、男子面色薄①者，主渴及亡血，卒喘悸②，脉浮者，里虚也。

【词解】

①面色薄：面色易潮红，易枯白。又可解为面无血色。

②卒喘悸：突然发生气喘心悸之症。

【语译】 由于男子有时面无血色，有时潮红，可以推断，还有口渴，容易出血，突然气喘心悸等症。脉象外浮，也要看作是里虚之证。

【提要】 本条是论虚劳病的辨证方法。

【通解】 由于心肾阴血不足，有时阴虚内热，虚热外浮，则面色潮红；有时血少不荣于面，则面色无华。面色容易潮红，容易枯白，谓之面色薄。由于面色薄一症，推理可知其他症状。如阴虚生内热，热盛耗损津液，故口渴。热盛动血，迫血妄行，故易出血。肾虚不纳气，则喘。血少不养心，则悸。脉象浮大无力，可知阴血不足，虚阳外浮之象，故曰里虚。以上所论虚劳病的症状，亦有元阳衰惫和虚阳外浮两种病情。

【选注】《金匮要略心典》："渴者热伤阴气，亡血者不华于色，故面色薄者，知其渴及亡血也。李氏曰：劳者气血俱耗，气虚则喘，血虚则悸。卒者，猝然见此病也。脉浮为里虚，以劳则真阴失守，孤阳无根，气散于外，而精夺于内也。"

五、男子脉虚沉弦，无寒热，短气里急，小便不利，面色白，时目瞑①，兼衄，少腹满，此为劳使之然。

【词解】

①目瞑：合目思睡也，目不明也，眩晕也。

【语译】 男子脉来虚而沉弦，没有恶寒发热的症状，有呼吸气短，腹中拘急，小便不利，面无血色，时常闭目思睡，兼有鼻内出血，少腹胀满等症。这些症状都是劳伤过度而引起的。

【提要】 本条是论肝肾亏损的虚劳辨证方法。

【通解】 由于肾中真阳不足，精血内虚，故脉虚沉弦。肾虚不能纳气，则呼吸短气。阳虚不能湿煦，则腹中拘急。肾阳虚不能气化津液，则小便不利，少腹胀满。肝血虚，则面色白而无华，阴虚不潜，阳热上扰，则目瞑兼衄。

【选注】《医宗金鉴》："脉虚沉弦，阴阳俱不足也；无寒热，是阴阳虽不足而不相乘也；短气面白，时瞑兼衄。乃上焦虚而血不荣也，里急，小便不利，少腹满，乃下焦虚而气不行也。凡此脉证，皆因劳而病也，故曰："此为劳使之然。"

六、劳之为病，其脉浮大，手足烦①，春夏剧，秋冬瘥②，阴寒③精自出，酸削④不能行。

【词解】
①手足烦：五心烦热之意。
②秋冬瘥：秋冬寒凉则病减轻。
③阴寒：前阴部寒凉。
④酸削：指两腿酸软消瘦。

【语译】虚劳病人的脉象浮大无力，手足心热，心中烦热，在春夏两季病情加剧，在秋冬两节病情减轻，但是秋冬两季有前阴寒凉，精液清冷自动流出，两下肢酸软消瘦，行动无力。

【提要】本条论述虚劳病与四季气候的关系。

【通解】肾精虚损，虚阳浮于外，所以见脉浮大。阴虚生内热，故手足烦热。春夏木火炎盛，阳气外浮，阴气内伤，故病加剧。秋冬金水相生，阴气得助，阳气内藏，故证候得瘥。但是，秋冬阴寒盛阳气衰，阳虚失于固涩，可能精液冷而自出。精虚则肾虚，肾虚故骨弱，故两腿酸痛消瘦不能行动。

【选注】《金匮悬解》："脉浮大，手足烦者，阳气内虚而外盛也。春夏阳气浮升，内愈寒而外愈热，故剧，秋冬阳气沉降，故热轻而内寒减，故瘥。缘中气虚败，不能交济水火，火炎上热，水渐下寒。肾者，蛰闭封藏之官也，水冷不能蛰藏阳气，则阴寒精自出。水寒不能生发肝木，则酸削不能行也。"

七、男子脉浮弱而涩，为无子，精气清冷。

【语译】男子的脉象浮弱而涩，是无子女的脉象，还有精液稀薄寒冷的症状。

【提要】本条专论肾阳不足虚劳病的辨证。

【通解】由脉浮弱而涩推论病情，可知涩为精血衰少，弱为肾阳不足，浮为虚阳不潜，精气不敛。肾之阴阳精气皆不足，故精气清冷，所以无子。本证阴阳精气交亏，有阴无阳不能生，有阳无阴不能长，是为"精气清冷"之意。

【选注】《金匮要略编注》："此以脉断无子也。男精女血，盛而成胎；然精盛脉亦当盛，若浮弱而涩者，浮乃阴虚，弱为真阳不足，涩为精衰，阴阳精气皆不足，故为精气清冷，则知不能成胎，谓无子也。盖有生而不育者，亦是精气清冷所致，乏嗣者可不知之而守养精气者乎。"

八、夫失精家①少腹弦急，阴头寒②，目眩，发落，脉极虚芤迟，为清谷，亡血，失精。脉得诸芤动微紧，男子失精，女子梦交，桂枝加龙骨牡蛎汤主之。

桂枝加龙骨牡蛎汤方：（《小品》云：虚弱浮热汗出者，除桂，加白薇、附子各三分，故曰二加龙骨汤。）

桂枝　芍药　生姜各三两　甘草二两　大枣十二枚　龙骨　牡蛎各三两

右七味，以水七升，煮取三升，分温三服。

【词解】

①失精家：经常亡失精液的患者。

②阴头寒：指男性龟头冷凉。

【语译】经常患有遗精病的人，又有少腹部冷硬紧急，阴头寒冷，头目眩晕，头发脱落，脉象虚迟而兼芤象，由此可断，还有下利清谷，失血，滑精等证。假若脉象见芤动而兼微紧，可以推断，要有男子多梦遗精，女子梦交等证。可用桂枝龙骨牡蛎汤主治。

【提要】本条专论肾之阴阳两虚的虚劳病证治。

【通解】久患失精病的人，由于肾阴耗损太过，阴虚及阳，肾阳亦虚，阳气不能温煦下焦，气化不利，阴寒凝结，故少腹弦急，阴头寒冷，下利清谷，亡血失精，脉象极虚芤迟。病久精衰血少，故目眩发落。以上脉证，多属元阳衰惫，但也有阳气微浮之象，如脉芤亡血。脉得芤动微紧，芤动说明心火相火浮而不守，微紧说明阴寒凝结之象仍然存在，故见男子失精，女子梦交，少腹弦急等症。

本证属阴阳两虚，而见元阳衰惫和阳气浮动两种病证。用助阳之法，则有动火之害，如用养阴之法，则又有增寒之弊，故仲景从调和阴阳入手，而用桂枝加龙骨牡蛎汤，调谐阴阳，交通心肾。方中桂枝温通阳气；芍药敛阴缓急；生姜健胃而散阴寒；甘草益中气；大枣补阴血，以上桂枝汤调阴阳和营卫，阳气可生，精血有源。又加龙骨潜阳，牡蛎敛阴，安肾宁心，固摄精气。务使阴阳相互维系，阳固阴守，则失精自敛。

【选注】《金匮要略心典》："脉极虚芤迟者，精失而虚及其气也，故少腹弦急，阴头寒而目眩。脉得诸芤动微紧者，阴阳并乖而伤及其神与精也，故男子失精，女子梦交。沈氏所谓：劳伤心气，火浮不敛，则为心肾不交；阳泛于上，精孤于下，火不摄水，不交自泄，故病失精；或精虚心相内浮，扰精而出，则成梦交者是也。徐氏曰：桂枝汤外证得之，能解肌去邪气；内证得之，能补虚调阴阳；加龙骨、牡蛎者，以失精梦交为神精间病，非此不足以收敛其浮越也。"

天雄散方：

天雄三两（炮）　　白术八两　桂枝六两　龙骨三两

右四味，杵为散，酒服半钱匕，日三服，不知，稍增之。

【提要】本方专论肾虚的治法。

【通解】天雄散以温补阳气为主，收敛精气为佐。方中天雄助阳暖水脏，补腰膝，调血脉，利皮肤；桂枝温通阳气，白术健脾生化；龙骨收敛精气。本方治疗五劳七伤，阳痿遗精等证，而以白术开源，龙骨节流，天雄温阳，三法合一，方意突出。

【选注】《金匮要略方论本义》："天雄散一方，纯以温补中阳为主，以收涩肾精，为佐，想为下阳虚甚而上热较轻者设也。"

九、男子平人，脉虚弱细微者，喜盗汗①也。

【词解】

①喜盗汗：喜，当"善"字解，或"多"字体会。

【语译】男子的气色形态和平常人一样，脉象虚弱细微的，在睡眠时常常出盗汗。

【提要】本条论述阴阳气血虚弱盗汗证的脉象。

【通解】脉象虚细而微弱，是为不足之脉，可知为阴阳气血不足之证。阳气虚不能固表，阴血虚不能内守，故容易发生盗汗。盗汗，睡而汗出，阳加于阴而阴虚不敛之征。

【选注】《金匮要略方论本义》："男子平人，为形无病者言也。其形虽不病，而其脉之虚而弱，则阳已损也；细而微，则阴已消也。阳损必驯至于失精，阴耗必驯至于亡血，验其外证，必喜盗汗。阳损斯表不固，阴损而热自发。皆盗汗之由，亦即虚劳之由也。"

十、人年五六十，其病脉大者，痹侠背行^①，若肠鸣，马刀侠瘿^②者，皆为劳得之。

【词解】

①痹侠背行：指背后脊柱两旁有麻痹感。

②马刀侠瘿：结核物生于腋下，名马刀。马刀，长刀形蚌名。生于颈旁名侠瘿。瘿，同缨，缨帽而有带，结于项间，此处结核，叫"侠瘿"。

【语译】 五六十岁的人，脉大，背后脊柱两旁有麻木感，若有腹中肠鸣，腋下生马刀形的肿物，颈部两边生有小肿物，都是虚劳病而引起的。

【提要】 本条论述三种虚劳病的异同点。

【通解】 病人五六十岁而精气衰少，虚阳外浮，虚火上炎，故脉大而虚软无力。卫阳不足，督脉气衰，则脊柱两旁而有麻木痹阻之感；气虚而陷，则肠鸣矢气；或者虚热烁痰，痰核结于腋下，如"马刀"形，称为马刀，结于颈旁，称为侠瘿。以上三种病，都是属于虚劳病。

【选注】《金匮要略心典》："人年五六十，精气衰矣，而病脉反大者，是其人当有风气也。痹侠背行，痹之侠脊者，由阳气不足而邪气从之也。若肠鸣，马刀侠瘿者，阳气以劳而外张，火热以劳而上逆，阳外张则寒动于中而为肠鸣，火上逆则与痰相搏而为马刀侠瘿。"

十一、脉沉小迟，名脱气^①，其人疾行则喘喝^②，手足逆寒，腹满，甚则溏泄，食不消化也。

【词解】

①脱气：元气脱失。

②喘喝：疾行时张口喝喝而喘。

【语译】 病人的脉沉小而迟，是脱气病。这种病人行路较快，就有喝喝而喘的症状，还有手冷过肘，足冷过膝，腹部胀满的症状。病重的泄泻稀薄，是不能消化食物引起的。

【提要】 本条是论述脾肾阳气亏损的虚劳证。

【通解】 脉来沉小而迟，是脾肾阳气亏损的征象，故名曰脱气。肾阳虚，不能纳气，急行则喝喝而喘。肾阳虚，不能温暖四肢，则手足逆寒。肾阳不足，脾阳又衰，脾胃运化功能不足，则饮食不能消化，故见腹满，溏泄等症。肾阳虚则生机衰弱，脾阳虚则气血来源不足，早一种难于恢复的虚劳病，故名"脱气"以喻其甚。

【选注】《医宗金鉴》："脉沉小迟，则阳大虎，故名脱气。脱气者，谓胸中大气虚少，不充气息所用，故疾行喘喝也。阳虚则寒，寒盛于外，四末不温，故手足逆冷也。寒盛于中，故腹满溏泄，食不消化也。"

十二、脉弦而大，弦则为减，大则为芤，减则为寒①，芤则为虚②，虚寒相搏，此名为革③，妇人则半产漏下，男子则亡血失精。

【词解】

①减则为寒：减是阳气不足，寒是寒气凝聚。

②芤则为虚：虚是精血衰少，芤是虚阳外浮。

③革：脉象，浮取弦硬，大而中空，如鼓皮，名曰革脉。

【语译】脉象弦而大，脉弦的病因是阳气减少，脉大的本质是芤大中空，阳年衰减引起寒气凝聚，芤脉的病因是虚阳外浮，虚和寒同时存在，形成的脉象，称为革脉。有革脉的妇女，主小产和漏血等病，有革脉的男子主失血和遗精等病。

【提要】本条是论述精血亏损，虚阳外浮虚劳病的脉证。

【通解】精血大伤，阳气衰微，不能温通血脉，寒气凝闭，故脉弦。阴虚阳亢，虚阳外浮，故脉大中空而软，称为芤脉。病人阴虚阳亢，阳虚生内寒，则脉象芤而弦，芤弦之脉称为革。临床上诊得此脉，可知阴阳气血俱不足，阳不足则不能固，阴不足则不能守，故妇人半产漏下，男子亡血失精。

【选注】《金匮要略心典》："脉弦者阳不足，故为减，为寒。脉大者阴不足，故为芤，为虚。阴阳并虚，外强中干，此名为革。又变革也，妇人半产漏下，男子亡血失精，是皆失其产乳生育之常矣，故名曰革。"

十三、虚劳里急，悸，衄，腹中痛，梦失精，四肢酸疼，手足烦热，咽干口燥，小建中汤主之。

小建中汤方：

桂枝三两（去皮）　甘草三两（炙）　大枣十二枚　芍药六两　生姜三两　胶饴一升

右六味，以水七升，煮取三升，去滓，内胶饴，更上微火消解，温服一升，日三服。（呕家不可用建中汤，以甜故也。）

（《千金》疗男女因积冷气滞，或大病后不复常，苦四肢沉重，骨肉疫疼，呼吸少气，行动喘乏，胸满气急，腰背强痛，心中虚悸，咽干唇燥，面体少色，或饮食无味，胁肋腹胀，头重不举，多卧少起，甚者积年，轻者百日。渐致瘦弱，五脏气竭，则难可复常，六脉俱不足，虚寒之气，少腹拘急，赢瘠百病，名曰黄芪建中汤，又有人参二两。）

【语译】 虚劳病有腹中拘急，心悸，鼻衄，腹中疼痛，梦中遗精，四肢疫痛，心中热烦，手足心热，咽干口燥等症，可用小建中汤主治。

【提要】 本条是论述脾胃阴阳两虚的虚劳病的证治。

【通解】 脾胃衰弱，阴血阳气来源不足，可发生元阳衰惫，虚阳上浮和营养不足三种病情，表现出阴阳失调，寒热错杂的征象，如偏于寒的阳气不能温煦，阴血不能濡养内脏，则为里急腹中痛；如偏于热的，阴虚内热，虚阳浮动，则为手足烦热，咽干口燥，衄血，多梦失精；如气血虚少不能濡养肌肉，则为四肢酸疼，血不养心，则为心悸。

由上可知，在阴阳失调的病情中，补阴则碍阳，补阳必损阴，只有用甘温之剂以恢复脾胃的运化功能，脾胃运化正常，则阴阳气血来源充足，使阴阳平衡，营卫和调，而寒热错杂诸证自然消失。治以小建中汤，是治劳以甘温之旨，使其温补脾胃，以滋生化之源，内调气血，外调营卫，则调和阴阳自在其中。方中桂枝辛温通行阳气，温中散寒；饴糖味甘而厚，缓急止疼，合芍药酸甘以化阴，合桂枝辛甘以化阳，芍药味酸，收敛阴血，养荣平肝，甘草甘平，调中益气，大枣补脾滋液；生姜健脾胃理气。此方调营卫，和阴阳，为何名以建中？曰：中者脾胃也，营卫生成于水谷，而水谷转输于脾胃，故中气立则营卫流行，而不失其调和之义。

【选注】《金匮要略论注》："虚劳者，元阳之气不能内统精血，则营枯而虚，里气乃急，为悸，为衄，为腹中痛，梦失精；元阳之气不能外充四肢口咽，则阳虚而燥，为四肢疫疼，为手足烦，为咽干口燥，假令胸中之大气一转，则燥热之病气自行，故以桂、芍、甘、姜、枣、大和其营卫，而加饴糖一味，以建中气，此后世补中益气之祖也。虽无升柴，而升清降浊之理，具于此方矣。"

十四、虚劳里急，诸不足，黄芪建中汤主之。

（于小建中汤内加黄芪一两半，余依上法。气短胸满者加生姜；腹满者去枣，加茯苓一两半；及疗肺虚损不足，补气加半夏三两。）

【语译】虚劳病有腹中拘急的主症，不论是气、血、阴、阳各种虚损不足之证，都可用黄芪建中汤主治。

【提要】本条是论阴阳两虚虚劳重证的证治。

【通解】脾胃两虚，营卫气血来源不足，若气虚为甚，形成里虚脉急腹痛，以及眩悸喘喝，失精亡血等，又见倦怠少气，自汗恶风等症的可用黄芪建中汤治疗。

黄芪建中汤，即小建中汤加黄芪，以补脾肺之气，而有益气生津，补气固表止汗之功。

若因阳气不能温煦，肺中寒凝气滞，聚湿生痰，引起气短胸满等症，则加生姜散饮化痰以理气。若痰湿停于肺中，肺气不降，而生咳逆，则加半夏降逆涤痰。若寒湿凝于脾胃，运化失常，引起腹满，而小便不利，则加茯苓渗湿，以利小便，去大枣之甘，以防其滞腻。本方治胃及十二指肠溃疡病，如用之得法，效果颇著。

【选注】《金匮要略论注》："小建中汤，本取化脾中之气，而肌肉乃脾之所生也，黄芪能走肌肉而实胃气，故加之以补不足，则桂、芍所以补一身之阴阳，而黄芪、饴糖又所以补脾中之阴阳也。若气短胸满加生姜，谓饮气滞阳，故生姜以宣之；腹满去枣加茯苓，蠲饮而正脾气也。气不顺加半夏，去逆即所以补正也。"

十五、虚劳腰痛，少腹拘急，小便不利者，八味肾气丸主之。

【语译】虚劳病，症见腰痛，少腹拘挛急迫，小便不通利的，可用八味肾气丸主治。

【提要】本条专论肾之阴阳双虚虚劳病的证治。

【通解】本条论述肾之阴阳双虚的辨证论治，肾之阴阳两虚，则阴不濡，而阳不煦，则气血空虚，故少腹拘急，腰痛膝软，肢冷畏寒。肾与膀胱为表里，若阳不足，则气化无权，故小便为之不利。方用八味肾气丸，补阴之虚以生气，助阳之弱以化阴，阳生阴化，气化乃行，则诸症自愈。

【选注】《金匮要略直解》："腰者，肾之外候，肾虚则腰痛，肾与膀胱为表里，不得三焦之阳气以决渎，则小便不利，而少腹拘急，州都之官亦失其气化之职，此水中真阳已亏，肾间动气已损。与是方以益肾间之气，气强则便溺行而小腹拘急亦愈矣。"

十六、虚劳诸不足，风气百疾，薯蓣丸主之。

薯蓣丸方：

薯蓣三十分　当归　桂枝　曲　干地黄　豆黄卷各十分　甘草二十八分　人参七分　芎劳　芍药　白术　麦门冬　杏仁各六分　柴胡　桔梗　茯苓各五分　阿胶七分　干姜三分　白敛二分　防风六分　大枣百枚，为膏

右二十一味，末之，炼蜜和丸，如弹子大，空腹酒服一丸，一百丸为剂。

【语译】气血阴阳皆虚的虚劳病人，有风气善行多变的特点，引起很多病证，可用薯蓣丸主治。

【提要】本条专论虚劳病夹有风气的证治。

【通解】本条论述气血两虚又感风邪的辨证论治。虚劳病人，由于脾胃虚弱，气血不足，则易被风邪所袭。因而肺气闭郁，则心中郁烦，腰瘦骨节烦疼；风邪扰于上，则头晕目眩；脾胃虚弱，则食少不化；气血虚损，故少气乏力、羸瘦、惊悸失眠。本证若单纯补益气血则有恋邪于里之弊，若单纯攻邪则又有伤正之虑，必以正邪兼顾之法，才能祛邪而不伤正，扶正而不留邪。薯蓣丸，君以薯蓣健脾益阴，治以扶正；臣以人参、茯苓、白术、甘草、生姜、大枣健脾以益气；当归、川芎、芍药、干地黄、麦冬、阿胶养血而滋阴，佐以柴胡、桂枝、防风、祛风散邪；桔梗、杏仁、白敛利肺开郁，以行治节；佐以豆卷、神曲运脾气行药力，有补而不腻之功。

【选注】《张氏医通》："薯蓣丸专主表邪不解，误用凉药，伤犯肺胃，自上而下之虚劳。若房劳伤精，郁火伤神，自下而上，由中所发之证，咸非所宜，其立方全以桂枝汤和荣散邪，合理中丸兼理药误，君以薯蓣大理脾肺，毫不及乎补益肾肝，《医门法律》以为虚劳不足最易生风生气，殊失金匮立方本旨。"

十七、虚劳虚烦不得眠，酸枣仁汤主之。

酸枣仁汤方：

酸枣仁二升　甘草一两　知母二两　茯苓二两　芎劳二两（《深师》有生姜二两）

右五味，以水八升，煮酸枣仁，得六升，内诸药，煮取三升，分温

三服。

【语译】虚劳病人，阴血亏虚，心烦，不能安眠，用酸枣仁汤主治。

【提要】本条专论虚烦不眠的证治。

【通解】由于肝血不足，血燥生热，热扰于心，故心烦而不得眠；虚火上炎，故咽干、口燥、盗汗、头晕目眩；血虚则心虚，心虚故心悸。

酸枣仁汤以酸枣仁养肝血，安心神；川芎调肝养血解郁；茯苓、甘草补脾和中，宁心安神；知母滋阴降火，养肺肾之阴以除烦渴。

【选注】《金匮要略论注》："虚劳虚矣，兼烦是挟火，不得眠是因火而气亦不顺也。其过当责心，然心之火盛，实由肝气郁而魂不安，则木能生火。故以酸枣仁之入肝安神最多为君；川芎以通肝气之郁为臣；知母凉肺胃之气，甘草泻心气之实，茯苓导气归下焦为佐。虽曰虚烦，实未尝补心也。"

十八、五劳虚极羸瘦①，腹满不能饮食，食伤、忧伤、饮伤、房室伤、饥伤、劳伤、经络营卫气伤，内有干血，肌肤甲错，两目黯黑②。缓中补虚，大黄䗪虫丸主之。

大黄䗪虫丸方：

大黄十分（蒸）　黄芩二两　甘草三两　桃仁一升　杏仁一升　芍药四两　干地黄十两　干漆一两　虻虫一升　水蛭百枚　蛴螬一升　䗪虫半升

右十二味，末之，炼蜜和丸小豆大，酒饮服五丸，日三服。

【词解】

①羸瘦：全身肌肉消瘦无力。

②两目黯黑：有两种解释：一、两眼呈黑黯色；二、两眼视物发黑。应以前解为得体。

【语译】长久的视、卧、坐、立、行五劳，使心血、肺气、肝筋、肾骨、脾肉极其虚衰，病人有消瘦无力，腹部胀满，不能饮食等症。这是由于食量太多，忧郁太过，多饮不化，房事过度，饥饿和劳累等原因引起，并使经络中营卫之气受到损伤，内有干枯瘀血。瘀血的症状有肌肤粗糙如鳞甲或像粗糙石面，两眼的周围黯黑色。立缓中补虚法，用大黄䗪虫丸主治。

【提要】本条专论虚劳病内有干血的证治。

【通解】由于食伤、忧伤、饮伤、房室伤、饥伤、劳伤、经络荣卫气伤，而劳热煎熬，使经络营卫气血运行不畅，以致内有干血，肌肤不润而如鳞甲之干错。内有干血，气血不能上荣，故两目之色黯黑，瘀血聚于少腹，则少腹硬满，痛而不移，脉多见沉弦涩。

大黄䗪虫丸，以大黄、桃仁润血泻瘀；干漆急窜，破淤逐痹；虻虫、水蛭、蛴螬、䗪虫等动物药，实有虫蚁透剔，活血通络之功；芍药、地黄补益肝肾之阴，而有增血行瘀之义；黄芩、杏仁清肺热，利肺气，热去则血不枯，气调则血不停；甘草健脾，调和诸药，以缓中急。

【选注】《金匮要略直解》："此条单指内有干血而言。夫人或因七情，或因饮食，或因房劳，皆令正气内伤，血脉凝积，致有干血积于中，而虚羸见于外也。血积则不能以濡肌肤，故肌肤甲错，不能以营于目，则两目黯黑。与大黄䗪虫丸以下干血，干血去，则邪除正旺矣，是以谓之缓中补虚，非大黄䗪虫丸能缓中补虚也。"

附方：

《千金翼》炙甘草汤：治虚劳不足，汗出而闷，脉结悸，行动如常，不出百日，危急者，十一日死。

甘草四两（炙） 桂枝 生姜各三两 麦门冬半升 麻仁半升 人参 阿胶各二两 大枣三十枚 生地黄一升

右九味，以酒七升，水八升，先煮八味，取三升，去滓，内胶消尽，温服一升，日三服。

【提要】本方专论虚劳病脉结心悸的证治。

【通解】脾胃虚弱，气血两虚，血不养心，心虚则血行不畅，故脉见结代，而心动悸。血脉虚燥，不能濡养，故失眠盗汗，咽干口燥，身体瘦弱，大便干。心血不足，血气不畅，故见胸闷。

治以炙甘草汤，补阴血，通阳气。方中炙甘草益气补中，化生气血，为复脉之本；人参、大枣补气益胃，气血化生有源；桂枝配甘草通心阳；生姜配白酒通血脉；生地、阿胶、麦冬、麻仁补心血，养心阴，充养血脉。炙甘草汤两补阴血阳气，使心气复而心阳通，心血足而血脉充则诸症自解。

【选注】《金匮玉函要略述义》："一切滋补之剂，皆自此方而变化之者，其言为当。盖此方炙甘草为君，生姜、大枣为臣，地黄、麻仁、阿胶、麦冬为佐，专以滋阴润燥为务，然惧其黏腻凉湿，不利中土，故人参、桂枝为使，更用清酒，并以扶护元阳，旁宣达诸药之力，与肾气丸之桂附救肾中之阳，其趣似异而实同。如后世滋阴诸方，徒哀合群队凉润之品，诚非知制方之旨者矣。"

《肘后》獭肝散：治冷劳，又主鬼疰一门相染。

獭肝一具

炙干末之，水服方寸匕，日三服。

【提要】本条是论述虚劳劳瘵的证治。

【通解】瘵虫传染至体内，耗竭阳气，损伤阴血。阳气虚弱，故病人食少，倦怠乏力。阴血亏损，故潮热，女子血干经闭。津液不润，故音哑。

本方用獭肝一具，炙干为末，内服。獭肝性温，温补阳气。化生阴血，可杀瘵虫，而治冷劳。

【选注】《金匮要略论注》："劳无不热，而独言冷者，阴寒之气与邪为类，故邪挟寒入肝而搏其魂气，使少阳无权，生生气绝，故无不死。又邪气依正气而为病，药力不易及，故难愈。獭者阴兽也……獭肉皆寒，惟肝性独温，故尤宜冷劳，又主鬼疰一门相染。"

小　　结

本篇是论述由于气血虚损的血痹与虚劳两种疾病。血痹病是由于营卫不足，感受风邪，血行涩滞所引起。症状以肢体局部麻痹为主。可用针刺疗法和黄芪桂枝五物汤，通阳行痹则愈。

虚劳病是由于气血阴阳虚损，正气不足，阴阳失调所引起。至于虚劳病症状的性质，可分为三种：一、元阳衰惫的，则多偏于寒证；二、若虚阳上浮的，则多偏于热证；三、气血不能濡养五脏的，则多见五脏不足之征。虚劳病治疗原则：阴虚的养阴以配阳；阳虚的助阳以配阴，血虚的补血，气虚的补气；若干血成劳，外羸而内实，大黄䗪虫丸缓中止痛，补虚化瘀；若气血两虚，中气不立，阴阳不和，难于调理，可用小建中汤，补脾胃之气，化生气血，而调和阴阳，缓急止痛；若阴阳两虚，而心悸不宁，则用桂枝加龙骨牡蛎汤调节阴阳，收敛精气。其他如天雄散之阴阳；

酸枣仁汤之补血，八味肾气丸，阴阳两补；薯蓣丸之正邪兼顾；黄芪建中汤，治虚劳里急；炙甘草汤，治心悸脉结；獭肝散之治冷劳等，究其治疗宗旨，皆是"后天之治本血气，先天之治法阴阳"而已。

【复习思考题】

1. 什么是血痹？

2. 试谈血痹的辨证施治。

3. 什么是虚劳病？

4. 试分析桂枝龙骨牡蛎汤调肾之理。

5. 试分析小建中汤调脾之理。

6. 试谈虚劳腰痛的治法。

7. 试分析薯蓣丸方证。

8. 怎样辨治虚烦不眠？

9. 大黄䗪虫丸缓中补虚的道理是什么？

10. 为什么虚劳病重视调理脾肾？

肺痿肺痈咳嗽上气病脉证治第七

概　　说

本篇主要是讨论肺痿，肺痈和咳嗽上气的辨证施治。这些病的病位都在肺，都有相互联系和相互转化的关系，故在合一篇讨论。

肺痿是肺脏津气不足，肺叶萎弱的病变。本病有寒热之分，热是肺中气燥，津伤不布，则成肺痿；寒是肺寒液凝，气不布津，而成肺痿。肺痿的主要症状是咳唾涎沫。

肺痈是湿热火毒蕴结于肺，而使肺叶痈肿的病变。主要症状有咳嗽胸痛，吐脓痰。本病多属实证。

咳嗽上气，即是咳嗽气喘，辨证有表、里、寒、热、痰、浊、水气之分，为临床常见之症。

肺胀是饮邪填塞肺中，咳嗽上逆，不能平卧，喉中或有痰鸣声。辨证有寒饮、热饮之别。

【学习要求】

一、了解肺痿，肺痈和咳嗽上气的概念。

二、熟悉虚热肺痿的病因病机，熟悉麦门冬汤的应用。

三、熟悉虚寒肺痿的病因病机，熟悉甘草干姜汤的应用。

四、熟悉肺痈未成脓的证治，葶苈大枣泻肺汤的应用原理。

五、熟悉肺痈溃脓期的证治，桔梗汤的应用原理。

六、熟悉《千金》苇茎汤治肺痈的道理。

七、掌握麦门冬汤治疗肺胃津伤的咳嗽上气。

八、掌握皂荚丸治疗痰浊上壅的咳嗽上气。

九、掌握饮邪上逆的咳嗽上气辨证施治。

1. 分析射干麻黄汤方证。

2. 分析厚朴麻黄汤方证。

3. 分析小青龙加石膏汤方证。

4. 分析越婢加半夏汤方证。

5. 分析泽漆汤方证。

【自学时数】5 学时

一、问曰：热在上焦者，因咳为肺痿，肺痿之病，何从得之？师曰：或从汗出，或从呕吐，或从消渴，小便利数，或从便难，又被快药下利，重亡津液，故得之。曰：寸口脉数，其人咳，口中反有浊唾涎沫①者何？师曰：为肺痿之病。若口中辟辟燥②，咳即胸中隐隐痛，脉反滑数，此为肺痈，咳唾脓血。脉数虚者为肺痿，数实者为肺痈。

【词解】

①浊唾涎沫：浊唾是黏稠之痰，涎沫是稀痰。

②辟辟燥：辟者空也。形容口中干燥，津液极少。

【语译】问：热邪在上焦的人，因为咳嗽成为肺痿病，肺痿的病因是什么？老师说：肺痿病或是从汗出太多而得，或是从呕吐太过而得，或是从消渴病尿多而得，或是有大便不通，而用泻下的药物。如此，反复损伤津液，而得了这种病。学生又问：寸口脉数，病人应该有干咳无痰的症状，现在反而吐出黏稠痰涎，这是为什么？老师说：这是肺痿病。假若口中干燥没有津液，咳时胸中隐隐的疼痛，脉来滑数，这是肺痈病，必有咳嗽吐脓血的症状。肺痿病的脉象数而虚，肺痈病的脉象数而实。

【提要】本条是论述肺痿，肺痈的病因，辨证方法。

【通解】肺痿病的成因，由于汗出太多伤津液；或呕吐频作伤胃阴；或因消渴而津液下行，小便利数，伤其津液；或大便秘结，燥热伤津，又攻下过度，重伤津液；如此种种，不一而足。总之，津伤则阴虚，阴虚则生内热，内热熏灼肺叶，肺燥津伤，肺叶枯萎，肺气上逆则发为咳嗽。肺燥火盛，则寸口脉数，热炼津液而为痰，故口中反有浊唾涎沫。

肺痈病是由于湿热火毒聚于肺，壅塞不通，腐肉化脓，故咳唾脓血。邪热在肺；津液不布，则口中干燥；热壅于肺，血脉不利，则胸中隐隐作痛。

肺痿病是燥热伤阴，故脉来虚数。肺痈病是痰热壅塞，故脉数实有力。

【选注】《医宗金鉴》："李彣曰：潘硕甫云：痿与痈，皆热在上焦，其脉皆数，皆咳，亡津液，未有异也。但痿属肺气虚而亡津，虽有热亦不烈，故不致燥涸，虽咳而口中有浊唾涎沫，故脉虽数而虚也；痈则气壅血凝，邪实而热烈，故津液亡而更觉干涸，口中辟辟燥，咳即胸中隐痛，津液即涸，脉应涩滞而反滑数者，蓄热腐脓，脉故数实也。"

二、问曰：病咳逆，脉之，何以如此为肺痈？当有脓血，吐之则死，其脉何类？师曰：寸口脉微①而数，微则为风，数则为热；微则汗出，数则恶寒。风中于卫，呼气不入；热过②于荣，吸而不出；风伤皮毛，热伤血脉；风舍于肺，其人则咳，口干喘满，咽燥不渴，多唾浊沫③，时时振寒④。热之所过，血为之凝滞，蓄结痈脓，吐如米粥。始萌可救⑤，脓成则死。

【词解】

①脉微：沉取则微而不显，意指浮脉而言。

②过：经过。

③浊沫："浊唾涎沫"的简称。

④振寒：恶寒而身体振动。

⑤始萌可救：病在萌芽时可以挽救。

【语泽】学生问：病人咳嗽，气上逆，诊得什么脉象，可以确诊为肺痈。还要及早推断肺中脓血正在形成，若待脓血已成，口吐而出，这是危重症，怎样从脉象上来诊断呢？老师说：肺痈病初起，寸口的脉象微而数，微脉是外感风邪，数脉是郁而发热，脉微有汗出的症状，脉数有恶寒的症状，风邪闭郁于卫，还有呼气多，吸气少的症状。热邪传入荣血，则有吸气多，呼气少的症状。肺痈病有风邪伤于皮表，热邪伤于血脉。风邪伤于皮表，内留于肺，有咳嗽、口干、喘息、胸满、咽喉干燥、不渴、口吐大量的浊唾涎沫，经常怕冷寒战等症。热伤血脉，血脉凝滞，热蓄血结为痈肿，而后化脓，所吐之物如米粥。肺痈病开始萌发可救，脓成溃破就很危险。

【提要】本条专论肺痈病的病因，病机和几个阶段。

【通解】肺痈病的形成，可分为三个阶段：一、风热之邪始伤于卫；二、风热之邪，内舍于肺，凡此犹属邪浅病轻，尚未成为肺痈，故易于治疗，其预后也是良好；三、风热火毒内传荣分，而壅结于肺，邪深病重，则成为肺痈，脓成之后，不易治疗，其预后较差。

寸口脉微而数。微，指沉取无力，乃浮脉之象，为风中于卫；数脉为热，主热在于内。微为风，风性涣散则汗出；数为热，内热而外风则反恶寒。风伤于卫，气得风而浮，则呼气不入，气出利而入难，热过于荣，血得热而壅，气亦因之不伸则吸而不出，此证风伤皮毛虽浅，而热伤血脉则深。风邪从卫入荣，而内舍于肺，结而不散，则使肺气不利而作咳；肺热而壅，则口干喘满；因热在血中，故咽燥而不渴；热邪必伤肺之津液不布，故多唾浊沫；热盛于里而反时时振寒，由是热之所过，则血为之凝滞，蓄结于肺叶而为痈脓，故吐如米粥之脓样物。

【选注】《医门法律》："风初入卫，尚随呼气而出，不能深入，所伤者不过在于皮毛，皮毛者肺之合也，风由所合，以渐舍肺俞，而咳唾振寒，兹时从外入者，从外出之易易也；若夫热过于营，即随吸气深入不出，而伤其血脉矣。卫中之风，得营中之热，留恋固结于肺叶之间，乃致血为凝滞，以渐结为痈脓，是则有形之败浊必从泻肺之法而下驱之，若得其毒随驱下移，入胃、入腹、入肠，再一驱即尽去不留矣，安在始萌不救；听其脓成而致肺叶腐败耶。"

三、上气^①，面浮肿，肩息^②，其脉浮大，不治，又加利，尤甚。

【词解】

①上气：指气喘。

②肩息：指摇肩呼吸，呼吸困难之状。

【语译】患气喘的病人，在严重时期，有颜面浮肿，呼吸困难而两肩动摇，脉象浮大，不易治疗。再出现腹泻症状，病人危险得很。

【提要】本条是论述气喘重症的预后。

【通解】上气面浮肿，摇肩呼吸，气有升而无降，切其脉浮大无根，反映肾不纳气，元阳之根已拔，故不治。又加下利，阳脱于上，阴脱于下，阴阳离决之象，故尤甚。

【选注】《金匮要略浅注补正》："此是较论上气，而非肺痈者也。师意以为肺痿、肺痈无不上气，而亦有非肺痿、肺痈独见上气之症者。总之，上气而浮肿，肩息，脉浮大者，不但肺不制，兼之肾气脱，为不治也；又加下利，脾肾皆脱，为尤甚矣。此明上气症，又与痈痿之上气有别也。"

四、上气，喘而躁者，属肺胀，欲作风水，发汗则愈。

【语译】病人呼吸之气上逆，呼吸急促而烦躁不安，这是浊邪填塞肺中的肺胀病。水浊外停，可发生类似风水的全身水肿的病症，用发汗的方法可以治愈。

【提要】本条是论述寒饮入肺的辨证，以及转归。

【通解】由于风寒外束，肺失宣降，水饮内停，肺气壅闭，气机不利，故肺气胀满，上逆而喘，烦烦不安。本证肺气壅闭，不能通调水道，水湿溢于肌表，可能成为风水。肺胀病因，主要是风寒外束，水饮内积，若发汗散风寒，则肺气通畅，肃降得宜，水饮可以解除，而诸症自减。

【选注】《金匮要略心典》："上气喘而燥者，水性润下，风性上行，水为风激，气凑于肺，所谓激而行之，可使在山者也。故曰欲作风水。发汗令风去，则水复其润下之性矣。故愈。"

五、肺痿吐涎沫而不咳者，其人不渴，必遗尿、小便数。所以然者，以上虚不能制下①故也。此为肺中冷，必眩、多涎唾，甘草干姜汤以温之。若服汤已②渴者，属消渴。

甘草干姜汤方：

甘草四两（炙）　干姜二两（炮）

右哎咀，以水三升，煮取一升五合，去滓，分温再服。

【词解】

①不能制下：不能制约下焦。

②服汤已：已，意完了。服完汤药之后。

【语译】肺痿病有口吐涎沫而无咳嗽症状的，病人不口渴，必定有遗尿和小便频数等症状。所以引起这些病症，是因为上焦肺气虚弱，不能制约下焦的原因。这是肺气虚寒病，必然产生眩晕，多吐涎唾。治以甘草干姜汤温肺复气。假若服甘草干姜汤以后，口渴饮水的，可继续按消渴病的治疗法则进行治疗。

【提要】本条专论虚寒肺痿的证治。

【通解】虚寒肺痿因为上焦阳虚，肺中寒冷，气虚不能敷布津液于诸经，所以多吐涎沫。其人不咳不渴，反映了肺气虚寒。不能制约下焦之阴水，则未到溺时，必自遗尿，而小便频数，是其特点。由于肺冷于上，上焦阳气不足，必见头眩之症。

治以甘草干姜汤温肺气，行津液，制约下焦之阴水。方用甘草、干姜辛甘化阳，以温肺寒。温则能行津液，利阳气，气利则津达，肺得其养，则不痿。方取理中之半，具有振中阳，补土暖金之义。

若服甘草干姜汤后，而反口渴者，说明此证已属消渴，则按消渴病治疗原则进行治疗。

本条说明虚寒肺痿的治疗要温肺复气，待阳气复，而津液敷布，则唾症自愈，而肺痿可复。

【选注】《医宗金鉴》："肺中冷，则其人必不渴，遗尿小便数，头眩多涎唾。所以然者，以上焦阳虚，不能约制下焦阴水，下焦之水泛上而唾涎沫，用甘草干姜汤以温散肺之寒饮也。"

六、咳而上气，喉中水鸡①声，射干麻黄汤主之。

射干麻黄汤方：

射干十三枚（一法三两）　麻黄四两　生姜四两　细辛　紫菀　款冬花各三两　五味子半升　大枣七枚　半夏（大者，洗）八枚（一法半升）

右九味，以水一斗二升，先煮麻黄两沸，去上沫，内诸药，煮取三升，分温三服。

【词解】

①水鸡：即田鸡。水鸡声，是形容哮喘的痰鸣声连连不绝。

【语译】病人咳嗽，气喘上逆，咽喉中有痰鸣声，用射干麻黄汤主治。

【提要】本条是论述寒饮咳喘的辨证论治。

【通解】外受风寒，闭塞肺气，水饮内发，痰阻其气，气触其痰，故咳嗽喘急，喉中连连如水鸡之鸣。

治以射干麻黄汤散寒宣肺，开气道之痹。方中麻黄、细辛温经散寒，开肺化饮；款冬、紫菀温肺止咳；半夏、生姜涤痰降逆；射干开利咽喉气道；五味子收敛肺气，以监麻黄、细辛之散；大枣安中扶虚，调和诸药。

【选注】《医门法律》："上气而作水鸡声，乃是痰碍其气，气触其痰，风寒入肺之一验耳。发表、下气、润燥、开痰，四法萃于一方，用以分解其邪，不使之合，此因证定药之一法也。"

七、咳逆上气，时时吐唾浊，但坐不得眠，皂荚丸主之。

皂荚丸方：

皂荚八两（刮去皮，用酥^①炙）

右一味，末之，蜜丸梧子大，以枣膏和汤服三丸，日三夜一服。

【词解】

①酥：指牛羊乳中所炼出的油。用酥炙以后，脆裂而易研末。

【语译】咳嗽气喘，肺气上逆，时时吐出黏稠浊痰，只能坐立，不能平卧睡眠的，用皂荚丸主治。

【通解】由于上焦有热，煎熬津液，形成稠黏的浊痰，阻碍气道，肺金不能肃降，故咳嗽气喘，时时吐出浊痰。痰浊壅盛，吐之不尽，卧则痰上而阻气，呼吸不利，故但坐而不得平卧。

本证之痰浊有胶固不拔之势，如不迅速扫除，则痰壅气闭，使人闷绝。治以皂荚丸，皂荚涤痰去垢，扫除痰浊，其力最猛；又饮用枣膏，使其安胃补脾；用蜜为丸，以制其悍，又有生津润肺之效，俾涤痰破结而又不伤正，为制方之旨。

【选注】《金匮要略心典》："浊，浊痰也。时时吐浊者，肺中之痰，随上气而时出也。然痰虽出而满不减，则其本有固而不拔之势，不迅而扫之不去也。皂荚味辛入肺，除痰之力最猛，饮以枣膏，安其正也。"

八、咳而脉浮者，厚朴麻黄汤主之。

厚朴麻黄汤方：

厚朴五两　麻黄四两　石膏如鸡子大　杏仁半升　半夏半升　干姜二两　细辛二两　小麦一升　五味子半升

右九味，以水一斗二升，先煮小麦熟，去滓，内诸药，煮取三升，温服一升，日三服。

【语译】咳嗽，又有脉浮等症的，用厚朴麻黄汤主治。

【提要】本条是论述寒饮上迫于肺的证治。

【通解】由于外感风寒，引动内饮，寒饮上迫于肺，多见咳嗽气逆，肺胀胸满。邪上逆，阻碍肺气，痰声漉漉，咽喉不利。饮邪郁而化热，热气上蒸，多见烦躁，但头汗出，脉浮等症。

治宜厚朴麻黄汤解表散寒，降逆化饮。方中麻黄、细辛发散风寒，宣肺平喘；厚朴、半夏利气降逆，化饮止咳；干姜温暖脾肺，温散寒饮；杏仁利气化痰；五味子摄纳上冲之气；石膏清热，除烦止汗，清肺镇逆平喘；小麦补正安中，敛心气，养心阴，清热除烦。

【选注】《医宗金鉴》："李彣曰：咳者，水寒射肺也；脉浮者，停水而又挟风以鼓之也。麻黄去风散肺逆，与半夏、细辛、干姜、五味子、石膏同用，即前小青龙加石膏为解表行水之剂也。然土能制水，而地道壅塞，则水亦不行，故用厚朴疏敦阜之土，使脾气健运，而水自下泄矣。杏仁下气去逆，小麦入心经能通火气，以火能生土助脾，而共成决水之功也。"

九、脉沉者，泽漆汤主之。

泽漆汤方：

半夏半升　紫参五两（一作紫菀）　泽漆三斤（以东流水五斗，煮取一斗五升）　生姜五两　白前五两　甘草　黄芩　人参　桂枝各三两

右九味，哎咀，内泽漆汁中，煮取五升，温服五合，至夜尽。

【语译】咳嗽而脉沉的，用泽漆汤主治。

【提要】本条是论水饮内停的证治。

【通解】从简单的脉证和方药两方面分析，其病机是：脾虚不能运化，水湿内停，水饮迫肺，故咳嗽上气。水饮上逆于胃，多见恶心呕吐；水湿溢于肌肤，多见身肿。

治以泽漆汤，逐水通阳，止咳平喘。方中泽漆逐水，消痰行水之力较猛；桂枝通阳，温化水湿；紫菀、白前温肺，止咳平喘；生姜、半夏温胃，散水湿，降逆气；黄芩清肺，除水饮久郁所生之热；人参、甘草扶正健脾，运化水湿。

【选注】《医宗金鉴》："脉沉为水，以泽漆为君者，因其功专于消痰行水也；水性阴寒，桂枝行阳气以导之。然所以停水者，以脾土衰不能制水，肺气逆不能通调水道，故用人参、紫参、白前、甘草补脾顺肺，同为制水利水之方中。黄芩苦以泄之，半夏、生姜辛散之也。"

十、火逆上气，咽喉不利，止逆下气者，麦门冬汤主之。

麦门冬汤方：

麦门冬七升　半夏一升　人参二两　甘草二两　粳米三合　大枣十二枚

右六味，以水一斗二升，煮取六升，温服一升，日三夜一服。

【语译】火热之气向上冲逆。咽喉干痒，痰黏不利，降火逆，消冲气，可用麦门冬汤主治。

【提要】本条是论述虚火上炎的咳喘证治。

【通解】肺胃津液耗损，燥火内盛，虚火上炎，肺中燥热而不得滋润，故见咳逆上气，脉来虚数等症。阴液虚少，不润咽喉，故咽喉燥津不利，口干欲得凉润，其舌光红少苔。

治以麦门冬汤，清养肺胃，止逆下气。方中重用麦门冬，滋养肺胃之阴液，清降肺胃之虚火；半夏用量极小，为麦冬七分之一，有降逆开结而疏通津液流行之道；用人参、粳米、甘草、大枣益气养胃，生津润燥，脾胃健运，津液充足，上承于肺，虚火自敛，咳逆上气等症亦可随之消解。

【选注】《金匮要略方论本义》："火逆上气，挟热气冲也，咽喉不利，肺燥津干也。主之麦冬生津润燥，佐以半夏开其结聚，人参、甘草、粳米、大枣概施补益于胃土，以资肺金之助，是为肺虚有热津短者立法也，亦所以预救乎肺虚而有热之痿也。"

十一、肺痈，喘不得卧，葶苈大枣泻肺汤主之。

葶苈大枣泻肺汤方：

葶苈（熬令黄色，捣丸如弹丸大）　大枣十二枚

右先以水三升，煮枣取二升，去枣，内葶苈，煮取一升，顿服。

【词解】熬：当炒字解。

【语译】肺痈病，喘息，不能平卧，可用葶苈大枣泻肺汤主治。

【提要】本条专论肺痈脓未成时的证治。

【通解】肺痈初期，风热病毒，浊唾涎沫，壅滞于肺，阻碍气机，因而咳喘不能平卧，甚或胸中隐隐作痛。

治以葶苈大枣泻肺汤，乘其始萌，一泻而去其邪。方中葶苈苦寒滑利，开泄肺气，泻水逐痰；佐以大枣之甘以和药力，而有安胃补脾，补正生津，调和药性的作用。

【选注】《金匮要略编注》："此治标之方也。风中于卫，血气壅逆，呼气不入，则喘不得卧，因循日久，必致肺叶腐败，吐脓而死，故用葶苈急泻肺实之壅，俾气血得利，不致腐溃吐脓，且以大枣先固脾胃之元，其方虽峻，不妨用之耳。"

十二、咳而胸满，振寒，脉数，咽干不渴，时出浊唾腥臭，久久吐脓如米粥者，为肺痈，桔梗汤主之。

桔梗汤方：亦治血痹

桔梗一两　甘草二两

右二味，以水三升，煮取一升，分温再服，则吐脓血也。

【语译】有咳嗽，胸满，发热寒慄，脉数，咽喉干燥，不渴，时常吐出腥臭的浊唾黏痰，久而久之则吐出米粥一样的脓血，这是肺痈病，可用桔梗汤主治。

【提要】本条专论肺痈已经成脓的证治。

【通解】由于肺痈日久，腐血为脓，故时出浊唾腥臭，或久久吐出如米粥样的脓，叫作肺痈。毒热郁于里，而使皮表不固，故脉数而振寒。湿热郁于肺络，肺气不利，故咳而胸满。毒热壅于肺之血脉，故咽干而不渴。

治以桔梗汤，为治肺痈之主方，此病为风热所壅，故以桔梗开结排脓；热聚成毒，故用甘草清热解毒。甘草倍于桔梗，其力似乎太缓，实为痈脓已成，正伤毒溃之治法。

【选注】《金匮要略论注》："此乃肺痈已成，所谓热过于荣，吸而不出，邪热结于肺之荣分，故以苦梗下其结热，开提肺气，生甘草以清热解毒，此亦开痹之法，故又注曰再服则吐脓血也。"

十三、咳而上气，此为肺胀，其人喘，目如脱状①，脉浮大者，越婢加半夏汤主之。

越婢加半夏汤方：

麻黄六两　石膏半斤　生姜三两　大枣十五枚　甘草二两　半夏半斤

右六味，以水六升，先煮麻黄，去上沫，内诸药，煮取三升，分温三服。

【词解】

①目如脱状，是指两目外鼓，如脱出之状。

【语译】咳嗽，肺气上逆，这是肺胀病。病人还有呼吸气喘，两目突出，脉象浮大等症。治宜越婢加半夏汤。

【提要】本条是论述热饮肺胀的证治。

【通解】由于外感风热，水饮内发，内外合邪，热饮上蒸，填塞肺中，肺气胀满，故咳嗽上气，喘急不得息，喘甚则两目鼓出，如欲脱状。其脉浮大者，为风邪热饮盛于表里，而不解也。

治宜越婢加半夏汤。用麻黄、生姜攻外宣肺，发越水气；石膏清肺中之热，以降肺气；半夏降逆化痰；大枣健脾补中，调和诸药。

【选注】《金匮要略心典》："外邪内饮，填塞肺中，为胀，为喘，为咳而上气。越婢汤散邪之力多，而蠲饮之力少，故以半夏辅其未逮。不用小青龙者，以脉浮且大，病属于阳热，故利辛寒，不利辛热也。目如脱状者，目睛胀突如欲脱落之状，壅气使然也。"

十四、肺胀，咳而上气，烦躁而喘，脉浮者，心下有水，小青龙加石膏汤主之。

小青龙加石膏汤方：（《千金》证治同，外更加胁下痛引缺盆。）

麻黄　芍药　桂枝　细辛　甘草　干姜各三两　五味子　半夏各半升　石膏二两

右九味，以水一斗，先煮麻黄，去上沫，内诸药，煮取三升，强人服一升，羸者减之，日三服，小儿服四合。

【语译】肺胀病人，咳嗽、肺气上逆、烦躁、气喘、脉浮，是心下有水气。可用小青龙加石膏汤主治。

【提要】本条是论述寒饮挟热邪肺胀的辨证施治。

【通解】由于外感风寒，寒饮内发，内外合邪，郁而生热，故咳而上气，烦躁而喘。脉浮，指此证为风饮，与肺痈证不同。

治以小青龙加石膏汤，外散寒饮，内清烦热，介于越婢汤、大青龙汤之间，寒温并进，而不相碍。

【选注】《金匮要略浅注》："心下有水，咳而上气，以小青龙为的对之剂，然烦躁则挟有热邪，故加石膏，参用大青龙之例，寒温并进，两不相碍。石膏宜生用，研末，加倍用之方效。"

附方：

外台炙甘草汤：治肺痿涎唾多，心中温温液液①者。（方见虚劳中。）

【词解】

①心中温温液液：泛泛欲吐之意。

【提要】本方是论凉燥肺痿的证治。

【通解】由于凉燥之气伤于肺，肺虚气乏，不能敷布津液布达周身，反聚而为涎，故吐涎唾多。肺气虚乏，津液不能流布，化成痰涎，积于膻中，故心中温温液液。

治以炙甘草汤，温润肺气，以行津液。方中人参、炙甘草、生姜、大枣温补脾肺，两补气阴，温润肺气；桂枝温通阳气，以行津液；麦冬、生地、麻仁、阿胶滋补阴血，润肺滋燥。

【选注】《金匮要略方论集注》："汪双池曰：肺痿者，肺虚气惫而肺叶枯萎，此乃清燥之甚，如秋树之枯叶，非由火热，与肺痈大不相似。纵有热而咳血者，亦属燥淫所郁之阴火，非实火也，故仲景治肺痿用此汤，乃甘草干姜汤。肺枯而反多唾者，肺燥之甚，不能复受津液，则胃气之上蒸者皆化痰涎而已。痰涎积于膻中津液不复流布，故心中温温液液。"

《千金》甘草汤：
甘草
右一味，以水三升，煮减半，分温三服。

【提要】本方是论凉燥肺痿的治法。

【通解】由于凉燥之气伤于肺，肺叶枯萎，不能敷布津液，故涎唾多。肺痿不能流布津液，津液化为痰涎，积于膻中，故心中温温液液。治用甘草汤，方中只甘草一味，健脾消饮，生津润燥，清肺胃虚热，解毒扶正，可疗肺痿疾患。

【选注】《金匮要略论注》："肺痿之热由于虚，则不可直攻。故以生甘草之甘寒频频呷之，热自渐化也。"

《千金》生姜甘草汤：治肺痿咳唾涎沫不止，咽燥而渴。
生姜五两　人参二两　甘草四两　大枣十五枚。
右四味，以水七升，煮取三升，分温三服。

【提要】本条是论述燥伤肺胃之肺痿的辨证论治。

【通解】由于脾胃中虚，土不生金，土虚则使水湿上逆，反阻其津液不能上滋，以致肺叶枯萎，故咳唾涎沫不止。胸咽干槁无液以滋则咽燥而渴。

治宜生姜甘草汤，培土生金，滋津润燥，方中人参、甘草、大枣补脾气，运化津液，润枯泽槁；生姜辛散温通，布散津液。

【选注】《金匮要略论注》："此汤即甘草一味方广其法也。谓胸咽之中，虚热干枯，故参、甘以生津化热，姜、枣以宣上焦之气，使胸中之阳不滞而阴火自熄也，然亦非一二剂可以效期。"

《千金》桂枝去芍药加皂荚汤：治肺痿吐涎沫。

桂枝　生姜各三两　甘草二两　大枣十枚　皂荚一枚（去皮子，炙焦）

右五味，以水七升，微微火煮取三升，分温三服。

【提要】本方是论述虚寒凝滞肺痿的辨证施治。

【通解】由于虚寒不得温润，胸阳不布，而使肺津枯槁，因而成痿。此证吐涎沫，则非无津液，乃是虽得津液而不能收摄分布。

治宜桂枝去芍药加皂荚汤。方中甘草、生姜、大枣温补心肺阳气，而有生津润燥，散寒温肺的功效；桂枝温通肺络，宣行营卫；加皂荚利涎通窍，以除浊痰。

【选注】《金匮要略编注》："用桂枝汤嫌芍药酸收，故去之；加皂荚利涎通窍，不令涎沫壅遏肺气而致喘痿；桂枝和调营卫，俾营卫宣行，则肺气振，而涎沫止矣。"

《外台》桔梗白散：治咳而胸满，振寒，脉数，咽干不渴，时出浊唾腥臭，久久吐脓如米粥者，为肺痈。

桔梗　贝母各三分　巴豆一分（去皮，熬研如脂）

右三味，为散，强人饮服半钱匕，羸者减之。病在膈上者，吐脓血，膈下者泻出；若下多不止，饮冷水一杯则定。

【提要】本方是论述湿热火毒肺痈的证治。

【通解】由于寒痰冷饮壅滞于肺，日久化热而腐溃气血，则见胸满隐痛，咳嗽吐黄痰腥臭，久久吐脓如米粥，成为肺痈。脓成于内，毒气外见，则振寒脉数，寒痰之邪，使津液不布，则咽干不渴。

治以桔梗白散泻痰排脓。方中贝母开胸中之郁结，以利巴豆之峻攻，而急破其脓，驱毒下出，桔梗开提肺气，载药上行，以驱尽胸肺之毒。

【选注】《金匮要略论注》："此即前桔梗汤证也。然此以贝母巴豆易去甘草，则迅利极矣。盖此等证危在呼吸，以悠忽遗祸不可胜数，故确见人强或证危。正当以此急救之。不得嫌其峻，坐以待毙也。"

《千金》苇茎汤：治咳有微热，烦满，胸中甲错，是为肺痈。

苇茎二升　薏苡仁半升　桃仁五十枚　瓜瓣半升

右四味，以水一斗，先煮苇茎得五升，去滓，内诸药，煮取二升，服一升，再服，当吐如脓。

【提要】本条论肺痈成脓的证治。

【通解】由于湿热内结，痰热瘀血郁结肺中，故咳嗽微热，烦满，吐腥臭黄痰脓血。气滞血凝在肺，不能荣养肌肤，故胸部皮肤粗糙如鳞甲状。

治宜苇茎汤泄肺中痰热瘀血。方中苇茎清肺泄热，利肺滑痰；薏苡仁通络渗利湿浊排脓，清肃肺经脓毒；冬瓜子清化热结，涤脓血浊痰；桃仁活血祛瘀，泻血分热毒。

【选注】《金匮要略论注》："此治肺痈之阳剂也。盖咳而有微热，是邪在阳分也；烦满，则挟湿矣，至胸中甲错，是内之形体为病，故甲错独见于胸中，乃胸上之气血两病也。故以苇茎之轻浮而甘寒者，解阳分之气热；桃仁泻血分之结热；薏苡下肺中之湿；瓜瓣清结热而吐其败浊。所谓在上者越之耳。"

十五、肺痈胸满胀，一身面目浮肿，鼻塞清涕出，不闻香臭酸辛，咳逆上气，喘鸣迫塞，葶苈大枣泻肺汤主之。（方见上。三日一剂，可至三四剂，此先服小青龙汤一剂乃进，小青龙汤方见咳嗽门中）

【语译】肺痈病，胸中胀满，面目以及全身浮肿，鼻塞不通，或流出清涕，闻不见香臭酸辛等气味，咳嗽，肺气上逆，喘息痰鸣，痰涎壅塞。可用葶苈大枣泻肺汤主治。

【提要】本条是论述肺痈脓未成的辨证施治。

【通解】由于痰热火毒，浊唾涎沫，壅塞于肺，气机被阻，故胸满而胀，喘鸣迫塞。肺气壅塞，通调水道失职，则水气泛溢，故一身面目浮肿。肺气不利，不摄津液，故鼻塞流涕，不闻香臭。治宜葶苈大枣泻肺汤，开泄肺气。

【选注】《金匮要略直解》："痈在肺，则胸胀满；肺朝百脉而主皮毛，肺病，则一身面目浮肿也，肺开窍于鼻，肺气壅滞，则畜门不开，但清涕渗出，而浊脓犹塞于鼻肺之间，故不闻香臭酸辛也。以其气逆于上焦，则有喘鸣迫塞之证，与葶苈大枣汤以泻肺。"

小　　结

本篇论述肺痿，肺痈以及咳嗽上气的辨证论治。肺痿有虚热与虚寒两种类型。虚热肺痿可用麦门冬汤，养胃润肺，并清虚火。虚寒肺痿先用甘草干姜汤，温肺复气，以制下焦，而布津液。

肺痈要辨脓成与未成，未成脓时，可用葶苈大枣泻肺汤，开泄肺气。若已成脓，时间已久，用桔梗汤，排脓解毒而不伤正。至于《千金》苇茎汤，为清泻肺热，兼有逐痰排脓解痈作用，对于肺痈的脓成与未成均可应用。

咳嗽上气有寒热虚实之分，虚火上炎的咳嗽喘，可用麦门冬汤清养肺胃，止逆下气，痰浊壅盛的咳喘，可用皂荚丸涤痰去垢；外寒内饮的咳喘，可用射干麻黄汤散寒开痹化饮；寒饮上迫的咳喘，可用厚朴麻黄汤温散寒邪，降逆化饮；水饮内停的实性咳喘，可用泽漆汤逐水气，止咳平喘。

肺气胀满是因痰饮郁肺而引起。要辨清寒饮与热饮的不同。如热饮填塞肺中，可用越婢加半夏汤，宣肺泄热，降逆平喘；寒饮壅肺，内挟有烦热，可用小青龙加石膏汤，外散寒饮，内清热邪。

【复习思考题】

1. 什么是肺痿病？
2. 什么是肺痈病？
3. 什么是咳嗽上气病？
4. 什么是肺胀病？
5. 试谈肺痿病的辨证论治。
6. 试谈肺痈病的辨证论治。
7. 试分析射干麻黄汤方证。
8. 试分析皂荚丸方证。
9. 试分析厚朴麻黄汤方证。
10. 试谈肺胀病的辨证论治。

奔豚气病脉证治第八

概　　说

本篇是论述奔豚气病的辨证施治。奔豚气是指气从少腹上冲咽喉的一种突然发作性疾病。病人自觉有一股气上冲，如豚上奔，故称奔豚病。其病机有因肝因肾和寒热之不同。主证是气从少腹，上冲咽喉，发作欲死，复还止。又有以下三种病当与奔豚气互相鉴别。

《难经·五十一难》中有肾积奔豚，《素问·骨空论》中有冲疝，《金匮·痰饮篇》中有冲气等病，症状都有气从少腹上冲咽喉，与奔豚症状相似，但病机不同。肾积奔豚是少腹素有积块，在发作时，结块上冲至心下，其上冲无定时，不上冲时积块仍在原来部位。冲疝是腹部剧痛，气从少腹上冲心胸，冲而疼痛，兼有二便不通等症。冲气是以气从少腹上冲胸咽为主症，又见手足厥逆，小便难，脉沉微，面热而红，头目眩晕等症。

【学习要求】

一、奔豚气病的病因主要是从惊恐得之，也有发汗加烧针得之，也有水气病误汗而致。病位在冲脉，病机是损伤阳气，冲气向上而致。

二、熟记奔豚气病的主症。

三、因肝郁上冲的用奔豚汤。由外邪引发的服桂枝加桂汤，外用灸法。因误汗伤阳有水饮上冲的，可用茯苓桂枝甘草大枣汤。

【自学时数】 3 学时

一、师曰：病有奔豚①，有吐脓，有惊怖②，有火邪③，此四部病，皆从惊发④得之。

师曰：奔豚病，从少腹起，上冲咽喉，发作欲死，复还止，皆从惊恐得之。

【词解】

①奔豚：病名，或作贲豘。为一种发作性的疾病，形容其症状如豚向上奔突。

②惊怖：病名，惊惧恐怖的意思。

③火邪：病名，热性病。

④惊发：惊恐之后而发热的病机。

【语译】老师说：疾病中有奔豚，有吐脓，有惊怖，有火邪，这四种病的病机是惊恐之后，气乱发作而得的。老师说：奔豚病发作的时候，自觉有一物如豚，从少腹起向上冲到咽喉，发作时很痛苦，上冲之物降到少腹，疾病就停止了，这种病是因惊恐而得的。

【提要】本条是论述奔豚，吐脓，惊怖，火邪四种病的病机。

【通解】惊吓之后，气动而乱，郁结化热，热入于肺，成为肺痈，可以吐脓。热移于胃，成胃脘痈，可以吐脓。惊吓之后，气乱生火，火热熏灼上焦，而为火邪上炎之病。惊恐之后，气乱而无所主，气积于下，而向上冲突，如豚上奔，从少腹起，上冲咽喉，痛苦异常。豚气复还原位，其病亦止。

【选注】《金匮要略方论本义》："凡人心藏神，心安则神安。若因外事猝起惊动其心，则神魂飞越，而为气，为血，俱从之奔越矣。又凡人喜则气开，忧则气敛，怒则气侈，恐则气歉，心既惊动而气血随之，更复气歉，消阻闭藏，遂结聚成病，此奔豚、吐脓、惊怖、火邪四部病之根源也。

四部者一气所成，而各聚不同，故分四种。就分属位置而言之，可谓之四部也。气动而积热随之，入肺结聚则可成肺痈为吐脓。气动而神不安其舍，惊气即为邪气，返于心而结聚为惊怖。气动而心火随之上炎，熏灼于上焦而结聚为火邪。此三者各因其人何部受邪，病即中于何部，莫非扰乱其志而凌突其气之故也。"

《医宗金鉴》："奔豚者，肾病也，以其病从少腹上冲咽喉，有如豚窜奔突之状，故名之也。发作则肾气上乘于心而欲死，作已则气衰复还于肾而止，故其病虽有微甚不同，然必皆从惊恐得之。盖惊伤心，恐伤肾。两脏交病也。水能胜火，肾上凌心，故治法宜泻肾而补心也。"

二、奔豚气上冲胸，腹痛，往来寒热，奔豚汤主之。

奔豚汤方：

甘草　芎䓖　当归各二两　半夏四两　黄芩二两　生葛五两　芍药二两　生姜四两　甘李根白皮一升

右九味，以水二斗，煮取五升，温服一升，日三服，夜一服。

【语译】奔豚病在发作时，有气上冲胸、腹中疼痛、往来寒热等症状，用奔豚汤主治。

【提要】本条是论述肝气上逆而作奔豚的证治。

【通解】由于情志不舒，肝气郁结，化热而动，其气上冲，故为气上冲胸；肝气犯胃，胃气郁滞不通，故见腹痛；肝胆相为表里，肝气为病，则使少阳之气拂郁，故见往来寒热。

治以奔豚汤，疏肝清热，降逆止痛。方中重用甘李根白皮清热降逆；葛根、黄芩清火平肝；川芎、当归、芍药调肝和血，而芍药、甘草相合又可缓急止痛；生姜、半夏和胃降逆。诸药相配，使肝气调达，则冲气自降，诸症即愈。

本证是肝郁化热引起的奔豚，方中重用甘李根白皮清肝火，降冲逆。然李根白皮，有催吐作用，故不宜多用。

【选注】《金匮要略浅注》："此言奔豚之由肝邪而发者，当以奔豚汤畅肝气而去客邪也。又云：《伤寒论》云：厥阴之为病，气上冲心。今奔豚而见往来寒热腹痛，是肝脏有邪而气通于少阳也。"

三、发汗后，烧针令其汗，针处被寒，核起而赤者，必发奔豚，气从少腹上至心，灸其核上各一壮①，与桂枝加桂汤主之。

桂枝加桂汤方：

桂枝五两　芍药三两　甘草二两（灸）　生姜三两　大枣十二枚

右五味，以水七升，微火煮取三升，去滓，温服一升。

【词解】

①一壮：每烧艾炷一枚，名为一壮。

【语译】太阳病发热，用发汗药发汗之后，又用烧针发其汗，烧针的部位感了寒邪，针处起红色肿核的病人，必定要发奔豚病，主要症状是有一股气，从少腹上冲至心胸。遇到这种病情，在肿核上灸一壮，可以用桂枝加桂汤主治。

【提要】本条是论述阳气衰弱，阴寒上冲之奔豚病的证治。

【通解】因太阳病，发汗不解，又用烧针再发其汗，以致腠理大开，卫阳不固，风寒外入，针处被寒，寒凝血脉，瘀结针孔，故见核起而赤的红硬结块。由于一汗再汗，心阳必虚，内外阴寒相援，故可上冲心阳，而发为气从少腹上冲至心，重则发作欲死。

治以艾炷，外灸其核，温散阴寒；内服桂枝加桂汤，外散寒邪，内泄阴气。方中重用桂枝，助心阳以散阴寒，平冲降逆。本证内外两法同治，共奏温阳散寒，降逆平冲，调和营卫的作用。

【选注】《医宗金鉴》："烧针，即温针也，烧针取汗亦汗法也。针处宜当避寒，若不知谨，外被寒袭，火郁脉中，血不流行，所以有结核肿赤之患也。夫温针取汗，其法亦为迅烈矣，既针而营不奉行作解，必其人素寒阴盛也。故虽有温针之火，但发核赤，又被寒侵，故不但不解，反召阴邪，而加针之时，心既惊虚，所以肾水阴邪，得上凌心阳而发奔豚也。奔豚者，肾水阴邪之气，从少腹上冲于心，若豚之奔也。先灸核上各一壮者，外祛其寒邪，继与桂枝加桂汤者，内伐其肾邪也。"

《金匮要略方论本义》："灸后以桂枝加桂汤主之，意取升阳散邪，固卫补中，所以为汗后感寒，阳衰阴乘之奔豚立法也。与前条心动气弛，气结热聚之奔豚，源流大别也。"

四、发汗后，脐下悸者，欲作奔豚，茯苓桂枝甘草大枣汤主之。

茯苓桂枝甘草大枣汤方：

茯苓半斤　甘草二两（炙）　大枣十五枚　桂枝四两

右四味，以甘澜水一斗，先煮茯苓，减二升，内诸药，煮取三升，去滓，温服一升，日三服。甘澜水法：取水二斗，置大盆内，以杓扬之，水止有珠子五六千颗相逐，取用之。

【语译】病人在发汗以后，脐下有跳动症状的，这是将要发生奔豚病的征兆，可用茯苓桂枝甘草大枣汤主治。

【提要】本条论述心阳不足，水饮内动，欲作奔豚气的证治。

【通解】由于下焦素有水饮停留，复感风寒，发汗过多，内伤心阳，心阳不能下温肾水，水气欲往上冲，水与气搏，所以脐下筑筑然而动悸，此乃欲作奔豚之兆。

治以苓桂甘枣汤，温阳利水，培土渗湿。本方以茯苓、桂枝为主药，温阳化水，交通心肾，泄降冲逆；甘草、大枣和中益气，培土制水。诸药相配，共奏温阳下气，培土伐水之功。

本方与桂枝加桂汤证同属阳虚阴乘所致的奔豚病，两者区别，在于有无水饮。桂枝加桂汤证是汗后阳虚，阴气乘虚而上冲，故重用桂枝，温阳下气；苓桂甘枣汤证则是汗后阳虚，水饮内动而引起，故重用茯苓健脾利水。

【选注】《金匮要略直解》："汗后脐下悸者，阳气虚而肾邪上逆也，脐下为肾气发源之地，茯苓泄水以伐肾邪，桂枝行阳以散逆气，甘草、大枣甘温助脾土以制肾水。煎用甘澜水者，扬之无力，全无水性，取其不助肾邪也。"

小　　结

本篇论述了奔豚病的症状，病机与治疗。奔豚病因肝郁化热上冲，宜用奔豚汤类，疏肝清热，降逆平冲逆；因阳虚阴寒上逆，治以桂枝加桂汤，温阳降逆；因阳虚水饮内动，则用苓桂甘枣汤，温阳利水，下气止悸。

【复习思考题】

1. 试述肝气上逆奔豚病的证治。
2. 试分析阳虚阴寒上冲奔豚病的证治。
3. 试分析心阳虚，水饮动奔豚病的证治。

胸痹心痛短气病脉证治第九

概　说

本篇是论述胸痹，心痛的辨证施治。短气是胸痹，心痛的并发症。胸痹的病位在胸，心痛的部位在胃脘，有上下之不同，又可同时发生，所以三病合成一篇讨论。

胸痹既是证候名，又是病位和病机的概括。由于阳气微弱，阴寒内盛，引起胸中阳气闭塞不通，出现胸痛彻背为主的症状，称为胸痹。

心痛是指胃脘疼痛证。其病机是因阳虚阴盛，气机不通之所致。

短气是指呼吸迫促似喘的症状，其病因多属痰饮湿浊阻碍气机的实证；而少气则多为气少不足以息，是心肺气虚之证。本篇所论的短气多为胸痹，心痛的伴发症。

【学习要求】

一、理解胸痹与心痛的病机是胸阳不振，阴邪内盛，阴乘阳位的本虚标实的疾病。

二、理解胸痹与心痛的治疗原则，温阳治其本，通络治其标的大法。

三、熟记栝蒌薤白白酒汤主方及主症。

四、理解栝蒌薤白半夏汤、枳实薤白桂枝汤温阳通痹之作用。

五、理解胸痹急证，用薏苡附子散的重要性。

六、熟记心痛的治法，桂枝生姜枳实汤和乌头赤石脂丸的方义。

【自学时数】 4 学时

一、师曰：夫脉当取太过不及①，阳微阴弦，即胸痹而痛，所以然者，责其极虚也。今阳虚知在上焦，所以胸痹、心痛者，以其阴弦故也。

【词解】

①太过不及：指阳微为不及，阴弦为太过。

【语译】老师说：切脉要注意脉象的太过和不及，浮取脉微，沉取脉弦，就是胸痹心痛证。所以引起胸痹心痛证，追其病因是阳气极虚，此时的阳虚部位在上焦。所以引起胸痹心痛，是因为阴寒凝结于里，脉弦之故。

【提要】本条专论胸痹与心痛的病机。

【通解】由于胸中阳气不振，卫气不行，故浮取脉微，微为阳微，谓阳气之不及。浮取与沉取相比，而沉取之阴脉则弦，弦为阴弦，谓阴气之太过。于是，阴邪乘于阳位，即胸痹而心痛。

"所以然者"以下，是自注句，说明此证责其上焦阳气极虚，虚则无以为胜邪之本，然单虚不为病，与阳脉微则为虚，知其病在上焦，究其所以胸痹心痛者，以其阴中弦，乃阴中之寒邪乘上焦之虚而为痹为痛，是虚为致邪之因，而弦则是邪客之象也。

【选注】《医宗金鉴》："脉太过则病，不及亦病，故脉当取太过不及而候病也。阳微，寸口脉微也，阳得阴脉为阳不及，上焦阳虚也；阴弦，尺中脉弦也，阴得阴脉为阴太过，下焦阴实也。凡阴实之邪，皆得以上乘阳虚之胸，所以病胸痹心痛，胸痹之病轻者即今之胸满，重者即今之胸痛也。"

二、平人①无寒热②，短气不足以息者，实也。

【词解】

①平人：正常无病之人。

②无寒热：指无表证。

【语译】平常无病的人，没有发热恶寒的表证，突然有短气不足以息的症状，这是单纯的实证。

【提要】本条论述胸中实证气塞的辨证。

【通解】"平人"没有感受外邪，亦无寒热，突然气急短促，呼吸不利的一般属于实证。本证多因痰饮湿浊，阻滞胸中，升降气机不利，故胸膈痞塞短气，不足以息。此与上条胸痹本虚标实的短气证有虚实两种病情是不同的。

【选注】《金匮要略心典》："平人，素无疾之人也。无寒热，无新邪也。而乃短气不足以息，当是里气暴实，或痰，或食，或饮，碍其升降之气而然。盖短气有从素虚宿疾而来者；有从新邪暴遏而得者。二端并否，其为里实无疑，此审因察病之法也。"

三、胸痹之病，喘息咳唾，胸背痛，短气，寸口脉沉而迟，关上小紧数，栝蒌薤白白酒汤主之。

栝蒌薤白白酒汤方：

栝蒌实一枚（捣）　薤白半升　白酒①七升

右三味，同煮，取二升，分温再服。

【词解】

①白酒：即清酒，又称米酒。

【语译】胸痹病有喘息，咳嗽，吐痰，胸痛，背痛，短气等症状，寸口脉象沉而迟，关上脉象小紧而数，可用栝蒌薤白白酒汤主治。

【提要】本条专论胸痹的辨证论治。

【通解】胸背居于上，今胸阳不振，阴寒困郁于里，阴来搏阳，而有喘息咳唾，呼吸之时不能相续则短气；胸阳不振，寒邪塞其前后阴阳之位，则胸背疼痛。更审其脉，则寸口之阳脉沉而迟，即上所言阳微之意，关上之阴脉小紧数，即上所言阴弦之意，由尺而上溢于关为阴乘阳位。

治以栝蒌薤白白酒汤，通阳散寒，豁痰下气。方中栝蒌开散胸中痰结，通行经络血脉，薤白辛温通阳，散结化痰，行气止痛，白酒轻扬温通，消散阴寒，载药上行。以上诸药合用，使胸中阳气宣畅，寒浊消散，胸痹则愈。

【选注】《医宗金鉴》："寸口脉沉而迟，沉则为里气滞，迟则为脏内寒，主上焦脏寒气滞也。关上小紧而疾，小为阳虚，紧疾寒痛，是主中焦气急寒痛也。胸背者，心肺之宫城也，阳气一虚，诸寒阴邪，得以乘之，则胸背之气，痹而不通，轻者病满，重者病痛，理之必然也。喘息，咳唾，短气证之必有也，主之以栝蒌薤白白酒汤者，用辛以开胸痹，用温以行阳气也。"

四、胸痹，不得卧①，心痛彻背②者，栝蒌薤白半夏汤主之。

栝蒌薤白半夏汤方：

栝蒌实一枚（捣）　薤白三两　半夏半斤　白酒一斗

右四味，同煮，取四升，温服一升，日三服。

【词解】

①不得卧：有不得平卧和不能卧寐两种意义。

②心痛彻背：即心胸疼痛，连到后背。

【语译】胸痹病不能平卧，心胸疼痛牵引到背部，可用栝蒌薤白半夏汤主治。

【提要】本条是论述胸痹痰浊闭塞的辨证论治。

【通解】胸痹是以喘息咳唾，胸背痛，短气为主证。由于胸阳不振，寒饮停滞，肺中气机不畅，则喘息咳唾，而致不得平卧。寒浊阻碍气血运行，故心痛彻背。

治以栝蒌薤白半夏汤，通阳散结，逐饮降逆。方中以栝蒌薤白白酒汤通阳气，散痰结，而除胸痹；加半夏逐饮降逆，亦可通阴阳，使人安卧。故治喘息咳唾，不得卧。

【选注】《医宗金鉴》："上条胸痹胸背痛，尚能卧，以痛微而气不逆也；此条心痛彻背不得卧，是痛甚而气上逆也，故仍用前方，大加半夏以降逆也。"

五、胸痹，心中痞①气，留气结在胸，胸满，胁下逆抢心②，枳实薤白桂枝汤主之；人参汤亦主之。

枳实薤白桂枝汤方：

枳实四枚　厚朴四两　薤白半斤　桂枝一两　栝蒌实一枚（捣）

右五味，以水五升，先煮枳实、厚朴，取二升，去滓，内诸药，煮数沸，分温三服。

人参汤方：

人参　甘草　干姜　白术各三两

右四味，以水八升，煮取三升，温服一升，日三服。

【词解】

①心中痞：胃脘部位填塞满闷的感觉，较之胸痹，部位向下。

②胁下逆抢心：气从两胁之下，剧烈上冲至胃脘部位。

【语译】胸痹病有胃脘部气胀痞满，气聚留结在胸，胸部胀满，两胁之下气逆上冲至胃脘部等症状，可用枳实薤白桂枝汤主治，也可用人参汤主治。

【提要】本条是论述虚寒凝滞，胸痹的辨证论治。

【通解】胸痹证又有心下痞满，胸满，胁下逆抢心等症。分析病证，有虚实两种。实证者，由于胸阳不振，寒浊停滞，痰饮壅塞，气滞不通，故心中痞气。胸中之气留聚不通，故胸满，肝气不得上升，又聚而上行，故见胁下逆抢心。

治用枳实薤白桂枝汤，通阳散结，降逆平冲。方中栝蒌、薤白通阳散结，豁痰下气，温通血脉；枳实、厚朴泄其痞满，以降冲逆之气，桂枝通阳下气，开滞塞之寒凝，而降冲逆之气。诸药相配，使其阳通结散，而诸症可愈。此方为伐邪气而设。

若因正气不支，而中焦虚寒为甚，大气不转，阴寒闭塞，故见心下痞满，倦怠无力，语音低微，四肢逆冷，脉沉细等症。则治用人参汤，补中温阳，以化寒湿之邪。方中人参、白术、甘草甘温而补气健脾；干姜辛温暖其中焦，温散阴寒邪气，散痞除结。诸药相配，使中焦阳气开发，痞气能散，胸满则消，胸痹可愈，此即塞因塞用之法。

【选注】《医宗金鉴》："心中，即心下也。胸痹病，心中痞气，闷而不通者虚也。若不在心下而气结在胸，胸满连胁下，气逆撞心者实也。实者用枳实薤白桂枝汤主之，倍用枳朴者，是以破气降逆为主也。虚者用人参汤主之（即理中汤）是以温中补气为主也。由此可知痛有补法，塞因塞用之义也。"

六、胸痹，胸中气塞，短气，茯苓杏仁甘草汤主之；橘枳姜汤亦主之。

茯苓杏仁甘草汤方：

茯苓三两　杏仁五十个　甘草一两

右三味，以水一斗，煮取五升，温服一升，日三服。不差，更服。

橘枳姜汤方：

橘皮一斤　枳实三两　生姜半斤

右三味，以水五升，煮取二升，分温再服。（《肘后》《千金》云：治胸痹，胸中愊愊如满，噎塞，习习如痒，喉中涩燥，唾沫。）

【语译】胸痹病人，胸闷气塞不通，呼吸气短，可用茯苓杏仁甘草汤主治，也可用橘枳姜汤主治。

【提要】本条是论述胸痹轻证的证治。

【通解】胸痹轻证的症状主要是胸中气塞，短气。病机是阳气不振，阴寒浊气停滞。但其病变的部位有在肺在胃的不同。

若病变在胃，由于阳气不振，阴寒浊气停滞，郁结在脾胃，不能升清降浊，故胸中气塞，短气。治以橘枳姜汤，温通降逆，散水行气。方中橘皮理脾肺气机；枳实消痞下气；生姜辛温散水，和胃降逆。诸药相合，使脾胃升降得宜，痹散气行，气塞可通，痞满可消。

若病变在肺，亦因阳气不振，阴寒浊气停滞，阻滞于肺，肺气不利，故有胸中气塞，短气等症。治以茯苓杏仁甘草汤，宣肺化饮。方中茯苓渗湿利水，疏通肺气；杏仁祛痰浊，利肺气；甘草和中扶正。三药相合，使浊饮可去，肺气通利，诸症可除。

橘枳姜汤证，病变在胃，偏于食滞气郁；茯苓杏仁甘草汤证，病变在肺，偏于水饮气塞。本条说明，胸痹病的病证相同，而病位不同，故治法也不相同。

【选注】《医宗金鉴》："胸痹胸中急痛，胸痹之重者也；胸中气塞，胸痹之轻者也。胸为气海，一有其隙，若阳邪干之则化火，火性气开不病痹也。若阴邪干之则化水，水性气阖，故令胸中气塞短气，不足以息，而为胸痹也。水盛气者，则息促。主以茯苓杏仁甘草汤，以利其水，水利则气顺矣。气盛水者，则痞塞，主以橘皮枳实生姜汤，以开其气，气开则痹通矣。"

七、胸痹缓急者①，薏苡附子散主之。

薏苡附子散方：

薏苡仁十五两　大附子十枚（炮）

右二味，杵为散，服方寸匕，日三服。

【词解】

①缓急：指治法是要缓解胸痹急剧疼痛。

【语译】胸痹病人紧急发作时，欲缓解其急证，可用薏苡附子散主治。

【提要】本条专论胸痹急痛证的治法。

【通解】由于阳气衰微，阴寒痰湿壅盛，阳气不伸，胸阳痹塞，故胸中痛剧；阳气不达四肢，故见四肢厥冷。

治以薏苡附子散，温阳化湿，开痹以缓急痛。方中薏苡通络利湿，开结缓急；炮附子温阳通络，以散阴寒。二药相配，温阳开痹，阳气伸展则疼痛缓解。因为病情急迫，故用散剂，取其药力迅速而收效极快。此方有缓解血脉拘急和扶阳抑阴之效。

【选注】《金匮玉函经二注》："胸痹缓急者，痹之急证也。寒饮上聚心隔，使阳气不达，危急为何如乎？故取薏苡逐水为君，附子辛热为佐，驱除寒结，席卷而下，又焉能不胜任而愉快耶。"

八、心中①痞，诸逆②心悬痛③，桂枝生姜枳实汤主之。
桂枝生姜枳实汤方：
桂枝　生姜各三两　枳实五枚
右三味，以水六升，煮取三升，分温三服。

【词解】
①心中：指胃脘部。
②诸逆：是指胃中水饮寒邪向上冲逆。
③心悬痛：胃脘部位有悬挂动摇疼痛的感觉。

【语译】病人心中痞闷，寒饮浊邪向上冲逆，胃脘部位如物悬垂，摇动疼痛，可用桂枝生姜枳实汤主治。

【提要】本条论述寒饮气逆心痛的证治。

【通解】阳气不足，寒饮留于胃，闭塞郁滞，气机不畅，故心下痞；阴寒之邪向上冲逆，则心痛如悬而不下。

治以桂枝生姜枳实汤，温阳散寒，化饮降逆。方中桂枝、生姜通阳散寒，温化水饮，以平冲逆；枳实开结下气，可降冲逆。三药相使，共奏温通阳气，化饮散痞，降逆止痛之功。

本条和第五条皆见心中痞，气上逆证。第五条是胸痹见心中痞，气上逆。因此，在治疗上用栝蒌、薤白开其胸痹；用桂枝、枳实、厚朴通阳，散痞，下气。本条是单纯的寒饮心中痞和心悬痛，故不用栝蒌、薤白，而用桂枝、枳实、生姜温阳化饮，降逆下气。

本条与第六条橘枳姜汤仅一味药不同，第六条橘皮、生姜、枳实专于理气；本条以桂枝加强温阳降逆之力。可见，前者是胸中气塞较甚，本条则以寒饮上逆之心悬痛为主。

【选注】《金匮要略心典》："诸逆，该痰饮，客气而言。心悬痛，谓如悬物动摇而痛，逆气使然也。桂枝、枳实、生姜，辛以散逆，苦以泄痞，温以祛寒也。"

九、心痛彻背，背痛彻心，乌头赤石脂丸主之。

乌头赤石脂丸方：

蜀椒一两（一法二分）　乌头一分（炮）　附子半两（炮）（一法一分）　干姜一两（一法一分）　赤石脂一两（一法二分）

右五味，末之，蜜丸如梧子大，先食服一丸，日三服。不知，稍加服。

【语译】心胸部疼痛，牵引到背部，背部疼痛，牵引到心胸部的，可用乌头赤石脂丸主治。

【提要】本条专论阴寒痼结心痛的证治。

【通解】由于阳气衰微，阴寒痼结，经脉凝滞不通，故心痛彻背，背痛彻心，痛无休止，而四肢厥冷，脉来沉紧。

治以乌头亦石脂丸，温阳化阴，开结止痛。方中乌头、附子、干姜、蜀椒大辛大热，温阳散寒，开结行痹，通经脉而止疼痛；赤石脂收敛心阳，安定心气，使阴寒去，正气不伤，以防乌、附、姜、椒阳热动血伤津。

【选注】《医宗金鉴》李彣曰："心痛在内而彻背，则内而达于外矣；背痛在外而彻心，则外而入于内矣。故既有附子之温，而复用乌头之迅，佐干姜行阳，大散其寒，佐蜀椒下气，大开其郁，恐过于大散大开，故复佐亦石脂入心，以固涩而收阳气也。"

附方：九痛丸：治九种心痛。

附子三两（炮）　生狼牙一两（炙香）　巴豆一两（去皮心，熬，研如脂①）　人参　干姜　吴茱萸各一两

右六味，末之，炼蜜丸如桐子大，酒下。强人初服三丸，日三服，弱者二丸。兼治卒中恶，腹胀痛，口不能言；又治连年积冷，流注心胸痛，并冷冲上气，落马坠车血疾等，皆主之。忌口如常法。

【词解】

①熬，研如脂；炒后研成膏状。

【提要】本条是说明多种心痛的治法。

【通解】九种心痛，即虫心痛、注心痛、风心痛、悸心痛、食心痛、饮心痛、冷心痛、热心痛、去来心痛。由于积聚、痰饮、结血、虫注、寒冷、中恶、跌打损伤等原因，而使阳气不足，瘀血饮浊久留，痼结于胸，

痹塞不通，则心胸疼痛。

治以九痛丸，温阳散寒，开结解痛。方中附子温阳散寒，消散痼结；狼毒燥湿杀虫，祛除痰饮；巴豆驱逐积聚，峻泻痰血凝结；附子、人参、干姜、吴茱萸温暖肺脾肝肾之阳气，阳气伸展，寒凝积聚得以消散。诸药相配，使冷结消散，阳气得伸，而瘀结去，则心胸诸症自除。

九痛丸是温热之剂，能温散阴寒邪气，故可兼治卒中阴寒恶邪引起的腹胀痛，口不能言等症；或兼治阴寒浊气，痼结于内，浊气上逆引起的心胸疼痛，冷冲上气者。本方又可温散瘀血，缓解疼痛，故可治落马坠车之瘀血作痛等症。

【选注】《金匮要略直解》："九痛者……虽分九种，不外积聚，痰饮，结血，虫注，寒冷而成。附子、巴豆散寒冷而破坚积，狼牙、茱萸杀虫注而除痰饮，干姜、人参理中气而和胃脘，相将治九种之心痛，巴豆除邪杀鬼，故治中恶腹胀痛，口不能言。连年积冷流注，心胸痛，冷气上冲，皆宜于辛热，辛热能行血破血，落马坠车，血凝血积者，故并宜之。"

小　　结

本篇所论胸痹心痛的病因，是由阳微阴盛，阳气痹塞引起的胸痹心痛。因此，在治疗上，均以温通阳气，驱散寒邪为基本原则。可用栝蒌薤白白酒汤，通阳散结，豁痰下气；若痰饮较重，兼有不得平卧，心痛彻背证者，则用栝蒌薤白半夏汤，通阳散结，蠲饮降逆；兼见心下痞气，胸满，胁下逆抢心等气结实证者，用枳实薤白桂枝汤，通阳散结，降逆平冲；中焦阳虚而寒湿不化，用人参汤。补中温阳，温化寒湿，如兼有寒浊郁滞，气塞，短气，病在脾者，用橘枳姜汤，温通理脾，散水行气；病在肺而短气者，用茯苓杏仁甘草汤，宣肺化饮；如胸痛急剧者，则用薏苡附子散，温阳化湿，开痹缓痛。心痛兼寒饮在胃，心中痞，诸逆心悬痛者，用桂枝生姜枳实汤，温阳散寒，化饮降逆；若阴寒痼结，心痛彻背，背痛彻心者，用乌头赤石脂丸，温阳化阴，固阳充正而使邪不得居；多种寒结心痛，则可用九痛丸，温阳散寒，开结解痛。

【复习思考题】

1. 分析胸痹的辨证施治。

2. 试述胸痹痰饮较多的证治。

3. 试述枳实薤白桂枝汤方义。

4. 试述胸痹急剧疼痛的治法。

5. 分析心痛的辨证施治。

腹满寒疝宿食病脉证治第十

概　　说

本篇是论述腹满、寒疝、宿食三种病证。腹满是腹中胀满。可出现在许多不同的疾病之中，其病机比较复杂。本篇的腹满可概括为两大类：一为热证、实证，其病变多在胃；一为寒证、虚证，其病变多在于脾。

寒疝，是阴寒腹痛的病变，王冰注《素问·大奇论》中曰："疝者，寒气结聚之所为也。"所以前人认为，凡风寒之气攻冲作痛的，或寒积高起如山的，称之为疝，与后人所说的一般疝气有所不同。

宿食，是指胃肠中有凝结不化的食物，停滞不消，食浊经宿不化的一种病变，古人叫"宿食"，现代多称为食积。

由于以上三病均有腹部胀满或疼痛的证候，所以合为一篇而论。

【学习要求】

一、了解什么是腹满证。

二、了解什么是寒疝证。

三、掌握腹满证的辨证论治方法，虚寒腹满宜用温补治法，寒实与实热腹满可用攻下方法。

四、掌握实热腹满的厚朴七物汤、大柴胡汤、厚朴三物汤、大承气汤四种证型。

五、掌握虚寒腹满的附子粳米汤和大建中汤两个证型。

六、掌握寒实腹满的大黄附子汤证型。

七、掌握寒疝的辨证施治方法。阳虚寒盛的原因较多，根据病情，可分别选用大乌头煎、乌头桂枝汤、当归生姜羊肉汤。

八、了解宿食病的催吐和攻下两种治法。

【自学时数】9 学时

一、趺阳脉微弦，法当腹满，不满者必便难①，两胠②疼痛，此虚寒从下上也，当与温药服之。

【词解】

①便难：指大便秘结难出。

②胠：音区，指胁上腋下的部位。

【语译】足背的趺阳脉微而且弦，按理应当出现腹部胀满，不出现腹满的病人，就必然出现大便秘结难出，两胁上部疼痛等症，这是因为下焦虚寒，寒邪上逆的缘故，应当服温药治疗。

【提要】本条总论虚寒性腹满和寒疝的辨证和治疗原则。

【通解】趺阳脉以候胃，若"脉微而弦"，微，则中阳不足，弦属阴盛有寒。以阴加阳，脾胃受之，则为腹满。腹满者，寒凝而气结也。假若不见腹满，而阴寒之邪旁攻胠胁，寒凝津不布达，则可出现大便难和两胠疼痛的症状。这种寒邪为病是因阳虚而寒从下上攻所致，和中焦之寒不同，当服之温药以去其寒。

【选注】《金匮要略心典》："趺阳，胃脉也；微弦，阴象也。可阴加阳，脾胃受之，则为腹满；设不满，则阴邪必旁攻胠胁，而下闭谷道，为便难，以为两胠疼痛。然其寒不从外入而从下上，则病自内生……故不当散而当温。"

二、病者腹满，按之不痛为虚，痛者为实，可下之，舌黄未下者，下之黄自去。

【语译】病人腹部胀满，以手按之不痛的，是虚证。以手按之疼痛的，是实证。实证的可用攻下法治疗。病人舌苔黄厚，未用攻下药，若用攻下药，黄厚的舌苔自然退去。

【提要】本条是论述腹满的辨证和实证治疗方法。

【通解】仲景通过腹诊和舌诊的检查来辨别腹满是虚证或是实证。虚寒腹满，是因脾经虚寒，气虚不运，寒湿内生所致。因无宿食，燥屎等有形之邪，所以腹虽满而按之不痛。实邪的腹满，因胃肠有宿食，燥屎积滞不去，使腑气阻塞不通，故腹按之而疼痛。若胃肠积滞化热，浊热熏蒸，则舌苔黄厚，反之，若虚寒性腹满，则舌苔必不发黄为辨。治疗之法，有黄苔之腹满，当用泻下实热之法。

【选注】《金匮要略心典》："腹满按之不痛者，无形之气散而不收，其满为虚，按之而痛者，有形之邪，结而不行，其满为实。实者可下，虚者不可下也，舌黄者热之徵，下之实去，则黄亦去。"

三、腹满时减，复如故，此为寒，当与温药。

【语译】病人腹部胀满有时减轻，过一段时间依然如故，这是寒证，应当服温热药治疗。

【提要】本条专论虚寒腹满的辨证和治疗原则。

【通解】由于脾胃虚寒，运化功能失调，虚寒之气凝聚而胀满。若腹中得温，寒气消散，胀满即可减轻。若虚寒之邪又聚，而腹满如故。反复发作，故曰："腹满时减，复如故"。由于虚寒引起的胀满，可用温中理脾之法，温煦中阳，散其阴寒，则腹满自除。

【选注】《金匮要略心典》："腹满不减者，实也；时减复如故者，腹中寒气得阳而暂开，得阴而复合也。此亦寒从内生，故曰当与温药。"

四、病者痿黄，躁而不渴，胸中寒实，而利不止者死。

【语译】病人的皮肤干痿色黄，性情急躁，口中不渴，这是胸中有寒实之邪，而见下利不止者是死证。

【提要】本条专论腹满的危重症。

【通解】由于脾胃阳虚，运化功能减弱，气血资源不足，肌肤不得荣润，故面色痿黄。此证是寒非热，故口不渴；中阳虚衰，不得温运水湿，水湿阴邪壅结于胸，阴盛阳微，阴不得阳，故其人躁动不安。有躁无烦是谓阴躁，若再见下利不止，则为阳气衰败，中气不固之象。正虚邪实，顾此失彼，则难于治疗，故曰死。

【选注】《金匮要略心典》："痿黄，脾虚而色败也，气不至故躁；中无阳故不渴。气竭阳衰，中土已败，而复寒结于上，脏脱于下，何恃而可以通之止之乎？故死。"

五、寸口脉弦者，即胁下拘急而痛，其人啬啬恶寒也。

【语译】寸口脉弦，即有两胁之下拘急疼痛，病人还有颤抖恶寒的症状。

【提要】本条是论肝寒犯肺的辨证。

【通解】由于肝经气血虚寒，虚涩停滞，寒凝经脉，则胁下拘急而痛。气血不畅，卫阳不行于外，肌肤不得温煦，易受外寒侵袭，故啬啬恶寒。本证是由肝木侮肺所致的表里皆寒证，所以肝之弦脉见于寸口肺位。

【选注】《金匮要略浅注》："微弦脉见于趺阳与寸口者不同，以趺阳主胃，病从内生，寸口主荣卫，病从外至也。若寸口脉弦者，弦为寒而主痛，其人即胁下拘急而痛，与两胠疼痛不同，盖彼主乎内，而此主乎于外也。主乎内者，其人痛而兼便难，主乎外者，其人痛而兼啬啬恶寒也。"

六、夫中寒家①，喜欠②，其人清涕出，发热色和者，善嚏。

【词解】

①中寒家：中读平声，即素体虚寒的人。

②欠：即打呵欠。

【语译】平日阳虚寒盛的病人，常常打呵欠，在感寒时，病人鼻流清涕，身上发热，面色正常，经常打喷嚏。

【提要】本条是从嚏和欠来论述阳气的盛衰。

【通解】素体虚寒而阳气不足之人，寒气内盛，阴气引阳内入，阳气不得伸展，以致阴静欲寐，故善欠。若外感风寒，风寒外束，则鼻流清涕。阴寒欲入于内，阳气振奋以拒之，阳外出而驱寒邪，故发热而色和，善嚏。所以说，喜呵欠者，内有阴寒，阴引阳入所致；善嚏者，为外中寒邪，阳气外出所致。

【选注】《金匮要略浅注补正》："中寒家，内阴外阳，阴引阳入则喜欠。观于欠则入寐，可知其阳入阴也。若其人清涕出，发热色和者，此为外寒束闭，外阴内阳，阴阖阳开，则阳气外发而善嚏。观于嚏则人醒，可知其人阳出阴也。一欠一嚏，阴阳各别。观下节云，外寒清涕出，便知中寒者清涕不出。观下节发热色和，便知中寒者不发热，色必清白而不和矣。此中寒外寒之分也。"

七、中寒其人下利，以里虚也，欲嚏不能，此人肚中寒。

【语译】外感风寒以后，病人大便泄泻，这是里虚证。病人要打喷嚏，又打不出，这是寒邪在里。

【提要】本条是论里虚中寒的病证。

【通解】本证因中阳素虚，卫外无能，复感外寒，直侵中焦，阴寒凝聚脾胃，阳虚不得驱寒外出，故欲嚏不能；中阳不运，因而下利。所以说，这是中阳虚弱，腹中寒不能拒邪外出的里虚证。

【选注】《金匮要略心典》："中寒而下利者，里气素虚，无为捍蔽，邪得直侵中脏也。欲嚏不能者，正为邪逼，既不能却，又不甘受，于是阳欲动而复止，邪欲去而仍留也。"

八、夫瘦人绕脐痛，必有风冷，谷气不行，而反下之，其气必冲，不冲者，心下则痞。

【词解】谷气不行：指谷食不能消化，寓有大便不通畅的证候在内。

【语译】身体瘦弱的病人，肚脐周围疼痛，必定是受了风寒，食物不能通行，医生反而用泻下方法治疗，势必引起腹中气逆上冲，假若气不上冲的，就引起心下痞满。

【提要】本条是论述腹部感寒的辨证，及误下后的变证。

【通解】本条是中焦虚寒，生化竭乏，气血来源不足，日久则形体瘦弱。又感风寒邪气，伤于脾胃，脾胃运化被阻，寒凝气结，故大便不通而绕脐疼痛。若误认此证为燥实不大便，妄用苦寒之品攻之，此时谷气虽行，大便得通，但风冷之邪未除而阳气更伤。若兼伤下焦阳气，不能制伏阴寒，则其气必冲；若伤中焦阳气，使阴寒之气不化，痞于心下而成心下痞，成心痞则气不上冲。

【选注】《金匮要略心典》："瘦人脏虚气弱，风冷易入，入则谷气留滞不行，绕脐疼痛，有似里实，而实为虚冷，是宜温药以助脾之行者也。乃反下之，谷出而风冷不与俱出，正乃益虚，邪乃无制，势必犯上无等，否亦窃剧中原也。"

九、病腹满，发热十日，脉浮而数，饮食如故，厚朴七物汤主之。

厚朴七物汤方：

厚朴半斤　甘草　大黄各三两　大枣十枚　枳实五枚　桂枝二两　生姜五两

右七味，以水一斗，煮取四升，温服八合，日三服。呕者加半夏五合，下利去大黄，寒多者加生姜至半斤。

【语译】病人腹部胀满，发热已经十余日，脉象浮数，饮食正常的，可用厚朴七物汤主治。

【提要】本条是论述腹满兼表证的治法。

【通解】由于外感风寒化热，十余日不解，邪热在表，所以脉浮而数。热伤津液，肠中实热内结，故见腹满。大便虽硬未到燥屎程度，则饮食如故。

本证是腹满兼见表热，里证重于表证，治宜厚朴七物汤，泄满散热，表里同解。本方即小承气汤合桂枝汤去芍药而成。以小承气汤峻泻肠中实热积滞，则腹满可去；以桂枝汤调和营卫，解散表热。因腹满不痛，故去芍药。此方泄满除热，为七里三表之治。

本证若见呕者，胃中亦有实热，气逆于上，可加半夏降逆止呕。若不利者，可去大黄，以免重伤肠胃之气。如寒盛者，则增生姜之剂量以散风寒表邪。

【选注】《金匮玉函经二注》："此有里，复有表之证也。腹满而能饮食，亦热邪杀谷之义；发热脉浮数，此表邪正炽之时，故以小承气治其里，桂枝去芍药以解其表，内外两解，涣然冰释，即大柴胡汤之意也。以表见太阳，故用桂枝耳。"

十、腹中寒气，雷鸣①切痛②，胸胁逆满，呕吐，附子粳米汤主之。
附子粳米汤方：
附子一枚（炮）　半夏　粳米各半升　甘草一两　大枣十枚
右五味，以水八升，煮米熟汤成，去滓，温服一升，日三服。

【词解】

①雷鸣：指肠鸣音响声大。

②切痛：刀切一样的疼痛。

【语译】腹中有阴寒邪气，肠鸣音响声很大，腹部疼痛很剧烈，胸部和两胁气逆胀满，呕吐的病人，可用附子粳米汤主治。

【提要】本条是论述中阳虚衰，寒气内盛的腹满证治。

【通解】本病是由阳气虚衰，寒邪内盛，则腹中雷鸣。阴寒收引拘急，所以腹中切痛。寒气向上冲逆，故见胸胁逆满，呕吐。脉象可见弦紧，舌苔白滑。

本证治宜附子粳米汤，温阳以散寒气，降逆且止疼痛。方中附子温暖阳气，驱散寒湿；粳米、甘草、大枣缓中止痛，补虚助正；半夏辛开降逆止呕；粳米滋液安胃。诸药相配，以振奋阳气，降浊阴之逆，培补中州之虚，其证可止。

【选注】《医宗金鉴》："腹中切痛寒也，腹中雷鸣气也。腹中寒气，故雷鸣切痛。而胸胁逆满者，肠胃之外寒气为之也；腹痛雷鸣呕吐者，肠胃之中寒气为之也。主之以附子粳米汤，胜寒气，和内外，此治腹中寒之法也。"

十一、痛而闭者，厚朴三物汤主之。

厚朴三物汤方：

厚朴八两　大黄四两　枳实五枚

右三味，以水一斗二升，先煮二味，取五升，内大黄，煮取三升，温服一升。以利为度。

【语译】腹部胀满疼痛，大便闭结不通的，可用厚朴三物汤主治。

【提要】本条是论述腹满便闭的证治。

【通解】由于胃肠突然积滞，闭阻不通，气滞不行，所以腹满疼痛而大便秘结。

治宜厚朴三物汤，行气通便。厚朴三物汤与小承气汤药味相同，惟小承气汤意在荡积攻实，故以大黄为君；厚朴三物汤意在行气泄满，则以厚朴为主。方中厚朴行气消满；大黄、枳实泻热导滞。三药相得，使实热积滞消除，脏气得以通畅，则诸症自解。

【选注】《金匮要略心典》："痛而闭，六腑之气不行矣。厚朴三物汤与小承气同，但承气意在荡实，故君大黄，三物意在行气，故君厚朴。"

十二、按之心下满痛者，此为实也，当下之，宜大柴胡汤。

大柴胡汤方：

柴胡半斤　黄芩三两　芍药三两　半夏半升（洗）　枳实四枚（炙）
大黄二两　大枣十二枚　生姜五两

右八味，以水一斗二升，煮取六升，去滓，再煎，温服一升，日三服。

【语译】用手按胃脘部位，有胀满和疼痛的症状，这是实证，应当用泻下法治疗，可用大柴胡汤治疗。

【提要】本条是论述胃脘满痛实证的证治。

【通解】本病因少阳气郁，阳明热结，胆胃积滞，壅塞不通，故按之心下满痛。"此为实也"是自注句。意在言外，而大便秘结不通或是下利黏秽，里急后重等证，故当以大柴胡汤下之。

方中柴胡、黄芩疏肝理气兼清胆热；芍药平肝止疼；大黄、枳实泻胃中实热积滞；半夏和胃消痞满；大枣、生姜调和脾胃。诸药相合，以解少阳阳明两经之实邪。

厚朴三物汤证与大柴胡汤证不同。本证痛在心下，病属少阳兼阳明，故治宜和解少阳，泄阳明热积为主。厚朴三物汤证，痛闭在腹，病在肠中实热积滞，故治以行气泄满为主。

【选注】《金匮要略沦注》："此亦两解之方，但此为太阳已传少阳者言也。谓按之心下痛，此有形为病，故曰实而当下。用大柴胡者，不离于小柴胡之和解而稍削其有形之邪耳。"

十三、腹满不减，减不足言，当须下之，宜大承气汤。

大承气汤方：（见前痉病中。）

【语译】病人腹部胀满不见减轻，有时减轻，也微不足道，应当用攻下的方法，可用大承气汤主治。

【通解】本病因肠中燥屎与气滞内结，实积化热，闭塞不通，所以腹满不得减轻。腹满减轻亦是微乎其微，故谓"减不足言"。此言重申腹满不减是里实重证，与腹满时减的虚寒证是完全不同的。

本证急当下之。治以大承气汤峻下通便，行气泄满。方中大黄苦寒泄热，荡涤肠胃实热积滞；以芒硝咸寒软坚润燥，泻热通便；枳实苦微寒，下降破气，散结消痞；厚朴苦温，行气除满。四味同用，共奏峻下热结之功。

【选注】《金匮要略心典》："减不足言，谓虽减而不足云减，所以形其满之至也，故宜大下，以上三方，虽缓急不同，而攻泄则一，所谓中满者，泻之于内也。"

十四、心胸中大寒痛，呕不能饮食，腹中寒，上冲皮起，出见有头足，上下痛而不可触近，大建中汤主之。

大建中汤方：

蜀椒二合（炒，去汗）　干姜四两　人参二两右三味，以水四升，煮取二升，去滓，内胶饴一升，微火煎取一升半，分温再服；如一炊顷，可饮粥二升，后更服，当一日食糜，温覆之。

【语译】胸脘部位寒邪极盛，疼痛剧烈，呕吐不能进饮食，腹中寒邪凝聚，向腹壁冲起，出现有头有尾的突起长条块状物，向上向下移动疼痛，不能用手触近，可用大建中汤主治。

【提要】本条是论述虚寒腹满痛的证治。

【通解】本病因脾胃阳衰，中焦寒盛，阴寒上阻心胸，则心胸中大寒痛；阴寒之气冲逆于胃，则呕不能食；寒气攻冲于腹，所以腹皮高起，出现似有头足的包块；经脉寒凝拘挛，故上下疼痛而不可触近。

由于本病是中焦阳虚阴盛，阴寒凝结经络，血脉拘挛作痛的虚寒腹痛证，故又可见手足逆冷，脉沉伏等症。治用大建中汤温中散寒，缓急止痛。方中蜀椒、干姜温中散寒，干姜与蜀椒同用，温阳散寒力强而猛，使中焦阳气恢复，寒气消散，则疼痛可除；人参、饴糖温补脾胃，养血脉，缓解拘急疼痛。诸药相合，以使中气建立，阳气温和，阴寒消散，血脉不滞，则诸症自愈。

服后一炊顷饮粥者，亦是温养中焦之气，助药力，去寒之意。

【选注】《医宗金鉴》："心胸中大寒痛，谓腹中上连心胸大痛也，而名大寒痛者，以有厥逆脉伏等大寒证之意也。呕逆不能饮食者，是寒甚柜格于中也。上冲皮起，出现头足者，是寒甚聚坚于外也。上下痛不可触近，是内而脏腑，外而经络，痛之甚亦由寒之甚也。主之以大建中汤，蜀椒、干姜大散寒邪，人参、胶饴大建中虚。服后温复，令有微汗，则寒去而痛止。此治心胸中寒之法也。"

十五、胁下偏痛，发热，其脉紧弦，此寒也，以温药下之，宜大黄附子汤。

大黄附子汤方：

大黄三两　附子三枚（炮）　细辛二两

右三味，以水五升，煮取二升，分温三服；若强人煮取二升半，分温三服。服后如人行四五里，进一服。

【语译】胁下偏于一侧疼痛，又有发热，脉象紧弦等症的，这是寒证，治疗应以温通攻下之法，宜用大黄附子汤。

【提要】本条是论述寒实内结的证治。

【通解】本病是因肝寒凝聚，偏着胁下一侧，经脉运行不利，疼痛尤甚，故见胁下偏痛；肝寒及脾，肝脾阴寒，疏泄运化失常，寒浊内结，所以腹满便秘；寒邪壅滞，阳郁不伸，营卫失调而发热。本证乃阴寒内结之患，故脉紧弦。

治宜大黄附子汤。温阳通便而止痛。方中附子温经祛寒；细辛散寒止痛；大黄泻下通便。诸药相配，共奏祛寒开结，通便止痛之功。

【选注】《金匮要略心典》："胁下偏痛而脉紧弦，阴寒成聚，偏着一处，虽有发热，亦是阳气被郁所致，是以非温不能已其寒，非下不能去其结，故曰宜以温药下之。"

十六、寒气厥逆，赤丸主之。

赤丸方：

茯苓四两　半夏四两（洗）（一方用桂）　　乌头二两（炮）　细辛一两（《千金》作人参）

右四味，末之，内真朱为色，炼蜜丸，如麻子大，先食酒饮下三丸，日再夜一服；不知，稍增之，以知为度。

【语译】寒气在里，引起厥逆的病证，可用赤丸主治。

【提要】本条是论述寒湿邪气逆于心肺的证治。

【通解】由于脾肾阳衰，阳气不达四肢，故四肢厥冷，阴寒水湿内停，上逆心肺，则见心悸，咳喘吐白痰；上逆于胃，故见呕吐；寒湿内聚腹中，寒凝拘急，则见腹满疼痛。

方用赤丸有温阳止痛，降逆除痰之功。方中乌头、细辛温阳散寒而止痛；茯苓、半夏温化痰湿，以治呕悸；朱砂重镇安神，以护心胸正气。诸药相合，则阳复阴散，厥逆之证可解。《雷公药性赋》认为，乌头反半夏。今仲景两药并用，相反相成，且用量较小，而又以蜜制其悍，可获良效。

【选注】《金匮悬解》："寒气厥逆，寒气在内，手足厥冷也。四肢秉气于脾胃，寒水侮土，四肢失秉，是以厥逆。寒水上凌，心火渐败，是宜泄寒水而护心君。茯、乌泄水而驱寒湿；细辛、半夏降浊而下冲气，真朱保护心君而止疼痛也。"

十七、腹痛，脉弦而紧，弦则卫气不行，即恶寒，紧则不欲食，邪正相搏，即为寒疝。绕脐痛，若发则白汗①出，手足厥冷，其脉沉紧者，大乌头煎主之。

大乌头煎方：

乌头大者五枚（熬，去皮，不㕮咀）

右以水三升，煮取一升，去滓内蜜二升，煎令水气尽，取二升，强人服七合，弱人服五合。不差，明日更服，不可一日再服。

【词解】

①白汗：剧烈疼痛所出的冷汗。又称白津。

【语译】病人腹痛，脉弦而紧，由弦脉可知卫外的阳气不能通行，就引起恶寒，由紧脉可知病人不思饮食，寒邪与正气相争，阳气受伤，这就成为寒疝病。寒疝在严重发作时，肚脐周围疼痛，疼痛剧烈出一身冷汗，手冷过肘，足冷过膝，此时脉象沉而紧，可用大乌头煎主治。

【提要】本条专论寒疝的辨证论治。

【通解】本病由于肝肾阴寒极盛，不能温暖脾胃，寒湿聚结，则腹痛，不欲食，脉弦紧。阳气微弱，卫气不行于外，故恶寒。病进则寒疝发作，阴寒聚结，阳气不行，内外阴寒凝结，故脉象沉紧。阴寒内结不散，痼结在里，所以绕脐疼痛。寒结太重，疼痛更加剧烈，以致冷汗出，四肢厥冷。

治宜大乌头煎温阳散寒，破结止痛。寒疝宜温，故取大辛大热乌头，散沉寒痼冷而止疼痛；佐白蜜以解乌头之毒烈，且润燥养血，并能缓急止痛而延长疗效。方后注云："强人服七合，弱人服五合……不可一日再服"，可知本方药力峻烈，故宜慎用。

【选注】《金匮要略论注》："此寒疝之总脉证也。其初亦止腹满，而脉独弦紧，弦则表中之卫气不行而恶寒，紧则寒气痹胃而不欲食，因而风冷注脐，邪正相搏而绕脐痛，是外之阳，胃中之阳，下焦之阳皆为寒所痹，因寒脐痛故曰疝。至发而白津出，寒重故冷涩也；手足厥冷，厥逆也；其脉沉紧是寒已直入于内也。故以乌头一味，合蜜顿服之，此攻寒峻烈之剂，即后人所谓霹雳散也。"

十八、寒疝腹中痛，及胁痛里急者，当归生姜羊肉汤主之。

当归生姜羊肉汤方：

当归三两　生姜五两　羊肉一斤

右三味，以水八升，煮取三升，温服七合，日三服。若寒多者加生姜成一斤；痛多而呕者加橘皮二两，白术一两。加生姜者，亦加水五升，煮取三升二合，服之。

【语译】寒疝病，腹中疼痛，波及两胁疼痛，腹中拘急，可用当归生姜羊肉汤主治。

【提要】本条论述血虚寒疝的证治。

【通解】病起于肝血虚而寒邪内凝，故腹中痛及胁痛里急。"里急"指腹和胁疼痛有拘急之象。

治宜当归生姜羊肉汤。精不足者补之以味，故用味厚之羊肉以温补肝血，配当归补润肝血之急；重用生姜温中散寒止痛。方后注云："寒多者加生姜成一斤"，为温散阴寒也。"痛多而呕"，乃肝气上逆犯胃所致，故加橘皮、白术理气和胃为宜。

凡寒疝疼痛，必有血脉不和之变，大乌头煎润之以白蜜。本方治之以羊肉，其药虽异，而理则不殊。

【选注】《金匮要略心典》："此治寒多而血虚者之法。血虚则脉不荣，寒多则脉绌急，故腹胁痛而里急也。当归、生姜温血散寒，羊肉补虚益血也。"

十九、寒疝腹中痛，逆冷，手足不仁，若身疼痛，灸刺诸药不能治，抵当乌头桂枝汤主之。

乌头桂枝汤方：

乌头

右一味，以蜜二斤，煎减半，去滓，以桂枝汤五合解之，令得一升后，初服二合；不知，即服三合，又不知，复加至五合。其知者，如醉状，得吐者为中病。

桂枝汤方：

桂枝三两（去皮）　芍药三两　甘草二两（炙）　生姜三两　大枣十二枚

右五味，剉，以水七升，微火煮取三升，去滓。

【语译】寒疝病人，有腹中疼痛，手冷过肘，足冷过膝，手足麻木不仁，假若还有身体疼痛，医生曾用艾灸针刺。各种药物不能取效，可用乌头桂枝汤主治。

【提要】本条论述寒疝兼有表证的证治。

【通解】寒疝由于阳虚不温，阴寒内结，则腹中疼痛；阳虚不煦，气血不温，则四肢逆冷而麻木不仁；此时，若寒客体表，则身体疼痛，此证表里皆寒而内外皆痛，故灸刺诸药不能治，只有用抵当乌头桂枝汤方能胜任。

本方即乌头煎合桂枝汤。乌头煎重于温里，温阳散寒而治腹痛；桂枝汤解表散寒，调和营卫而止身痛。表里寒邪俱解，则手足不仁，逆冷等症可愈。必须指出的是乌头的毒性很大，宜小量试服，无反应时，方可增量，服后如醉酒状或恶心呕吐，是药已中病的反应。如果发现药后呼吸急迫，心跳加快而有歇止以及头痛等症，为中毒反应，要立刻停药，急服绿豆汤或黑豆甘草汤以解其毒。

【选注】《金匮要略论注》："起于寒疝腹痛而至逆冷，手足不仁，则阳气大痹，加以身疼痛，营卫俱不和，更灸刺诸药不能治，是或攻其内或攻其外，邪气牵制不服，故以乌头攻寒为主，而合桂枝全汤以和营卫。所谓七分治里，三分治表也。如醉状则营卫得温而气胜，故曰知；得吐，故阴邪不为阳所容，故上出而为中病。"

二十、其脉数而紧乃弦，状如弓弦，按之不移。脉数弦者，当下其寒；脉紧大而迟者，必心下坚；脉大而紧者，阳中有阴，可下之。

【语译】病人的脉数而紧，竟然变成弦数脉象，好像弓弦一样端直，三指重按也不移动，见到脉数而弦的病人，应当用温下法去其寒。病人若见脉象紧大而迟的，必然有胃脘硬满。病人脉象大而紧的，是阳气起而围攻阴寒邪气，可用下法去其邪。

【提要】本条是论述寒疝病的脉象。

【通解】"脉数而紧乃弦"，数者，急迫也；紧者，有力也。数紧同见，乃为弦而有力之脉，故按之挺直不移，状如弓弦。此脉主阴寒内结肠胃，阳气起而与争，阳气在外，阴寒在内，阳中有阴，故脉来数弦。宜用温下之剂，驱除阴寒，而勿须温散。

"脉紧大而迟者"，是因寒实之邪凝聚肠胃，而痼结更甚，则心下痞硬，故脉来紧迟。若阳气起而驱寒，则脉大而紧，为阳中有阴，可以用温下之法。

弦紧是寒疝的主脉，脉来弦紧兼见数、大或迟，皆为寒结可下之证，如用大黄附子汤等方法。

【选注】《金匮要略心典》："脉数为阳，紧弦为阴，阴阳参见，是寒热交至也。然就寒疝言，则数反从弦，故其数为阴凝于阳之数，非阳气生热之数矣；如就风疟言，则弦反从数，故其弦为风从热发之弦，而非阴气生寒之弦者，与此适相发明也。故曰脉数弦者当下其寒。紧而迟，大而紧亦然。大虽阳脉，不得为热，正以形其阴之实也。故曰阳中有阴，用下之。"

附方：《外台》乌头汤：治寒疝腹中绞痛，贼风入攻五脏，拘急不得转侧，发作有时，使人阴缩，手足厥逆。（方见上。）

【提要】本方指出表里寒盛的寒疝证治。

【通解】此方即前面乌头桂枝汤。本证因肾阳不足，素体虚寒，阴寒凝聚腹中，经脉挛痉，故腹中绞痛；风寒乘虚而入，急速内犯，入攻五脏，肾气不发，诸阳皆弱，寒凝肌表经脉，气血不利，则拘急不得转侧；脾肾阳虚寒盛，不能温养四肢，则手足厥逆；寒凝肝肾经脉，故阴缩。正气起而抗邪，所以发作有时。

本证内外皆有阴寒邪气，故以乌头桂枝汤内散阴寒，破结止痛，外调养卫，散在表之风寒。

【选注】《金匮要略论注》："云贼风入攻五脏，则知此为外邪内犯至急，然未是邪藏肾中，但刻欲犯肾，故肾不为其所犯则不发，稍一犯之即发，发则阴缩，寒气敛切故也。肾阳不发，诸阳皆微，故手足厥逆。"

《外台》柴胡桂枝汤方：治心腹卒中痛者。

柴胡四两　黄芩　人参　芍药　桂枝　生姜各一两半　甘草一两　半夏二合半　大枣六枚

右九味，以水六升，煮取三升，温服一升，日三服。

【提要】本方是论述表寒内热腹痛的证治。

【通解】本证因外感风寒，内传少阳，气血不得通畅，肝胆疏泄失利，气郁化热，故心腹疼痛。

治以小柴胡汤和解少阳，清热开郁；用桂枝汤调和营卫，解散风寒。二方相合以奏缓急止痛，和里解表之功。

【选注】《金匮要略方论本义》："有表邪而挟内寒者，乌头桂枝汤证也，有表邪而挟内热者，柴胡桂枝汤证也。以柴胡、桂枝、生姜升阳透表；人参、半夏、甘草、大枣和中开郁；黄芩、芍药治寒中有热杂合。此表里两解，寒热兼除之法也。"

《外台》走马汤①：治中恶②心痛腹胀，大便不通。

巴豆二枚（去皮心，熬）　杏仁二枚

右二味，以绵缠，捶令碎，热汤二合，捻取白汁，饮之，当下。老小量之。通治飞尸鬼击病。

【词解】

①走马汤：形容病情急速和药效急速，捷如奔马故名。

②中恶：病名。俗称绞肠乌纱。有忽然扑倒，精神昏乱，颜面发黑，心腹痛，胀满，大便不通等症。有吐血，衄血症状的，称"鬼击"；有喘咳气息急迫症状的，称"飞尸"；见有腹脐绞痛，上冲心胸胀闷的，则称"寒疝"。

【提要】本方是论中恶急证的证治。

【通解】中恶之证，因臭秽恶毒之气，从口鼻而入于心肺，气血不行，肠胃脏腑被寒浊秽毒壅塞，所以胸胁腹内绞急切痛，欲吐不吐，欲泻不泻，为寒实内结，升降受阻之证。

治宜走马汤，速攻寒实以开闭塞。方中巴豆为大热大毒，峻猛之品，急泻毒邪之结，佐以杏仁开利肺气，又通大肠之闭气。二药相配，使毒邪从大便排出，秽气从口鼻排出，或吐或泻，其病可愈。

【选注】《金匮要略论注》："中恶心痛，此客忤也；腹胀不大便，是正气不复能运。此时缓治，皆不暇及，故须以巴豆峻攻，杏仁兼利肺与大肠之气，一通则无不通，故亦主飞尸鬼击，总是阴邪不能留也。"

二十一、问曰：人病有宿食，何以别之？师曰：寸口脉浮而大，按之反涩，尺中亦微而涩，故知有宿食，大承气汤主之。

【语译】问：病人在胃肠有停滞的食物，怎样诊断呢？老师说：病人的寸口脉浮而大，沉取脉象涩滞，尺部脉象也是微而涩，由此而知有宿食病，可用大承气汤主治。

【提要】本条是论宿食的脉因证治。

【通解】宿食多因饮食不节，食积不化，滞阻中焦而成。宿食积滞，谷气内盛，壅塞于中，胃气上逆，故寸口脉浮大。宿食壅遏脾胃，中焦气机不畅，所以按之脉涩；食滞久郁，脾胃不能运化，糟粕停于大肠，下焦气血不得宣通，故尺中脉微而涩。

本证治应通泻胃肠，消食导滞，如大承气汤法。

【选注】《金匮要略心典》："寸口脉浮大者，谷气多也。谷多不能益脾而反伤脾，按之脉反涩者，脾伤而滞，血气为之不利也。尺中亦微而涩者，中气阻滞，而水谷之精气不能逮下也，是因宿食为病，宜大承气下其宿食。"

二十二、脉数而滑者，实也，此有宿食，下之愈，宜大承气汤。

【语译】病人脉数而滑，是有实邪，这是有宿食内停，用攻下法可以治愈，适宜用大承气汤。

【提要】本条是论述宿食初停的证治。

【通解】饮食不节，谷气郁滞肠胃，郁而化热，故脉数；食阻肠道，滞而能通，营卫充实动而抗邪，脉来流利如珠从指下而过，故见脉滑。脉数而滑者，为宿食初滞不久，当以大承气汤下之。

【选注】《金匮要略方论本义》："滑与涩相反，何以俱为实宜下？滑者涩之浅，而实邪欲成未成者，涩者滑之深，而实邪已成者。故不论为滑为涩，兼大而见，则有物积聚，宜施攻治，无二理也。"

二十三、下利不欲食者，有宿食也，当下之，宜大承气汤。

【语译】病人泻利又不思饮食，这是有食浊停滞在胃肠，应当用下法，适宜用大承气汤。

【提要】本条是论述宿食引起下利的证治。

【通解】饮食太过，壅遏于胃肠，失其运化之能，则不利。虽利，胃中食滞不得出，故下利而又不欲食。

治以大承气汤去其宿食，恢复脾胃升降之机则愈。

以上三条论述宿食证治。二十一条言"大承气汤主之"是肯定之语。因积滞已久，不用攻下，则虑其正虚。二十二条是宿食初停不久，病情较轻，虽可下之，但不一定用重剂，故用大承气汤加一"宜"字，表示有斟酌余地。三十三条是宿食下利，虽下利而宿食未净，尚无虚象，宜大承气汤攻下宿食。

【选注】《金匮要略心典》："谷多则伤脾，而水谷不分，谷停则伤胃，而恶闻食臭，故下利不欲食者，知其有宿食当下也。夫脾胃者，所以化水谷而行津气，不可或止者也。谷止则化绝，气止则机息，化绝机息，人事不其顿乎？故必大承气速去其停谷，谷去则气行，气行则化续而生以全矣。若徒事消克，将宿食未去而生气已消，岂徒无益而已哉。"

二十四、宿食在上脘，当吐之，宜瓜蒂散。

瓜蒂散方：

瓜蒂一分（熬黄）　赤小豆一分（煮）

右二味，杵为散，以香豉七合煮取汁，和散一钱匕，温服之。不吐者，少加之，以快吐为度而止。（亡血及虚者不可与之）

【语译】病人的宿食停在胃脘上部，应当用吐法，可用瓜蒂散主治。

【提要】本条是论述宿食在上脘的证治。

【通解】宿食积滞在上脘，可见胸脘痞闷，胀痛，嗳腐吞酸。正气驱邪，故有恶心欲吐而不能出等症。

宜用瓜蒂散因势利导，使邪从上而越之。方中瓜蒂味苦，涌吐实邪；赤小豆味酸性泄，此为酸苦涌泄之治；又佐以香豉，宣开胸脘郁结。服药后快吐即停服，本方为实邪郁在上脘而设，然药性悍猛易伤正气，所以亡血及虚人，不可与之。总之，宿食在上宜吐，在中宜消，在下宜泻，三法已立，因证而施。

【选注】《金匮要略编注》："此骤食停滞胃之上脘也。食壅上脘胸膈之间，脾气不得转输，当遵《内经》高而越之之法，用瓜蒂、香豉、赤小豆煎汤，涌吐，其邪立解矣。"

二十五、脉紧如转索无常者，有宿食也。

【语译】病人的脉紧，如同转动的绳索，时紧时松没有常规，这是宿食证。

【提要】本条是论宿食的脉象。

【通解】脉紧如转索无常者，是形容脉乍紧乍松，如同绳索转动之状，来往有力，左右弹人之手。宿食不化，停积于中，正邪相搏，则脉紧张有力。

【选注】《金匮要略心典》："脉紧如转索无常者，紧中兼有滑象，不似风寒外感之紧，为紧而带弦也。故寒气所束者，紧而不移；食气所发者，乍紧乍滑，如以指转索之状，故曰无常。"

二十六、脉紧头痛，风寒，腹中有宿食不化也。（一云寸口脉紧。）

【语译】病人有脉紧，头痛等症，类似外感风寒，其实腹中有宿食不化，也可以出现这样的病证。

【提要】本条是论述宿食辨证。

【通解】外感风寒和宿食都有脉紧，头痛等证。宿食头痛，是因食积不化，郁滞于中，清阳不升，浊气上乘，故见头痛。又有胸痞，恶心厌食，腹痛等症。外感风寒头痛，是由风寒外束太阳之经，又有发热、恶寒等证。食滞脉紧，如转索无常。风寒外束，脉紧而浮。一为食滞，一为外感，综合脉证，可以鉴别。

【选注】《金匮要略心典》："脉紧头痛风寒者，非既有宿食，而又感风寒也；谓宿食不化，郁滞之气上为头痛，有如风寒之状，而实为食积类伤寒也。仲景恐人识以为外感而发其汗，故举以示人曰：'腹中有宿食不化也。'意亦远矣。"

小　　结

腹满有寒热虚实的不同，故治法亦有所别。若里实，气滞不通的腹满，宜行气除满，用厚朴三物汤主之；若见腹满急剧不减，宜峻下通便，行气除满，大承气汤主之；腹满若兼表证，宜解表除满，表里同治，厚朴七物汤主之；心下满兼有少阳证者，宜和解少阳兼泻阳明热结，大柴胡汤主之；寒实结滞，胁下偏痛，在于一侧的，宜温下寒结，大黄附子汤主之；若脾胃阳虚，阴寒内盛，腹中雷鸣者，宜温阳散寒，降逆止痛，附子粳米汤主之；脾胃阳衰，中焦寒盛，上冲皮起见有头足，痛而不可触近者，宜温中散寒，缓急解痉，大建中汤主之；脾肾阳虚，水湿内停，以厥逆为主的，宜温阳止痛，降逆除湿，赤丸主之。

寒疝因血虚有寒，腹痛，胁痛里急的，宜温补肝血兼散寒气，当归生姜羊肉汤主之；若阴寒内结，绕脐疼痛，痛剧则自汗和手足厥冷的，宜驱寒止痛，大乌头煎主之；若表里皆寒，有腹中痛，逆冷，手足不仁和身痛等症的，宜驱散阴寒，调和营卫，乌头桂枝汤主之。

附方三首：有表里皆寒，贼风内入，即用乌头桂枝汤，温里解表，散寒止痛；表邪兼见内热郁结，宜用柴胡桂枝汤，清热开郁，解散表邪，若寒浊秽毒壅塞于里的寒实证，可用走马汤，攻逐寒实邪气。

宿食在上脘，常见恶心，泛泛欲吐的，可用瓜蒂散，因势利导，吐其宿食；宿食在下，常见腹痛等症者，可用大承气汤，泻下积滞。

【复习思考题】

1. 概括说明腹满症分几个类型，用何方治疗？

2. 厚朴三物汤治疗何种腹满，为什么？

3. 大柴胡汤治疗何种腹满，为什么？

4. 大黄附子汤治疗何种腹满，为什么？

5. 附子粳米汤治疗何种腹满，为什么？

6. 大建中汤治疗何种腹满，为什么？

7. 寒疝病有几个类型，用何方治疗？

8. 试分析大乌头煎方证。

9. 乌头桂枝汤治疗何种寒疝？

10. 试说明宿食病的脉象。

五脏风寒积聚病脉证并治第十一

概　说

本篇是论述五脏中风、中寒，死脏脉，五脏病，三焦病以及积聚等病的辨证方法。

本篇所论五脏中风与中寒，是指五脏疾病的阳热与阴寒两种不同性质而言。既不能与太阳中风、中寒相混，也不能和中风病半身不遂相混。五脏死脉，是指五脏疾病衰竭已极，所见的脉象。见到五脏死脉，说明五脏疾病已发展到极其严重的程度。

本篇所论五脏病、三焦病以及积聚病，说明了辨证施治的要旨，要认清疾病的部位和性质。然后，采取相应的准确的治疗方法。脾约、肝着和肾着三病的辨证施治，是举例说明辨证论治的特殊规律。

【学习要求】

一、理解五脏病的辨证方法，辨准疾病的部位，辨清阳热与阴寒两种不同性质。

二、了解三焦辨证方法在内科疾病中的应用。

三、了解积病、聚病和谷气病的不同性质，但此三种病都是难治之证。临证之时，常宜守方。

四、重点理解肝着、肾着和脾约三种病的辨证论治。

【自学时数】8 学时

一、肺中①风者，口燥而喘，身运②而重，冒③而肿胀。

【词解】

①中：读终，在内也。

②身运：眩晕而身体动摇，不能自主。

③冒：浊气上行，头目眩晕。

【语译】在肺脏内有风热的病人，有口干舌燥、喘息、身体动摇、身重、眩晕、身体肿胀等症。

【提要】本条是论述肺脏风热的辨证。

【通解】由于风热在肺中，热灼津液，津枯不行，肺气壅滞，津不上承，气不下降，故口燥而喘；肺之清肃之令不行，浊阴不降，故时作昏冒、身运；肺气不能通调水道，下输膀胱，水气外溢，故身体肿胀、沉重。

【选注】《金匮要略心典》："肺中风者，津结而气壅。津结则不上潮而口燥；气壅则不下行而喘也。身运而重者，肺居上焦，治节一身，肺受风邪，大气则防，故身欲动而弥觉其重也。冒者，清肃失降，浊气反上，为蒙冒也。肿胀者，输化无权，水聚而气停也。"

二、肺中寒，吐浊涕。

【语译】肺脏内阴寒较盛，病人口吐浊痰，鼻流清涕。

【提要】本条是论述肺内寒盛的辨证。

【通解】由于寒邪伤肺，胸阳不布，肺中阴寒，则津液凝聚而不行，故口吐浊痰，鼻流清涕。

【选注】《金匮要略心典》："肺中寒，吐浊涕者，五液在肺为涕，寒气闭肺窍而蓄脏热，则浊涕从口出也。"

三、肺死脏①，浮之②虚，按之③弱如葱叶，下无根者，死。

【词解】

①死脏：脏病极重，所见之脉称死脏。又称真脏脉。

②浮之：诊脉时浮取轻按之意。

③按之：诊脉时沉取重按之意。

【语译】肺脏在将死时的脉象，浮取虚软不足，沉取弱小无力，像葱叶一样空空然而无根。这是死症。

【提要】本条是论述肺脏将死时的脉象。

【通解】肺脏将死，肺阴已绝，肺脏真气涣散，阳浮于上，故浮取脉虚，沉取弱如葱叶。中空无根者，为肺气已败，故主死。

【选注】《金匮要略心典》："肺死脏者，肺将死而真脏之脉见也。浮之虚，按之如葱叶者，沈氏所谓有浮上之气，而无下翕之阴是也。《内经》云：真肺脉至，大而虚，如以毛羽中人肤。亦浮虚中空，而下复无根之象尔。"

四、肝中风者，头目眴^①，两胁痛，行常伛^②，令人嗜甘。

【词解】

①眴：动也。

②行常伛：经常曲背而行。

【语译】肝脏有风热邪气，头、眼部的肌肉颤动，两胁疼痛，走路时常常呈现弯腰曲背的形态，病人爱吃甜味食物。

【提要】本条是论述肝脏风热的辨证。

【通解】由于肝脏有风热邪气，燥伤阴血，不能滋润，虚风内动，故头目眴动。肝之阴血已伤，筋脉失养，燥急牵强不舒，所以两胁作痛，经常曲背弯腰而行。肝经燥急，求助于味，故喜食甘味以缓肝筋之急。

【选注】《医宗金鉴》："肝主风，外合于筋，肝中风邪，风胜则动，故头目眴动也。两胁，肝之部，肝受病故两胁痛也。风伤筋，故行常伛偻也。肝苦急欲甘缓之，故令人嗜甘也。"

五、肝中寒者，两臂不举，舌本^①燥，喜太息，胸中痛，不得转侧，食则吐而汗出也。

【词解】

①舌本：指舌根。

【语译】肝脏被风寒所伤，两只手臂不能向上举动，舌根干燥，经常叹气，胸中疼痛，身体不能转动，吃了食物就吐出来，而且在吐的时候出汗。

【提要】本条是论述肝脏内有风寒的辨证。

【通解】由于阴寒之邪客于肝经，以致筋脉收引拘急，所以两臂不能上举。肝寒凝滞，气郁而不条达，故喜太息，以及胸中痛，而身体不得转侧。肝病传胃，胃气失于和降，则食而作吐，吐则汗出。肝寒郁结，津液不行，不能上濡，因肝脉上连舌本，所以舌本干燥。

【选注】《医宗金鉴》："肝性条达，气行于胸侧，肝中寒郁，故有气抑不伸，喜太息，气滞不行，痛不得转侧也。食则吐，亦寒邪上逆也。"

六、肝死脏，浮之弱，按之如索不来①，或曲如蛇行②者死。

【词解】

①如索不来：脉象如绳索，郁阻坚劲，有伏而不起，动而不柔之象。

②曲如蛇行：脉象如蛇行，弯曲之状，虽左右奔引，而不能夭矫上行，亦伏而劲之意。

【语译】 肝脏在将死之时的脉象，轻按弱而无力，重按脉如绳索转动，通行不利，或见脉象曲曲弯弯如蛇行的。这种脉象是死症。

【提要】 本条是论述肝脏将死时的脉象。

【通解】 由于肝之阴血大伤，真气将散，脉滞难行，故沉取如索不来。或因脉委而不前，屈曲难伸，曲折坚劲如蛇行。阴血虚少，血脉不荣，故浮取脉弱。

【选注】《医宗金鉴》："肝中风寒之邪，若脉见浮之极弱，按之不弦，是失其肝之本脉也。今按之如索不来，曲如蛇行而去，夫索曲蛇行，去而不来，非皆肝之死脉乎！"

七、肝着，其人常欲蹈其胸上，先未苦时，但欲饮热，旋覆花汤主之。

【语译】 肝着病人的症状，胸闷不舒常常让人重按重揉他的胸部，在痛苦的症状未发作时，只想喝热水，这种病可用旋覆花汤主治。

【提要】 本条是论述肝着的辨证论治。

【通解】 由于气郁寒凝，胸胁脉络郁滞，则着而不行，可见胸胁痞闷，或见胀痛不休。若此时以足蹈其胸上，或以手按摩之，可使凝滞的气血舒展，并减轻疼痛。此病先未苦时，但欲饮热为舒，以热胜寒，而有利于气血也。

治宜旋覆花汤，下气散结，活血通络。方中旋覆花咸温，下气散结，舒肝利肺；葱白通胸中之阳气；新绛现无，可用茜草根、红花代替，有活血化瘀之功。本方能使血络畅行，阳气通利，则瘀血去，而肝着可愈。

【选注】《金匮要略心典》："肝脏气血郁滞，着而不行，故名肝着。然肝虽着，而气反注于肺，所谓'横'之病也，故其人常欲蹈其胸上。胸者肺之位，蹈之欲使气内鼓而出肝邪，以肺犹橐籥，抑之则气反出也。先未苦时，但欲饮热者，欲着之气，得热则行，迨既着则亦无益矣。旋覆花咸温下气散结，新绛和其血，葱叶通其阳，结散阳通，气血以和，而肝着愈。肝愈而肺亦和矣。"

八、心中风者，翕翕发热，不能起，心中饥，食即呕吐。

【词解】翕翕：指鸟羽闭合之状，又指鸟羽开合之状。形容发热时在表的状态。

【语译】心内有风热邪气，全身发热向外发泄，解衣去被以散其热，不能起床行动，心中感到饥饿，饮食之后就会呕吐。

【通解】由于心经有热，复中风邪，风热相合，而向外发泄，所以翕翕发热。风热伤气，则无力起床活动。风热壅于上，热伤胃阴，故又心中饥而不能食，食入即吐。

【选注】《金匮要略心典》："翕翕发热者，心为阳脏，风入而益其热也。不能起者，君主病而百骸皆废也。心中肌，食则呕者，火乱于中，而热格于上也。"

九、心中寒者，其人苦病心如噉蒜状[①]，剧者心痛彻背，背痛彻心，譬如蛊注[②]。其脉浮者，自吐乃愈。

【词解】
①心如噉蒜状：心中不舒，好像吃蒜之后一样的感觉。
②蛊注：病名。小虫聚于器皿之中，为蛊。吃咬爬窜为注。形容发病时胸背疼痛烦乱。

【语译】心内有寒邪，病人心中很痛苦，好像吃蒜之后，心中麻辣无奈的感觉。病重之时，心胸疼痛连到背部，背痛连心，好像蛊注一样心痛烦乱，脉浮的病人，呕吐之后，病就缓解。

【提要】本条专论心中有寒邪的辨证。

【通解】由于心中寒，寒凝脉络，阳气闭结，心火被郁，欲越而不得越，故心有辣感，而如噉蒜之状。如病情进一步加剧，则胸阳为阴寒痹阻尤甚，故见心痛彻背，背痛彻心，像蛊注那样的痛苦，如其人脉浮者，主阳气能伸，将拒邪外出，而自吐乃愈。

【选注】《金匮要略直解》："《内经》曰：心恶寒，寒邪干心，心火被敛而不得越，则如噉蒜状而辛辣，愤愤然而无奈，故甚则心痛彻背，背痛彻心，如蛊注之状也；若其脉浮者，邪在上焦，得吐则寒邪越于上，其病乃愈。"

十、心伤者，其人劳倦，即头面赤而下重，心中痛而自烦，发热，当脐跳，其脉弦，此为心脏伤所致也。

【语译】 心经气血损伤的病人，在劳动疲倦之后，就出现头面皮肤色红，下半身沉重，感到心中疼痛，心烦不安，发热，在脐部有跳动的感觉，脉弦。这都是心经气血受到损伤而引起的病症。

【提要】 本条专论心伤的辨证。

【通解】 心伤之病，由于心经气血损伤于内，故稍有劳倦，心阳即浮于上，不能下达，故症见头面赤，而下身反沉重；血虚不养于心，热动于中，故心中痛而无缘故的发烦。心阳浮动于上，则不能镇摄下焦之阴与水寒之气，故水气蠢蠢欲试而当脐跳动，其脉则弦。弦主阴，主水也。

【选注】《金匮要略心典》："心伤者，其人劳倦，即头面赤而下重。盖血虚者，其阳易浮，上盛者，下必无气也。心中痛而自烦发热者，心虚失养，而热动于中也。当脐跳者，心虚于上而肾动于下也……今脉弦，是变温润圆利之常而为长直劲强之形矣，故曰：此为心脏伤所致也。"

十一、心死脏，浮之实如丸豆①，按之益躁急者，死。

【词解】

①丸豆：指下按到乱动的小豆一样。

【语译】 心脏在将死时的脉象，浮取脉来有力，如乱动的小豆，重按时脉象更加有力和乱动的感觉。

【提要】 本条是论述心脏将死时的脉象。

【通解】 因为心血枯竭，心阳浮动，血脉失去温润和调之象，所以脉浮取坚硬躁急，像豆粒弹丸击手，沉取更加躁急，坚紧无柔和之态。此脉为死候。

【选注】《金匮要略心典》："经云：真心脉至，坚而搏，如循薏苡子，累累然，与此浮之实如麻豆，按之益躁疾者，均为上下坚紧，而往来无情也，故死。"

十二、邪哭①使魂魄不安者，血气少也；血气少者属于心，心气虚者，其人则畏，合目欲眠，梦远行而精神离散，魂魄②妄行。阴气衰者为癫③。

阳气衰者为狂③。

【词解】

①邪哭：经常无故的哭泣。

②魂魄：精神活动。形之灵气为魂，气之神志为魄。又指肝血所生之灵气为魂，肺气所生之神志为魄。

③癫、狂：两种精神活动不正常的疾病。

【语译】病人经常无故的悲伤哭泣，精神不安，这是因为血气虚少。血气少是心经的疾病。心气虚的病人，平时有恐怖情绪，精神耗散太多，则闭目想睡，入睡之后，则在梦中远处游行，经历非常，而精神离开形体散荡不拘，这是魂魄妄行之证。

疾病进一步发展，阴气衰少，阴邪渐盛，而成为癫病。阳气衰少，阳邪亢盛，而成为狂证。

【提要】本条论述心经血气虚少的辨证。

【通解】气血虚少，血不养心，魂魄不安，即其人悲伤哭泣，并时常发生恐怖情绪，精神离散，合目欲眠，多梦远行。若气血虚少，经久不愈，以致阴气衰者，可以转变为癫；阳气衰者亦可转变为狂。由于阴气衰少，阴邪偏盛，痰浊凝闭，闭塞清窍，所以沉默痴呆，哭笑无时。《内经》言重阴者癫，与本文正阴衰，邪阴盛同理。由于阳气衰少，阳邪偏盛，肝火暴发，所以躁扰不宁，骂詈不避亲疏。《内经》言重阳则狂，与本文正阳衰，邪阳亢同理。盖必正气先虚而后邪入为病也。

【选注】《金匮要略心典》："邪哭者，悲伤哭泣，如邪所凭，此其标有稠痰浊火之殊，而其本则皆心虚而血气少也。于是寤寐恐怖，精神不守，魂魄不居，为癫为狂，势有必至者矣。经云：'邪入于阳则狂，邪入于阴则癫'，此云'阴气衰者为癫，阳气衰者为狂。'盖必正气虚而后邪气入，经言其为病之故，此言其致病之原也。"

十三、脾中风者，翕翕发热，形如醉人①，腹中烦重②。皮目瞤瞤而短气。

【词解】

①醉人：醉酒之后的形态，如面红，头晕等症。

②烦重：有烦乱和沉重两种意义。

【语译】脾中有风热邪气的病人，有全身发热，形态好像醉酒之后一样，腹中烦乱沉重不舒，牙肉跳动，呼吸气短等症。

【提要】 本条专论脾中风的辨证。

【通解】 由于脾经风热，运化失职，湿热内停，阻滞气机，故腹中烦重，短气。湿热外蒸，故翕翕发热，面色红如醉酒。风热动于外，故皮目为之瞤动。

【选注】《医宗金鉴》："脾中风邪，翕翕发热，中风之本症也。形如醉人，亦风热扰乱于中应有之症也。腹中不快而烦，身体懈惰而重，皮目瞤瞤，动而气短，皆脾经症也。"

十四、脾死脏，浮之大坚，按之如覆杯①洁洁，状如摇②者，死。

【词解】

①覆杯：翻转过来的水杯，中空无物的意思。

②如摇：如有摇荡不定的感觉。

【语译】 脾脏在将死之时的脉象，轻按形阔大而坚硬，重按感到指下如翻转过来的水杯，空虚无物，如果感到脉象左右摇荡不定，这是死证。

【提要】 本条是论述脾脏将死之时的脉象。

【通解】 脾胃气绝，不能运化水谷，饮食停聚，故脉浮大而坚。脾胃气散，阴津全无，故脉重按中空，而且躁疾不宁如摇者，故主死。

【选注】《医宗金鉴》："脾中风寒之邪。若脉见浮之大坚，失其和缓，按之状如覆杯，高章明洁，有力如摇，乃脾脏之死脉也。"

十五、趺阳脉浮而涩，浮则胃气强，涩则小便数，浮涩相搏，大便则坚，其脾为约①，麻子仁丸主之。

麻子仁丸方：

麻子仁二升　芍药半斤　枳实一斤　大黄一斤（去皮）　厚朴一尺（去皮）　杏仁一升（去皮尖，熬，别作脂）

右六味，末之，炼蜜和丸梧子大，饮服十丸，日三服，渐加，以知为度。

【词解】

①约：约束，束缚之意。文中是脾受胃约制的意思。

【语译】 趺阳部位的脉象，浮而且涩，由趺阳脉浮推断出病人胃气强，由趺阳脉涩推断出病人小便次数多，趺阳部位同时见到浮涩两种脉，可推断出病人大便秘结。这是脾阴被胃阳所约制的疾病，可用麻子仁丸主治。

【提要】本条是论述脾约的辨证施治。

【通解】由于胃气强盛，故趺阳脉浮。脾脏津液不足，故趺阳脉涩滞而不流利。胃气强，伤于脾，脾阴弱，能食而不能运化。津液不能布散，则水浊下行，故小便数。胃热气盛，约束其脾，不布津液，故大便难。脾为胃所约束，不能行津液，这是脾约证的病理特点。

治宜麻子仁丸，泄热润燥，利气通便。方中大黄泄热通便，治胃气强；芍药、麻子仁滋阴润燥，治脾阴弱；枳实、厚朴理脾肺之气，以行津液，灌溉四旁；杏仁润燥，而利肺气，布散津液。

【选注】《医宗金鉴》："脉浮而涩，胃阳实也，则为胃气强，脾阴亦虚也。脾阴虚不能为胃上输精气，水独下行，故小便数也。胃气强，约束其脾，不化津液，故大便难也。以麻仁丸主之，养液润燥，清热通幽，不敢恣行承气者，盖因脉涩终是虚邪也。"

十六、肾着①之病，其人身体重，腰中冷，如坐水中，形如水状，反不渴，小便自利，饮食如故，病属下焦，身劳汗出，衣里冷湿，久久得之，腰以下冷痛，腹重如带五千钱，甘姜苓术汤主之。

甘草干姜茯苓白术汤方：

甘草　白术各二两　干姜　茯苓各四两

右四味，以水四升，煮取三升，分温三服，腰中即温。

【词解】

①肾着：病名。病在腰部。邪气附着在肾之外府腰部的疾病。

【语译】肾着病的病症，有身体沉重，腰中寒冷，好像坐在水里一样寒冷的感觉，从外形看，如浸在水里一样水肿的形态，口不渴，小便通利，饮食和平常一样等症。病位在下焦，病因是劳动之后，全身汗出，内衣又冷又湿，时间久了就会得病。主症是腰以下寒冷疼痛，腹部沉重，好像束带着五千个铜钱一样沉重。可用甘姜苓术汤主治。

【提要】本条专论肾着病的证治。

【通解】肾着是寒湿伤于腰部之病。由于身劳汗出，腠理开泄，衣里冷湿，寒湿之邪因而留着于肾之外府，所以腰中冷痛，其状如坐水中，或腰肿如水状，身体重沉，腹重如带五千钱。其人反不渴，小便自利，饮食如故，是说此病为寒湿所着，滞而不去，是湿非水，以资鉴别。

本证是寒湿留着于腰部，病不在于肾之本脏，治宜甘姜苓术汤，温中散湿，健脾利水。方中干姜、甘草温中散寒；茯苓、白术健脾燥湿利水，温脾胜湿，俾正气旺而寒湿去，则肾着可愈。

【选注】《金匮要略论注》："腰为肾之府，真气不贯，故冷如坐水中，形如水状者，盖肾有邪则腰间带脉常病，故溶溶如坐水中，其不同之状，微胀如水也。药以苓术甘扶土渗湿为主，而以干姜一味温中去冷，谓肾之元不病，止在肾之外府，故治其外之寒湿而自愈也。若用桂附，则反伤肾之阴矣。"

十七、肾死脏，浮之坚，按之乱如转丸，益下入尺中者，死。

【语译】肾脏在将死之时的脉象，浮取坚硬，重按像很多乱动的小圆珠。这种感觉向下到尺部的是死证。

【提要】本条是论肾脏将死之时的脉象。

【通解】肾阴亏竭，真气不固，浮动于外，势将外脱，故脉浮取坚实，按之乱如转丸，有向上向外躁动之势，下于尺部更为明显。此为肾之真脏脉现，故死。

【选注】《医宗金鉴》："肾中风寒之邪，若见浮之极坚，按之乱动有如转丸，及下入尺中，通然乱动，皆肾死真脏之脉之。"

十八、问曰：三焦竭部①，上焦竭善噫②，何谓也？师曰：上焦受中焦气未和，不能消谷，故能噫耳。下焦竭，即遗溺失便，其气不和，不能自禁制③，不须治，久则愈。

【词解】

①竭部，虚衰的部位，功能衰退。

②噫：嗳气。

③禁制：制约二便。

【语译】学生问：请问老师三焦虚竭，功能衰退的问题。有上焦心肺机能衰竭，病人时常嗳气，这是什么原因？老师说：上焦心肺，接受中焦精微之气，上焦之气不和顺，中焦水谷精微之气不能向上，故引起嗳气症。

下焦虚竭，就引起遗尿和大便失禁，此为常理。在上焦心肺之气不和顺的情况下，也引起遗尿和失便等不能自禁制的病证。不须治疗下焦，等到上焦正气和顺，下焦病证就会好的。

【提要】本条是论述三焦虚竭，气不和顺的理论。

【通解】三焦各部所属的脏腑生理机能衰退，如上焦心肺的机能衰退，出现噫出食气的中焦症状，这是为什么？因为上焦心肺功能衰退，气化失常，中焦脾胃精微之气，不能上达，陈腐之气聚于中焦，故中焦不能消化水谷，经常噫出食气。下焦肾，膀胱以及大小肠机能衰退，不能制约二便，或遗尿或大便失禁。但由于上焦心肺功能衰退，其气不和，荣不能内守，卫不能外固，下焦不能制约二便，出现遗尿或大便失禁。本证不须治疗下焦，须待上焦心肺正气恢复，荣卫之气和则愈。

上焦受气于中焦，下焦受气于上焦，中焦受气于下焦。三焦是相互作用，相互维系的。三焦发病，是相互影响，相互传变的。如上焦心肺的气血不和，可以引起中焦发病。上焦心肺血气不和，也可以引起下焦发病。在治疗过程中，调和上焦心肺之血气，使五脏元真通畅，既能治疗中焦善噫，又能治疗下焦遗尿失便。在辨证过程中，要看其整体，考虑疾病的传变，认清疾病的局部和整体的关系，才能制定出重要的治略原则。

【选注】《医宗金鉴》："若中焦虚竭。不能消化水谷，谷气不受，则上焦不相为用而失和也。失和则谷气郁而不宣，故善噫也。下焦虚竭，不能供升生之气于中焦，则失和也。失和则肾气独沉，自不能禁，故前遗溺而后失便也。"

十九、师曰：热在上焦者，因咳为肺痿；热在中焦者，则为坚①；热在下焦者，则尿血，亦令淋秘②不通。大肠有寒者，多鹜溏③；有热者，便肠垢④。小肠有寒者，其人下重便血；有热者，必痔。

【词解】

①坚：大便坚硬。

②淋秘：秘者闭也。小便滴沥不畅而涩痛，重则闭而不通。

③鹜溏：鹜即鸭类，鸭的大便是水粪混合而下。

④肠垢：肠中浊物黏滞难下。

【语译】老师说：热邪在上焦的病人，因为咳嗽日久，而成为肺痿病；热邪在中焦的病人，则引起大便干硬；热邪在下焦，引起尿血症，也可使人小便淋漓涩痛，重则尿闭。大肠有寒邪的，经常引起水粪混合的泄泻；大肠有热邪的，大便是黏滞臭浊的肠垢。小肠有寒的病人，小腹部重坠，大便下血；小肠有热邪的，必然会引起痔疮病。

【提要】本条是论述三焦的辨证方法。

【通解】热在上焦，肺热燥火内盛，耗伤肺阴，肺叶不润。则为燥咳肺痿。热在中焦，脾胃热盛，伤津液，不润大肠，故大便燥实坚硬。热在下焦，肾与膀胱热盛，迫血妄行，则为尿血。煎熬尿液，故尿少而赤疼，或热炼为砂淋、石淋，重则引起尿闭症。

大肠有寒，变化功能不足，水谷不分，则水粪杂下而为鹜溏。大肠有热，燥伤肠液，涩滞不行，积为肠垢，故大便脓血，黏滞而臭。小肠有寒，阳不化阴，湿浊停留，故下重。寒湿凝滞肠络，血不归经，故便血。小肠有热，热向下注，蓄于肛门，则为痔疮。

【选注】《医宗金鉴》："热在上焦者，篇中所谓肺痿吐涎沫也；热在中焦者，篇中所谓腹满坚痛也；热在下焦者，篇中所谓小便淋沥也。其外大肠有寒者，多清彻鹜溏，即下利溏泻也；有热者，便稠黏肠垢，即下利脓血也。小肠有寒者，下重便血，即结阴便血也；有热者，热流于大肠，蓄于肛门，必病痔也。"

二十、问曰：病有积①、有聚②、有谷气③，何谓也？师曰：积者，脏病也，终不移；聚者，腑病也，发作有时，展转痛移，为可治；谷气者，胁下痛，按之则愈，复发为谷气。

诸积大法，脉来细而附骨者，乃积也。寸口，积在胸中；微出寸口，积在喉中；关上，积在脐旁；上关上，积在心下；微下关，积在少腹；尺中，积在气冲。脉出左，积在左；脉出右，积在右；脉两出，积在中央。各以其部处之。

【词解】

①积：病名。在脏积起有形之包块的意思。

②聚：病名。在腑聚结有形之包块，比积病轻而浅，比较容易治愈。

③谷气：即谷气。水谷之浊气郁于脾胃，又滞塞肝络。

【语译】问：积、聚和谷气三种病的发病机理和症状是什么？老师说：积病的病位在脏，病块始终不移动。聚病的病位在腑，病块有时存在，有时消失，病块推之能移动，疼痛部位也不定。这种病可以治好。谷气病有胁下疼痛等症，用手按摩就不痛，过后可以复发，这是谷气为病。

诊断各种积病的重要方法，脉细而沉，伏于骨上，这是积病。寸口脉沉细，积病在胸中。寸口脉向上一些，脉象沉细，积病在喉中。关位脉来沉细，积病在脐旁。关位向上一些，脉象沉细，积病在心下。关位向下一些，脉象沉细，积病在少腹。尺位脉沉细，积病在气冲部位。沉细的脉象出现在左侧，积病在身体的左侧。沉细的脉象出现在右侧，积病在身体的右侧。沉细的脉象左右两侧同时出现，积病在中央。治疗方法，根据疾病的不同部位，进行治疗。

【提要】本条论述积、聚、谷气三种病的病机，并说明积病的脉诊。

【通解】积病在脏，由于气郁血瘀，阴凝积结在脏，所以形成痞块，推之不移，痛有定处。聚病在腑，由于气郁而滞，感寒而聚，偶聚于腑，所以痛无定处，发作有时，推之能移。聚病其根不深，较积病易治。谷气即食积之病。由于脾胃宿食停滞，脾壅肝郁，所以恶心嗳气，腹满胁痛，按之则气血流畅，疼痛缓和，但不久又脾壅肝郁，胁下疼痛。

诊断积病的重要方法，脉来细而附骨，就是积病。因为气郁血瘀，阴凝积结在脏，所以气血荣卫不能上行而外达，脉来细而沉，好像附在骨上。可以根据脉沉细出现的部位，诊断积病的部位。如寸口脉沉细，积病在胸中。寸口微上脉沉细，积病喉中。关位脉沉细，积病在脐旁。关位微上脉沉细，积病在心下。关脉微下脉沉细，积病在少腹。尺部脉沉细，积病在气冲。沉细脉象在左脉出现，积病在身体左侧。沉细脉象在右脉出现，积病在身体右侧。沉细脉象在左右两侧出现，积病在中央。治疗积病的立法处方，要根据不同部位，用不同的方法。

【选注】《金匮玉函要略辑义》："历代医家，皆曰在左为死血，在右为食积，在中为痰饮。盖以左属肝，肝藏血，右属脾，脾化谷。而痰饮则结聚于中焦也。殊不知肝脾虽左右之分，而实无界限之隔，非谓肝偏于左，而无与于右；脾偏于右，而无与于左。在左为死血，而在右独无死血乎；在中为痰饮，而左右独无痰饮乎。但在左、在右、在中，皆因虚之所在而入之耳，不可以死血痰饮食积分之也。然当诊之以察其病，弦滑为痰，芤涩为血，沉实为食，三脉并见，则当兼治也。"

小　　结

本篇主要是论述五脏风热，阴寒的辨证方法。所谓中风，代表阳证，实证。中寒代表阴证，虚证。可知风和寒代表两类不同性质的疾病。五脏之风寒和真脏脉，说明在脏腑病机辨证过程中，一要辨准疾病的部位，二要辨清疾病的性质，三要辨明疾病的严重程度。

本篇也论述肝着，肾着，脾约三种病的辨证论治方法。肝着非只肝病，是肝脉肺络郁滞之病，故治以旋覆花汤，活血通络，下气散结。肾着亦非只肾病，是寒湿留着腰部，故治以甘姜苓术汤温中散湿，健脾利水。脾约非只脾病，是胃强约束弱脾之病，故治以麻子仁丸泄胃热，滋脾阴。以上三病辨证论治，说明要掌握辨证论治的一般规律，也要掌握辨证论治的特殊规律。

本篇论述三焦辨证，说明上中下三焦相互为用，彼此制约，平衡协调的关系。

【复习思考题】

1. 试述五脏风寒的辨证方法。

2. 试述死脏脉的病机。

3. 试谈肝着的辨证论治。

4. 试谈脾约的辨证论治。

5. 试谈肾着的辨证论治。

6. 试述三焦辨证方法。

7. 试述诊断三焦之气不和的临床意义。

8. 试述积、聚、谷气病辨证方法。

痰饮咳嗽病脉证并治第十二

概　　说

本篇重点论述痰饮病的病因、病机、脉证及治法。痰饮病主要症状有咳嗽，故以痰饮咳嗽病为篇名。痰饮病有广义和狭义之分，本篇标题痰饮咳嗽病的痰饮是广义的，它包括了痰饮、悬饮、溢饮、支饮四种。四饮中的痰饮仅是广义痰饮中的一类。本篇论述了四饮的辨证施治，也论述了留饮和伏饮。所谓留饮，是指水饮留而不行，伏饮是水饮潜伏不去，反复发作的一种痰饮病。所以留饮和伏饮是包括在四饮之内的。

【学习要求】

一、了解痰饮的概念，了解痰饮与咳嗽的关系。

二、熟悉痰饮病形成的原因。痰饮病的形成主要与肺、脾、肾三脏有关，根据水液停聚的部位不同，而有痰饮、悬饮、溢饮、支饮之分。四饮是互相影响的。

三、痰饮病的治疗原则是当以温药和之。理解苓桂术甘汤和肾气丸如何体现这一原则。

四、深入理解痰饮病的治法。根据不同病情，设有健脾、理气、降逆、宣肺、祛痰、渗湿、利尿、温肾、逐水、通便等治法。如饮邪上犯，可用小半夏汤、小半夏加茯苓汤、葶苈大枣泻肺汤治之。饮留于外，可用大小青龙汤治之。饮留于下，可用五苓散、泽泻汤治之。饮痼于内，可用十枣汤、甘遂半夏汤以逐水，并可用厚朴大黄汤、已椒苈黄丸以去其实。痰饮久留，虚实错杂者，可随证选用木防己汤、木防己去石膏加茯苓芒硝汤。

五、四饮的证治尤为重要。痰饮素盛今瘦，水走肠间，沥沥有声，治宜苓桂术甘汤、肾气丸；悬饮咳唾引胁疼痛，治宜十枣汤；支饮咳逆倚息，短气不得卧，其形如肿，治宜葶苈大枣泻肺汤。

六、说明支饮服小青龙汤后几种变证，并体会其灵活的辨证施治方法。

【自学时数】10 学时

一、问曰：夫饮有四，何谓也？师曰：有痰饮，有悬饮，有溢饮，有支饮。

【语译】问：痰饮的分类有哪四种？老师说：有痰饮，有悬饮，有溢饮，有支饮四种。

【提要】本条是说痰饮病的分类。

【通解】痰饮是一个总的病名，痰饮病又分痰饮，悬饮，溢饮和支饮四种类型。若解释痰饮一名，广义的是痰饮病总的病名，狭义的是具体辨证时其中又有痰饮型，前者是四种痰饮的总称，后者只是饮邪停于某一局部的病变。

【选注】《金匮要略方论集注》："李珥臣曰：夫饮有四，而此独以痰饮名。总之，水积阴或为饮，饮凝阳或为痰。则分而言之饮有四，合而言之总为痰饮而已。"

二、问曰：四饮何以为异？师曰：其人素盛今瘦①，水走肠间，沥沥有声②，谓之痰饮。饮后水流在胁下，咳唾引痛，谓之悬饮。饮水流行，归于四肢，当汗出而不汗出，身体疼重，谓之溢饮。咳逆倚息③，短气不得卧，其形如肿，谓之支饮。

【词解】

①素盛今瘦：指未病之前，身体丰满，已病之后，则身体消瘦。

②沥沥有声：水液在肠内流动之声，也叫漉漉有声。

③咳逆倚息：指咳嗽气喘只能倚物而坐，不能平卧。

【语译】学生问：四种饮病的病因，病机有什么不同。老师说：病人过去身体很胖，现在身体消瘦，水液在肠间流动，发出沥沥的响声，这是痰饮病。饮水之后，水液流到胁下，咳嗽吐痰，牵引胸胁疼痛，这是悬饮病。饮水之后，水液流行，渗溢到四肢，病人应当出汗散发水气，如果不能出汗，水液停留在四肢肌肉间，引起身体疼痛而且沉重，这是溢饮病。

病人咳嗽，肺气上逆，倚床喘息。呼吸气短，不能平卧，外观形体像水肿一样，这是支饮。

【提要】 本条是论四饮的病因，病机和症状的区别。

【通解】 由于脾胃虚弱，不能运化精微，肺气不足，不能敷布津液，以致饮食精微停滞而为痰饮病。

痰饮是由于饮邪流于胃肠，向下流动，故肠间沥沥有声。饮食不能变化精微，而成饮邪，身体不得营养，故其人素盛今瘦。

悬饮是饮邪形成之后，潴留于胁下，以致气机不利，故咳嗽吐痰，引动胁肋疼痛。

溢饮是水饮形成之后，停积于内，泛溢于四肢体表，表闭不散，所以无汗，身体疼痛而沉重。

支饮是饮邪停留在胸膈，上迫于肺，气失宣降，故咳逆倚息，短气不得卧。气逆于上，饮停不化，故其形如肿。

【选注】《金匮要略直解》："《圣济总录》曰：三焦者水谷之道路，气之所终始也。三焦调适，气脉平匀，则能宣通水液，行入于经，化而为血，灌溉周身。若三焦气塞，脉道闭塞，则水饮停滞，不得宣行，聚成痰饮，为病多端。又因脾土不能宣达，致水饮流溢于中，布散于外，甚则五脏受病也。痰饮者何？以平人水谷之气入于胃，变化精微以充肌肉则形盛，今不能变化精微，但化而为痰饮，此其人所以素盛今瘦，故水走肠间沥沥作声也。悬饮者，以饮水后，水偏流于胁下，悬于肝经部分，肝脉入肺中，故一咳一唾，必相引而痛也。溢饮者，以饮入于胃，当上输于脾，脾当散精，上归于肺，则能通调水道，今脾失宣化之令，水竟流溢于四肢，在四肢可汗而泄，以其当汗不汗，则水饮留于肌肤脉络之中，故身体疼重也。支饮者，支散于上焦心肺之间，寒饮之气薄于肺，则咳逆倚息，薄于心，则短气不得卧，其形若肿，则水饮又支散于外，故谓之支饮也。"

三、水①在心，心下坚筑②，短气，恶水不欲饮。

【词解】

①水：指饮邪。

②心下坚筑：是指心下痞坚，而又筑筑惕惕悸动不安。

【语译】 水饮留在心胸，胃脘坚实，筑筑跳动，呼吸气短，厌恶饮水，不想喝水。

【通解】水饮已成，停在心下，上凌于心，内搏阳气，故心下坚筑。饮邪遏阻心阳，宗气不足，故见短气。阴寒凝聚，水饮内停，故恶水不欲饮。

【选注】《金匮要略论注》："心主火，水逼之，故气收而筑，如相攻然。坚者阴凝之象。短气，心气抑而宗气弱，则呼气自短也。恶水不欲饮，水本为火仇，水多则恶益增矣。"

四、水在肺，吐涎沫，欲饮水。

【语译】水饮在肺，病人口吐涎沫，常想喝水。

【提要】本条是论述水饮影响于肺的辨证。

【通解】水饮已成，饮邪射肺，肺气激荡饮邪，故吐涎沫。泛出涎沫，津液已伤，故欲饮水。

【选注】《金匮要略论注》："肺体清肃，行营卫，布津液，水邪遏之，则气郁而涎聚，有如肺痿所吐涎沫；然气郁而热，重亡津液，故仍饮水自救。"

五、水在脾，少气身重。

【语译】水饮在脾，病人气少，语言无力，身体沉重。

【提要】本条是论述水饮影响于脾的辨证。

【通解】水饮已成，泛于中焦，困郁脾胃，气血来源不足，故少气。中阳不运，湿浊不化，淫于肌肉故身重。

【选注】《金匮要略论注》："脾主肌肉，且恶湿，得水气则濡滞而重，脾精不运，则中气不足而倦怠少气。"

六、水在肝，胁下支满①，嚏而痛。

【词解】

①支满：支撑胀满。

【语译】水饮影响于肝，胁下支撑胀满，打喷嚏时，牵引两胁疼痛。

【提要】本条是论述水饮影响于肝的辨证。

【通解】水饮已成，壅塞于肝经，肝络不畅，故胁下支撑胀满，喷嚏之时引胁作痛。

【选注】《金匮要略论注》："肝与少阳胆为表里，所以主半表里者，其经脉并行于胁，水气乘之，阴寒内束，故胁下束满，而少阳气上出，故冲击而嚏，如伤风然，然相攻吊动则痛矣。支满者，胸不全满而偏满也。"

七、水在肾，心下悸^①。

【词解】

①心下悸：心下指胃。胃有停水，故悸动。

【语译】 水邪影响于肾，心下跳动。

【提要】 本条是论水邪影响于肾辨证。

【通解】 水饮已成，在下犯肾，肾不制水，水饮上逆，故心下悸。

【选注】《金匮要略论注》："肾本水脏，加水则重强，故凌心不安而为悸也。悸亦有心虚者，然支饮者兼见此证，则当泻水。"

八、夫心下有留饮，其人背寒冷如手大。

【语译】 在心下痰饮停留不去，病人的背部寒冷，如手掌那么大。

【提要】 本条专论留饮的辨证。

【通解】 水饮已成，若留心下，则使其人阳气不能展布，不能温暖背部心腧，故其人背寒冷如掌大。

【选注】《金匮要略编注》："心下，即胸膈之间也。背为胸之府，全赖宗气宣布，令胸中旷若太虚，其或气虚，则心下之留饮溢于胸中，偏着于背，阻抑肾督二脉不升，则胸背不温，故背寒冷如掌大。"

九、留饮者，胁下痛引缺盆，咳嗽则转甚。

【语译】 饮邪停留不去，病人的胁下疼痛，疼痛牵引到缺盆，咳嗽时疼痛加重。

【提要】 本条是论留饮在胁下的辨证。

【通解】 水饮已成，留于胁下，肝络不通，气机升降窒塞，故胁下痛引缺盆。咳嗽肺气冲击于内。故咳嗽其痛加重。

【选注】《金匮要略直解》："缺盆者五脏六腑之道，故饮留于胁下而痛上引缺盆。引缺盆则咳嗽，咳嗽则痛引胁下而转甚，则属悬饮。转甚一本作辄已，未有咳嗽而胁下痛引缺盆辄愈也。"

十、胸中有留饮，其人短气而渴，四肢历节痛。脉沉者，有留饮。

【语译】胸中有饮邪停留，病人气短，口渴，四肢的关节都疼痛，脉沉，这是留饮病。

【提要】本条是论述胸中有留饮的辨证。

【通解】水饮已成，留于胸中，阻碍肺气升降，故短气。肺气不能通达，津不上承，故口渴。若水饮从胸中流溢四肢，阳气不通，寒湿凝于关节，故见四肢历节痛。留饮乃气郁水积，自内而生，非外入之邪，故其脉沉。

【选注】《金匮要略编注》："饮留胸中，偏阻于肺，呼吸不利，其人则短气。心火不能下降，而反上灼喉舌，则渴。壅逆肺之治节，周身气不宣行，痰饮横流于四肢关节，为历节痛，此明支饮甚则变为溢饮矣。盖留饮乃气郁水积，故谓脉沉者有留饮也。"

十一、膈上病痰，满喘咳吐，发则寒热，背痛腰疼，目泣自出，其人振振身𥆧剧，必有伏饮。

【语译】痰饮停在膈上，胸满，咳嗽，气喘，呕吐，痰饮加重则恶寒发热，背痛腰疼，两目流泪，病人身体颤抖，肌肉跳动得很重，一定有潜伏的痰饮病。

【提要】本条专论伏饮的辨证。

【通解】水饮潜伏于膈上，又外感风寒，闭塞肺气，则使伏饮加重，阻碍肺气，故见胸满气喘，咳吐痰涎，恶寒发热，背痛腰疼。饮阻于内，寒束于外，阳气欲行，不得宣通，故目泣自出，周身𥆧动振颤，不能自主。

【选注】《医宗金鉴》："伤饮之病，留而不去，谓之留饮；伏而难攻，谓之伏饮。伏饮者，乃饮留膈上，伏而不出，发作有时者也。即今之或值秋寒，或感春风，发则必喘满咳吐痰盛，寒热背痛腰疼，咳剧则目泣自出，咳甚则振振身动，世俗所谓吼喘病也。"

十二、夫病人饮水多，必暴喘满。凡食少饮多，水停心下，甚者则悸，微者短气。脉双弦①者，寒也，皆大下后善虚②。脉偏弦③者，饮也。

【词解】

①双弦：左右两手之脉都弦。

②善虚：指里虚，脾胃虚寒也。

③偏弦：或左或右之一手脉弦。

【语译】病人大量饮水，肯定会突然胸满气喘。凡是进食少，饮水多的病人，水饮就停留在心下。病情加重，会心下跳动，病情减轻，会呼吸气短。

左右两侧的脉象都弦，属于寒证，是苦寒泻下以后，引起的脾阳虚。只有一侧脉弦的病人，才是饮病。

【提要】本条专论痰饮的辨证方法。

【通解】由于脾胃虚弱，不能运化水湿，又多饮水，水液内停，聚成痰饮，水饮上逆于肺，轻者见短气，重者必暴发喘满。水饮停于心下，上凌于心，故心下动悸。

大下之后，伤脾胃之阳气，脾胃虚寒，阴寒凝滞，为寒疝之疾，寒气周于身体，故脉两手皆弦。凡痰饮之气偏注一处，寒饮凝于一处，故脉一手独弦。

【选注】《金匮要略直解》："饮水，多则水气泛溢于胸膈，必暴喘满也。凡人食少饮多，则胃土不能游溢精气，甚者必停于心下而为悸，微者则填于胸膈，而为短气也。

大下后里虚，则脉双弦。痰饮留于胁下，则脉偏弦。是弦为肝脉而证则悬饮也。下文曰，咳家其脉弦，为有水，十枣汤主之。又曰脉沉而弦者，悬饮内痛。又曰肺饮不弦。则弦脉为悬饮无疑矣。"

十三、肺饮不弦，但苦喘短气。

【词解】肺饮：水饮犯于肺。

【语译】病人痰饮只停在肺中，而脉象不弦。只望到气喘，呼吸短促等痛苦的症状。

【提要】本条是论述肺中痰饮的辨证。

【通解】若饮邪仅犯于肺，肺气受阻，呼吸不利，故苦于气喘，呼吸短促。饮邪只犯于肺，尚与肝脾无关，故脉来不弦。

【选注】《金匮玉函经二注》："脉弦为水为饮，今肺饮而曰不弦，何也？水积则弦，未积则不弦，非谓肺饮尽不弦也。此言饮水未积，犹得害其阳，虽不为他病，亦适成其苦喘短气也。"

《金匮要略心典》："肺饮，饮之在肺中者，五脏独有肺饮，以其虚而能受也。肺主气而司呼吸，苦喘短气，肺病已著，脉虽不弦，可以知其有饮矣。"

十四、支饮亦喘而不能卧，加短气，其脉平也。

【语译】支饮病人也是气喘很重，不能平卧，还有呼吸短促等症。病的脉象平和。

【提要】本条是论述支饮轻症的辨证。

【通解】支饮之邪气较轻，未伤脉络，故其脉平也。饮邪向上，支于肺中，肺失宣发肃降之机，故喘而短气，不能平卧。

【选注】《金匮要略直解》："寒饮射肺则喘息短促，故人喘甚则不能卧也，水饮支散于膈上，必无沉弦之脉，故其脉平。平之为言浮也，是肺之本脉也。"

《金匮玉函经二注》："脉平当无病，何以有病而反平也，正与上条不弦意同，明其虽有支饮，而饮尚不留伏，不停积，以其在上焦，未及胸中，不伤经络，故脉平，然碍其阴阳升降，故喘不能卧短气耳。"

十五、病痰饮者，当以温药和之。

【语译】痰饮病的治疗，应当用温药调和的方法。

【提要】本条是论述痰饮病的治疗大法。

【通解】痰饮病的形成，是由于胃虚不能游溢精气，上输于脾。脾虚不能散精，上归于肺。肺虚不能通调水道，下输膀胱。肾阳虚弱，不能化气行水。水精不能四布，水湿停留，积为水饮之邪。水饮多在肺、脾、肾所虚之处，停留为患。总之，人体内水液流行，因虚而停，因寒而凝，聚成痰饮，病变多端。治宜温药和之，温药可以温阳消阴，化水行饮，可使水气流行，精微布达，水饮消散，以致和平。温暖脾胃，可以运化；温暖肺气，水道通调；温暖肾阳，可以化气，水谷精微按常度流行，不停不聚，不生痰饮。

痰饮病为阳不化阴，本虚标实之病，若久用补益，滋腻助湿，滞腻不去。若久用燥热，痰饮黏结而不散，著而不去。若久用寒凉，则水饮越凝越多，永无净日。若久用泻法，水饮能去，脾肾大虚，泻后水饮再停再聚。寒热补泻，治疗痰饮，可急用之，并非长久之计，故仲景提出痰饮病的重要治略方法，当以温药和之，是很重要的。

【选注】《金匮玉函经二注》："痰饮由水停也，得寒则聚，得温则行；

况水行从乎气，温药能发越阳气，开腠理，通水道也。"

《金匮要略方论本义》："痰生于胃寒，饮存于脾湿。温药者，补胃阳，燥脾土，兼擅其长之剂也。言和之，则不长事温补，即有行消之品，亦概其例义于温药之中，方谓之和之，而不可谓之补之益之也。盖痰饮之邪，因虚而成，而痰亦实物，必少有开导，总不出温药和之四个字，其法尽矣。言攻下者，固非专言温补者，亦不达和之二字之理也。"

十六、心下有痰饮，胸胁支满，目眩，苓桂术甘汤主之。

茯苓桂枝白术甘草汤方：

茯苓四两　桂枝　白术各三两　甘草二两

右四味，以水六升，煮取三升，分温三服，小便则利。

【语译】 心下有痰饮的病人，胸部和两胁支撑胀满，头目眩晕，可用苓桂术甘汤主治。

【提要】 本条是论述痰饮病的证治。

【通解】 由于阳气虚弱，不能化气行水，脾胃虚弱，不能运化水湿，胃中停饮，留而不去，饮邪郁阻，肺气不畅，所以胸胁支撑胀满。饮阻于中，清阳不升，所以头目眩晕。

治以苓桂术甘汤，温阳化气，健中行水。方中桂枝温暖阳气，化气行水；白术健脾化湿，甘草和中益气；茯苓健脾化湿，升举清阳，淡渗利水，通其三焦升降之气。本方温暖阳气，以化水饮之邪，精微流行，水饮消散，以致和平。本方为治饮病的主要方剂，又是温和大法的具体应用。

【选注】《金匮要略方论本义》："此痰饮之在胃，而痞塞阻碍及于胸胁，甚至支系亦苦满，而上下气行愈不能利，清阳之气不通，眩晕随之矣。此虽痰饮之邪未尝离胃，而病气所侵已如斯矣。主之以苓桂术甘汤，燥土升阳，导水补胃，化痰驱饮之第一法也。胃寒痰生，胃暖则痰消也。脾湿饮留，胃燥则饮祛也。可以得此方之大义用之诸饮，亦无不行矣。"

十七、夫短气有微饮，当从小便去之，苓桂术甘汤主之；（方见上。）肾气丸亦主之。（方见虚劳中。）

【语译】 痰饮病人有短气症，是有微量痰饮停留，应当渗利水湿，从小便利去。可用苓桂术甘汤主治，也可用肾气丸主治。

【提要】 本条是论述轻微痰饮的证治。

【通解】由于肾阳虚弱，不能化气行水，脾胃虚弱，不能运化水湿，而使轻微的水饮留于内，妨碍升降之气，所以常有短气之症。临床若见脾胃虚弱，饮停于中，清阳不升，引起的头目眩晕，食少消瘦，心下逆满者，可用苓桂术甘汤，温化通行，中焦之气机，使水饮从小便排出。若见肾阳虚弱，不能温阳化气，使水停于下，引起小腹拘急不仁，小便不利，或见畏寒肢冷等症，可用肾气丸温和下焦肾气，以助气化利水消饮。肾气丸又可烘暖中阳，温化水饮，以布阳和之气。痰饮的病位和病因，多是在肺、脾、肾三脏的虚弱，气化无力所致，但其关键可在一脏，施治之时，应有侧重，但要兼顾其他。苓桂术甘汤侧重于脾，而肾气丸则是侧重于肾，但是二方都能全面地温和肺、脾、肾三脏。

【选注】《金匮玉函经二注》："微饮而短气，由饮水停蓄，致三焦之气升降呼吸不前也。二方各有所主，苓桂术甘汤主饮在阳，呼气之短，肾气丸主饮在阴，吸气之短。盖呼者出心肺，吸者出肾肝。茯苓入手太阴，桂枝入手少阴，皆轻清之剂，治其阳也；地黄入足少阴，山萸入足厥阴，皆重浊之剂，治其阴也。一证二方，岂无故哉。"

十八、病者脉伏，其人欲自利，利反快，虽利，心下续坚满，此为留饮欲去故也，甘遂半夏汤主之。

甘遂半夏汤方：

甘遂大者三枚　半夏十二枚（以水一升，煮取半升，去滓）　芍药五枚　甘草如指大一枚（炙）

右四味，以水二升，煮取半升，去滓，以蜜半升，和药汁煎取八合，顿服之。

【语译】病人脉象潜伏于下，自欲下利，泻利之后，心下宽畅，虽然利去一些水饮，心下继续坚硬胀满，这是留饮病向下将去的缘故，可用甘遂半夏汤主治。

【提要】本条是论述留饮的证治。

【通解】痰饮已成，饮邪留于中，阳气不得外达，故脉伏。留饮走于肠间，故其人欲自利。利后留饮减少，症状减轻，故利反快。虽然下利之后，留饮减少，但留饮病根未除，新饮再留，继续增加，故其人心下继续痞坚胀满。由其人欲自利可知留饮有欲去之势。

留饮欲去，可以因势利导，用甘遂半夏汤攻逐水饮，下气安中。方中甘遂攻逐水饮，通利二便；半夏下气除痰散结；芍药敛阴液，去水气；白蜜，甘草甘缓解毒，安中和胃。甘草与甘遂相反，合而用之，可增加攻逐水饮的功效。

【选注】《张氏医通》："留饮堵塞窍隧，胃气不得转输，故脉伏不显；若留饮既下，胃气受伤，必欲自利，自利而反快者，中焦所塞暂通也。通而复积，故续坚满，必更用药尽逐之；然欲直达其积饮，莫若甘遂快利用之为君，欲和脾胃除心下坚，又必以半夏佐之。然芍药停湿，何留饮用之？甘草与甘遂相反，何一方并用？盖甘草缓甘遂之性，使之急速，徘徊逐其所留；芍药治木郁土中而成坚满，又佐半夏以和胃消坚也。"

十九、脉浮而细滑，伤饮①。

【词解】

①伤饮：饮水过多，伤于肺胃。

【语译】病人的脉象浮而细滑，是饮水过量，伤于内而引起。

【提要】本条是论述饮多伤肺的脉象。

【通解】由于骤然饮水过多，水停于胃，寒水凝结，故脉细而滑。寒水射肺，肺气上逆，故脉浮。此证亦常见咳嗽，吐痰稀白等症。

【选注】《金匮要略论注》："不曰有饮，而曰伤饮，见为外饮所骤伤，而非停积之水也。"

《金匮要略心典》："伤饮，饮过多也。气资于饮，而饮多反伤气，故脉浮而细滑，则饮之微也。"

二十、脉弦数，有寒饮，冬夏难治。

【语译】病人的脉象弦数，有寒饮内停，在冬天和夏天，都难以治疗。

【提要】本条是论寒饮兼有虚热的预后。

【通解】由于寒饮内停，寒束血脉，气血欲通，行其水饮，故脉弦。寒饮久郁，阳郁化热，心脉虚热，故脉数。证属肺经寒饮，心经虚热。冬季寒冷，饮邪加重，欲温其寒，不利于心。夏季炎热，心热加重，欲清其热，不利于肺。故曰冬夏难治。

【选注】《金匮玉函经二注》："此言其脉邪之不相应也。寒饮反见数脉，数是内经有用热远热，有用寒远寒之戒，在夏用热药治饮，则数脉愈增，在冬用寒药治热则寒饮愈盛，皆伐天和，所以在冬夏难治也。在春秋，或可适其寒温而消息之。"

二十一、脉沉而弦者，悬饮内痛。

【语译】病人脉象沉弦，是悬饮病，有胁内疼痛。

【提要】本条是论述悬饮的辨证。

【通解】饮邪已成，聚在胁下，气机升降不利，所以胁内牵引疼痛。悬饮在胁内聚结，困郁脉络，阳气不能外达，故脉沉弦。

【选注】《金匮玉函经二注》："脉沉病在里也，凡弦者为痛，为饮为癖。悬饮结积，在内作痛，故脉见沉弦。"

《金匮要略心典》："脉沉而弦，饮气内聚也，饮内聚而气击之则痛。"

二十二、病悬饮者，十枣汤主之。

十枣汤方：

芫花（熬） 甘遂 大戟各等分

右三味，捣筛，以水一升五合，先煮肥大枣十枚，取八合，去滓，内药末，强人服一钱匕，羸人服半钱，平旦温服之；不下者，明日更加半钱。得快下后，糜粥自养。

【语译】病人有悬饮内停，可用十枣汤主治。

【提要】本条专论悬饮的治法。

【通解】饮邪结实，悬于胁下，故用十枣汤破结逐水。方中大戟泻脏腑水湿，芫花散水饮结聚，甘遂泻经络水湿，大枣十枚安中，调和诸药，缓解药毒，在峻下之后不伤正气。大戟、芫花、甘遂三药为末，每服三克，一日一次，清晨空腹，浓煎枣汤调下。

【选注】《金匮要略论注》："脉沉为有水，故曰悬饮。弦则气结，故痛。主十枣汤者，甘遂性苦寒能泻经隧水湿，而性更迅速直达；大戟性苦辛寒能泻脏腑之水湿，而为控涎之主；芫花性苦温，能破水饮窠囊，故曰破癖须用芫花。合大枣用者，大戟得枣即不损脾也，盖悬饮原为骤得之证，故攻之不嫌峻而骤，若稍缓而为水气喘急浮肿，三因方以十枣汤药为末，枣肉和丸以治之，可谓善于变通者也。"

二十三、病溢饮者，当发其汗，大青龙汤主之；小青龙汤亦主之。

大青龙汤方：

麻黄六两（去节）桂枝二两（去皮）甘草二两（炙）杏仁四十个（去皮尖）生姜三两 大枣十二枚 石膏如鸡子大（碎）

右七味，以水九升，先煮麻黄，减二升，去上沫，内诸药，煮取三升，去滓，温服一升，取微似汗，汗多者，温粉粉之。

小青龙汤方：

麻黄三两（去节）芍药三两 五味子半升 干姜三两 甘草三两（炙）细辛三两 桂枝三两（去皮）半夏半升（洗）

右八味，以水一斗，先煮麻黄，减二升，去上沫，内诸药，煮取三升，去滓，温服一升。

【语译】溢饮病的治疗方法，应当发汗透邪，可用大青龙汤主治，也可用小青龙汤主治。

【提要】本条是论述溢饮的辨证论治。

【通解】饮邪已成，向外溢于肌表四肢，困郁荣卫之气，故身体疼重而无汗。饮邪溢于体表，故当发其汗，使水饮从汗而解。

大青龙汤适应证，由于寒饮内停，而有咳嗽气喘。饮邪溢于肌表，复感风寒，故身体疼重，恶寒无汗。风寒湿闭塞肌表，郁而发热，故发热烦躁。

大青龙汤方发散水气，清除郁热。用麻黄、桂枝、杏仁、甘草、生姜发汗以散水气，开肺以平喘息；生姜、大枣调和脾胃，化其湿浊石膏清解阳郁之热。

小青龙汤适应证，由于风寒外束于肌表，卫气闭塞，故恶寒，无汗，口不渴。寒饮内伏，阻碍胸中升降之气机，故胸痞，干呕。饮邪溢于肌表，故身体浮肿而沉重疼痛。饮邪上迫于肺，故喘咳，痰多白沫，气逆倚息不得卧。

小青龙汤方发散水气，温中化饮。用麻黄、桂枝发汗散饮，宣肺气行津液；干姜、细辛、半夏温中化饮，散寒降逆；五味子收敛肺气；芍药敛阴；甘草调和诸药，化痰守中。

大、小青龙汤都治溢饮，适应于饮流四肢，身体疼痛而沉重。而大青龙汤证有发热烦躁而喘。小青龙汤兼有咳嗽，气喘。

【选注】《金匮要略编注》："此出溢饮之方也。溢饮者，风寒伤于胸膈，表里气郁不宣，则饮水流行，归于四肢，皮肤肿满，当汗出而不汗出，身体疼重，此表里风寒两伤。偏于表寒多者，故以麻桂二汤去芍药加石膏，为大青龙，并驱表里之邪，石膏以清风化之热，使阳气通而邪从汗解，饮从下渗。或因寒邪而偏伤于内，脾胃气逆，痰饮溢出躯壳肌肉之间，浮肿疼重者，当以小青龙汤逐痰解表，使内外之饮无地可容，故小青龙汤亦主之。"

二十四、膈间支饮，其人喘满，心下痞坚，面色黧黑[①]，其脉沉紧，得之数十日，医吐下之不愈，木防己汤主之。虚者[②]，即愈，实者[③]三日复发，复与不愈者，宜木防己汤去石膏加茯苓芒硝汤主之。

木防己汤方：

木防己三两　石膏十二枚（鸡子大）　桂枝二两　人参四两

右四味，以水六升，煮取二升，分温再服。

木防己去石膏加茯苓芒硝汤方：

木防己　桂枝各二两　人参四两　芒硝三合　茯苓四两

右五味，以水六升，煮取二升，去滓，内芒硝，再微煎，分温再服，微利则愈。

【词解】

①黧黑：是指面色黑而黄。

②虚者：是指心下痞坚已去，变得柔软。

③实者：是指心下痞坚仍在，病根未去。

【语译】 膈间有支饮停留，病人气喘胸满，心下痞硬，面色暗黑，脉象沉紧。得病已经几十天，医生用吐下等方法治疗，不见好转的，可用木防己汤主治。服汤以后，痞坚变得柔软，病已痊愈。痞坚还是那样板硬，过三、四天，支饮又复，再给木防己汤，不见好转，宜用木防己汤去石膏加茯苓芒硝汤主治。

【提要】 本条是论述支饮的辨证施治。

【通解】 由于膈间支饮已成，水饮上逆于肺，肺气不利，故其人胸满咳喘。饮邪聚结于中，聚而成形，故心下痞坚。寒饮邪气，凝滞气血，故面色黧黑。寒饮留伏于里，束其血脉，阳气不得外达，故其脉沉紧。得病数十日，曾用吐法下法治之，不愈。病已耗气伤阴，更为复杂。治宜木防己汤，行水散结，降逆补虚。

方中木防己辛温，散其留饮，通其结气；桂枝温通血脉，温化水饮；石膏辛甘寒，降逆平喘，清解肺中伏郁之热，佐人参、桂枝之温燥；人参温补脾肺之气，补吐下气阴之损伤。四药合用可以温散凝结之痰饮，消散痞坚，降逆平喘，扶正补虚。

服木防己汤之后，若痞坚消散，心下柔软，病已向愈。若服药之后，心下仍有痞坚，是病没去，再服上方不效者，宜用木防己去石膏加茯苓芒硝汤。方中加芒硝以软坚破凝滞之邪，加茯苓行水渗湿。茯苓、芒硝通利前后二阴，导水下行；去石膏者，以避其寒凝之害，而尽桂枝辛温通达之用，温和之法，得以施展。

【选注】《金匮要略论注》："膈在膜之上，比心下稍高。盖心下当胃管上口，而膈更在上不可按之处也。曰膈间，则在肺外而非肺饮矣。然胸为肺之府，气迫肺，故亦喘。胸间清虚，如天之空，饮气乘之，故满。心下痞坚者，因误吐下，客气动膈，而痞塞乃在心下也。面色黧黑者，胃之精华在面，阴邪夺其正气，故面不荣而黑，黑者，阴象也。水则为沉，寒则为紧，故脉沉紧，误在吐下无疑矣。更得之数十日之久，其虚可知。故以木防己汤主之。木防己为君，通水气壅塞也；人参为佐，恐虚不能达邪也。然膈属太阳之分，非桂则气不化，故加桂枝；痞则胸中必郁虚热，故加石膏。彼汉防己能泻血中湿热，而通其壅滞，故下焦湿肿，及皮水淋涩，除膀胱积热宜之，而上焦气分热证禁用。若木防己则通湿壅而兼主虚风，故与石膏并用以治膈。若中有实热，非硝之急暴冲散不去，石膏性寒而缓，不能除在胃之结热，故曰实者复发，复与不愈，宜去石膏加芒硝，谓实有邪热，与气分虚热不同也。后己椒苈黄丸下，云口中有津液，渴者，加芒硝亦然，又加茯苓导其水也。"

二十五、心下有支饮，其人苦冒眩，泽泻汤主之。

泽泻汤方：

泽泻五两　白术二两

右二味，以水二升，煮取一升，分温再服

【语解】冒眩：是指神识昏冒不清，两目旋转的自觉症状。

【语译】在心下有支饮停留，病人头昏目眩，极其苦恼，可用泽泻汤主治。

【提要】本条是论述支饮冒眩的证治。

【通解】由于脾胃虚弱，不能运化水湿，饮邪停于心下，阴浊不降，而蒙蔽于上，所以神识昏冒，两目视物旋转。

治以泽泻汤，健脾化饮，利湿渗浊。方中白术健脾益气，运化水湿，升清降浊，泽泻渗湿利水，降浊气治冒眩。

【选注】《金匮要略心典》："水饮之邪，上乘清阳之位，则为冒眩。冒者，昏冒而神不清，如有物冒蔽之也；眩者，目眩转而乍见玄黑也。泽泻泻水气，白术补土气以胜水也。高鼓峰云：心下有支饮，格其心火，不能下行，而但上冲头目也。亦通。"

二十六、支饮胸满者，厚朴大黄汤主之。

厚朴大黄汤方：

厚朴一尺　大黄六两　枳实四枚

右三味，以水五升，煮取二升，分温再服。

【语译】支饮病人，胸中胀满，可用厚朴大黄汤主治。

【提要】本条是论述支饮胸满的证治。

【通解】由于膈间支饮聚结，气机升降不利，郁浊化热，蒸湿向上，散漫胸间，所以胸满。若饮热郁于胃肠，胃肠湿热散漫阻滞，气滞不通，故腹满疼痛。

本证为有膈间支饮，阻塞气机，湿热散布胸腹之间，故治以厚朴大黄汤，理气散满，疏导上下之气机。方中厚朴温散痰饮，降气去浊，能散无形之湿满，能去有形之实满；枳实理气，开散郁滞，能化饮行湿，有形之邪，亦可推荡而下行；大黄六两，泻胃肠之浊气，又泻水饮有形之邪。本方以枳实、厚朴行其上，温化行散，通达胸中之气，推荡浊气向下，继而以大黄疏导胃肠，使浊阴向下而去，可收痰饮湿满并治之功。

【选注】《金匮要略略浅注》："上节言心下支饮，用补土镇水法，不使水气凌心，则眩冒自平。此节指支饮在胸，进一层立论。云胸满者，胸为阳位，饮停于下，下焦不通，逆行渐高，充满于胸故也。主以厚朴大黄汤者，是调其气分，开其下口，使上焦之饮，顺流而下。厚朴、枳实皆气分之药，能调上焦之气，使气行而水亦行也，继以大黄之推荡，直通地道，领支饮以下行，有何胸满之足患哉。此方药品与小承气同，其分量主治不同，学者宜体认古人用药之妙。"

二十七、支饮不得息，葶苈大枣泻肺汤主之。（方见肺痈中）。

【语译】支饮病人，呼吸困难，可用葶苈大枣泻肺汤主治。

【提要】本条是论支饮不得息的证治。

【通解】饮邪聚于胸膈，壅塞胸肺之中，肺气不利，常见胸满咳喘，呼吸困难等症。

治以葶苈大枣泻肺汤，泻肺气，逐痰饮。方中葶苈子泻肺下气，破水逐饮，令肺气通降，气行饮降，向下而去；大枣安中养脾，补气血，益津液，以杜泻后之虚。葶苈子破降水饮，奔迫而下，大枣守其津液，缓和急迫，故本方急泻肺饮，峻烈而不伤正。

【选注】《金匮玉函经二注》："支饮留结，气塞胸中，故不得息。葶苈能治结利饮，大枣通肺补中。此虽与肺痈异而方相通者，盖支饮之于气，未尝相离，支饮以津液所聚，气行则液行，气停则液聚，而气亦结。气，阳也，结亦化热，所以与肺痈热结者同治。"

二十八、呕家本渴，渴者为欲解，今反不渴，心下有支饮故也，小半夏汤主之。（《千金》云小半夏加茯苓汤。）

小半夏汤方：

半夏一升　生姜半斤

右二味，以水七升，煮取一升半，分温再服。

【语译】经常呕吐的病人，本来应当口渴，见到口渴，病就会好。现在病人反而不渴，这是心下有支饮的缘故。可用小半夏汤主治。

【提要】本条是论述支饮呕吐的证治。

【通解】胃中留有饮邪，气不和降，饮邪上逆，则呕吐清水痰涎。若饮邪吐尽，又伤津液，故口渴。由口渴推断饮邪已尽，故曰"渴者为欲解"。若呕吐清水痰涎，吐而不尽，饮邪仍在胃中滋润，故口不渴。呕家不渴，为心下有支饮。

治宜小半夏汤散饮降逆，和胃止呕。方中生姜辛散走窜，温化寒凝，消散水饮，饮去则胃和呕止；半夏涤饮开结，降逆止呕。

【选注】《医门法律》："支饮上入膈中而至于呕，从高而越，其势最便，但呕家本当渴，渴则可征支饮之全去；若不渴，其饮尚留，去之未尽也；不必加治，但用半夏之辛温，生姜之辛散，再引其欲出之势，则所留之邪自尽矣。"

二十九、腹满，口舌干燥，此肠间有水气，己椒苈黄丸主之。

防己椒目葶苈大黄丸方：

防己　椒目　葶苈（熬）　大黄各一两

右四味，末之，蜜丸如梧子大，先食饮服一丸，日三服，稍增，口中有津液。渴者加芒硝半两。

【语译】病人腹部胀满，口舌干燥，这是肠间有水饮邪气，可用己椒苈黄丸主治。

【提要】本条是论述痰饮的证治。

【通解】由于脾虚不能运化水湿，肺虚不能通调水道，则使水饮停滞，走于肠间，故腹中胀满，沥沥有声。肠间有水气，津液不能上承，所以口舌干燥。水饮停滞。津液不能输布，可见二便不畅。

治以己椒苈黄丸，分消水饮，导邪下出。方中防己宣通肺气，通调水道，利水去湿；葶苈子泻肺下气，破水逐饮；椒目泻降胸腹之水，利小便，治胸满气喘，水聚腹满；大黄攻积导滞，破除留饮，荡涤胃肠。本方能通调水道，下输膀胱，攻坚决壅，通利大肠，前后分消，气通水去，诸证自愈。方后自注云：口中有津液，渴者加芒硝。说明脾肺运化之职，稍有恢复，津液上承，故口中有津液。若水饮结聚未去，加芒硝以破水饮结聚。

【选注】《金匮要略直解》："痰饮留于中，则腹满，水谷于胃，但为痰饮而不为津液，故口舌干燥也。上证曰：水走肠间沥沥有声，故谓之痰饮，此肠间有水气，亦与痰饮不殊，故用此汤以分消水饮。此水气在小肠也，防己、椒目导饮于前，清者得从小便而出；大黄、葶苈推饮于后，浊者得从大便而下也。此前后分消，则腹满减而水饮行，脾气转而津液生矣。若渴，则甚于口舌干燥，加芒硝佐诸药，以下腹满而救脾土。"

三十、卒呕吐，心下痞，膈间有水，眩悸者，小半夏加茯苓汤主之。

小半夏加茯苓汤方：

半夏一升　生姜半斤　茯苓三两（一法四两）

右三味，以水七升，煮取一升五合，分温再服。

【语译】病人突然发生呕吐，心下痞硬，这是膈间有水饮停留，病人自觉眩晕，心跳心慌，可用小半夏加茯苓汤主治。

【提要】本条是论述饮邪上逆的证治。

【通解】饮邪已成，停于胃中，故心下痞。胃中水气上逆，故卒然呕吐清水痰涎。清阳不升，浊阴不降，故头目眩晕。浊饮凌心，故心悸不安。

治以小半夏加茯苓汤，行水散痞，引水下行。方中生姜、半夏温化寒凝，行水散饮，降逆止呕；茯苓健脾益气，淡渗利水，升清降浊。小半夏加茯苓汤使清阳得生，浊阴得降，水饮消散，则痞除呕止，眩悸可除。

【选注】《金匮玉函经二注》："心下痞，膈间有水，眩悸者，阳气必不宣散也。经云：以辛散之。半夏、生姜皆味辛，《本草》：半夏可治膈上痰。心下痞，呕逆眩者，亦上焦阳气虚，不能升发，所以半夏、生姜并治之。悸则心受水凌，非半夏可独治，必加茯苓去水，下肾逆以安神，神安则悸愈也。"

三十一、假令瘦人①脐下有悸②，吐涎沫而癫眩③，此水也，五苓散主之。

五苓散方：

泽泻一两一分　猪苓三分（去皮）　茯苓三分　白术三分　桂枝二分（去皮）

右五味，为末，白饮服方寸匕，日三服，多饮暖水，汗出愈。

【词解】

①瘦人：是指其人素盛今瘦而言。

②脐下有悸：脐下肌肉跳动。

③癫眩：癫同颠。是指病人感觉眩晕，周围物体动摇颠倒。

【语译】假如瘦人脐下跳动不安，口吐涎沫，头晕目眩，看周围物体有动摇颠倒的感觉，这是水饮病，可用五苓散主治。

【提要】本条是论述水饮上逆的证治。

【通解】痰饮已成，积于下焦，膀胱气化不行，小便不利，水无去路，反逆而上行，先动于脐下，故脐下悸动。水饮上冲，入于胃中，故呕吐涎沫。水饮上泛，浊阴上逆，故头目癫眩。

治宜五苓散，化气行水。方中白术健脾化饮；茯苓健脾化湿，淡渗利水；桂枝温化水湿，温通经脉；猪苓、泽泻利膀胱之气，引水下行。

【选注】《金匮要略心典》："瘦人不应有水，而脐下悸，则水动于下矣；吐涎沫则水逆于中矣；甚而颠眩，则水且犯于上矣。形体虽瘦而病实为水，乃病机之变也。颠眩即头眩。苓、术、猪、泽甘淡渗泄，使肠间之水从小便出。用桂者，下焦水气，非阳不化也。曰多服暖水汗出者，盖欲使表里分消其水，非挟有表邪而欲两解之谓。"

《外台》茯苓饮：治心胸中有停痰宿水①，自吐出水后，心胸间虚，气满，不能食，消痰气，令能食。

茯苓　人参　白术各三两　枳实二两　橘皮二两半　生姜四两

右六味，水六升，煮取一升八合，分温三服，如人行八九里进之。

【词解】

①宿水：久停之水邪。

【提要】本条是论述痰饮病的治本大法。

【通解】由于脾胃升降失常，中焦阻塞，故不能食，由于肺失通调之职，水湿停滞，故气满，停痰宿水。饮邪聚于心胸之中，上溢于胃，故能自吐清水痰涎。吐涎之后，胃中水饮减少，心胸间稍觉舒畅，但脾肺运化通调功能未复，水饮渐渐而聚，故气满不能食等症又重。此病特点，呕吐痰涎之后，旧饮去而新饮又聚，呕吐又发，循环往复，病久不愈。

治以茯苓饮健脾益胃，通调水道，方中人参、白术温和脾胃。恢复升降功能，化痰饮，令能食；茯苓、生姜温通肺气，恢复通调功能，能散水湿；能消痰气；陈皮、枳实调理脾肺之气，通调水道，使水液按常度流行，不停不聚，则痰饮可愈。

【选注】《金匮要略编注》："脾虚不与胃行津液，水蓄为饮，贮于胸膈之间，满而上溢，故自吐出水后，邪去旺虚，虚气上逆，满而不能食也。所以参、术大健脾气，使新饮不聚；姜、橘、枳实以驱胃家未尽之饮，曰消痰气。令能食耳。"

三十二、咳家其脉弦，为有水，十枣汤主之。（方见上）。

【语译】患咳嗽病时间很久，脉弦，此是有水饮内停，用十枣汤主治。

【提要】本条是论述痰饮入肺而久咳的证治。

【通解】痰饮已成，停于膈间，上冲入肺，故经常咳嗽短气。水饮寒凉，侵束脉络，气血流来，欲化其饮，故脉行端直而长如弓之弦。弦脉主饮邪之病。

治以十枣汤，攻逐水饮，饮去咳嗽自愈。

【选注】《金匮要略心典》："脉弦为水，咳而脉弦，知为水饮渍入肺也。十枣汤逐水气自大小便去，水去则肺宁而咳愈。"

三十三、夫有支饮家，咳烦，胸中痛者，不卒死①，至一百日或一岁，宜十枣汤。（方见上）。

【词解】

①卒死：突然死亡。

【语译】患支饮病的时间很久，现在咳嗽，烦闷，胸中疼痛，虽然没有突然死亡，但是到一百天或一年的时候，也很危险，可用十枣汤主治。

【提要】本条是论述支饮危证的证治。

【通解】支饮久在膈上，饮邪盘结，胸阳被郁，气机不通，故胸中疼痛，心烦。支饮渍入肺中，故咳嗽不已。

久病支饮，阳气痹于胸中，饮邪塞于肺中，心肺俱病，有卒死之虑，若不卒死，至一百日或一年而亡。此证正气虽虚，也要用十枣汤拔除饮邪之根，若不用十枣汤攻逐水饮，则病根不去，即无愈期，又有卒死之危。

【选注】《医门法律》："五饮之中，独膈上支饮最为咳嗽根底，外邪入而合之固嗽，即无外邪而支饮渍入肺中，自令人咳嗽不已，况支饮久蓄膈上，其下焦之气逆冲而上者，尤易上下合邪也。以支饮之故，而令外邪可内。下邪可上，不去支饮，其咳终无宁宇矣。去支饮用十枣汤不嫌其峻，岂但受病之初，即病蓄已久，亦不能舍此别求良法。其曰咳家其脉弦为有水，十枣汤主之，正谓弦急之脉，必以治饮为急也。其曰夫有支饮家咳烦，胸中痛，不卒死，至一百日或一岁，宜十枣汤，此则可以死而不死者，仍不外是方去其支饮，不几令人骇且疑乎？凡人胸膈，孰无支饮，其害何以若此之大，去其害何必若此之力，盖膈上为阳气所治，心肺所居，支饮横据其中，动肺则咳，动心则烦，搏击阳气则痛，逼处其中，荣卫不行，神魄无依，则卒死耳。至一百日或一年而不死，阳气未散，神魄未离，可知惟急去其邪，则可安其正，所以不嫌于峻攻也。扫除阴浊，俾清明在躬，较悠悠姑待其死，何得何失也。"

三十四、久咳数岁，其脉弱者可治；实大数者死；其脉虚者必苦冒。其人本有支饮在胸中故也，治属饮家。

【语译】几年以来，咳嗽不止，病人脉弱是可治之证。若见脉象实大而数，是死证。病人脉虚，必然头晕得很苦恼，这是病人原来就有支饮停留在胸中的缘故。治疗方法要按照痰饮病的治法进行治疗。

【提要】本条是论述支饮的预后。

【通解】由于脾肺虚弱，津液化为痰饮，支饮停于胸中，肺气不利，故久咳数岁缠绵不愈。病久气血已亏，故脉来虚弱。支饮在胸，清阳不升，浊阴不降，故昏冒眩晕。本证治法，应去其饮，饮去则咳嗽昏冒自愈。

脉来实大数者，由于饮邪壅滞于肺，郁而化热，气郁血瘀，心肺之脉闭塞，故脉实大而数。心脉闭塞，心气窒息者，实属难治。本证正气已虚，邪气太盛，难治。

【选注】《金匮要略论注》："久咳数岁三句，此概言久咳者，邪气少则可治，邪气盛则难治也。即所谓咳脉浮软者生，浮直者死也。又古人合证而断之，云：咳而羸瘦，脉形坚者死，咳而脱形，发热，脉小紧急者死，咳而呕，腹胀且泄，其脉弦急者死。要知坚急直大，皆实大之象，邪盛也。然彼处反不言数，可知咳家所畏在坚急，则真邪盛正虚；若数则不足以尽之也；但数而合实大，则坚急可知，故曰死。内有脉虚者，此濡之类，即实之反也，使非因饮而咳，则久必脏真有伤，何以能不死？故曰：脉虚者必苦冒，冒者饮象也，因申言其人本有支饮在胸中。以见向来医治之误，故久病支饮故不死；然则虽久，岂可舍病本而图之，故曰治属饮家，见亦宜十枣汤。但恐虚极，听人酌量，然终不出驱饮为治耳。"

三十五、咳逆倚息不得卧，小青龙汤主之。（方见上。）

【语译】病人咳嗽，肺气上逆，倚床喘息，不能平卧，用小青龙汤主治。

【提要】本条是论述支饮咳喘的证治。

【通解】支饮留伏胸膈，又有风寒外束，闭于肌表，内饮外寒，壅闭肺气，故咳嗽，痰多白沫，气逆倚息而不得卧。

治以小青龙汤发散风寒，温中化饮，化痰降逆。

【选注】《金匮要略心典》："倚息，倚几而息，能俯而不能仰也。肺居上焦而司呼吸，外寒内饮，壅闭肺气，则咳逆上气，甚则但坐不得卧也。麻黄、桂枝散外入之寒，半夏消内积之饮，细辛、干姜治其咳满，芍药、五味监麻桂之性，使入饮去邪也。"

三十六、青龙汤下已，多唾口燥，寸脉沉，尺脉微，手足厥逆，气从少腹上冲胸咽，手足痹，其面翕热如醉状，因復下流阴股，小便难，时復冒者，与茯苓桂枝五味甘草汤。

桂苓五味甘草汤方：

茯苓四两　桂枝四两（去皮）　甘草三两（炙）　五味子半升

右四味，以水八升，煮取三升，去渣，分温三服。

【语译】病人服小青龙汤以后，吐出很多痰浊，口中干燥，寸部位沉，尺部脉微，手冷过肘，足冷过膝，一般热燥之气，从小腹上冲到胸间，又上到咽喉，手足麻木。病人又面红又发热，像醉酒一样，热燥之气流向两腿内侧，小便难出，一阵一阵的头晕，可用茯苓桂枝五味甘草汤治其气冲。

【提要】本条是论述支饮病服小青龙汤以后，引动冲气的证治。

【通解】病人膈上有支饮，而又肾气素虚，故寸脉沉，尺脉微。医者只见支饮，而不见肾虚，故服小青龙汤。药后饮气稍平，但辛温发散之品损伤阴气，扰动阳气，虚阳上越。虚火随冲任之脉上冲胸咽，故证见气从小腹上冲胸咽，口中干燥；虚火冲动痰浊，故多唾稠痰；虚阳上浮，故其面翕热如醉状。虚火冲气因復下流阴股，热伤膀胱水液，故小便难；阳气虚弱，不能温暖四肢，故手足厥逆，麻木如痹；冲气上下往返，扰动痰饮，痰饮阻碍升清降浊，故时復眩目。

治以桂苓五味甘草汤，扶阳敛气平冲。方中桂枝暖心肾之阳，平冲降逆；茯苓健脾化气，生津上行可润，渗湿下行可利，平其冲逆之气；甘草补脾，化湿去饮，生津伏火，可缓冲逆；五味子收敛耗散真阴真阳，潜阳于下，以致和平。

【选注】《金匮要略方论本义》："咳逆倚息不得卧，用小青龙汤后，多唾口燥者，辛热之药，能散发阳气，飞越于外，内不和则口燥，口燥则多唾也。诊之寸脉沉者，支饮有窠囊，欲去之而不能尽去也。上以候之，上乃阳分，而阴寒之邪踞之如此牢固，上阳不振明矣。尺脉微者，正阳虚于下，而阴寒之气斯厥逆而上奔也，下阳不振又明矣。于是手足厥逆，气从小腹上冲胸咽，阴寒之借越上下，全无阳令更甚矣。于是手足痹而不仁。其面翕热如醉状，下有阴寒逼越，上有假热浮游，竟与少阴下真寒上假热证无异也。其气既上冲胸咽，復下流阴股，任其奔驱，如入无人之境，周身之阳，俱不充也又明矣。阳不充则气不化，又有阴寒之邪痞塞于下，小便必难；清阳之气不能升举，必时复冒，皆阳亡阴盛，肆往来上下为患也。既服小青龙所以得此者，阳散于外，正气不足以胜邪也。正气不能胜邪，遂与之固沍于躯壳之内，其邪抗拒不服，反欲逐灭其阳，渐至不返，见此急宜固阳。专以扶阳逐水，补气收阴为法，足以匡小青龙之不逮矣。茯苓渗水，桂枝扶阳，甘草补中，五味收阴，盖防其上冲外散，类于亡阳奔豚等证，故治法亦归于扶阳抑阴为用也。"

三十七、冲气即低，而反更咳，胸满者，用桂苓五味甘草汤，去桂加干姜、细辛，以治其咳满。

苓甘五味姜辛汤方：

茯苓四两　甘草　干姜　细辛各三两　五味子半升

右五味，以水八升，煮取三升，去滓，温服半升，日三服。

【语译】服桂苓五味甘草汤以后，冲气降低，病人反而更加咳嗽，胸中胀满，用桂苓五味甘草汤，去桂枝加干姜、细辛，治其咳嗽胸满。

【提要】本条是论冲气稍平，咳嗽发作的证治。

【通解】服桂苓五味甘草汤后，冲气已止。由于方中治饮之力太弱，故膈上支饮又聚，壅闭肺气，发生胸满咳嗽等证。

治以苓甘五味姜辛汤，温脾利肺，化饮敛阳。方中干姜温和脾肺，运化水湿，断其生痰之源，净其贮痰之器；茯苓渗行水湿，利水消饮；细辛温散寒饮结聚；甘草补土制水；五味子收敛肺气。本方有肃降肺中浊气，摄纳上冲之逆气，防其冲气再起之作用。

【选注】《金匮要略论注》："冲气即低，乃桂、苓之力，单刀直入，肾邪遂伏，故低也。反更咳满，明是肺中伏匿之寒未去。但青龙汤已用桂，桂苓五味甘草汤又用桂，两用桂而邪不服，以桂能去阳分凝滞之寒，而不能驱脏内沉匿之寒，故从不得再用桂枝之例而去之。唯取细辛入阴之辛热，干姜纯阳之辛热，以除满驱寒而止咳也。"

三十八、咳满即止，而更复渴，冲气复发者，以细辛、干姜为热药也。服之当遂渴，而渴反止者，为支饮也。支饮者法当冒，冒者必呕，呕者复内半夏以去其水。

桂苓五味甘草去桂加干姜细辛半夏汤方：

茯苓四两　甘草　细辛　干姜各二两　五味子　半夏各半升

右六味，以水八升，煮取三升，去滓，温服半升，日三服。

【语译】服苓甘五味姜辛汤以后，咳嗽和胸满好转，而又出现口渴，冲气复发等病情，这是因为服细辛、干姜等热药的缘故。服热药之后，应当出现口渴，现在反而不渴的，是支饮病。支饮病人应当有头晕头昏，头晕头昏的病人必然出现呕吐，有呕吐症的再加半夏去其水饮。

【提要】本条是论冲气与饮气上逆的证治。

【通解】服苓甘五味姜辛汤后，可能发生两种病情，一为支饮减轻，咳嗽胸满已止，但细辛、干姜为温散之品，在下扰动虚阳，虚火随冲任上冲至胸咽，损伤津液，故口燥而渴。治宜桂苓五味甘草汤，摄纳虚阳，平冲降逆。

另一种病情为支饮上逆，渴反止，由于脾虚生痰，水饮留于胸膈，饮邪越聚越多，浊阴上逆，故眩晕昏冒。水饮上逆于胃，故呕吐清水痰涎。饮气不降，上逆不止，故冒者必呕。又有饮邪支于肺，肺失宣降，发生短气、咳逆倚息、不能平卧等症。治以苓甘五味姜辛汤加半夏，温化寒饮，消散水气，降逆止呕治冒。

【选注】《金匮要略方论本义》："咳满得即止矣，而更复渴，冲气又复发者何也？仲景旨明其理，谓以细辛、干姜之热药用以治饮，热行于上焦，所以法当渴也。此无妨于事，饮去则津生，津生则渴止，不须周章多事也，故法当遂渴，而渴乃不久反止，此又何故？盖饮故也。饮去何以复谓之饮也？饮必由胸膈入胃注肠下于一便宣泄也，此暂渴所以谓之饮去也。或者支饮一证，较他饮证独深，有不能尽祛之邪，所以渴止。验之于法当冒，冒者且必呕，呕者支饮不尽降泄，又必逆冲作呕致冒也。主治者见此余邪复升而上冲，亦不必更张其治法也，宜复加半夏之辛苦以开以散，可以收全功矣。"

三十九、水去呕止，其人形肿者，加杏仁主之。其证应内麻黄，以其人遂痹，故不内之。若逆而内之者，必厥。所以然者，以其人血虚，麻黄发其阳故也。

苓甘五味加姜辛半夏杏仁汤方：

茯苓四两　甘草三两　五味子半升　干姜三两　细辛三两　半夏半升　杏仁半升（去皮尖）

右七味，以水一斗，煮取三升，去滓，温服半升，日三服。

【语详】服苓甘五味姜辛半夏汤之后，水饮消除，呕吐已止，病人身体浮肿，可于前方加杏仁主治。治疗身体浮肿，应该加入麻黄。因为病人用麻黄时，引起手足麻木，所以不用。假若逆其病情而加入麻黄，必然引起燥热之气厥而上冲，所以引起冲气向上，是因为病人阴血虚，用麻黄动其虚阳的缘故。

【提要】本条是论水饮已降，饮邪又溢肌表的证治。

【通解】服苓甘五味姜辛汤加半夏之后，上逆之饮邪得以泄降，故呕，胃等证已除。由于支饮病根未除，肺气不通，经络血脉涩滞不畅，气滞水停，水饮溢于肌表，故其人形肿。治以苓甘五味加姜辛半夏杏仁汤。于前方中加杏仁一味，开降肺气，饮散水下，肺气通达，气行水亦行，则形肿可消。七味合成，散寒化饮，降逆利肺之功。

用麻黄宣肺利气，发汗散水，治此肺失通调之常，饮溢肌表之证，最合道理，但不合于病情。因为麻黄发越阳气，损阳耗阴，阳气衰弱则四肢厥冷。虚阳上越，虚火上冲则有冲气上逆等证，故此病人以不用麻黄为是。

【选注】《金匮要略论注》："形肿，谓身肿也。肺气已虚，不能遍布，则滞而肿，故以杏仁利之，气不滞则肿自消也。其证应内麻黄者，《水气篇》云：无水虚肿者谓之水气，发其汗则自己，发汗宜麻黄也。以其人遂痹，即前手足痹也。咳不应痹而痹，故曰逆，逆而内之，谓误用麻黄，则阴阳俱虚而厥。然必厥之意尚未明，故曰所以必厥者，以其人因血虚不能附气，故气行涩而痹，更以麻黄阳药发泄其阳气，则亡血复汗，温气去而寒气多，焉得不厥，正如新产亡血复汗，血虚而厥也。"

四十、若面热如醉，此为胃热上冲熏其面，加大黄以利之。

苓甘五味加姜辛半杏大黄汤方：

茯苓四两　甘草三两　五味半升　干姜三两　细辛三两　半夏半升　杏仁半升　大黄三两

右八味，以水一斗，煮取三升，去滓，温服半升，日三服。

【语译】病人服用以上数方之后，见到面部发热，好像醉酒一样，这是因为胃热上冲，熏蒸颜面，可在苓甘五味姜辛半杏汤中加大黄，清利胃中热邪。

【提要】本条是论支饮有胃热上冲的证治。

【通解】服苓甘五味加姜辛半夏杏仁汤等方，温暖脾肺，温化水饮，通调水道，下输膀胱，水饮能去。若温化水饮，水气不行，湿郁生热，蓄于胃中，胃中热气上冲，熏蒸其面，故面红而热，如醉酒状。

治以苓甘五味加姜辛半杏大黄汤。于前方中加一味大黄，荡涤胃肠中的湿热浊邪，从大便而下。本方有引导湿热下行，治面热，治饮郁的作用，故曰加大黄以利之。

【选注】《张氏医通》："若面热如醉，此为胃热上冲熏其面，加大黄以利之。前四变，随证加减施治，犹未离本来绳墨；至第五变，其证颇似戴阳，而能独断阳明胃热，乃加大黄以利之。按阳明病面合赤色，不可攻之，为其肾虚，阳气不藏，故以攻下为戒，而此平昔阴亏血虚，反用大黄利之者，以其证变叠见，虽有面热如醉，脉见寸沉尺微，洵非表邪怫郁，而为胃中热蕴无疑，竟行涤饮攻热，恬不以阴虚为虑，而致扼腕也。嗟夫！仲景治咳，全不从咳起见，治其支饮，下其逆气冲气，法中之法，游刃为余矣。"

四十一、先渴后呕，为水停心下，此属饮家，小半夏加茯苓汤主之。（方见上。）

【语译】病人先是口渴饮水，以后呕吐，是有水饮停在心下，这是痰饮病，可用小半夏加茯苓汤主治。

【提要】本条是论述痰饮呕吐的证治。

【通解】痰饮已成，停于中焦，津液不能布达于上，所以口渴饮水。饮水之后，水液又聚胃中，水满而逆，则呕吐清水痰涎。

治宜小半夏加茯苓汤，温化水饮，降逆止呕。方中生姜温暖脾胃，消散水饮，输布津液；半夏健脾，化湿，消散水饮，涤饮降逆止呕；茯苓温和肺胃，通调渗利，消水行饮。三药皆入脾肺二经，生姜开散，半夏化降，茯苓渗利，共成温药和之大法，使旧饮能去，新饮不生，使津液按常度流行，痰饮可愈。

预后痰饮病治愈与否，如本条指出，痰饮病经过多方治疗，诸症皆除。惟有口渴，饮后则呕，说明脾肺功能未复，饮邪伏于内，继续用温药和之，直至脾肺功能正常，饮邪尽除为止。

【选注】《金匮要略心典》："先渴后呕者，本无呕病，因渴饮水，水多不下而反上逆也，故曰此属饮家，小半夏止呕降逆，加茯苓去其停水，盖始虽渴，而终为饮，但当治饮，而不必治其渴也。"

小　结

本篇论述痰饮的病因，病机，症状及治法。痰饮的病因，由于脾阳虚不能运化，肺气虚不能通调，肾阳虚不能温化等原因。治疗原则是当以温药和之。

痰饮的辨证，主要分四种类型：痰饮、悬饮、溢饮、支饮。痰饮在于胃肠，有饮邪阻于脾肺，而胸胁支满，目眩者，可用苓桂术甘汤益心健脾，利肺行水；若微饮不去，短气而心悸者，可用苓桂术甘汤；下肢寒冷，小便不利，可用肾气丸温养肾气，俾气化一行，气微饮可去。若痰饮成实，留而不行，心下坚满者，或悬饮结于胁下者，可用甘遂半夏汤和十枣汤攻逐水饮。若溢饮溢于肌表，身体疼重，有发热心烦等症，可用大青龙汤，发散水气，清除郁热。有寒饮咳喘者，可用小青龙汤，发散水气，温中化饮。

支饮在胸膈，若支流旁出，拒于心下，支撑上逆，病变复杂。有膈间支饮，咳喘胸满，心下痞坚者，可用木防己汤；有心下支饮，其人苦冒眩者，可用泽泻汤；有支饮胸腹胀满者，可用厚朴大黄汤；有支饮壅肺不得息者，可用葶苈大枣泻肺汤；有支饮溢于胃，呕吐清水痰涎者，可用小半夏汤；有支饮入肺，胸阳被郁，咳嗽心烦，胸中痛，有卒死之险者，急用十枣汤攻遂水饮。

痰饮邪气，有走于肠间、膈间、脐下、胃中等部位，可选用己椒苈黄丸、小半夏加茯苓汤、五苓散等方，以去其水饮为主。

支饮在膈上，留伏已久，病情较为复杂，在治法上，具体的论述了观其脉证，随证应变的治疗原则。如用小青龙汤内温外散，若引动冲气，则有桂苓五味甘草汤之治；又有冲气即低，肺饮复动的苓甘五味姜辛汤，为化饮敛阳之法；以及饮气上逆，昏冒呕吐的苓甘五味姜辛汤加半夏，降逆止呕之法；有水去呕止，气滞水停，其人形肿者，可用苓甘五味姜辛汤加半夏、杏仁，利肺行三焦之治；也有胃中热气上熏其面，面红如醉状的苓甘五味加姜辛半杏大黄汤，引胃热下行。总之，仲景设法御变，因证用药，不拘一格，能于其中举一反三，若心领神会，则庶几近之矣。

【复习思考题】

1. 试述痰饮病的分类和主证。

2. 水在五脏的主证。

3. 何谓留饮、伏饮？

4. 痰饮病的治疗原则是什么，为什么？

5. 试分析痰饮病的主方主证。

6. 试分析悬饮病的主方主证。

7. 试分析溢饮病的主方主证。

8. 试分析支饮病的主方主证。

9. 试分析木防己汤方证，及其变化应用。

10. 试分析己椒苈黄丸方证。

11. 茯苓饮如何调理痰饮病？

12. 服小青龙汤后发生冲气的证治。

13. 试述苓甘五味姜辛汤及其变化方法。

消渴小便不利淋病脉证并治第十三

概　说

本篇是论述消渴、小便不利和淋病的辨证论治。由于消渴、小便不利和淋病的病变部位都和肾与膀胱有关，主要症状是消渴和小便不利方面的变化，故合为一篇论述。

消渴病，指其人口渴饮多，饮水能消，即水入不足以制火，而反为火所消的病变。然亦有由于津液内凝，变而为水，水蓄于下，则小便不利亦可出现消渴的症情。两者对比发明，以加强辨证思维。消渴可分为上、中、下三种。上消则在于肺，中消则在于胃，下消则在于肾。上消在肺，则口干舌燥，而渴欲饮水；中消在胃，热盛而燥，则消谷善饥而多食为突出；下消在肾气虚寒冷，不能蒸水化气，则有多饮多尿之变。

小便不利，是一个证候，它可以出现于很多的疾病之中。举例而言，如肾阳虚的气化不行，或少腹有瘀血，郁而化热，或脾肾两虚，气化不利等原因，皆能引起小便的不利。

淋病是以小便淋沥涩痛为主症，多与下焦蓄热有关。

【学习要求】

一、了解消渴、小便不利和淋病的概念。

二、理解消渴、小便不利和淋病的病位在肾和膀胱，主要病症是口渴和小便不利。

三、熟悉消渴病的辨证施治。

1. 胃热消渴的证治。

2. 肺胃津伤消渴的证治。

3. 肾虚消渴的证治。

四、熟悉小便不利的辨证施治。

1. 五苓散治疗气化不行的小便不利。

2. 猪苓汤治疗水热互结的小便不利。

3. 栝蒌瞿麦丸治疗下有水气，上有燥热的小便不利。

4. 蒲灰散或滑石白鱼散治疗瘀血挟热的小便不利。

5. 茯苓戎盐汤治疗脾肾两虚而挟湿的小便不利。

五、熟悉淋病的辨证施治。

【自学时数】5 学时

一、厥阴之为病，消渴，气上冲心，心中疼热，饥而不欲食，食即吐蚘，下之不肯止。

【语译】邪热在厥阴肝经的疾病，有饮水多，仍然口渴，一股热气从少腹上冲到胃脘，胃脘疼痛发热，饥饿思饮食，进食之后就会引起呕吐蛔虫等症。如果医生误用攻下法治疗，就会引起腹泻不止。

【提要】本条专论消渴的辨证。

【通解】厥阴肝为风木之脏，中见少阳相火，为阴中之阳脏，若风郁火燔之为病，脏燥求救于水，则为消渴。火生于木，肝气通于心，故气上冲心，心中疼热。胃受木克而求救于食，则知饥，然胃虚未复，故胃腑虚热，饥而不欲食。如强与食则随肝气上冲，故食后即吐，有蚘则随吐而出，此乃厥阴消渴证外兼之证。此证与"二阳结谓之消"病机不同，故彼则可下，此则禁下，若误下厥阴，此徒伤脾胃，而下利不肯止。

【选注】《金匮要略方论本义》："肾中之水竭则命门火发，命门火发必缘木而升，所以消渴一证既责之肾水，再责之肾火，终责之肝木，阙一不可与言消渴之由来矣。其证必气上冲心，心中疼热，一皆水不足而火有余之象也。于是其人善饥而不食，此何以故。以胃虚而膈热，热必入于胃，胃中蚘虫因热而不能安伏于胃之下脘，乃乘热而浮游于胃之上脘。胃热故善饥。蚘在上脘故不欲食。食入而蚘在食下，则相安；食入而蚘反在食上，则吐蚘，此胃热之所致也。肾水枯竭之人，胃气不足久矣，徒以热入胃中耗其精而扰其蚘，而初无实邪可以攻伐也。设误下之，下利自不可止矣，此非滋其肾水，养其肝木，充实其阳气，宣散其邪热，则消渴之证未易言除也。于此误下固非矣。即妄用寒凉以为能滋阴止渴，不知阳火以滋阴而渴止，阴火以滋阴而渴证且更他变矣。故主治者，壮水之本法之要也，益火之源尤法之要也。阳能生阴，阳足而阴自足，是又本治中之先务也。"

二、寸口脉浮而迟，浮即为虚，迟即为劳；虚则卫气不足，劳则营气竭。趺阳脉浮而数，浮即为气，数即消谷而大坚，气盛则溲数，溲数即坚，坚数相搏，即为消渴。

【语译】病人寸口脉浮而迟，见到右手寸口脉浮，可知肺气虚，见到左手寸口脉迟，可知心血劳损，肺气虚则卫外之气不足，心血劳损则营阴衰竭。

足背上的趺阳脉浮而数，浮脉的出现，是因为胃中热气盛，数脉的出现，可知病人多食而容易饥饿，并且经常大便干硬，胃中热气盛则小便频数，由于小便频数则引起大便坚硬。大便坚硬与小便频数同时出现，就形成了消渴病。

【提要】本条专论消渴病机。

【通解】消渴病的原因很多，本条的消渴由于营虚燥热和胃气的热盛引起津液虚少不滋形成消渴病。

营血虚竭，则不能充盈血脉，血少则不能滋灌全身，故脉来迟涩，反映荣虚的一方面。营血虚竭，则燥热内生，进而更耗阴伤气，而使卫气不足。阳虚气浮，故脉浮而无力，阴血虚少，阳气浮动，燥热内生，势必形成消渴病。

胃气热盛，则消谷善饥，脉浮而数。胃热伤阴，不润肠道，故大便坚硬。胃热伤津。燥热炽盛于肺，故胸膈躁烦，而口干多饮。脾不能运化水湿，敷布津液，反被胃之燥热所逼，偏渗于下，故小便频数，小便频数，则大便必坚，即为消渴之病。

【选注】《金匮要略方论本义》："浮者，浮取大而无力也；迟者，沉取涩而不滑也。寸口主肺属气，浮弱之诊，中气不足，而卫气何有于足乎。寸口又主膻中属血，涩迟之诊心血不足，而荣气何得不竭乎，一言虚，阳虚气病也，一言劳，阴虚血病也。合言之，则虚劳内热，消渴之证甚明也，此其一诊也。再诊趺阳，阳明胃气也。脉浮而数，浮者气散而不收也；数者热盛而不熄也。气散不收则流注多而漫无检制；热盛不熄则谷虽消而津液日亡。所以气盛而小便常苦多，故溲数。溲数而津液日益耗，大便愈坚。以大便坚与小便数相搏，而正津亏竭，邪热炽盛，胸膈躁烦，口舌干裂求救于水，水入气不足运，随波逐流直趋而下，饮多溲多，无补于渴。此消渴之热发于肾，冲于肝，而归结于胃，受害于肺也。"

三、男子消渴，小便反多，以饮一斗，小便一斗，肾气丸主之。（方见上。）

【语译】男子患消渴病，小便反而增多，渴而饮水，多到一斗，尿量增加，也到一斗，可用肾气丸主治。

【提要】本条是论述下消的证治。

【通解】由于肾阴虚少，肾阳衰微，不能蒸腾津液以上润，又不能摄水，以围州都，故多饮多尿，饮一溲一。

治以肾气丸，温阳化气，滋阴生津。方中干地黄、山药、山茱萸、泽泻、丹皮、茯苓滋阴润燥，补益真阴；附子、桂枝温暖肾阳，蒸水化气，施化四布，则津液升而小便缩，以上诸症自可消除。

【选注】《金匮要略直解》："肾中之气犹水中之火，地中之阳，蒸其精微之气达于上焦，则云升而雨降，上焦得以如雾露之溉，肺金滋润得以水精四布，五经并行，斯无消渴之患。今其人也摄养失宜，肾水衰竭，龙雷之火不安于下，但炎于上而刑肺金，肺热叶焦则消渴引饮。其饮入于胃，下无火化直入膀胱，则饮一斗溺亦一斗也。"

四、脉浮，小便不利，微热消渴者，宜利小便发汗，五苓散主之。（方见上。）

【语译】病人太阳表证未清，有脉浮，小便不利，微微发热，口渴，饮水很多，当用通利小便和发汗透表的方法，五苓散主治。

【提要】本条是论述表热里湿消渴的证治。

【通解】由于外感风寒，表邪不解，故脉浮，身有微热。太阳之气不利，而使水气不化，则小便不利。津液不能上润，故消渴能饮。

治以五苓散，解表清热，利水化气。方中桂枝疏风解肌，温化水液；茯苓、白术调畅三焦，渗利水湿；猪苓、泽泻清热利水。诸药相合，使表解热除而气化通畅，小便一利则诸症可愈。

【选注】《金匮要略方论本义》："有证亦消渴而因不同者，又不可概以虚劳目之也，如脉浮而小便不利，则非水无制而火衰，火升上而津耗之症矣；其脉亦浮者，必风湿外感之邪也。表外中风脉必浮，内有湿热，故小便不利，正津为湿邪所格，不能上于胸咽，故消渴，是饮多而不小便，水为内热所消，非同于虚劳之饮一斗溲一斗，以小便为消也。"

五、渴欲饮水，水入则吐者，名曰水逆，五苓散主之。

【语译】病人口渴思饮，饮水之后，吐出清水，此病称为水逆，可用五苓散主治。

【提要】本条是论水逆的证治。

【通解】由于外感风湿，水饮湿气内停，气化不利，津液不能上润，故渴欲饮水。饮水不能化，停聚更多，故水入则吐，名曰水逆。

治以五苓散，健脾利水。方中桂枝温化水湿，助阳解表；茯苓、白术健脾制水，渗利水湿；猪苓、泽泻利尿。诸药相合，使湿化饮除，口渴水逆可解。

【选注】《金匮要略心典》："热渴饮水，热已消而水不行，则逆而成呕，乃消渴之变证。曰水逆者，明非消渴而为水逆也。故亦宜五苓散去其停水。"

六、渴欲饮水不止者，文蛤散主之。

文蛤散方：

文蛤五两

右一味，杵为散，以沸汤五合，和服方寸匕。

【语译】病人口渴，喝水很多，口渴仍然不止，可用文蛤散主治。

【提要】本条是论述阴虚燥热消渴的辨证论治。

【通解】由于肾阴虚少，虚火上炎，移热于肺，肺燥阴伤，故饮水不止。虽然渴饮不止，但犹不能以制燥渴，故其人饮水不止。

治以文蛤散，益水行水以治消渴。文蛤咸凉，有润下退火，益水行水之功，故治上消的渴饮。

此条接五苓散证之后，亦行水清热，调治津液之法，此条与《伤寒论》的文蛤散证，可以对比发明。

【选注】《金匮玉函经二注》："尝考《本草》文蛤、海蛤，治浮肿，利膀胱下小便，则知内外之水，皆可用之。其味咸冷，咸冷本于水，则可益水，其性润下，润下则可行水。合咸凉润下则足可退火，治热证之渴饮不止，由肾水衰少，不能制盛火之炎燥而渴。今益水治火，一味两得之。

《内经》曰：心移热于肺，传为膈消者尤宜以咸味，切于入心也。"

七、淋之为病，小便如粟状，小腹弦急，痛引脐中。

【语译】淋病的主要症状有：尿中有粟粒样大小的固体颗粒，小便排出困难，小腹部板硬、胀满，意欲排尿，疼痛由下向上牵引到脐部。

【提要】本条专论淋病的辨证。

【通解】淋之为病，小便短而频数，尿出如粟米状。此乃湿热之邪煎熬膀胱津液，结成固体物质，大小如沙，如米，阻塞尿道，使尿液通行不畅，故尿灼热，疼痛，淋漓不快，小腹拘急，而痛引脐中。

【选注】《金匮要略心典》："淋病有数证，云小便如粟状者，即后世所谓石淋是也。乃膀胱为火热燔灼，水液结为滓质，犹海水煎熬而成盐碱也。小腹弦急，痛引脐中者，病在肾与膀胱也。"

八、趺阳脉数，胃中有热，即消谷引食，大便必坚，小便即数。

【语译】病人足背上的趺阳脉数，这是胃热，症状可见饮食量多，消化很快。又思饮食，大便必然干燥坚硬，小便次数增加。

【提要】本条是论胃热下注转成淋病的病机。

【通解】由于胃中有热，故消谷善饥，趺阳脉数。胃热伤津，不润肠道，故大便必坚。胃热伤津，津液不布，膀胱水少而热，故尿黄量少而频数，则形成热淋。

【选注】《金匮要略浅注》："淋病为下焦之热，而下焦本于中焦。趺阳者，胃也。趺阳脉数，胃中有热，即消谷引饮，大便必坚，小便利数，数而无度，茎中不痛，是热气燔灼，消渴之渐也。频数而短，茎中作痛，是热气下注，淋病之根也。此言淋病由于胃热下注，与消渴异流而同源也。"

九、淋家不可发汗，发汗则必便血。

【语译】淋病患者不可发汗，发汗之后，则出现尿血症。

【提要】本条专论淋病禁汗。

【通解】淋病多为肾阴虚而膀胱热，津液自是不足，虽有表证亦不可发汗。若发阴虚有热之汗，更夺其津液，则使阳热之邪更重，若热甚迫血妄行，则有尿血等症发生。

【选注】《金匮玉函经二注》："淋者，膀胱与肾病热也。肾属于阴，阴血已不足，若更发汗，则动其荣，荣动则血泄矣。"

十、小便不利者，有水气，其人苦渴，栝蒌瞿麦丸主之。

栝蒌瞿麦丸方：

栝蒌根二两　茯苓　薯蓣各三两　附子一枚（炮）　瞿麦一两

右五味，末之，炼蜜丸梧子大，饮服三丸，日三服，不知，增至七八丸，以小便利，腹中温为知。

【语译】病人小便不通利，在内停留水气，病人若再出现口渴症状，可用栝蒌瞿麦丸主治。

【提要】本条是论述小便不利的证治。

【通解】由于肾阳不足，气化无权，水气不行，故小便不利。气化不行，小便不利，所以寒水内停，腹中冷。肾阳虚弱，不能蒸化津液，津不上承，上焦燥热，故其人苦渴。

本证为下寒上燥之证，单纯温阳，则上焦热燥更甚，单纯养阴清热润燥，则肾阳更虚，水气更重。故以栝蒌瞿麦丸。温阳化气，利水润燥。方中炮附子温阳化气，气化复常，津液上承，水液下利，则上燥可润，寒水可行；茯苓、瞿麦渗泄通行水气，利其小便；栝蒌、山药可升胃阳，行水气，生津润燥。

【选注】《金匮要略浅注》："膀胱之所以能出者，气化也；气之所以化者，不在膀胱而在肾。故清上焦之热，补中焦之虚，行下焦之水，各药中加附子一味，振作肾气，以为诸药之先锋。方后自注腹中温三字，为大眼目，即肾气丸之变方也。"

十一、小便不利，蒲灰散主之；滑石白鱼散、茯苓戎盐汤并主之。

蒲灰散方：

蒲灰七分　滑石三分。

右二味，杵为散，饮服半钱匕，日三服。

滑石白鱼散方：

滑石二分　乱发二分（烧）　白鱼二分

右三味，杵为散，饮服半钱匕，日三服。

茯苓戎盐汤方：

茯苓半斤　白术二两　戎盐（弹丸大）一枚

右三味，先将茯苓、白术煎成，入戎盐，再煎，分温三服。

【语译】病人小便不通利，有几种类似病情，根据病情，分别选用蒲灰散、滑石白鱼散、茯苓戎盐汤主治。

【提要】本条是论述三种小便不利的辨证论治方法。

【通解】蒲灰散适用于湿热郁于下焦，少腹瘀血，气郁血瘀，郁热更重，引起尿赤而少，小便不利，尿道疼痛，少腹急疼等症。蒲灰散有化瘀止血，清热利湿之功。方中蒲灰化瘀止血，凉血消肿；滑石清热利湿，利窍止疼。

滑石白鱼散适用于少腹瘀血，阻碍气血运行，湿郁化热，引起少腹胀痛，小便不利，尿黄赤或有血尿等症。滑石白鱼散有散瘀止血，清热利湿之功。方中血余炭消瘀止血，通利关窍；白鱼理血脉，行水气；滑石清热利湿。

茯苓戎盐汤适用于脾肾两虚，气化不利，湿热聚于下焦，引起的小腹胀满，小便不利，尿后余沥不尽等症。茯苓戎盐汤有温肾健脾，渗利水湿之功。方中茯苓健脾利肺，渗水行湿，戎盐补益肾气，通络利水，除阴火，清湿热，白术补脾制水。

【选注】《金匮玉函经二注》："自三方观之，悉为膀胱血病涩滞，致气不化而小便不利也。蒲黄、滑石者，《本草》谓其利小便，消瘀血。蒲灰治瘀血为君，滑石利窍为佐。乱发、滑石、白鱼者，发乃血之余，能消瘀血，通关便，《本草》治妇人小便不利，又治妇人无故溺血。白鱼去水气，理血脉，可见皆血剂也。茯苓戎盐汤的戎盐，即北海盐。膀胱乃水之海，以气相从，故盐味润下，佐茯苓利小便，然盐亦能走血，白术亦利腰脐间血，故亦治血也。三方亦有轻重，乱发为重，蒲灰次之，戎盐又次之。"

十二、渴欲饮水，口干舌燥者，白虎加人参汤主之。（方见中暍篇中。）

【语译】病人口渴，饮水很多，口舌干燥，可用白虎加人参汤主治。

【提要】本条论述热盛伤津消渴病的证治。

【通解】由于肺胃热盛，热能伤气，亦能伤津，气虚不能化津，津亏无以上承，所以渴欲饮水，口干舌燥。水入能够滋润，但热盛能消，故口干舌燥不解，此即上消之症。

治以白虎加人参汤，清热生津止渴。方中石膏、知母清热降火，清解肺胃大热；甘草、粳米益胃生津，人参补脾肺之气，气足则生津止渴。

【选注】

《医门法律》："此治火热伤其肺胃，清热救渴之良剂也。故消渴病之在上焦者，必取用之。东垣以治膈消，洁古以治能食而渴者。"

十三、脉浮发热，渴欲饮水，小便不利，猪苓汤主之。

猪苓汤方：

猪苓（去皮）　茯苓　阿胶　滑石　泽泻各一两

右五味，以水四升，先煮四味，取二升，去滓，内胶烊消，温服七合，日三服。

【语译】病人脉浮，发热，口渴，饮水多，小便又不通利，可用猪苓汤主治。

【提要】本条是论述肺胃阴伤小便不利的证治。

【通解】由于胃热阴伤，不能润燥，肺热津伤，不能通调水道，水气停留，水热互结，故脉浮发热，渴欲饮水，小便不利。

治以猪苓汤滋阴益血，渗利水湿。方中茯苓健脾生津，渗利水湿；阿胶补阴生津；猪苓、泽泻、滑石利水清热。

【选注】《金匮要略浅注补正》："此节猪苓汤证，是证发于肺经，肺主皮毛，而先见发热，是肺有热也。肺热津不布，故渴欲饮也。外热上渴，肺既受伤，不能通调水道，因而小便不利，是先病肺之虚热也，但当滋肺经之虚热为主，故用胶与滑石。"

小　结

本篇论述消渴病的病因病机，有肺胃津伤，胃热及肾虚等方面。在辨证施治上，提出肾虚消渴，用肾气丸温暖肾阳；水湿痰饮内停的消渴，用五苓散温化水湿；阴虚燥热者，用文蛤散益水制火；肺胃热盛者，用白虎加人参汤清热生津止渴。

小便不利的辨证施治，因气化不行者，用五苓散温化水湿；肺胃热盛，水热互结者，用猪苓汤渗利水湿；上热下寒者，用栝蒌瞿麦丸温阳行水，生津润燥；少腹瘀血者，用蒲灰散或滑石白鱼散消瘀利水，脾肾两虚者，用茯苓戎盐汤补虚利水。

淋病的辨证，可分肾阴亏虚火旺和胃热伤津等。以上方剂，可以辨证选用。

【复习思考题】

1. 试谈消渴病的辨证施治。

2. 试谈小便不利的辨证施治。

3. 试谈淋病的辨证施治。

水气病脉证并治第十四

概　说

本篇是论述水气病和黄汗病的辨证论治。水气病即水肿病。水气病的病机主要是肺、脾、肾三脏的通调，运化和气化功能失调，而水湿停留，聚为水肿。水气病，是指水不化气，气不通行，聚而为肿胀的病机而言。治疗水气大法有三：即发汗、利水、逐水。也就是《内经》的"开鬼门，洁净府"的治疗原则。水肿病有四种类型：风水、皮水、正水、石水。至于五脏水气，可列入正水、石水之类。

黄汗病的主症是汗液色黄，病机是湿郁在表，湿热交蒸所致，治疗以调和营卫为主。另外，本篇还论述了血分病和气分病，可与水气病鉴别。

【学习要求】

一、说明水气病的形成主要是阳气衰微，水停不化，因而泛滥全身，与脾、肺、肾、三焦、膀胱等脏腑的功能失调有密切关系。

二、熟悉水气病的不同脉证，掌握风水、皮水、正水、石水、黄汗五种类型。了解水气病形成与内脏的关系，和五脏水的分类。

三、掌握水气病发汗、利小便和逐水的治疗法则。运用这些方法治疗水气病，必须掌握辨证施治的精神，灵活运用。说明后世治疗水气病，都是本着这三个法则的精神进行治疗的。

四、说明本篇对水气病的辨证施治。如风水表虚的，用防己黄芪汤；有郁热的，用越婢汤；脉浮的，用杏子汤；脉沉的，用麻黄附子汤。皮水属阳郁的，可根据病情兼夹选用防己茯苓汤、蒲灰散、越婢加术汤、甘草麻黄汤。黄汗属湿重阳郁的，用桂枝加黄芪汤；阳郁而营血有热的用芪芍桂酒汤。此外，心下痞坚属于阳虚阴凝的，用桂枝去芍药加麻辛附子汤；

属于脾弱气滞的，用枳术汤。

【自学时数】11 学时

一、师曰：病有风水、有皮水、有正水、有石水、有黄汗。风水其脉自浮，外证骨节疼痛，恶风；皮水其脉亦浮，外证胕肿，按之没指，不恶风，其腹如鼓，不渴，当发其汗；正水其脉沉迟，外证自喘；石水其脉自沉，外证腹满不喘。黄汗其脉沉迟，身发热，胸满，四肢头面肿，久不愈，必致痈脓。

【语译】老师说：水气病有风水、皮水、正水、石水和黄汗五种证型。风水病脉浮，在外的症状有骨节疼痛，怕风等。皮水病脉象也浮，在外症状有足背肿起，手指重按则陷没下去，不怕风，腹部膨胀像鼓一样，口中不渴等，应当用发汗法治疗。正水病的脉象沉迟，有呼吸急促等症。石水病脉沉，症状有腹部胀满，不喘。黄汗病脉来沉迟，有全身发热，胸部胀满，四肢和头面都浮肿，长时间没有治愈，必然导致生痈化脓。

【提要】本条是论述风水、皮水、正水、石水和黄汗的脉证和治法。

【通解】水气病是水肿证的总称。细分起来，又有风水、皮水、正水、石水和黄汗五类，兹分如下：

风水，是由于风邪侵袭肌表，故脉浮而恶风。风邪使肺气不宣，则不能通调水道，而使水气停滞，留于体表，四肢，关节，故头面浮肿，而骨节疼痛。

皮水是由于脾阳虚，不能运化水湿，湿邪阻滞中焦，故腹满如鼓状。肺气虚则不能通调，致水湿停滞皮中，故下肢踝部浮肿，按之没指，水性润下故也。脾阳虽虚而不甚，阳气尚能外达，水湿由里外溢，津液上承，故口不渴，而脉亦浮。虽无恶风等表证，但水湿有外溢之趋势，故因势利导，可发其汗，使水从皮肤排出，则皮水可立消。

正水，是由于脾肾阳虚，不能气化，蒸发水湿之邪，水停于里，故腹满，而脉沉迟。若水气外溢，则作肿。水气上逆而作喘。水在下则小便不利。盖水气之邪变动不居，而泛滥成灾，亦勿怪其然。

石水，是由于肾阳虚衰，不能温化水湿，水气结于少腹，故腹满如石，脉沉。水聚于下，未及于肺，故不喘。若水气波及于肝区，可见胁下胀痛。

黄汗，是由于脾阳虚不能运化水湿，水湿内郁，故其脉沉迟。湿郁化热，湿热流于肌肤，故身热，四肢头面肿。湿热入营，邪热郁蒸，汗出色黄，故名"黄汗"。湿热土蒸，肺气不畅，故胸中满闷。若本病日久不愈，湿热外蒸，郁滞不透，腐肉化脓，故可导致痈肿浸淫流脓。

【选注】

《金匮要略心典》："风水，水为风激，因风而病水也。风伤皮毛而湿流关节，故脉浮恶风而骨节疼痛也。皮水，水行皮中，内合肺气，故其脉亦浮。不兼风，故不恶风也。其腹如鼓，即《内经》鏊鏊然不坚之意。以其病在皮肤而不及肠脏，故外有胀形而内无满喘也。水在皮者，宜从汗解，故曰当发其汗。正水，肾脏之水自盛也；石水，水之聚而不行者也。正水乘阳之虚而侵及上焦，故脉沉迟而喘；石水因阴之盛而结于少腹，故脉沉腹满而不喘也。黄汗，汗出沾衣如柏汁，得之湿热交病。而湿居热外，其盛于上而阳不行，则身热胸满，四肢头面肿，久则侵及于里而营不通，则逆于肉理而为痈脓也。"

《金匮要略直解》："风水与皮水相类属表，正水与石水相类属里，但风水恶风，皮水不恶风，正水自喘，石水不喘为异耳。"

二、脉浮而洪，浮则为风，洪则为气，风气相搏，风强则为隐疹①，身体为痒，痒为泄风②，久为痂癞③。气强则为水，难以俛仰。风气相击，身体洪肿④，汗出乃愈。恶风则虚，此为风水；不恶风者，小便通利，上焦有寒，其口多涎，此为黄汗。

【词解】

①隐疹：即瘾疹。指风证块遍及全身而痒痛之证。

②泄风：风热外泄于表，搔痒不止的证名。

③痂癞：风热在表，搔痒不止，搔破结痂遍及全身，而如癞状。

④洪肿：洪，大水之称，指全身浮肿严重。

【语译】病人脉象浮而洪大，脉浮是风邪外侵，脉洪邪盛气实于里。外风与邪气内盛相结合，风邪比较重，病人全身皮肤出现瘙痒的小疹子。这种痒疹的出现，是因为内邪外泄，风邪外束的结果。久而久之，就变成全身结痂，好像癞病一样。在内邪盛气实比较重，可以变成水气病，病人很难做出俯仰的动作。在外的风气闭塞，又向内传，全身就会出现严重水肿。这种病用发汗解表的方法，可以治愈，病人怕风，这是表虚，这种病称为风水。另外一种病情是不怕风，小便通利，这是上焦有寒邪，病人口中多涎沫，这种病称为黄汗病。

【提要】本条是论述风水的病机，以及风水的变化。

【通解】风水卫气强是由于外感风邪而内有水气，故脉浮而洪。浮为风，故恶风；洪为热盛，故洪则为气。风气相搏，风强伤卫，则为瘾疹，而遍身瘙痒。风热燥血则搔痒不止，搔破结痂，遍布全身而形如癞；气强则卫受邪，而表闭气郁，不能行水，故身体洪肿，难以俯仰。

本证由于风邪闭郁肌表，内热外蒸，水停为肿。故用发汗解表法，使风热与水皆从皮表排出。

黄汗，为脾虚不运化水湿，湿郁化热，侵入营分，热邪郁蒸而汗出色黄。无表证，故不恶风。下焦无病，故小便通利。肺脾虚上焦不能敷布津液，故其口多涎。口多涎的病机，可体会为寒邪，又可体会为痰饮。夫肺脾者太阴也，肺脾之气羁绊，而湿邪久留，此黄汗之所由也。

【选注】

《医宗金鉴》："六脉俱浮而洪，浮则为风，洪则为气。风气相搏之病，若风强于气，相搏为病，则偏于营，故为隐疹，身体为痒，痒者肌虚，为风邪外薄故也。名曰泄风，即今之风燥疮是也。故日久不愈，则成痂癞。痂癞，疥癣、疠癞之类是也。若气强于风，相搏为病，则偏于卫，故为水气，难以俯仰，即今之支饮喘满不得卧也。若风气两相强击为病，则为风水，故通身浮肿也。以上诸证皆属肌表，故当发汗，汗出乃愈也。风水无汗，当以越婢汤发汗。"

三、寸口脉沉滑者，中有水气，面目肿大，有热，名曰风水。视人之目窠①上微拥②，如蚕新卧起状，其颈脉③动，时时咳，按其手足上，陷而不起者，风水。

【词解】

①目窠：即眼睑。

②微拥：即微肿。

③颈脉：指颈侧人迎动脉。

【语译】病人寸口脉象沉滑，这是体内有水气，见到面目水肿，全身发热等症，称为风水病。望见眼睑微微肿起，皮肤包着清水，如蚕一样。又像卧床刚起，上下眼睑肿起一样。颈部脉象跳动明显有力，时常作咳，重按手足皮肤，陷下一坑，不能平复，这是风水病。

【提要】本条是论述风水的辨证。

【通解】水气较甚的风水病，是由于肺中有水气，故寸口脉沉。又外感风邪，闭郁肺气，郁而化热，热动水升，脉则流利充实，故脉滑。水热上拥，聚于头面，故发热面目肿大，目窠上微拥如蚕状，或像睡眠后刚起床之状，颈脉跳动。水气阻于肺，故时时咳嗽，水气溢于四肢，故手足肿，按之陷而不起。

本证为水气较甚的风水病，且有郁热，病势发展很快，应及早治疗。

【选注】

《金匮要略直解》："沉者就下之性，滑者流衍之象，故沉滑者中有水也。面肿曰风，风郁于经则热，故面附肿大有热，名曰风水。《内经》曰：诸有水者，微肿先见于目下也。水者阴也，目下亦阴也。腹者至阴之所居，故水在腹者必使目下肿也。颈脉人迎脉也，水邪上干，则颈脉动，水之本在肾，水之标在肺，故时时咳也……以手按其腹随手而起，此属水胀，如按水囊者，必随手而起。今风水搏于手足跗属肌肉之间，按而散之猝不能聚，故陷下而不起也。"

四、太阳病①，脉浮而紧，法当骨节疼痛，反不疼，身体反重而酸，其人不渴，汗出即愈，此为风水。恶寒者，此为极虚发汗得之。渴而不恶寒者，此为皮水。身肿而冷，状如周痹②，胸中窒，不能食，反聚痛，暮躁不得眠，此为黄汗。痛在骨节，咳而喘，不渴者，此为脾胀③，其状如肿，发汗则愈。然诸病此者，渴而下利，小便数者，皆不可发汗。

【词解】

①太阳病：指足太阳经表受邪。

②周痹：病名，痹之一种。其证疼痛，偏于一侧，能上下游走，而左右则不移动为其特点。

③脾胀：应作肺胀。

【语译】伤寒太阳表证，脉象浮紧，应当出现骨节疼痛，可是不疼，反而出现身体肌肉沉重酸楚，病人不口渴，用发汗解表法可以治愈，这是风水病。假若有恶寒证，这是阳气极虚，因为发汗伤其表阳而后引起。病人口渴，不怕冷，这是皮水。

病人身体浮肿，而且身冷，症状像周痹一样疼痛随血脉上下游走，胸中窒塞，不能进食，疼痛严重，聚于胸中，晚上烦躁不安，不能入睡，这是黄汗病。

病人关节疼痛，咳嗽气喘，不渴，这是肺胀病，身体好像水肿，用发汗解表法可以治愈。

以上各种病，有口渴，下利，小便频数等症的，都不可用发汗解表法。

【提要】本条是论述风水、皮水、黄汗和肺胀的辨证以及治疗原则。

【通解】风水病是由于肺气不能通调水道，内有水湿，又外感风寒，风寒闭塞，湿邪在于肌表，故脉浮而紧，身体重而酸，头面体表水肿。寒湿在肌表，未入关节，故骨节而反不疼。寒湿之病，在肺与肌表，脾气尚能输布津液，故其人反不渴。此为风水，用发汗解表法，可去在表之风寒湿邪。发汗之后，损伤阳气。阳气极虚，故恶寒。

皮水病是由于脾阳虚不能运化水湿，水湿阻滞于中，里水外溢，肺气通调无力，水湿留于皮中，而为皮水。脾虚湿停，津液不能上承，故口渴。此类皮水，病在肺脾，故无表证。

黄汗病是由于脾虚不运，水湿郁而化热，湿热上蒸，气机不畅，故胸中窒塞，暮躁不得眠；湿热上蒸，郁于营分，欲透不透，故汗出色黄。汗出伤阳，故身冷；湿郁而身肿，聚而不行则痛，而状如周痹。脾气虚弱，故不能食。

肺胀是由于外感寒湿，闭塞肺气，寒水内动，故咳而喘息，口不渴。寒湿闭于肌表，故其形如肿，而骨节疼痛。用发汗解表法，敌风寒湿邪，宣通肺气，则诸证自愈。

以上风水、皮水、黄汗、肺胀，症状虽有不同，但病机则同，所以都可用解表法治之。如果若见渴而下利，小便频数，则为体内津液已伤。如再用汗法，则津液必然枯竭，故曰：皆不可发汗。

【选注】

《金匮要略心典》："太阳有寒，则脉紧骨疼；有湿则脉濡身重，有风，则脉浮体酸，此明辨也。今得伤寒脉而骨节不疼，身体反重而酸，即非伤寒，乃风水外胜也。风水在表而非里，故不渴。风固当汗，水在表者亦宜汗，故曰汗出即愈，然必气盛而实者，汗之乃愈。不然则其表益虚，风水虽解，而恶寒转增矣。故曰恶寒者，此为极虚，发汗得之。若其渴而不恶寒者则非病风，而独病水，不在皮外，而在皮中，视风水为较深矣。其症身肿而冷，状如周痹。周痹为寒湿痹其阳，皮水为水气淫于肤也。胸中室，不能食者，寒袭于外，而气窒于中也。反聚痛，暮躁不得眠者，热为寒郁，而寒甚于暮也。寒湿外淫，必流关节，故曰此为黄汗，痛在骨节也。其咳而喘不渴者，水寒伤肺，气攻于表，有如肿病，而实同皮水，故曰发汗则愈。然此诸病，若其人渴而下利，小便数者，则不可以水气当汗而概发之也。仲景叮咛之意，岂非虑人之津气先亡耶。"

五、里水①者，一身面目黄肿②，其脉沉，小便不利，故令病水。假如小便自利，此亡津液，故令渴也。越婢加术汤主之。（方见中风。）

【词解】

①里水：水从里生而溢于外，即皮水。

②黄肿：与皮水不同，水在皮内，色黄肿胀。

【语译】病人里水外溢而为皮水病，全身面目色黄水肿，脉沉于里，是小便不通利而引起的水病，可用越婢加术汤主治。假如小便自然通利，而见口渴，这是亡失津液的缘故。

【提要】本条是论述皮水的证治。

【通解】由于脾阳虚弱，不能运化水湿，水停于里，故脉沉。肺气不宣，不能通调水道，下输膀胱，故小便不利。水湿既不能下行，又不能外达，郁滞化热，泛于肌表，故一身面目黄肿。

治宜越婢加术汤，宣肺健脾，利水清热。方中白术、甘草、生姜、大枣健脾化湿，调和营卫；麻黄宣肺通调水道，以利小便；石膏清泄郁热，以退黄肿。

"越婢加术汤主之"七字，接"故令病水"句下，此为倒装句。假如小便自利，为肺气尚能通调水道，而下输膀胱，发汗又伤液，此亡津液，故令渴也。治宜健脾运化水湿，输布津液为主，不宜再用越婢加术汤发汗，恐亡津液。

【选注】

《金匮要略心典》："里水，水从里积，与风水不同，故其脉不浮而沉，而盛于内者，必溢于外，故一身面目悉黄肿也。水病，小便当不利，今反自利，则津液消亡，水病已而渴病起矣。越婢加术，是治其水，非治其渴也。以其身面悉肿，故取麻黄之发表，以其肿而且黄，知其湿中有热，故取石膏之清热，与白术之除湿。不然，则渴而小便利者，而顾犯不可发汗之戒耶？或云：此治小便利，黄肿未去者之法，越婢散肌表之水，白术止渴生津也。亦通。"

六、趺阳脉^①当伏，今反紧，本自有寒，疝，瘕^②，腹中痛，医反下之，下之即胸满短气。

【词解】

①趺阳脉：指足背太冲穴动脉，以候胃气安危。

②疝，瘕：疝是睾丸痛连少腹，抽引急痛。瘕是腹中包块，或聚或散，没有固定形位。

【语译】 病人足背上的趺阳脉，在正常情况下应该见到沉伏的脉象，现在反而见到紧脉，这是素有寒症，或是疝病，或是瘕病，腹中经常疼痛，医生误用下法，就引起胸中满闷和呼吸急促等症。

【提要】 本条是论述寒证误下而成的水气病。

【通解】 趺阳脉本不当伏，若因水气伏而脉亦当伏。今反紧，紧则为寒，此因其人有寒，疝瘕腹中痛。医不温其寒，而反下之，阳气重伤，即胸满短气，而水病大作。

【选注】

《金匮要略方论本义》："趺阳有水邪则当伏，以胃阳为水湿阴寒所固闭，故阳明之脉不出也。今反紧，不惟水盛于里，而且寒盛于中矣。盖其人不止有水气之邪，而更兼平日有积寒疝瘕，腹中常常作痛，水邪中又兼寒邪也，医者不识其为阴寒乃以为水邪可下，虽水下沉而寒邪上逆，故胸满气短矣。"

七、趺阳脉当伏，今反数，本自有热，消谷，小便数，今反不利，此欲作^①水。

【词解】

①欲作：待作，未作之时。

【语译】 趺阳脉应该见到沉伏的脉象，现在见到趺阳脉数，这是中焦有热，病人应该有食多易化，小便频数等症。现在，小便反而不能通利，这是将要发生水气病的预兆。

【提要】 本条是论述中焦有热而变成水气病。

【通解】 中焦有寒，中焦有热都可变成水气病，两条对照分析，以加强辩证思维。趺阳胃脉，本不当伏，今因水气内伏，故脉亦伏。若不伏而

反数，为本自有热。热则消谷，而小便数多，此乃热迫津液偏渗，而大便
则成燥。若其人小便反不利，则为热燥不布津液不渗津液，则为欲作"水
气"之变。

【选注】

《金匮要略方论本义》："此病趺阳脉当伏，今反数，为本自有热。然
本自有热，则当消谷，小便数，大便坚，如伤寒胃实之证也。今小便反不
利，则知为欲作水与湿热之邪无疑。"

八、寸口脉浮而迟，浮脉则热，迟脉则潜①，热潜相搏，名曰沉②。趺
阳脉浮而数，浮脉即热，数脉即止③，热止相搏，名曰伏④。沉伏相搏，名
曰水。沉则络脉虚，伏则小便难，虚难相搏，水走皮肤，即为水矣。

【词解】

①潜：气潜于下。

②沉：元气沉而不举。

③止：水谷精微停止于中，不能运化。

④伏：潜伏不升。

【语译】病人寸口脉象浮而且迟，脉浮是虚热向外，脉迟是浊阴下潜，
这两种病情同时存在，引起浊气沉而不起。病人趺阳脉象浮而且数，脉浮
是湿热郁于脾胃，脉数是中气停止不行，这两种病情同时存在，引起浊气
伏而不升。沉和伏这两种病情同时存在，可以形成水气病。气沉不起，运
化无力，脉络虚而无力，湿伏于中，络脉不通，小便难去。如此，既不能
运化水湿，又不能排出水湿，水湿聚而走于皮肤，就形成水肿病。

【提要】本条专论水气病病机。

【通解】由于上焦阳气虚弱，虚阳浮动为热，故曰浮脉则热。上焦阳
虚，则脉迟，阳气不能下济，蒸发无力，阴湿潜藏于下，故曰迟脉则潜。
虚热与阳虚同时存在，就形成阴湿沉于下，故曰热潜相搏，名曰沉。由于
脾胃虚弱，不能运化水谷，停止于中，故曰脉数即止。脾胃郁滞化热，湿
热外蒸，则脉浮，故曰浮脉即热。脾虚与湿郁同时存在，水谷精微伏而不
能运化，故曰热止相搏，名曰伏。上焦阳虚，蒸发无力，与中焦脾虚运化
无力，同时存在，气化输转之机不行，聚而为水，故曰沉伏相搏，名曰
水。上焦阳气虚弱，脉络运化无力，不能化水为气，运转于周身，故曰沉
则络脉虚。中焦脾虚停湿，湿热伏郁不行，气化不利，则小便难，故曰伏

则小便难。水湿不能运转，又难于排出，只得聚于体内，横溢肌肤，形成水气病，故曰虚难相搏，水走皮肤，即为水矣。

【选注】

《金匮要略论注》："此段论正水所成之由也。谓人身中健运不息，所以成云行雨施之用，故人之汗，以天地之雨名之，人之气，以天地之疾风名之。故寸口脉主上，犹之天道必下济而光明，故曰阴生于阳；趺阳脉主下，犹之地轴必上出而旋运，故曰卫气起于下焦。今寸口脉浮而迟，浮主热，乃又见迟，迟者元气潜于下也。既见热脉，又见潜脉，是热为虚热，而潜为真潜，故曰热潜相搏名曰沉，言其所下济之元气，沉而不复举也。今趺阳脉浮而数，浮主热，乃又见数，数者卫气止于下也，既见热脉，又见止脉，是于客气为热而真气为止，故曰热止相搏名曰伏，言其宜上出之卫气伏而不能升也。从上而下者，不返而终沉，从下而上者，停止而久伏，则旋运之气几乎熄矣，熄则阴水乘之，故曰沉伏相搏名曰水，见非止客水也。恐人不明沉伏之义，故又曰络脉者，阴精阳气所往来也，寸口阳气沉而在下，则络脉虚；小便者，水道之所以出也，趺阳真气止而在下，气有余即是火，火热甚，则小便难。于是上不能运其水，下不能出其水，又焉能禁水之胡行而乱走耶，故曰虚难相搏，水走皮肤，即为水矣。水者，即身中之阴气，合水饮而横溢也。沉伏二义，俱于浮脉见之，非真明天地升降阴阳之道者，其能道只字耶。"

九、寸口脉弦而紧，弦则卫气不行，即恶寒，水不沾流①，走于肠间。少阴脉紧而沉，紧则为痛，沉则为水，小便即难。

【词解】

①水不沾流：指水不流溢。

【语译】病人寸口脉弦而紧，是上焦有寒，卫气不能通行于体表，所以怕冷。水液遇寒则凝涩。不能沿着正常水道运行，流入肠间，可能形成水气病。

病人少阴脉紧而沉，紧是寒气凝滞，有疼痛证，沉是寒聚于内，水液不能通达，形成水气病，亦使小便不能通利。

【提要】本条是论述水气病病机。

【通解】水气病在将成未成之际，其脉往上寸口脉弦而紧。紧为寒，弦则卫气为寒邪所结而不行。卫气不行，则阳气无以肥腠理，司开关。今藩篱不固，因而恶寒。卫阳不行，则水液不沾，流走于肠间，遂横流于肌肤肢体为肿。此言水病之初成，责在卫阳之虚。以寸口主卫气也。总在寒从外得，阳气被抑，而生水气之证。若脉得诸沉，沉为水结，当责有水，若其人身肿重，则与脉沉相应，故有小便难等证，为水已成。此言水病之既成，责在肾阳，以少阳主水，肾阳虚则聚水而成肿也。

【选注】

《金匮要略沦注》："此言水气已成，亦或于少阴脉见之也。少阴者，尺脉也。紧而沉，紧属寒，故主痛，沉为阴结，故属水。小便即难，言因肾病水面小便即为之不利，非小便难故成水病也。"

十、脉得诸沉，当责有水，身体肿重。水病脉出者，死。

【词解】

脉出：水病应脉沉，如徒然暴出，反映真气离根，脱散于外。

【语译】 诊得沉伏不起的脉象，应该认为是有水气，病人身体肿胀而且沉重。水气病人脉浮而无根，是即将死亡的脉象。

【提要】 本条专论水气病的预后。

【通解】 沉为水脉，沉潜为水之象，主阴经之病，故当责有水，而身体肿重。若水病脉沉而陡然脉出，则脉证相反，为阳气已散，故预后不良。

【选注】

《金匮要略心典》："水为阴，阴盛故令脉沉。又水行皮肤，营卫被遏，亦令脉沉。若水病而脉出，则真气反出邪水之上，根本脱离，而病气独胜，故死，出与浮迥异，浮者盛于上而弱于下，出则上有而下绝无也。"

十一、夫水病人，目下有卧蚕①，面目鲜泽②，脉伏，其人消渴③。病水腹大，小便不利，其脉沉绝④者，有水，可下之。

【词解】

①目下有卧蚕：形容下眼胞水肿的形状。

②鲜泽：新鲜而光亮。

③消渴：指渴而能饮的症状。

④沉绝：脉沉之甚，而近于绝。

【语译】 患水气病的人，下眼胞肿起，像横卧的蚕一样，面目的气色鲜明润泽，脉伏而不起。病人口渴多饮，水聚于腹，腹部胀大，小便不通利脉沉细，欲绝，肯定有水气，可下其水。

【提要】本条是论述水气病的辨证。

【通解】病水之人，水盛而土弛，故目下有形如卧蚕而拥起。水明亮，故面目鲜泽。沉为水脉，水阻气滞，故沉极则伏。水气为邪，必津液不布，故消渴能饮。水为有形之邪，聚于中则大腹，凡腹大而水无路，故小便必不利。水气如是之重，故脉则沉绝。陈修园说：诊其脉则为无阳，审其势则为有水。故可逐水，水势减轻，再议他法。

【选注】

《金匮要略心典》："目下有卧蚕者，目下微肿，如蚕之卧，经所谓水在腹者，必使目下肿也。水气足以润皮肤而壅营卫，故面目鲜泽，且脉伏不起也。消渴者，阳气被郁而生热也。病水，因水而为病也。夫始因水病而生渴，继因消渴而益病水，于是腹大，小便不利，其脉沉绝，水气瘀壅而不行，脉道被遏而不出，其势亦太甚矣，故必下其水，以通其脉。"

十二、问曰：病下利后，渴饮水，小便不利，腹满因肿者，何也？答曰：此法当病水，若小便自利及汗出者，自当愈。

【语译】问：病人下利之后，口渴饮水，小便不通利，腹部胀满，水邪上泛，因而全身水肿，这是什么原因？老师答：小便不通利，应当变成水气病。假如小便通利，或者汗出，水气外泄，自然不能病水。

【提要】本条是论述下利之后，饮水较多的两种转机。

【通解】病因下利后，而渴欲饮，若因津少者，饮水后，阴阳自和必自愈。若小便不利，则水有入而无出，积于腹中，而为腹满。腹既满矣，则水气横流，因而水肿。究其然者，以下利后而脾气伤，气伤则水不行，又因饮水过多，而无路可消也，则势必然。若其人小便自利，及汗出者，则三焦表里通达，则水何从而生。

【选注】

《金匮要略心典》："下利后阴亡无液，故渴欲饮水。而土虚无气，不能制水，则又小便不利，腹满因肿，知其将聚水为病矣。若小便利则从下通，汗出则从外泄，水虽聚而旋行，故病当愈。然其所以汗与利者，气内复而机自行也，岂辛散淡渗所能强责之哉。"

十三、心水者，其身重而少气，不得卧，烦而躁，其人阴肿。

【语译】水气侵犯于心，病症有全身沉重，呼吸气少，不能平卧，心中烦乱，躁动不安，阴部水肿。

【提要】本条专论心水的辨证。

【通解】由于寒水内停，水气上凌，困郁心阳，心火郁于上，故烦躁。心火耗伤心气，心气不足，寒湿有余，故身重短气，不得卧。寒水停于下焦，溢于肌表，心火不能下交于肾，水湿不去，故阴肿。

【选注】

《金匮要略心典》："心阳脏也，而水困之，其阳则弱，故身重而少气也。阴肿者，水气随心气下交于肾也。"

十四、肝水者，其腹大，不能自转侧，胁下腹痛，时时津液微生[1]，小便续通[2]。

【词解】

①时时津液微生：口中常常生出一点津液。

②小便续通：小便有时不利，有时续通。

【语译】水气侵犯于肝的病人，病症有腹内水胀很重，自己不能转动，两胁之下的腹部疼痛，口中时常泛出微量水液，小便时断时续的通利。

【提要】本条专论肝水的辨证。

【通解】由于寒水内停，水侵肝络，气机被阻，故胁下腹痛。肝之疏泄功能失常，肝气时而上冲，时而下降，水液随肝气上升，则时时津液微生；水液随肝气下降，则小便续通。肝病伤脾，不能运化水湿，所以腹部胀大。

【选注】

《金匮要略心典》："肝病喜归脾，脾受肝之水而不行，则腹大不能转侧也。肝之腑在胁，而气连少腹，故胁下腹痛也。时时津液微生，小便续通者，肝喜冲逆而主疏泄，水液随之而上下也。"

十五、肺水者，其身肿，小便难，时时鸭溏[1]。

【词解】

①鸭溏：大便中水粪混杂，有如鸭溏，又称鹜溏。

【语译】水气侵犯于肺的病人，病证有全身水肿，小便难通，经常大便稀薄，水粪夹杂而下。

【提要】本条专论肺水的辨证。

【通解】由于寒水内停，水迫于肺，肺气不行，不能通调水道，下输膀胱，故小便难。水溢肌表，故其身肿。水走大肠，故大便如鸭溏。

【选注】

《金匮要略论注》："肺主气，以运于周身，病则正气不布，故身肿。小便必因气化而出。气不化故小便难；肺气病，则不能受脾气之上输，肺脾交因而鸭溏。鸭溏者，如鸭粪之清而不实也。"

十六、脾水者，其腹大，四肢苦重，津液不生，但苦少气，小便难。

【语译】水气侵犯于脾的病人，病症有腹内肿胀很大，四肢很沉重，口中不生津液，最痛苦的是呼吸气少，小便难通。

【提要】本条专论脾水的辨证。

【通解】由于寒水内停，湿困脾胃，脾失转输之常，不能升清降浊，水湿聚于中，流于四肢，故其腹大，四肢苦重。脾为湿困，津液不生，气亦不足，故口渴，少气。脾不散精于肺，肺不通调水道以行决渎，故小便难。

【选注】

《金匮要略心典》："脾主腹而气行四肢，脾受水气，则腹大四肢重。津气生于谷，谷气运于脾，脾湿不运，则津液不生而少气。小便难者，湿不行也。"

十七、肾水者，其腹大，脐肿腰痛，不得溺，阴下湿如牛鼻上汗，其足逆冷，面反瘦。

【语译】水气侵犯于肾的病人，病证有腹部肿大，脐部肿大，腰痛，小便不通，前阴部潮湿，并出汗珠，下肢寒冷过膝，面部消瘦。

【提要】

本条专论肾水的辨证。

【通解】由于水寒盛于下，肾阳衰弱，不能温化水气，寒水增多，故其腹大，脐肿，腰痛。肾气不化，故不得溺，水气渗溢于前阴，故阴下冷湿，如牛鼻上汗。阳虚不温，故其足逆冷。肾阳虚，不能温暖脾胃，不能上会于头面，故面反瘦。

【选注】

《金匮要略直解》："肾者胃之关也，关门不利，故令聚水而生病，是有腹大脐肿之证也。腰者肾脏之外候。故令腰痛。膀胱者肾之腑，故令不得溺也。以其不得溺则水气不得泄，浸渍于睾囊而为阴汗，流注于下焦而为足冷。夫肾为水脏，又被水邪，则上焦之气血，随水性而下趋，故其人面反瘦，非若风水里水面目之洪肿也。"

十八、师曰：诸有水者，腰以下肿，当利小便；腰以上肿，当发汗乃愈。

【语译】老师说：治疗各种水气病的原则，在腰以下水肿，应当用通利小便的方法在腰以上水肿，应当用发汗解表的方法，才能治愈。

【提要】本条专论水气病的治疗法则。

【通解】腰以上肿，多因风寒湿邪，侵于肌表，闭郁阳气，水湿停留而成。故治宜宣通肺气，发汗散邪，使肌表之水从汗液排出。腰以下肿，多因阳气衰弱，不能化气，水液凝聚，溢于肌表而成。故治宜化气行水，渗利水湿，使腰以下之水从小便排出。

水之去路有二：在表者发汗，在里者渗利。因势利导，使水气迅速而去。但临床所见，也有腰以上肿，而渗于里；腰以下肿，而溢于表，以致成为肺气不开，肾气不降，大气不转，水湿不去的复杂病理。在治疗上，腰以上肿，发汗去其表邪，又要兼用渗利，使在里之水可以尽去；腰以下肿，既要渗利，又要兼开其肺，使上窍通而下窍利，则水气才能尽去。本条以发汗，利水为治水两大法门，以下又有温阳化气、健脾化湿，调和营卫，益气固表，行气散结，温经通阳等法，可称丰富多彩。

【选注】

《金匮要略心典》："腰以下为阴，阴难得汗而易下泄，故当利小便；腰以上为阳，阳易外泄，故当发汗。各因其势而利导之也。"

十九、师曰：寸口脉沉而迟，沉则为水，迟则为寒，寒水相搏。趺阳脉伏，水谷不化，脾气衰则鹜溏，胃气衰则身肿。少阳脉[1]卑[2]，少阴脉[3]细，男子则小便不利，女子则经水不通；经为血，血不利则为水，名曰血分[4]。

【词解】

①少阳脉：此指手少阳三焦经的"和髎"穴。在耳门之前上方，平耳廓根前，鬓发后缘处，动脉应手。另有一种注解，右手尺脉为少阳脉，主

生气也。

②脉卑：脉卑而弱，表示气血不足。

③少阴脉，指左手尺脉。

④血分：妇女月经先停止，然后发生水肿病的名称。

【语译】老师说：寸口脉沉而迟，脉沉是有水，脉迟是有寒，寒和水相结合，闭塞于内，成为水气病。趺阳脉伏，脾胃不能运化水谷，脾气衰弱，像鸭便一样，水粪杂下；胃气衰弱，于是全身水肿。少阳脉沉而无力，少阴脉细，在男子则有小便不利，在女子则有经血不通。月经来源是血，血不通利，外溢变成水邪，这种水病，称为血分病。

【提要】本条是论述几种水气病的病机。

【通解】寸口脉以候肺气。由于肺之阳气虚弱，血脉运行不及，故寸口脉迟。肺气不能通调，水气逐渐凝聚，寒水内盛，阳气不能外达，故脉沉。阳虚水盛，溢气肌表形成水肿。

趺阳脉以候胃气。由于中阳衰微，故趺阳脉潜伏于里。脾胃衰弱，则水谷不化，脾衰而清气不升，故鹜溏；胃衰外寒，浊阴不降，故水湿外溢而为身肿。

少阳脉以候三焦，由于三焦气弱血少，故少阳卑。三焦决渎功能失常，故男子则小便不利，可以发展为水肿。

少阴脉以候肾。由于妇人下焦寒邪凝结，脉道壅塞，故脉细。寒邪客于胞门，血寒而凝，故女子经水不通。经的来源是血，血行不利，渗出脉外而为水，月经不调可以形成水气病，故名曰"血分"。

【选注】

《金匮要略直解》："沉为水，迟为寒，水寒相搏，则土败矣，是以胃之趺阳脉则伏，脾之水谷则不磨，脾衰则寒内着而为鹜溏，胃衰则水外溢而为身肿也。少阳者，三焦也。《内经》曰：'三焦者，决渎之官，水道出焉。'今少阳脉卑，则不能决渎矣，在男子则小便不利。少阴者，肾也。《中藏经》曰：肾者女子以包血，以其与冲脉并行，今少阴脉细，则寒气客于胞门矣。在妇人则经水不通。经虽为血，其体则水，况水病而血不行，其血亦化为水，故名曰血分"。

二十、问曰：病有血分、水分，何也？师曰：经水前断，后病水，名曰血分，此病难治；先病水，后经水断，名曰水分，此病易治。何以故？

去水，其经自下。

【语译】 问：水气病有因血分病而得，有因水分病而得，什么道理？老师说：先有经闭，以后有水肿病，这是因血分病而得，这种病难治。先有水肿病，以后有经闭，这是因水分病而得，这种病易治。这是什么道理？因为排除水邪之后，月经自然通利。

【提要】 本条是论述水气病与血分、水分的关系。

【通解】 所谓血分，是由于经水前断，经血渗出脉外而为水。经水先断的原因：一为血脉壅塞不通，经水渗而为水，水湿外溢，身体四肢皆肿。又为脾胃亏损，不能运化水谷精微，血少而为经闭，水停而为水气。因血而病为水气，属瘀血者难化，属血虚者难补，故曰此病难治。

所谓水分，是由于先病水肿，水湿壅闭，经脉不畅，后经水断。治宜行水散湿，水去则经自通，其病可愈，故曰此病易治。

【选注】

《张氏医通》："妇人经水先断，后至四肢浮肿，小便不通，通身皆肿，此血化为水，名曰血分。此病乃七情乖违，脾胃亏损不能统摄而成，最为难治，日用归脾汤下椒仁丸，药虽峻厉，数日当效，畏而不用，有养病害身之患。若先小便不利，后至身面浮肿，经水不调者，血为水败也，名曰水分。用归脾汤送葶苈丸七丸。"

二十一、问曰：病者苦水①，面目身体四肢皆肿，小便不利，脉之②，不言水，反言胸中痛，气上冲咽，状如炙肉，当微咳喘，审如③师言，其脉何类？

师曰：寸口脉沉而紧，沉为水，紧为寒，沉紧相搏，结在关元④，始时尚微，年盛不觉，阳衰之后，营卫相干，阳损阴盛，结寒微动，肾气上冲，喉咽塞噎，胁下急痛。医以为留饮而大下之，气击⑤不去，其病不除。复重吐之，胃家虚烦，咽燥欲饮水，小便不利，水谷不化，面目手足浮肿。又与葶苈丸下水，当时如小差，食饮过度，肿复如前，胸胁苦痛，象若奔豚，其水扬溢，则浮咳⑥喘逆。当先攻击冲气，令止，乃治咳；咳止，其喘自差。先治新病，病当在后。

【词解】

①苦水：苦，指程度重；水，指水气病。

②脉之：诊病人之脉。

③审如：审，是深入的观察；如，是确实如此。

④关元：指脐下三寸部位。

⑤气击：肾气向上冲击。

⑥浮咳：水气上浮入肺而咳。

【语译】问：病人水气病证很痛苦，面目身体四肢都有水肿，小便不利。医生在按脉诊断疾病之时，不谈水病之苦，反而说胸中疼痛，感到有一股气向上冲到咽部，咽部像有一块烤肉梗塞不动，应当有轻微的咳喘，病情却像老师诊断的那样。病人出现哪种脉象？老师说，病人寸口脉象沉而紧，脉沉是水病，脉紧是寒病，寒和水相结合，凝结在下焦。寒水开始凝结的时候，是轻微的。壮年之时，症状轻微，不觉得疾病的痛苦，年龄增加，阳气衰弱，荣卫之气运行不畅，阳气亏损，阴邪旺盛，凝结下焦的寒水微微欲动，肾中寒气上冲，病人有喉咽阻塞不通，胁下拘急疼痛等症。医生误认为是留饮，用峻猛泻下法，泻其水饮，肾中寒气继续上冲，是病根没去。此后，医生又用重剂涌吐方药，吐后，胃虚津伤，心烦不安，咽喉干燥，渴欲饮水，小便不利，水谷精微不能施化，面目手足浮肿。医生又给葶苈丸攻下水饮，此时症状略为减轻。病人饮食过多，又引起浮肿，像以前那样严重，胸胁疼痛很重。病情好像奔豚。水气向上泛溢，影响于肺，引起咳嗽，气喘上逆。治疗方法，应当首先降逆平冲，使冲气停止，再治咳嗽，咳嗽已止，喘息自然减轻。治病规律，一般是先治新病，新病痊愈，而后治疗旧病。

【提要】本条专论水气病的辨证论治。

【通解】有的水气病人，面目身体四肢水肿，小便不利。老师诊脉之后，不谈水气，却说病人有胸中痛，气上冲咽，咽中感觉如有炙肉，有轻微咳喘。学生经过深入的观察，确实如此，老师怎样从脉象判断出来的？老师的判断方法如下：

由于寒水早已结于关元，有寒故脉紧，有水故脉沉。年轻阳气盛，寒水微弱，故不觉。中年之后，肾阳衰弱，寒水已盛，阴寒闭塞，营卫不通，寒水动而向上，又随肾气上冲，故见喉咽塞噎，胁下急痛。医生误认为是留饮病，而用下法，结果上冲之气既不能降，寒水又不能除。医生若用温暖肾阳，驱散寒水之法，则病无不去，医生又用吐法，损伤脾胃，胃阴虚少，故虚热而烦，咽燥欲饮水。脾胃气虚，运化失职，故水谷不化，小便不利，水气内停，故面目手足浮肿。医生没有料到冲气欲作之势，不知脾肾阳虚不能气化以制水事，只知水气内停，用葶苈丸下水，水肿稍见消退。若稍有不慎，如食饮过度，损伤脾胃，水气又起，故肿复如前。积水扬溢，随肾气上冲，水泛胸间，故胸胁苦痛。水气随冲气升浮入肺，故咳嗽喘逆。

本证治疗，应分两步，第一阶段先治新病。因冲气较急，故当先降其冲气，冲气平复，治咳嗽喘逆，咳喘平息之后，再治痼疾。第二阶段，既要温暖肾阳，驱散寒水，又要健脾益胃，恢复运化之职。本条说明，老师认识疾病，既从现在的脉证来认识，又从疾病的形成过程和误治后的变化，深刻地认识疾病。这样才能确定正确的治疗原则和阶段性的处理方法。

【选注】

《金匮要略心典》："此水气先得，而冲气后发之证，面目肢体俱肿，咽喉噎塞，胸胁满痛，有似留饮，而实挟冲气也。冲气宜温降，不宜攻下，下之亦未必去，故曰气击不去，其病不除。医乃不知，而复吐之，胃气重伤，胃液因尽，故咽燥欲饮水，而小便不利，水谷不化，且聚水而成病也，是当养胃气以行水，不宜径下其水。水虽下，终必复聚，故暂差而寻复如前也。水聚于中，气冲于下，其水扬溢，上及肺位，则咳且喘逆，是不可攻其水，当先止其冲气。冲气既止，然后水气可去，水去则咳与喘逆俱去矣。先治新病，病当在后者，谓先治其冲气，而后治其水气也。"

《医门法律》："阳衰之后，结寒之邪发而上冲，医不治其冲气，妄吐下之，遂损其腐熟水谷传化津液之胃，于是渴欲饮水，小便不利。至积水四射，冲气乘虚愈击，尚可漫然治其水乎？故必先治冲气之本，冲气止，肾气平，则诸症自差。未差者各随所宜，补阳泻阴，行水实胃，疏通关元之积寒久痹可也。"

二十二、风水，脉浮身重，汗出恶风者，防己黄芪汤主之。腹痛者加芍药。

防己黄芪汤方：（方见湿病中）

【语译】风水病，脉浮，身体沉重，出汗时怕风，可用防己黄芪汤主治。有腹痛证的，可加芍药。

【提要】本条是论述表虚风水的证治。

【通解】由于风邪侵袭肌表，故脉浮。卫气虚不能固表，则汗出恶风。

营卫涩水道不利，水留分肉，则身重。

治以防己黄芪汤，疏风益卫，利湿而健脾行水。方中防己散风邪通腠理，黄芪补卫气，温分肉；白术健脾行湿；生姜散风湿；甘草、大枣调和营卫。腹痛者，为肝脾之血脉不和，故加芍药以调肝脾。

【选注】

《金匮玉函经二注》："脉浮表也，汗出恶风，表之虚也，身重，水客分肉也。防己疗风肿、水肿，通腠理。黄芪温分肉，补卫虚；白术治皮风止汗；甘草和药益土；生姜、大枣辛甘发散。腹痛者，阴阳气塞，不得升降，故加芍药收阴。"

二十三、风水恶风，一身悉肿，脉浮不渴，续自汗出，无大热，越婢汤主之。

越婢汤方：

麻黄六两　石膏半斤　生姜三两　甘草二两　大枣十五枚

右五味，以水六升，先煮麻黄，去上沫，内诸药，煮取三升，分温三服。恶风者加附子一枚炮。风水加术四两。《古今录验》。

【语译】风水病，怕风，全身都有水肿，脉浮，口中不渴，不断地出汗，身体不太热，可用越婢汤主治。

【提要】本条是论风水挟热的证治。

【通解】由于风邪袭于肌表，故恶风。肺的治节不利，决渎失司，水溢皮肤，故一身悉肿。风客于表，气血向外，故脉浮。病在表，故不渴。风性疏泄，汗出则阳郁不甚，故无大热。

治以越婢汤，发散风湿，清解郁热。方中麻黄、生姜发越阳气，宣散水湿；石膏清解郁热；甘草、大枣调和脾胃，调和荣卫。

恶风者，为卫阳虚，则加附子温之。风水加白术健脾化湿。

【选注】

《金匮要略编注》："此风多水少之证也。风多伤表，外应肌肉，内连及胃，故恶风一身悉肿。胃气热蒸，其机外向，不渴而续自汗出。无大热者，则知表有微热而为实也。故以麻黄通阳气而散表；石膏入胃，能治气强壅逆风化之热；甘草、姜、枣以和营卫。若恶风者，阳弱面为卫虚，故加附子。"

二十四、皮水为病，四肢肿，水气在皮肤中，四肢聂聂①动者，防己茯苓汤主之。

防己茯苓汤方：

防己三两　黄芪三两　桂枝三两　茯苓六两　甘草二两

右五味，以水六升，煮取二升，分温三服。

【词解】

①聂聂：如树叶被风吹动之状，这里形容微微抽动。

【语译】皮水病的症状，有四肢水肿，水邪流走在全身皮肤之中，四肢的肌肉里如有小虫微微蠕动，可用防己茯苓汤主治。

【提要】本条是论述气虚皮水的证治。

【通解】由于脾阳虚弱，水湿内停，里水外溢。肺气不足，通调无力，水湿在皮中停滞，故四肢肿，按之没指。水湿壅遏卫气，气行逐水，水气欲行不行，则四肢聂聂动。

治宜防己茯苓汤，健脾益肺，行水利湿。方中防己、茯苓通行皮表，渗湿利水，导水下行；黄芪、桂枝益气温阳，以助行水化水之力；甘草配黄芪、茯苓，健脾益肺，恢复运化通调之功。

【选注】

《金匮要略心典》："皮中水气，浸淫四末，而壅遏卫气，气水相逐，则四肢聂聂动也。防己、茯苓善驱水气，桂枝得茯苓，则不发表而反行水，且合黄芪、甘草，助表中之气，以行防己、茯苓之力也。"

《金匮要略编注》："此邪在皮肤而肿也，风入于卫，阳气虚滞，则四肢肿。皮毛气虚受风而肿，所谓水气在皮肤中，邪正相搏。风虚内鼓，故四肢聂聂瞤动，是因表虚也。"

二十五、里水①，越婢加术汤主之；甘草麻黄汤亦主之。

越婢加术汤方：（方见上，于内加白术四两，又见脚气中。）甘草麻黄汤方：

甘草二两，麻黄四两

右二味，以水五升，先煮麻黄，去上沫，内甘草，煮取三升，温服一升，重覆汗出，不汗，再服。慎风寒。

【词解】

①里水：即前一身面目黄肿，脉沉，小便不利之证。

【语译】水气由里溢于皮表，故称里水或皮水，可用越婢加术汤主治，也可用甘草麻黄汤主治。

【提要】本条专论皮水治法。

【通解】里水是由于脾阳虚不能运化水湿，肺气虚不能通调水道，水湿停留，泛于肌表而成。里水湿邪郁滞化热，一身面目黄肿者，可用越婢加术汤健脾宣肺清郁热。苦水湿停于肌表，无热而身肿者，可用甘草麻黄汤，内助脾气，外敌水湿，使腰以上肌表寒水从汗而去。

【选注】

《医宗金鉴》："皮水表虚有汗者，防己茯苓汤固所宜也；若表实无汗有热者，则当用越婢加术汤；无热者，则当用甘草麻黄汤，发其汗，使水外从皮去也。"

《金匮要略浅注》："一身面目黄肿，谓之里水，乃风水深入肌肉，非脏腑之表里也。腠实无汗，胃热向内，欲迅除其热，越婢加术汤主之，欲迅发其汗，甘草麻黄汤亦主之。"

二十六、水之为病，其脉沉小，属少阴；浮者为风。无水虚胀者，为气。水发其汗即已，脉沉者宜麻黄附子汤；浮者宜杏子汤。

麻黄附子汤方：

麻黄三两，甘草二两，附子一枚（炮）

右三味，以水七升，先煮麻黄，去上沫，内诸药，煮取二升半，温服八分，日三服。杏子汤方：（方未见。）

【语译】水气病的脉象沉而小，病因在少阴肾经。水气病脉浮，是风邪在表。皮表没有水肿，虚浮肿胀，这是气胀。水气病，用发汗法可以治愈。脉沉的宜用麻黄附子汤主治，脉浮的宜用杏子汤主治。

【提要】本条对比的论述正水、风水与虚胀的辨证施治。

【通解】正水病由于少阴肾阳不足，不能温化水气，水气停蓄于中，故腹满。水气上逆于肺，故喘息。肾阳不足，故脉沉小。治宜麻黄附子汤。方中麻黄宣肺发汗，去水平喘；甘草健脾制水，附子温阳化湿。

风水病由于风邪侵袭肌表，故脉浮而恶风。肺失通调之职，水湿停滞，留于体表四肢关节，故头面浮肿，骨节疼痛。治以杏子汤。方中麻黄开宣肺气，散风湿；杏仁开肺气，利水湿；甘草和中。

虚胀病由于肺气郁而不行，气郁而胀，虚胀病无水而有气，故治以补肺行气。

【选注】

《金匮要略心典》："水气脉沉小者属少阴，言肾水也；脉浮者为风，即风水也。其无水而虚胀者，则为气病，而非水病矣。气病不可发汗，水病发其汗则已。然而发汗之法，亦有不同。少阴则当温其经，风水即当通其肺，故曰脉沉者宜麻黄附子汤，脉浮者宜杏子汤。沉谓少阴，浮谓风也。"

二十七、厥而皮水者，蒲灰散主之。（方见消渴中。）

【语译】有四肢厥冷的皮水病人，可用蒲灰散主治。

【提要】本条是论述皮水的证治。

【通解】由于脾肺气虚，不行津液，故渴。湿热内郁，水气行于皮中，则不恶寒，身肿而冷，状如周痹。水在皮中，痹阻阳气，阳气不达于四肢，故手足厥冷。

治以蒲灰散利水通阳。方中滑石利水泻郁热，郁热一去，阳气可行，生蒲黄炒黑，行瘀通络，利水消肿。阳气通达，诸症可愈。

【选注】

《金匮要略方论本义》："厥而皮水者，厥为阳虚阴盛之证，但在皮水中，则非宗阳内虚之证，而乃卫阳外虚之厥也。皮水之邪既盛，必溢于四肢，周身之卫气凝滞不行矣，故令得厥，非必里阳已微，方见厥逆也。此厥之因水而成者，治其水而厥可愈。主之以蒲灰散，祛水即用利水之法，水去而卫气得行于皮肤，四肢可以回温而揪亦已矣。"

二十八、问曰：黄汗之为病，身体肿（一作重。），发热汗出而渴，状如风水，汗沾衣，色正黄如柏汁，脉自沉，何从得之？师曰：以汗出入水中浴，水从汗孔入得之，宜芪芍桂酒汤主之。

黄芪芍药桂枝苦酒①汤方：

黄芪五两　芍药三两　桂枝三两

右三味，以苦酒一升，水七升，相和，煮取三升，温服一升，当心烦，服至六七日乃解。若心烦不止者，以苦酒阻故也。（一方用美酒醯②代苦酒）

【词解】

①苦酒：即醋。

②醯：酸味之汁液。

【语译】 问：黄汗病的临床表现，有全身浮肿，身体沉重，发热，汗出，口渴，症状像风水病，汗水沾在白色内衣上，黄得像黄柏汁一样，脉沉，这种病的病因是什么？老师说：因为病人全身汗出，腠理洞开，又到冷水中洗浴，水从汗孔侵入，而得此病。宜用芪芍桂酒汤主治。

【提要】 本条专论黄汗病的证治。

【通解】 由于汗出入水中，寒水从汗孔侵入，郁遏汗液，水湿留于肌肉经脉，阻碍营卫的运行，卫郁不能行水，故全身水肿；营郁而热，积热成黄，湿热外蒸，故发热，汗出，汗沾衣，色正黄如柏汁。气不化津，故口渴。卫阳不利，故脉沉。治以芪芍桂酒汤，调和营卫，畅达气血。方中桂枝温化通行肌表水湿；生黄芪温行卫阳，补益脾肺之气；芍药清营血之热，行营血之郁；苦酒泄营中郁热。

【选注】

《金匮要略方论本义》："汗出入水中浴，水从汗孔入得之，是寒湿伤于血分，而非风邪伤于气分也。汗属血，为水湿之寒邪所郁，则内变热而色黄，如《伤寒论》所言：湿热内瘀则发黄也。然彼湿热内瘀，又不专在血分，其湿热内瘀者里分也，而发黄者表分也，在里则气血兼有，而在表必营卫兼有也。今黄汗之证，专在血分，故汗出之色黄而身不黄，又与发黄之证不同也；更与风水、皮水，风寒外感之气分大不同也。仲景主之以芪芍桂酒汤，用黄芪补气固表，芍药、苦酒治在血分，引桂枝入营驱其水湿之邪。"

二十九、黄汗之病，两胫自冷；假令发热，此属历节。食已汗出，又身常暮卧盗汗出者，此劳气①也。若汗出已反发热者，久久其身必甲错；发热不止者，必生恶疮②。

若身重，汗出已辄轻者，久久必身瞤③，瞤即胸中痛，又从腰以上必汗出，下无汗，腰髋弛痛④，如有物在皮中状，剧者不能食，身疼重，烦躁，小便不利，此为黄汗，桂枝加黄芪汤主之。

桂枝加黄芪汤方：

桂枝　芍药各三两　甘草二两　生姜三两　大枣十二枚　黄芪二两

右六味，以水八升，煮取三升，温服一升，须臾饮热稀粥一升余，以助药力，温服取微汗；若不汗，更服。

【词解】

①劳气：劳气同荣气，指热在荣气。

②恶疮：即痈脓。

③身瞤：身体瞤动。

④腰髋弛痛，腰髋部无力而疼痛。弛音持。

【语译】黄汗病的症状，是两个小腿寒冷。假如小腿发热，是属于历节病证。假如病人进食之后，汗出较多，又在夜间睡眠之时，全身出盗汗，这是虚劳病中的荣血虚证。如果病人在汗出之后，反而发热，时间长了，病人皮肤必然干枯粗糙，像鳞甲如石错。病人身上发热不止，必然要生恶疮。如果病人身体沉重，汗出以后，症状减轻，时间久了，必然身上肌肉瞤动，肌肉跳动又引起胸中疼痛，腰以上必然出汗，腰以下无汗，腰髋弛痛，好像有物体在皮中。病势加剧，不能饮食，全身疼痛，心中烦躁，小便不利，这是黄汗病，可用桂枝加黄芪汤主治。

【提要】本条是论述黄汗病证治，也说明黄汗病与历节病、虚劳病的鉴别。

【通解】"假令发热，此属历节"，说明历节病是由于风寒湿邪侵入机体，遍历关节，湿邪化热，流入关节，故历节病者身热两足亦热。"食已汗出，又身常暮卧盗汗出者，此劳气也"，说明荣气病是由于气虚表不能固，食后微热则汗出，或阴虚内热而外蒸，常暮卧盗汗出。

黄汗病是由于汗出阳气外发，营阴外泄，营卫不和之时，水气乘虚侵入，阴湿积于下焦，卫阳虚弱，故两胫自冷，腰以下无汗，腰髋弛痛，如有物在皮中状，身疼而重。阳气虚弱，不能温脾，故剧者不能食。不能温阳化气，故小便不利。心火不能下交，独居于上，心火蒸腾，故发热，烦躁，腰以上汗出，若阳气太盛，汗出已反发热者，必然耗损营血，不能濡养皮肤。故其身必甲错。热郁肌肉，腐肉化脓，则生恶疮。若汗出后，湿热减轻，阳气亦虚，待阳气恢复，欲行水气，水气欲行不行，故必身瞤动。上焦湿气不行，下焦阴湿闭塞，气机不畅，故胸中疼痛。

本证为阴湿积于下焦，湿热壅于上焦，荣卫之气不能循行上下，阳火独壅于上，积热成黄，故为黄汗病。

治以桂枝加黄芪汤，调和营卫。方中桂枝温阳行水；芍药泄心火，敛阴气；桂枝、芍药调和阴阳。升下焦阳气以散寒湿，寒湿一去，心火下交于肾，上下交通，内外通达。黄芪伸展阳气，固表敛阴；生姜、大枣、甘草调和营卫；饮热稀粥以助药力，取微微仔出，湿邪渐渐散去。

【选注】

《金匮玉函经二注》："黄汗病由阴阳水火不既济，阴阳者，营卫之主，营卫者，阴阳之用，阴阳不既济，而营卫亦不循行上下，阳火独壅于上为黄汗病，阴水独积于下致两胫冷。"

《张氏医通》："黄汗皆由荣气不和，水气乘虚袭入，所以有发热汗出，身体重痛，皮肤甲错，肌肉眴动等证。至于胫冷髋弛，腰以下无汗，《内经》所谓身半以下，湿中之也。脉沉迟者，水湿之气渗于经脉，而显迟滞不行之状，证虽多歧，观其所治，咸以桂芍和荣散邪，即兼黄芪司开合之权，杜邪复入之路也。案仲景于瘀热壅滞之候，每云甲错，即肌若鱼鳞之状，故发热不止，则瘀热溃腐而为恶疮。每言身眴乃经脉动惕之兆，故发汗不已，则荣气内乏，而胸中痛也。"

三十、师曰：寸口脉迟而涩，迟则为寒，涩为血不足，跌阳脉微而迟，微则为气，迟则为寒，寒气不足，则手足逆冷，手足逆冷，则荣卫不利，荣卫不利，则腹满胁鸣相逐；气转膀胱，荣卫俱劳；阳气不通，即身冷，阴气不通即骨疼，阳前通则恶寒，阴前通则痹不仁，阴阳相得，其气乃行，大气①一转，其气乃散，实则失气，虚则遗溺，名曰气分②。

【词解】

①大气：指宗气而言。

②气分：寒邪病于气分。

【语译】 老师说：病人寸口脉迟而涩，脉迟是寒证，脉涩是血虚。病人跌阳脉微而迟，脉微是中气虚弱，脉迟是中焦有寒。中焦寒冷和中气不足，引起手足厥冷。有手足逆冷，可知有营卫运行不利。有营卫运行不利，可知有腹部胀满，肠内鸣响不断，寒气可以传入膀胱。营血卫气都不足，阳气不能温通，身体觉得寒冷，阴血不能通行，则关节疼痛。阳气先行，阴血不到，阳不得生则怕冷。阴血先行，阳气不到，通行无力则麻痹不仁。只有阴气和阳气相配合，阴阳二气正常的运行周身，全身经络血脉的大气一流转，寒气自然就会消散。例如，大肠内有气结实证，气散之时，引起肠中浊气下行。膀胱内有气结虚证，气散之时，就引起遗尿。矢气与遗尿二例，都是气分病。

【提要】 本条是论述气分病的病机和病证。

【通解】 由于脾胃虚寒，则趺阳脉微而迟。脾阳不暖四肢，则手足逆冷。脾胃虚寒，营卫无源，血寒而少，则寸口脉迟而涩。脾阳虚，血涩少，荣卫不利，寒积中焦不散，则腹满肠鸣相逐，夫肠实便燥则矢气。今荣卫劳损俱甚，寒气传于下焦膀胱，气虚不能收涩，则遗溺。阴寒积于下焦，阳气不通，则身冷，恶寒；阴血不行，则骨节疼痛，肌肤麻痹不仁。

本条所论气寒则凝而不通，因脾胃虚寒则荣卫不利。中焦寒气转甚，可传于下焦，传于肌肉、骨节。治疗原则是温通阳气，补益阴血，使阴阳相得，其气乃行。水谷精微之气存于胸中者，名曰大气，一旦转流全身，其阴寒之气可以消散，则气分之病可愈。

【选注】

《医宗金鉴》："寸口脉迟为寒，脉涩为少血；趺阳脉微为乏气，迟亦为寒，是则气血俱虚，为寒气所干，营卫不利，阴阳不通，故身寒骨疼，手足逆冷，腹满肠鸣，恶寒麻痹，失气遗溺也。此气血俱虚，寒气内客之气胀，故曰气分。"

三十一、气分，心下坚，大如盘，边如旋杯[①]，水饮所作，桂枝去芍药加麻辛附子汤主之。

桂枝去芍药加麻黄细辛附子汤方：

桂枝三两　生姜三两　甘草二两　大枣十二枚　麻黄　细辛各二两　附子一枚（炮）

右七味，以水七升，煮麻黄，去上沫，内诸药，煮取二升，分温三服，当汗出，如虫行皮中，即愈。

【词解】

①旋杯：即圆杯。

【语译】 病在气分，胃脘坚硬，像盘子那样大，周边像圆杯一样，这是由于水饮而引起的疾病，可用桂枝去芍药加麻黄细辛附子汤主治。

【提要】 本条是论述心肾阳气皆虚气分病的证治。

【通解】 由于心阳不足，肾阳微弱，阳虚不能温化，心阳不能下，肾阳不得升，阴寒水饮凝聚，积留胃中，则胃脘痞结而坚，以手触之则如盘如杯。阴寒聚于中，常见腹满肠鸣。阳虚不能温暖，常见手足逆冷，身冷，骨节疼痛。

治以桂枝去芍药加麻黄细辛附子汤，温阳散寒，通利气机。方中桂枝温通心阳，温化水湿；附子温暖肾阳，蒸化水气；细辛温经散寒，消散水饮；麻黄直通肺气，通畅水道；生姜、甘草、大枣温脾和胃，调和营卫。服温药取汗，气机调畅，寒水消散，诸症可除。

【选注】

《金匮要略浅注补正》："此证是心肾交病，上不能降，下不能升，日积月累，如铁石之难破。方中用麻黄、桂枝、生姜以攻其上，附子、细辛以攻其下；甘草、大枣补中焦以运其气。庶上下之气交通，而病可愈，所谓大气一转，其结乃散也。"

三十二、心下坚，大如盘，边如旋盘，水饮所作，枳术汤主之。

枳术汤方：

枳实七枚　白术二两

右二味，以水五升，煮取三升，分温三服，腹中软，即当散也。

【语译】 胃脘部位坚硬，像盘子那样大，周边如圆杯，这是由于水饮病所引起，可用枳术汤主治。

【提要】 本条是论述脾胃虚弱的气分病证治。

【通解】 由于脾胃虚弱，不能升清降浊，阴寒水饮结聚，留于胃中，故心下坚，大如圆盘。

治宜枳术汤健中消痞。方中白术健中，升清降浊，消散寒水；枳实行气泄水，消坚散痞。

【选注】

《金匮玉函经二注》："心下，胃上脘也，胃气弱则所饮之水入而不消，痞结而坚，必强其胃乃可消痞。白术健脾强胃；枳实善消心下痞。逐停水散滞气。"

附方：

《外台》防己黄芪汤：治风水，脉浮为在表，其人或头汗出，表无他病，病者但下重，从腰以上为和，腰以下当肿及阴，难以屈伸。（方见风湿宁。）

【提要】 此论风水在下的证治。

【通解】 由于下焦阳气不振，外感风湿，风水下重上轻。心阳不能向下而郁蒸于上，故脉浮头汗出。头汗出则腰以上风水病和缓。风水下重，湿从下起，上溢于腹，故腰下沉重，水肿，阴部亦肿，难以屈伸。

本证上轻下重，上有郁热，下有寒水，风少湿多，故用防己黄芪汤，益气除湿，调和营卫。方中防己宣通肺气，通调水道，降气泄火，水去火降，上下皆和；黄芪强卫固表，使汗孔开合正常，可止头汗，可泄水气；黄芪配防己，益气行水，行在下肌表之水气；白术健脾化湿，使脾胃升降得宜，配黄芪而升清阳，合防己而降浊阴；甘草健中化湿，调肺气输布津液；生姜走窜，温阳行水，消散水气，通阳助卫；大枣安中，补脾益阴，生化气血，入血和营；姜枣相配在内调和脾胃，在外和其营卫。

【选注】

《金匮要略编注》："此乃湿从下受，湿多风少，故用黄芪实表，使水不得上溢；以防己驱除风湿，甘草健脾，姜枣以俾荣卫和而湿自除矣。"

小　　结

本篇详细地论述水气病的病因，病机和辨证论治。水肿的形成机理，是由于肾阳虚不能气化，脾气虚不能运化，肺气虚不能通调，以致水湿之邪不得滑散而停聚为病。

水气病的辨证沦治，腰以上肿，可用发汗等方法，腰以下肿，可用利小便等方法，因势利导，为基本治则。因水气停聚部位不同，可分风水、皮水、正水、石水。风水的治疗，若属风水表气已虚的，可用防己黄芪汤益气散湿，健脾行水；风水挟热，可用越婢汤发散风湿，清解郁热；风邪侵袭肌表，有脉浮等表证的风水，可用杏子汤解表开肺，利湿和中。皮水的治疗，若属皮水气虚的，可用防己茯苓汤，健脾益肺，行水利尿；皮水内有郁热，阳气不达四肢，可用蒲灰散；里水气虚郁热者，可用越婢加术汤，健脾利肺，清泄郁热；里水无热者，甘草麻黄汤，补中宣肺。正水的治疗，属阳虚不温的，可用麻黄附子汤，温阳健脾，宣通肺气。石水的治疗，虽无方药，可辨证明确，选用温暖脾肾，疏通肝络之方即可。

黄汗病因湿热郁于心营，积热成黄，汗出色黄而得名。若属水寒郁卫，营分有热的黄汗病，可用芪芍桂酒汤，调和营卫，畅达气血；若属阴寒积于下，阳火郁于心而成的黄汗病，可用桂枝加黄芪汤，调和营卫，交通上下。黄汗病的治疗，既要以温药调和，又要以黄芪强其卫气。

气分病因阳气虚弱，气机不畅，阴寒结聚，水留胃中而成。若属心肾阳虚，不得升降者，可用桂枝去芍药加麻辛附子汤，温阳散寒，通利气机；若属脾胃虚弱，升降失常者，可用枳术汤健中消痞。

【复习思考题】

1. 试述水气病的病因和病机。

2. 试述水气病的分类、症状和治疗原则。

3. 试述五脏之水气病的特点。

4. 分析风水的证治。

5. 分析皮水的证治。

6. 分析正水的证治。

7. 分析黄汗病的证治。

8. 思考气分病的特点及治疗原则。

黄疸病脉证并治第十五

概　说

黄疸病是以面目一身黄染，尿色赤黄，或大便灰白为主症。

黄疸病又分为湿热发黄，寒湿发黄，脉浮发黄，火劫发黄，燥结发黄，女劳发黄，以及虚劳发黄等。其中以湿热蕴结，胆汁外溢，所发生的黄疸，较为常见。

根据黄疸不同的发病原因和证候，本篇又分有谷疸、酒疸、女劳疸之名。谷疸，是由脾胃湿热郁蒸，或寒湿郁结所致。酒疸是因饮酒过度，酒湿内蕴所引起。女劳疸则是肾虚劳热在阴分之所致。

在治疗方面，有解表发汗，通利小便，清泻湿热，润燥滋血，调补脾胃等方法。

【学习要求】

一、说明本篇所论黄疸范围包括各种致病因素引起的发黄证候，如湿热，火劫，燥结，女劳以及虚黄等，其中以湿热发黄为重点。

二、掌握黄疸病的谷疸、酒疸、女劳疸三种类型。后世将本病概括为阴黄和阳黄，同时又在阳黄所反映的不同症状上，进一步分为湿盛，热盛或湿热两盛，有利于辨证施治。本篇的大黄硝石汤、栀子大黄汤可用于热盛黄疸；茵陈五苓散可用于湿盛黄疸；茵陈蒿汤可用于湿热两盛的黄疸。

三、根据黄疸病兼证和引起发黄的不同病因，又有不同的治疗方法。如女劳疸兼有瘀血者，可用硝石矾石散；胃肠燥结之萎黄证，可用猪膏发煎；黄疸误治而哕者，可用小半夏汤；黄疸兼腹痛而呕者，可用小柴胡汤；虚黄证可用小建中汤。

【自学时数】7 学时

一、寸口脉①浮而缓，浮则为风，缓则为痹。痹非中风②，四肢苦烦，脾色必黄，瘀热以行。

【词解】

①寸口脉：在这里是包括两手寸关尺而言。

②痹非中风：痹是瘀阻不通的病机，非中风不遂之证。

【语译】 寸口部位的脉象浮而且缓，脉浮是外感风邪，脉缓是湿浊闭阻。此处所谈之痹，不是中风病。病症有四肢困扰不安。脾病在表出现黄色，因为脾经瘀而不通，热郁在内，黄色行于外，所以说脾色必黄。

【提要】 本条是论黄疸的病机。

【通解】 脉浮则为风，当作有热理解。缓则为痹，当作有湿理解。湿热相合，痹郁于脾，脾主四肢，故四肢苦于热烦；脾土也，土色黄，故湿热外现，一身尽黄，乃瘀阻之热所致，故曰"瘀热以行"。

【选注】

《金匮要略直解》："脉得浮缓者，必发黄，故伤寒脉浮而缓者，系在太阴。太阴者，必发身黄。今浮为风，缓为痹，非外证之中风，乃风热蓄于脾土，脾主四肢，故四肢苦烦，瘀热行于外，则发黄也。"

二、趺阳脉紧而数，数则为热，热则消谷①，紧则为寒，食即为满。尺脉浮为伤肾，趺阳脉紧为伤脾。风寒相搏，食谷即眩，谷气不消，胃中苦浊②，浊气下流，小便不通；阴被其寒．热流膀胱，身体尽黄，名曰谷疸。

额上黑，微汗出，手足中热，薄暮③即发，膀胱急，小便自利，名曰女劳疸；腹如水状不治。

心中懊㤲而热，不能食，时欲吐，名曰酒疸。

【词解】

①消谷：是指能食善饥。

②苦浊：苦，甚的意思。浊，指浊邪。即胃里的湿热太甚。

③薄暮：迫近日暮的时刻。

【语译】 足背上的趺阳脉紧而兼数，脉数是热在胃腑，胃热病人食多能够容纳。脉紧是寒在脾脏，脾寒病人不能运化，食后腹部胀满。尺中脉浮，是肾阴损伤，虚热向外浮越。是女劳疸之脉，可以鉴别。趺阳脉紧，是寒邪伤脾。胃经风热与脾经虚寒相结合，进食之后，就有头晕，这是因为水谷精微不能消化，湿热浊气停留在胃中，湿浊向下流注，则小便不通畅。脾为阴，内有寒邪，可以引起湿热流注膀胱，膀胱气化不利。最后导致全身黄疸，称为谷疸。

另一种病人，头额上色黑，微微汗出，手足心热，在傍晚时较重，膀胱急迫欲尿，小便自然通利，称为女劳疸。如果病人腹内像有水一样。不好治。

又一种疸病，病人心中闷乱不宁，心中热烦，不能进食，时常想吐，称为酒疸。

【提要】本条是论述谷疸、酒疸和女劳疸的病机。

【通解】谷疸的病机是趺阳脉浮而数，数为胃中有热，胃热亢盛，故能消谷善饥；紧为脾之寒湿，脾寒则运化不及，能食而不能运，故食后谷留即为腹满。胃热脾寒湿，以致中焦的转输和气化功能失常，而使湿热相搏结于中焦。此时若饮食入胃，反助其热，湿热上蒸，清阳之气不得上升，故出现头眩；水谷不消，湿热蕴郁更重，故胃中苦浊郁闭不舒；湿热下注膀胱，膀胱气化受阻，故小便不利，则尿黄而少；湿热不能排泄，必然郁滞于内，熏蒸肝胆，迫使胆汁外溢，故成谷疸。

"尺脉浮为伤肾，趺阳脉紧为伤脾"是对比女劳疸与谷疸的脉象差异而言。女劳疸是由于肾阴亏损，阴虚火旺，故尺脉见浮。谷疸是因脾寒停湿，化热下注，故而脉紧。

"阴被其寒，热流膀胱"是总结谷疸的病机。寒字当邪字体会，是说阴脏受邪，而热流膀胱的病理过程，也是谷疸发黄的要害。

女劳疸是因房室伤肾，阴虚火旺所致。肾劳而热，黑色上出，犹脾病而黄外见，故额上黑，肾热上行，而气通于心，则微汗出；手足心热，薄暮即发，病在阴而有热也；膀胱急者，为肾热所逼也；小便自利者，与湿无关也。此得之女劳，其疸色黑而目不黄，故与酒疸异也。若腹如水状，则不特伤阴，阳气亦随之而亡，故曰不治。酒、色伤人，可不慎欤。

酒疸是由饮酒过度，湿热郁蒸中宫，熏灼于心，所以心中懊憹而热。湿热内盛，升清降浊之机受阻，胃气上逆，故不能食，时时恶心欲吐。湿热熏蒸肝胆，胆汁外溢肌表而身黄，故称酒疸。

由上可知，谷疸、酒疸皆因于湿，湿性滞，故小便不利，而女劳疸则因于劳热，无关于湿，故小便自利。

【选注】

《金匮要略浅注》："此言趺阳脉，以明胃热脾寒，郁而成疸。又言肾脉浮，趺阳脉紧，为肾热脾寒，亦能郁而成疸，又归于膀胱之不化气，以膀胱主一身之肌表，不化气则湿热无去路，而亦成疸。其病虽有各经之不同，而总以脾胃为主，故以谷疸结之。"

《金匮要略论注》："额者心之部也，肾邪重则水胜火，黑为水色而见于火部矣。手劳宫属心，足涌泉属肾，肾虚而水火不相济则热，中者概言手足也。"

三、阳明病，脉迟者，食难用饱①，饱则发烦头眩，小便必难，此欲作谷疸。虽下之，腹满如故，所以然者，脉迟故也。

【词解】

①食难用饱：不敢吃得太饱。

【语译】病人阳明胃病，脉迟，不能食饱，饮食之后就烦闷不舒，头晕目眩，必有小便困难，这是将要发生黄疸病的预兆。虽然用攻下药治疗，腹部胀满仍然如故，所以用攻下药之后腹满不减，是因为阳明之脉迟的缘故。

【提要】本条是论述谷疸的先兆症状。

【通解】谷疸多属湿热，故脉来迟缓，湿热阻于中焦，消化不及，故食难用饱；饱则谷气郁滞不化，则见腹满。谷入增热，所以发烦。浊热上蒸，阻遏清阳，故头眩。湿热下阻，三焦不利，故小便难。湿热既无外出之机，势必阻遏肝胆疏泄，乃作谷疸之由。治当利小便以去湿，不可误用泻下以去实。因无实可下，故虽下之，而腹满如故。此虽言不可下之理，并亦为"虽下之"，指出了腹满的误诊。"所以然者，脉迟故也。"是自注句，说明脉迟主湿非燥。

【选注】

《金匮要略心典》："脉迟胃弱，则谷化不速；谷化不速，则谷气郁而生热，而非胃有实热，故虽下之而腹满不去。伤寒里实，脉迟者尚未可攻，况非里实者耶。"

四、夫病酒黄疸，必小便不利，其候心中热，足下热，是其证也。

【语译】酒疸病人，必定有小便不利的症状，还有心中发热，甚至足心也发热，这是酒疸的主症。

【提要】本条专论酒疸的辨证。

【通解】由于嗜酒过度，以致湿热郁于中焦，脾胃不能升清降浊，湿热上蒸，故心中热。湿热下流，膀胱气化受阻，必见小便不利。湿热流注于下，故足下热。湿热不能外泄，郁蒸于内，故发黄。

酒疸的"足下热"与女劳疸的"手足中热"，两者颇相近似，酒疸是因湿热下注所致，故兼小便不利。女劳疸是肾虚有热引起，故小便自利。虽两证近似，机理不同，须加鉴别。

【选注】

《金匮要略直解》："小便利则湿热行，不利则热留于胃，胃脉贯膈下足跗，上熏胃脘则心中热，下注足跗则足下热也。"

五、酒黄疸者，或无热，靖言了了[①]，腹满欲吐，鼻燥；其脉浮者，先吐之，沉弦者，先下之。

【词解】

①靖言了了：是指语言清晰，神情安静。

【语译】患酒疸的病人，有的心中和足下无热象，心中明白安静，语言清楚，有条有理，但是病人腹部胀满，想要呕吐，鼻孔干燥，脉浮的可以先用吐法，脉沉弦的可以先用下法。

【提要】本条是论酒疸的证治。

【通解】由于湿热蕴郁脾胃，气机失常，病变可有在上、在中、在下之分。如果湿热尚未熏蒸于上，则心中无热，心神宁静，语言不乱。如果湿热中阻不行，浊气内聚，又向上逆，则腹满欲吐；湿热耗阴，上熏于肺，则鼻燥。本证为湿热居中，有向上向下之势。若脉浮者，湿邪趋向于上，因势利导，用吐法治之。若脉沉弦者，是湿邪趋向于下，故用下法治之。

本条是通过脉象论述酒疸的证治。正气抗邪有向上向下的自然趋势，治则因势利导，可收事半功倍之效。条文中有"先吐""先下"之说。言外之意，吐和下尚不能尽除其病，以后须再辨证治疗。

【选注】

《医宗金鉴》："此详申酒疸之为病也。酒体湿而性热，过饮之人必生湿热为疸病也。无热，无外热也；鼻燥，有内热也；腹满，湿热蓄于膀胱也；欲吐，湿热酿于胃中也。其脉浮者，酒热在经，先吐之以解外也；沉弦者，酒饮在里，先下之以解内也。"

六、酒疸，心中热，欲吐者，吐之愈。

【语译】酒疸病人，心中发热，想要呕吐的，可用吐法，吐后可愈。

【通解】由于湿热内阻中焦，气机不畅，湿热邪气上冲，故心中热欲吐。因湿邪有向上之势，故用吐法，排出病邪。

【选注】

《金匮要略论注》："酒疸心中热，方恶其结热不行，假使欲吐，正热邪欲出之机，故曰吐之愈。"

七、酒疸下之，久久为黑疸，目青面黑，心中如啖蒜齑状[1]，大便正黑，皮肤爪之不仁[2]，其脉浮弱，虽黑微黄，故如之。

【词解】

①心中如啖蒜齑状：如吃蒜齑样，心中有辛辣的灼热感。

②爪之不仁：搔抓皮肤时，皮肤对痛痒不敏感。

【语译】酒疸病人，误用下法，久而久之，变成黑疸。病症有目青面黑，心中辛辣灼热，好像吃蒜和齑菜一样的感觉，大便色黑，皮肤麻痹，触后没有感觉，脉象浮弱。病人的皮肤虽然色黑，但是透出黄色，由此可知本病是酒疸误下而成。

【提要】本条是论酒疸误下变黑。

【通解】酒疸尚未成实，而反用下，下伤脾胃，胃伤则湿热更重，久久则由黄变黑，成为黑疸。黑疸者，血中湿盛而成瘀也，故目青面黑，大便色黑。若湿热互蒸，熏灼中焦，故心中如啖蒜齑状。血瘀则皮肤失禀，则爪之不仁。本病仍是湿热酒疸，故疸色虽黑，而带有微黄，与女劳疸则异。

根据临床观察，凡黄疸日久不退，而湿热甚者，皆能变成黑疸，亦不可不知。

【选注】

《金匮玉函经二注》："酒疸之黑，非女劳疸之黑也。女劳疸之黑，肾气所发也；酒疸之黑，败血之黑也。因酒之湿热伤脾胃，脾胃不利，阳气不化，阴血不运，若更下之，久久则运化之用愈耗矣。气耗血积故腐瘀，浊色越肌面为黑；味变于心因作嘈杂，心辣如啖蒜齑状；营血衰而不行于皮肤，爪之不仁。瘀血输于大肠，便如黑漆。其目青与脉浮弱，皆血病也。"

八、师曰：病黄疸，发热烦喘，胸满口燥者，以病发时火劫其汗，两热所得。然黄家所得，从湿得之。一身尽发热面黄，肚热①，热在里，当下之。

【词解】

①肚热：即腹中热。

【语译】 老师说：黄疸病人，如果出现发热，心烦，气喘，胸中满闷，口舌干燥等症，这是由于在疾病初期，医生误用火攻发汗的方法，火攻之热与湿热之热，两热结合，（黄疸病人，内有湿热郁蒸而得病。）引起病人全身发热，面色黄，腹部发热，热在腹中，应当用泻法治疗。

【提要】 本条是论述火劫发黄的证治。

【通解】 本病的初期为里有湿热，当用清热利湿之法。若误用火劫发汗以退其黄，则使在里之湿热不得解，反使火邪与郁热相合，则两热相得。邪热上壅，故发热烦喘，胸满口燥，然邪热虽盛，无热则不黄，故曰："然黄家所得，从湿得之"使人"一身尽发热，面黄，肚热"，此为黄疸的里热实证，故当下之。

【选注】

《金匮要略心典》："烦、满、燥、渴，病发于热，而复以火劫之，以热遇热，要得不解，则发黄疸；然非内兼湿邪，则热与热相攻，而反相散矣，何疸病之有哉。故曰：黄家所得，从湿得之，明其病之不独因于热也。而治此病者，必先审其在表、在里而施或汗，或下之法；若一身尽热而腹热尤甚，则其热为在里，里不可从表散，故曰当下。"

九、脉沉，渴欲饮水，小便不利者，皆发黄。

【语译】 有脉沉，口渴思饮，小便不利等症的病人，将要发生黄疸。

【提要】 本条专论黄疸病的辨证。

【通解】 由于湿热郁滞于里，故脉见沉。渴欲饮水，是里有热邪，若热从燥化则大便必硬；若热从湿化，则小便不利。热郁蒸邪无从外出，势必影响胆液排泄失常，而为黄疸。

【选注】

《金匮要略心典》："脉沉者，热难外泄，小便不利者，热不下出，而渴饮之水，与热相得，适足以蒸郁成黄而已。"

十、腹满，舌痿黄①，躁不得睡，属黄家（舌痿疑作身痿。）

【词解】

①痿黄：是指身黄而不润泽，有干痿之意。

【语译】病人腹部胀满，身体干痿，色黄，心中烦躁，不得安睡，此病属于黄疸病范围。

【提要】本条是论述湿重于热黄疸病的辨证。

【通解】由于脾湿胃热，湿重于热，以致太阴湿浊内盛，运化失司，故腹满；脾湿不化水谷，肌肤无以润养，故身痿黄。热郁于胃，胃气不和，卧起不安，故见躁不得睡。湿热相搏，蕴郁不化，则为发黄之候，故属黄家。

【选注】

《金匮玉函经二注》："若舌痿黄燥者亦有说。心脾脉络舌上下，凡舌本黄燥，即是内热，况舌痿乎？湿热结积虽不行肌表，然已见于舌，即属黄家也。"

《金匮要略论注》："腹满，里证也。乃有腹满而加身痿黄，躁不得睡，瘀热外行，此发黄之渐也。故曰属黄家。见当图治于将成，不得俟既成而后药之也。"

十一、黄疸之病，当以十八日为期，治之十日以上瘥，反剧为难治。

【语译】黄疸病的治疗，应当以脾旺的十八日为期限。在十八日内抓紧时间治疗，治疗十余日，疾病当愈。病反加重者，为难治。

【提要】本条是论述黄疸病的预后。

【通解】黄疸是因脾湿为病。脾土在自然气候之中，旺于四季之末各十八天。所以此十八天为脾土之旺日，脾病在其气旺之时则容易治愈。故以十八天为期。也就是说，十八天之内治疗病势有所减轻，那就容易治愈。如果在十八天之内。病情反加严重，则为邪盛正虚，由急性转为慢性，在治疗上就比较困难。

本条总的精神，说明黄疸的预后，在时间上很为重要，也说明争取及早治疗，以防日久正衰邪盛，难以痊愈之意。

【选注】

《金匮要略心典》："土无定位，寄旺于四季之末各十八日。黄者土气也；内伤于脾，故即以土旺之数，为黄病之期。盖谓十八日脾气至而虚者当复，即实者亦当通也。治之十日以上瘥者，邪浅而正胜之，则易治；否则，邪反胜正而增剧，所谓病胜脏者也，故难治。"

十二、疸而渴者，其疸难治；疸而不渴者，其疸可治。发于阴部①，其人必呕；阳部①，其人振寒而发热也。

【词解】

①阴部、阳部：阴部为在里，阳部为在表。

【语译】黄疸病人有口渴症的，这种黄疸难治，黄疸病人不口渴，这种黄疸易治。黄疸病由里而发，病人有呕吐症。黄疸病由表而发，病人有振寒和发热等症。

【提要】本条是论黄疸病的辨证和预后。

【通解】黄疸病是湿热郁蒸之证。若疸而渴者，主里热重，热重则湿留，故为难治。反之，疸而不渴者，主里热微，湿则无援，故易治愈。发于阴部，阴主里，里病则气逆，故其人必呕。发于阳部，阳主表，表有邪，则其人振寒而发热。

以上十二条论述黄疸病的病机、分类、禁忌、预后、治疗原则，故有总论意义。

【选注】

《金匮要略心典》："疸而渴，则热方炽而湿且日增，故难治；不渴，则热已减而湿亦自消，故可治。阴部者，里之脏腑，关于气，故呕；阳部者，表之躯壳，属于形，故振寒而发热。此阴阳，内外，浅深，微甚之辨也。"

十三、谷疸之为病，寒热不食，食即头眩，心胸不安，久久发黄，为谷疸，茵陈蒿汤主之。

茵陈蒿汤方：

茵陈蒿六两　栀子十四枚　大黄二两

右三味，以水一斗，先煮茵陈，减六升，内二味，煮取三升，去滓，分温三服，小便当利，尿如皂角汁状，色正赤，一宿腹减，黄从小便去也。

【语译】谷疸病人，有恶寒发热，不能进食，进食之后则头晕目眩，心胸之内烦乱不安，久而久之，全身出现黄疸，称为谷疸，可用茵陈蒿汤主治。

【提要】本条专论谷疸的证治。

【通解】本证由于脾胃湿热，湿热交蒸，营卫之气，壅塞不利，故发热恶寒。湿困脾胃，不能运化，故不能食。若多进食，助其湿热，湿热内聚，不得下行，故心胸不安。湿热邪气上冲，故食即头眩。湿热阻遏气化，故尿黄而少。湿热无从排泄，持续日久，势必增盛，熏蒸肝胆，胆汁外溢，而成谷疸。

治宜茵陈蒿汤，清利湿热。方中茵陈、栀子清利湿热，导邪下出从小便而去；大黄泄热破结，使阳明瘀滞之热，从小便排出体外。三药相配，使二便通利，湿热下行，气机复常，诸症可愈。故方后注云"尿如皂角汁状""黄从小便去"。

【选注】

《金匮要略心典》："谷疸为阳明湿热瘀郁之证。阳明既郁，营卫之源壅而不利，则作寒热；健运之机窒而不用，则为不食，食入则适以助湿热而增逆满，为头眩，心胸不安而已。"

十四、黄家日晡所发热，而反恶寒，此为女劳得之；膀胱急，少腹满，身尽黄，额上黑，足下热，因作黑疸，其腹胀如水状，大便必黑，时溏，此女劳之病，非水也。腹满者难治。硝石矾石散主之。

硝石矾石散方：

硝石　矾石（烧）等分

右二味，为散，以大麦粥汁和服方寸匕，日三服。病随大小便去，小便正黄，大便正黑，是候也。

【语译】黄疸病人，在傍晚的时候发热，而反有怕冷，这是女劳疸的症状。病人有膀胱急迫欲尿，少腹胀满，全身色黄，额上色黑，足心发热，可以成为黑疸。病人腹部胀满，如同水胀一样，大便必然色黑，时常大便稀薄，这些都是女劳疸病证，不是水气病。病人腹部胀满的，难于治愈。可用硝石矾石散主治。

【提要】本条是论述女劳疸的证治。

【通解】阳明湿热的黄疸病，是日晡时发热，而女劳疸，日晡时则恶寒，恶寒则知非阳明热证。这是因为女劳伤了肾，肾与膀胱相表里，病及其合，膀胱之气不能温煦于表，故恶寒。肾虚不能气化水液，水停于下，故少腹满，膀胱急。少阴阴虚，故足下热，尺脉浮，盗汗。"额上黑"为肾色上出。此为阴分邪热不解，使瘀血内停，故腹满如水状，瘀血在于肠，故大便黑，时溏。此为女劳疸夹有瘀血之证，是女劳疸的变证。如病至后期，脾肾两败，肾不主水，脾不运化，出现水肿腹胀满，为预后不良，治疗亦很困难。

治宜硝石矾石散，行瘀清热。方中硝石苦寒入血，软坚逐瘀，清热凉血；矾石消水湿，清热解毒；大麦厚胃益脾，消积进食，以缓硝石之烈。三药合用，共奏消瘀除热之功。

硝石矾石散是治女劳疸兼有瘀血者之要方，但也可治疗其他类型的黄疸病，如前人张锡纯曰："《金匮要略》有硝石矾石散，原为治女劳疸之专方，愚恒借之以概治疸证皆效"又曰"且西人谓有因胆石成黄疸者，而硝石矾石散，又善消胆石。有因钩虫成黄疸者，而硝石矾石散，并善除钩虫"。所以，本方可治各种黄疸病。

【选注】

《金匮要略心典》："黄家日晡所本当发热，乃不发热而反恶寒者，此为女劳肾热所致，与酒疸、谷疸不同。酒疸、谷疸热在胃，女劳疸热在肾，胃浅而肾深，热深则外反恶寒也。膀胱急，额上黑，足下热，大便黑，皆肾热之征，虽少腹满胀，有如水状，而实为肾热而气内蓄，非脾湿而水不行也。惟是证兼腹满，则阳气并伤，而其治为难耳。硝石咸寒除热，矾石除痼热在骨髓，骨与肾合，用以清肾热也。大麦粥和服。恐伤胃也。"

十五、酒黄疸，心中懊憹或热痛，栀子大黄汤主之。

栀子大黄汤方：

栀子十四枚　大黄一两　枳实五枚　豉一升

右四味，以水六升，煮取二升，分温三服。

【语译】酒疸病人，心中闷乱不宁，或有心中灼热疼痛，治宜栀子大黄汤。

【提要】本条是论述酒疸的证治。

【通解】由于饮酒过度，湿热聚于胃中，邪热内盛，上郁心胸，气机不利，故心中懊憹而成热痛。

治宜栀子大黄汤，清利实热。方中栀子清在上之郁热，屈曲下行，利尿渗湿；大黄泄热破结，以利腑气；豆豉清宣膈上之蕴热；枳实行气消痞。四药相须，消散郁热，清利膈脘，则诸症可解。

本证为邪热偏盛于上，既有心中懊憹，发热疼痛，面目黄色鲜明，又有身热，烦躁不安，大便难，而小便不利等症。

栀子大黄汤的作用，在于清除实热，与茵陈蒿汤作用相似，但同中有异。茵陈蒿汤证是湿热俱盛，并以腹满为主，所以方中用大黄二两，配茵陈通利湿热。栀子大黄汤证为热重于湿，且以心中懊憹为主，因此方中大黄用一两，配豆豉、栀子泄热涂烦。

【选注】

《医门法律》："此治酒热内结，昏慐懊憹之剂。然《伤寒论》中有云：'阳明病，无汗，小便不利，心中懊憹者，身必发黄'，是则诸凡热甚于内者，皆足致此，非独酒也。"

十六、诸病黄家，但利其小便，假令脉浮，当以汗解之，宜桂枝加黄芪汤主之。

（方见水气病中。）

【语译】黄疸病的治疗大法，必须用利尿渗湿方法。假如病人有表证脉浮，那应当用发汗解表的方法，可用桂枝加黄芪汤主治。

【提要】本条指出黄疸病治疗大法和黄疸病有表证，可用解表方法。

【通解】黄疸的病因，多为湿热郁蒸，气化失职，湿热不去而成。治以清利湿热，通利小便，方能达到退黄目的，所以说：诸病黄家，但利其小便。治疗黄疸病，也大都如此。但也有内热不盛，表虚挟湿，寒湿外束，阳气不伸，湿邪内郁，而成黄疸，常见脉浮汗出等症。当以发汗祛邪，解郁退黄为主，可用桂枝加黄芪汤治之。方中以桂枝汤解表透邪，调和营卫，舒展阳气；黄芪益卫以行表湿，合用可为黄疸病的解表之剂。桂枝加黄芪汤适用表虚挟湿，内热不重之证。如表实而湿热内盛，则用麻黄连翘赤小豆汤。

【选注】

《医宗金鉴》："诸黄家病，谓一切黄家病也。黄病无表证，热盛而渴者，当清之，湿盛小便不利者，但当利其小便。假令脉浮，则为在表，当以汗解之，宜桂枝加黄芪汤。于此推之。可知脉沉在里，当以下解之也。"

十七、诸黄，猪膏发煎主之。

猪膏发煎方：

猪膏半斤　乱发如鸡子大三枚

右二味，和膏中煎之，发消药成，分再服。病从小便出。

【语译】在治疗各种黄疸病的方法中，有用猪膏法煎一方。

【提要】本条是论述黄疸病伤阴化燥的治法。

【通解】凡湿邪郁于血分，久而生热，郁蒸气血不利，出现津枯血燥，皮肤黄而晦暗，即为阴黄，治当以猪脂润燥，发灰入血和阴。

【选注】

《金匮要略心典》："此治黄疸不湿而燥者之法。按《伤寒类要》云：男子、女人黄疸，饮食不消，胃胀，热生黄衣，在胃中有燥屎使然，猪膏煎胆则愈。盖湿热经久，变为坚燥，譬如盦麯，热久则湿去而干也。《本草》：猪脂利血脉，解风热，乱发消瘀，开关格，利水道，故曰病从小便出。"

十八、黄疸病，茵陈五苓散主之。（一本云茵陈汤及五苓散并主之。）

茵陈五苓散方：

茵陈蒿末十分　五苓散五分（方见痰饮中。）

右二物和，先食饮方寸匕，日三服。

【语译】有湿郁较重的黄疸病，可用茵陈五苓散主治。

【提要】本条论述黄疸病湿重于热的治法。

【通解】由于脾胃湿重热轻，湿郁热阻，上使肺气不得通调，下使膀胱津液不化，故见口渴，小便不利的津液不化之症。

治宜茵陈五苓散，行气利湿，清热退黄。方中茵陈清利湿热而退黄；五苓散化气利水，祛除湿邪。湿除热退，气机通畅，诸症则解。

【选注】

《金匮要略编注》："此黄疸小便闭塞，气分实证通治之方也。胃中湿热相蒸则一，但有气血风寒之分，故后人有阴黄阳黄之别。盖胃为水谷之海，营卫之源，风入胃家气分，风湿相蒸，是为阳黄，湿热流于膀胱，气郁不化，则小便不利，当用五苓散，宣表里之邪；茵陈开郁而清湿热，则黄自退矣。"

十九、黄疸腹满，小便不利而赤，自汗出，此为表和里实，当下之，宜大黄硝石汤。

大黄硝石汤方：

大黄　黄柏　硝石各四两　栀子十五枚

右四味，以水六升，煮取二升，去滓，内硝，更煮取一升，顿服。

【语译】黄疸病有腹部胀满，小便不通利而色赤，身上出汗等症，这是表和里有实邪，应当用下法，可用大黄硝石汤主治。

【提要】本条是论述黄疸病里实热盛的治法。

【通解】由于湿热熏蒸脾胃，故黄疸而腹满。里热极盛，热气外蒸，故自汗出。热耗津液，故小便不利而色赤。自汗出是表和无病。此证为表和里实，可用泻下之法。

治宜大黄硝石汤。方中大黄、硝石攻下瘀热，通便泄热；栀子、黄柏清热燥湿，除湿退黄。诸药相配，清泄三焦实热，使湿热邪气从下泄去，其病可愈。

本证与栀子大黄汤证，同为热邪偏胜之证。但大黄硝石汤证是里热极盛，病情比栀子大黄汤证更为严重，所以方中苦寒泻泄之力为强，所以栀子大黄汤证为邪热偏胜之轻证；而大黄硝石汤证是邪热偏胜之重证。

【选注】

《医宗金鉴》："李彣曰：腹满小便不利而赤，里病也。自汗出，表和也。黄病者，湿热内甚，用栀子清上焦湿热，大黄泻中焦湿热，黄柏清下焦湿热，硝石则于苦寒泻热之中，而有燥烈发散之意，使药力无所不至，而湿热悉消散矣。"

二十、黄疸病，小便色不变，欲自利，腹满而喘，不可除热，热除必哕。哕者，小半夏汤主之（方见痰饮中）。

【语译】黄疸病人，小便颜色正常，有要泄泻的感觉，腹部胀满，呼吸急促，在治法上不可用苦寒清热之品，若用清热药清热，热去之后，必然发生哕证。有哕证者，可用小半夏汤主治。

【提要】本条是说黄疸病误治变哕的治法。

【通解】由于脾气虚弱，湿多热少，湿浊内聚，脾虚不能温化，故见腹满，欲自利，小便色不变，皮表色淡黄而不枯燥。湿浊上壅，肺气不宣，则为喘逆。本证如果误用苦寒清泻之品，则损伤胃阳，胃气不降，湿浊不行，凝为痰饮，故上逆作哕，治以小半夏汤，温散寒饮，行郁除满，降逆止哕。俟呕逆停止，再议黄疸之治。

【选注】

《金匮要略心典》："便清自利，内无热征，则腹满非里实，喘非气盛矣；虽有疸热，亦不可以寒药攻之，热气虽除，阳气则伤，必发为哕。哕，呃逆也。魏氏谓胃阳为寒药所坠，欲升而不能者是也。小半夏温胃止哕，哕止然后温理中脏，使气盛而行健，则喘满除。黄病去，非小半夏能治疸也。"

二十一、诸黄，腹痛而呕者，宜柴胡汤。（必小柴胡汤，方见呕吐中。）

【语译】 在各种类型的黄疸病中，有腹痛和呕吐等症的，可用柴胡汤主治。

【提要】 本条是论述肝气犯胃黄疸病的证治。

【通解】 由于肝旺乘脾，脾胃湿热郁结，蒸郁发热，湿热郁滞胃肠，气机不顺畅，则见腹痛；胃气上逆，则呕。

治以小柴胡汤疏肝清热，健脾和胃，调畅气机，肝脾之气得运，则湿热可去，黄疸、腹痛、呕吐可愈。

本方适用于黄疸病，见胸胁苦满，头晕目眩，脘闷呕吐等症。若加栀子、茵陈，清透半表半里之邪，治黄之效果佳。

【选注】

《金匮要略论注》："邪高痛下，此少阳证也。是黄虽脾胃之伤，实少阳郁热，故以小柴胡汤仍去其本经之邪，但小柴胡主和解，此必黄之不甚而亦未久者也。"

二十二、男子黄，小便自利，当与虚劳小建中汤。（方见虚劳中。）

【语译】 男子患黄疸病，小便自然通利，应当给治疗虚劳病的小建中汤。

【提要】 本条是论虚劳痿黄的证治。

【通解】 本证是由于脾胃虚寒，阴血亏损，阳气不足，阴虚内热，内热熏蒸，阳不温煦，气郁不畅，血不外荣，所以皮色痿黄。阳虚不能温化，水湿下流，故见小便自利。

治以小建中汤，调和阴阳，和营卫，健运脾胃，开发生化之源，使气血充足，自能荣养肌肤，温和皮表，则痿黄之色可变。

因本证是虚劳所致，故常见手足烦热、口燥咽干、心悸、衄血、遗精、四肢酸痛、里急腹痛等症，然此为黄疸之类证言也。

【选注】

《金匮玉函经二注》："男子黄者，必由入内虚热而致也，反见小便自利，为中下无实热，惟虚阳浮沉为黄耳；故与治虚劳之剂补正气，正气旺则营卫阴阳和而黄自愈矣。"

附方：

瓜蒂散：治诸黄。（方见暍病中。）

【提要】 本方是论黄疸的治法。

【通解】 由于湿浊聚于脾胃，水饮郁热停在膈上，湿热郁蒸而为黄疸。水饮上逆，而有作呕之症。用瓜蒂散因势利导，吐而去黄之法。

必须注意，瓜蒂有毒，升举阳气，实证体强者可用，血虚肝旺者忌用，量宜小不宜大。

【选注】

《金匮要略心典》："案《删繁方》云：服讫，吐出黄汁，亦治脉浮欲吐者之法也。"

《千金》麻黄醇酒汤：治黄疸。

麻黄三两

右一味，以美清酒五升，煮取二升半，顿服尽。冬月用酒，春月用水煮之。

【提要】 本方是论黄疸病的治疗方法。

【通解】 由于湿邪郁于肌肤，卫阳闭胆，表实无汗。热郁于内，而发黄疸。麻黄醇酒汤发散表湿，开郁散热。方中麻黄辛温发汗，亦能利水，使湿热从汗而散。从下而去。醇酒温散，可助麻黄发汗，通行营卫。二药相须，使湿热可去，营卫可通，黄疸则愈。

小　结

本篇比较全面地论述了黄疸病，并将黄疸病分成谷疸、酒疸、女劳疸三种类型。湿热黄疸为本篇论述的重点。谷疸证候以食即头眩、心胸不安、脉迟、食难用饱、饱则烦眩等症为主；酒疸证候是以心中懊侬、热痛、足下热为主；女劳疸的证候，可见日晡发热而反恶寒，膀胱急，小便自利，额上黑，足下热，大便必黑，时溏。此外，凡因湿热所致的黄疸均有小便不利，而女劳疸与虚劳发黄则小便自利为异。

黄疸病的治疗，无论是谷疸、酒疸、女劳疸，首先要辨证。如谷疸、酒疸要分清湿胜于热、热胜于湿或湿热俱盛的病情。如湿重者，可用茵陈五苓散，利水渗湿，清热退黄；热重者，可用栀子大黄汤，清散实热，或用大黄硝石汤，清泄实热；湿热俱盛者，可用茵陈蒿汤，清热利湿，通利气机。女劳疸若兼有瘀血者，则宜硝石矾石散，除浊散瘀。黄疸如有脉浮表虚而自汗出者，可用桂枝加黄芪汤；表实无汗者，可用麻黄醇酒汤。黄疸兼有呕逆者，宜用小半夏汤；兼有腹痛呕吐者，可用小柴胡汤。如病邪在上者，宜用吐法，可酌情选用瓜蒂散。因寒湿发黄者，宜用温中化湿法。痿黄病大肠燥结者，宜用猪膏发煎；虚劳痿黄者，应以小建中汤治之。

【复习思考题】

1. 试分析谷疸病的辨证施治。
2. 试分析酒疸病的辨证施治。
3. 试分析女劳疸的辨证施治。
4. 试分析虚劳痿黄的证治。
5. 试谈黄疸病的治疗大法。
6. 思考黄疸病的正治法，发汗、攻下、利尿所用的方剂是何方。
7. 思考黄疸病的应变法，消瘀、润燥、温补所用的方剂是何方。
8. 思考黄疸病的治标法，疏肝、和胃所用的方剂是什么。

惊悸吐衄下血胸满瘀血病脉证治第十六

概　　说

本篇是论述惊、悸、吐、衄、下血和瘀血等病的辨证施治。胸满是瘀血的一种症状。

惊是惊恐，精神不定，卧起不安。悸是心神恍惚，心中跳动而不能自主。惊悸，皆因气血虚弱，或痰热扰心所致，两证往往同时存在，故连称为惊悸证。

吐、衄、下血和瘀血，都是血脉病，病因有寒热虚实之分；病位有上中下之别，故治法也随证而异。

【学习要求】

一、说明本篇惊、悸、吐、衄、下血和胸满瘀血等病证均与心和血脉有密切联系。

二、理解本篇根据脉象的动弱将惊悸分为两种病情，前者为惊而气乱，后者是气血不足，二者在病变上又可相互累及。篇中桂枝去芍药加蜀漆牡蛎龙骨救逆汤，用于心阳不足，神气浮越的惊狂证；半夏麻黄丸治寒饮凌心的悸证。

三、分析柏叶汤治吐血不止，泻心汤治吐血、衄血；黄土汤治远血，赤小豆当归散治近血。（病因、病机、诊断和治法）

四、说明吐血、衄血的预后，亡血家忌汗，酒客必吐血的机理以及瘀血的脉证和对瘀血"当下之"的治疗原则。

【自学时数】6 学时

一、寸口脉动而弱，动即为惊，弱则为悸。

【语译】寸口脉动摇不定，形如珠而无头无尾，兼有软弱无力两种脉象，脉动是突然受到惊吓，脉弱是内生的怔忡恐悸。

【提要】本条是论述惊悸的脉象。

【通解】人之心气素虚，则心神内怯，突然有非常之变，使气乱神荡，因而气血逆乱，则使寸口之脉动乱失序，而发生恐惧惊骇，故"动则为惊"。如果心脏气血两亏，则心失所养，而见心悸不安，脉弱无力，故曰"弱则为悸"。

惊与悸虽是两证，有外触而发，自内而生之分，从实质上讲，惊与悸是因于气血虚衰所致，不过有轻重之不同而已。并且受惊以后亦可发生心悸；心悸时亦发生惊恐。

【选注】

《金匮玉函经二注》："心者君主之官神明出焉，不役形，不劳心，则精气全而神明安其宅。苟有所伤，则气虚而脉动，动则心悸神惕。精虚则脉弱，弱则怔忡恐悸。盖惊自外物触入而动，属阳，阳变则脉动；悸自内恐而生，属阴，阴耗则脉弱。是病宜和平之剂，补其精气，镇其神灵，尤当处之以静也。"

二、师曰：尺脉浮，目睛晕黄[①]，衄未止。晕黄去，目睛慧了[②]，知衄今止。

【词解】

①目睛晕黄：一指病人目睛之色晕黄不亮，又指目睛视物晕黄不清。

②目睛慧了：指目睛晕黄变为目睛清明。

【语译】老师说：衄血的病人尺脉浮，眼睛发黄而不清朗，视物昏晕，说明衄血不能停止。如果晕黄已去，眼睛清亮，说明衄血现在就可止住。

【提要】本条专论衄血的预后。

【通解】尺脉以候肾。由于肾阴虚，虚火浮动，故尺脉浮。由此推断，有肝热上蒸于目，则目睛晕黄。似此虚火上炎，迫血妄行，可发生衄血之症。若衄后而晕黄不去，则热未尽出，故知衄仍未止。反之，若晕黄去，目睛慧了，则知肝肾虚火已敛，火靖血宁，故知衄今止。

【选注】

《金匮要略心典》："尺脉浮，知肾有游火；目睛晕黄，知肝有蓄热，衄病得此，则未欲止。盖血为阴类，为肝肾之火热所逼而不守也。若晕黄去，目睛且慧了，知不独肝热除，肾热亦除矣，故其衄今当止。"

三、又曰：从春至夏衄者太阳，从秋至冬衄者阳明。

【语译】老师又说：从春季到夏季发生衄血病，是属于太阳经病。从秋季到冬季发生衄血病，是属于阳明经病。

【提要】本条是论季节气候的变易与衄血辨证施治的关系。

【通解】手足太阳与手足阳明四经的经脉，皆循行鼻位，故鼻衄与此四经有关系。从春至夏，阳气升起，应发布于外。若外感风寒，客于肌表，阳气不能外达，郁而不伸，积于荣分，则迫上逆而衄血，故曰："从春至夏衄者太阳"，以太阳主表故也。从秋至冬，阳气沉降，气应内收，如阴虚内热，内热上炎，迫血上逆而致衄，故曰："从秋至冬衄者阳明"，以阳明主里故也。总之，春夏衄血，多属外感病；秋冬衄血，多属内伤病。由此可知，春夏衄血多因外感风寒所致，秋冬衄血多由阴虚内热引起。

【选注】

《金匮玉函经二注》："《内经》：太阳为开，阳明为合，春夏阳气主发生，以开者应之，故邪气逼血从升发冲出；秋冬主收藏，以合者应之，故邪郁内极而后发出。衄为阳盛，独不言少阳，以太阳阳明二经，皆上交额中故也。"

四、衄家不可汗，汗出必额上陷①，脉紧急，直视不能眴②，不得眠。

【词解】

①额上陷：额上两旁微微塌陷。

②眴：音舜：是说眼珠转动。

【语译】经常衄血的病人，不可以用发汗法，汗出之后，有额上两旁肌肉下陷，脉象紧急，两目直视不能转动，不能安眠等症。

【提要】本条是论衄家应该禁汗，以及误汗的后果。

【通解】衄家为长期失血之证，若再发汗，既亡其阴，又伤其阳。阴阳两伤，则血脉空虚，故见额上塌陷；气血虚少，血脉不荣则失去柔和之象，故脉紧急。阴血虚少，不润眼目，故两目直视而不能眴。汗为血液，血虚则不能养心潜阳，以致阳气不敛，故烦躁不得眠。

【选注】

《金匮要略心典》："血与汗皆阴也，衄家复汗，则阴重伤矣。脉者血之府，额上陷者，额上两旁之动脉，因血脱于上而陷下不起也。脉紧急者，寸口之脉，血不荣而失其柔，如木无液而枝乃劲也。直视不眴，不眠者，阴气亡则阳独胜也。经云：'夺血者无汗'。此之谓夫。"

五、病人面无血色，无寒热。脉沉弦者，衄。浮弱，手按之绝者，下血；烦咳者，必吐血。

【语译】 病人面无红润的血色，也无恶寒发热证，脉象沉弦，是将要发生衄血证。脉象浮弱，用三指重按脉已绝无，这是将要发生便血证。病人心中烦热，又有干咳不止，必然发生吐血证。

【提要】 本条是论述内伤出血的几种脉证。

【通解】 "面无血色，无寒热"是本条总纲。概括衄血、下血、吐血等证候而言的。"面无血色"是失血之后，血虚不能上荣，以致面色㿠白。"无寒热"是说没有恶寒发热的表证。衄血、下血、吐血三种失血证，病机不同，脉象亦有所不同。病人脉见沉弦，沉以候肾，弦为肝脉，由于肾虚不能涵养肝木，肝旺气升，血从上逆，则为衄血；如脉见沉弱而按之绝者，浮为阳虚，弱为血虚，故为虚阳上浮，不能固摄下焦阴血，血脱于下，则下血；如不见下血，见同一脉象，又有烦咳者，是由虚阳浮越于上，虚火扰动心肺，则见烦躁，干咳，咳伤肺络，必致吐血。

【选注】

《金匮要略直解》："病人面无血色，脱血之象也。《上经》曰：男子脉虚沉弦，无塞热，时目瞑兼衄。今无寒热，而脉弦衄者，则与上证不殊，为劳证也。若脉浮弱，手按之绝者，有阳无阴也，故知下血。烦咳者，病属上焦也，故知吐血。"

六、夫吐血，咳逆上气，其脉数而有热，不得卧者，死。

【语译】 吐血的病人，干咳，气向上逆，脉数而身上发热，必烦不能安睡，这是死候。

【提要】 本条是论吐血的预后。

【通解】 由于阴虚火旺，迫血妄行，故吐血。吐血之后，阴血耗损，阳气独盛，故脉数而有热；虚热熏灼肺金，肺津枯竭，故咳逆上气。阳盛于上，不入于阴，故心烦不得卧。在吐血之后，出现脉数身热，咳逆上气，不得卧等证，是阴血更虚，而阳热更旺的反应。如此，吐血之后则阴血更虚；阳热之邪而越旺，形成阴越虚而阳越亡的恶性因果，其预后则一定是险恶的，故曰："死"。

【选注】

《金匮要略心典》："脉数、身热，阳独胜也；吐血、咳逆上气、不得卧，阴之烁也。以既炼之阴，而从独胜之阳，有不尽不已之势，故死。"

七、夫酒客咳者，必致吐血，此因极饮过度所致也。

【语译】多年以来，喜欢饮酒，久咳不愈的人，必然导致吐血病。这是因为长期多量饮酒所引起的。

【提要】本条是论述酒热动血而致的吐血病。

【通解】长年嗜酒，酒之湿热，积于胃中，湿热蒸灼肺络，肺气不得宣降，故咳逆也。热伤肺络，咳而震肺，肺络损伤，血必咳出，故必致吐血。治疗则清利湿热，降其酒气，用泻心汤和猪苓汤，或五苓散去桂加知母石膏竹茹多效。

【选注】

《金匮要略论注》："此言吐血不必尽由于气不摄血，亦不必尽由于阴虚火盛，其有酒客而致咳，则肺伤已极，又为咳所击动，必致吐血，此非内因也，故曰极饮过度所致，则治之者，当以清酒热为主可知。"

八、寸口脉弦而大，弦则为减，大则为芤，减则为寒，芤则为虚，寒虚相搏，此名曰革，妇人则半产漏下，男子则亡血。

【语译】寸口脉象弦而大，脉弦是阳气不足，脉大是中空虚无，减又说明有寒气凝聚，芤又表明是虚阳外越，寒和虚同时伤害机体血脉，所形成的脉象如鼓皮之皮革，外坚中空，称为革脉。妇人有革脉，是小产和漏血之象；男子有革脉，是亡血等病之征。

【提要】本条是专论精血亏损所引起的出血病。

【通解】本条已见于虚劳篇中，脉弦为阳气不足，寒气凝闭，不能温和血脉。脉芤为阴血亏损。脉大为阴虚阳亢，虚阳外浮而易动血。如此阴阳气血俱不足，阳虚不能固摄，阴虚不能内守，引起亡血，故女子半产漏下，男子亡血。

【选注】

《金匮玉函经二注》："成无己谓减为寒者，谓阳气少也。芤为虚者，谓阴血少也。所谓革者，既寒且虚，则气虚血乖，不循常度，男子得之为真阳衰而不能内固，故主亡血。女子得之为阴血虚，而不能滋养，故主半产漏下。此条出第二卷妇人证有旋覆花汤。"

九、亡血不可发其表，汗出即寒慄而振。

【语译】病人出血过多，不可发汗，假若误发其汗，病人就怕冷发抖，全身振颤。

【提要】本条是论亡血误汗的变证。

【通解】本条见于《伤寒论》太阳病篇。亡血者，血已亡失，气也不足，若再发其汗，汗出伤津，卫气亦伤，卫虚不能温暖腠理，则身寒慄；荣阴亡失不能滋润肌肉，则全身振振摇动。

【选注】

《金匮要略心典》："亡血者，亡其阴也，更发其表，则阳亦伤矣。阳伤者外不固，故寒慄，阴亡者内不守，故振振动摇。前衄血复汗，为竭其阴，此则并亡其阳，皆所谓粗工嘻嘻者也。"

十、病人胸满，唇痿①舌青，口燥，但欲漱水不欲咽，无寒热，脉微大来迟，腹不满，其人言我满，为有瘀血。

【词解】

①唇痿：口唇肌肉痿缩不华。

【语译】病人胸中满闷，口唇干痿，舌色青紫，口中干燥，只想漱水，不愿咽下，没有恶寒发热，脉象微大来迟，医生按病人腹部不满，病人说自己腹中胀满，这是瘀血病。

【提要】本条专论瘀血的脉证。

【通解】瘀血留滞，气机不畅，新血不生，血不外荣，故唇痿；瘀血之色见于舌，故舌青；瘀血停留，气不化津，不能上润，故口燥，但欲漱水，不欲咽。由于瘀血壅滞在下，气塞于上，则脉微大，胸满；瘀血内结于腹部深处，血行不畅，涩而不利，故脉来迟。由于瘀血结于腹部深处，所以病人外形不满，而感觉胀满。"脉微大来迟"，实质是指脉象虽大，但脉势不足，故往来涩滞不利。

【选注】

《医宗金鉴》："今病人无寒热他病，惟胸满、唇痿、舌青、口燥，漱水不欲咽，乃瘀血之胸满也。唇、舌，血华之处也，血病不荣，故痿痹色变也。热在血分，故口燥漱水不欲咽也。脉微大来迟，阴凝之诊，则当腹满，今腹不满，询之其人，言我满在胸不在腹也，与上如是之证推之，为有瘀血也。"

十一、病者如热状，烦满，口干燥而渴，其脉反无热，此为阴伏，是瘀血也，当下之。

【语译】病人好像发热，心烦，胸满，口舌干燥，口渴，诊其脉而不见热证脉象，这是瘀热伏于阴分，是瘀血病，应当攻下瘀血。

【提要】本条是论阴分瘀血的证治。

【通解】本证因瘀血不化，郁结化热，故病者如热状。由于热伏阴分，气机不畅，则烦满；瘀血不行，郁热伤阴，津少不润，则口干燥而渴。因本证是瘀血化热，内伏阴分，故其脉反无热。此为阴伏，是瘀血也，当用下法，宜桃仁承气汤、抵当丸之类。

【选注】

《医宗金鉴》："此承上文互详证脉，以明其治也。如热伏，即所谓心烦胸满，口干燥渴之热证也；其人当得数大之阳脉，今反见沉伏之阴脉，是为热伏于阴，乃瘀血也。血瘀者当下之，宜桃核承气，抵当汤、丸之类也。"

十二、火邪①者，桂枝去芍药加蜀漆牡蛎龙骨救逆汤主之。

桂枝救逆汤方：

桂枝三两（去皮）　甘草二两（炙）　生姜三两　牡蛎五两（熬）　龙骨四两　大枣十二枚　蜀漆三两（洗去腥）

右为末，以水一斗二升，先煮蜀漆，减二升，内诸药，煮取三升，去滓，温服一升。

【词解】

①火邪：引起火热上攻的病因的概括，如外感风热，烧针，艾灸，热药，火熏等。

【语译】有火热邪气上攻的病人，可用桂枝去芍药加蜀漆牡蛎龙骨救逆汤主治。

【提要】本条专论火邪惊狂的证治。

【通解】本证为太阳中风，医生以火法迫劫，损伤心阳，阳气浮越，心神浮动，神识散乱，故见惊悸、狂躁，卧起不安等症。且阳虚不化津液成痰，热灼痰湿，黏浊难去，痰热扰心，故烦躁、惊狂加重。

本证为心阳虚而痰浊内阻，治宜桂枝去芍药加蜀漆牡蛎龙骨救逆汤，敛阳镇惊，祛痰安神。方中桂枝、甘草扶助心阳；生姜、大枣调和营卫；且桂、草、姜、枣辛甘发散风邪；蜀漆除痰化饮；牡蛎、龙骨收敛浮越之阳气，安神定志，以治惊狂。诸药相合，使心阳奋起，浮阳收敛，痰浊消除，则惊止而神安。

【选注】

《金匮要略论注》："此方治惊，乃治病中之惊狂不安者，非如安神丸、镇惊丸等之镇心为言也……故标之为火邪者，见胸中者清阳之所居，乃火劫亡阳，致神明散乱，故以桂、甘、姜、枣宣其上焦之元阳，则燔火自熄，惊则必有瘀结，故加蜀漆破血，疗胸中结邪；而以龙骨之甘涩平，牡蛎之酸咸寒，一阳一阴以交其心肾，而宁其散乱之神。若桂枝汤去芍药，病不在肝脾，故嫌其酸收入腹也。"

十三、心下悸者，半夏麻黄丸主之。

半夏麻黄丸方：

半夏　麻黄等分

右二味，末之，炼蜜和丸小豆大，饮服三丸，日三服。

【语译】心下悸动不安的病人，可用半夏麻黄丸主治。

【提要】本条专论水饮心悸的证治。

【通解】本病因脾不健运，寒饮内停心下，水气上凌于心，故心下动悸。同时又可有上闭肺气，中停胃中的喘息短气，头晕目眩，呕吐，心下痞等症。

治宜半夏麻黄丸，一宣一降，以蠲饮邪。方中用麻黄宣通肺气，以散水邪；半夏和胃降逆以蠲寒饮，俾阳气通，饮邪除，则心悸可愈。然饮为有形之邪，必须抚、剿兼施，使其缓缓而去，若操之过急，未有不伤正气者，故以小量丸剂为宜。

痰饮心悸，一般多用桂枝、茯苓通阳利水。本宿为寒饮内盛，阳气闭郁之证，故以半夏麻黄丸宣阳蠲饮。由此可知，悸证不只是气血亏损引起，其中也有寒饮为患的。

【选注】

《金匮要略心典》："此治饮气抑其阳气者之法。半夏蠲饮气，麻黄发阳气，妙在作丸与服，缓以图之，则麻黄之辛甘，不能发越津气，而但升引阳气；即半夏之苦辛，亦不特蠲除饮气，而并和养中气，非仲景神明善变者，其孰能与于此哉"。

十四、吐血不止者，柏叶汤主之。

柏叶汤方：

柏叶　干姜各三两　艾三把

右三味，以水五升，取马通汁一升，合煮取一升，分温再服。

【语译】病人吐血不止，可用柏叶汤主治。

【提要】本条是论虚寒吐血的证治。

【通解】本证是中气虚寒，气不摄血，血不归经而致上溢吐血。"吐血不止"这句话，是指吐血时多时少，时吐时停，持久不止，顽固不愈之意。

治宜柏叶汤，温经止血。方中柏叶止血，其性清肃而降，以制血之上逆；干姜、艾叶温中，温气以摄血；马通汁育阴止血，能引血下行，且监干姜、艾叶之燥。四药共奏温中摄血止吐的功效。临床上如无马通汁，可用童便代替。

【选注】

《金匮要略沦注》："吐血本由阳虚，不能导血归经；然血亡而阴亏，故以柏叶之最养阴者为君，艾叶走经为臣，而以于姜温胃为佐，马通导火使下为使。愚意无马通，童便亦得。"

十五、下血，先便后血，此远血①也，黄土汤主之。

黄土汤方：（亦主吐血、衄血。）

甘草　干地黄　白术　附子（炮）　阿胶　黄芩各三两　灶中黄土半斤

右七味，以水八升，煮取三升，分温二服。

【词解】

①远血：先大便，后出血，血来自直肠以上的部位，离肛门较远，称为远血。

【语译】便血病人,大便在先,然后出血,称为远血,可用黄土汤主治。

【提要】本条是论述远血的证治。

【通解】本证是因中气虚寒,脾阳不运,气不摄血而成便血。大便下行,气亦下泄,血随之而下,故为先便后血之远血证。中气虚寒,气血来源不足,则有面色㿠白,恶寒倦怠,腹痛喜按,舌淡脉弱等症。

治宜黄土汤,温脾摄血。方中灶中黄土,又名伏龙肝,白术、附子、甘草温中祛寒,健脾统血;阿胶、生地养血止血;黄芩清热凉血坚阴,防止温药动血。诸药相合,振奋脾阳,统血循行脉中,则便血自止。

黄土汤与柏叶汤同为中气虚寒的出血证。但病有轻重的不同。柏叶汤证,虚寒较轻,虽出血不止,但未伤正气,仅用干姜温暖中阳即可;而黄土汤证为虚寒较重的出血证。

【选注】

《金匮要略心典》:"下血先便后血者,由脾虚气寒,失其统御之权,而血为之不守也。脾去肛门远,故曰远血。黄土温燥入脾,合白术、附子以复健行之气;阿胶、生地黄、甘草以益脱竭之血;而又虑辛温之品转为血病之厉,故又以黄芩之苦寒,防其太过,所谓有制之师也。"

十六、下血,先血后便,此近血①也,赤小豆当归散主之。(方见狐蜮中。)

【词解】

近血:先血后便,血来自直肠的部位,离肛门较近,称为近血。

【语译】便血病人,出血在先,大便在后称为近血,可用赤小豆当归散主之。

【提要】本条是论述近血的证治。

【通解】由于湿热蕴结于大肠,迫血下行,故为先血后便之近血证。出血时,多带脓液,后世亦称肠风,脏毒。由于湿热蕴结于中,故大便不畅,而舌苔黄腻,脉弦数。

治以赤小豆当归散,清利湿热,排脓消肿,活血行瘀。使热除湿祛,下血之证可自止。

【选注】

《金匮要略心典》:"下血先血后便者,由大肠伤于湿热,而血渗于下也。大肠于肛门近，故曰近血。赤小豆能行水湿，解热毒，当归引血归经，且举血中陷下气也。"

十七、心气不足①，吐血、衄血，泻心汤主之。

泻心汤方：（亦治霍乱。）

大黄二两　黄连　黄芩各一两

右三味，以水三升，煮取一升，顿服之。

【词解】

①心气不足：这里是指心阴不足。

【语译】心经阴气不足，引起吐血，衄血，可用泻心汤主治。

【提要】本条是论吐血衄血急证的治法。

【通解】由于心阴不足，心火亢盛，迫血妄行而上溢，故见吐血、衄血。邪热亢盛，故有心烦不安，面赤舌红，烦渴便秘，脉数等症。

治以泻心汤，清热泻火。方中黄芩、黄连清热降火，泻心经热，心血自宁；大黄苦泻，引血下行，使气火下降，则血静而不妄行。此即前人所说："泻心即泻火，泻火即止血"之意。

【选注】

《金匮要略心典》："心气不足者，心中之阴气不足也。阴不足则阳独盛，血为热迫而妄行不止矣。大黄、黄连、黄芩泻其心之热而血自宁。"

小　结

本篇所论惊与悸，为两种病情，前者因惊而气乱，后者为气血虚衰不能养心。如用桂枝去芍药加蜀漆牡蛎龙骨救逆汤，有通阳镇惊，祛痰安神的作用，可治火邪之惊狂；半夏麻黄丸，则有宣阳蠲饮的效果，以治疗寒饮凌心之悸。

在失血证中，有柏叶汤温中止血，治吐血不止；黄土汤温脾摄血，可治远血；赤小豆当归散清利湿热，可治近血；泻心汤清热泻火，治心气不足的吐衄。本篇亦论述了亡血忌汗，吐衄、便血的禁忌与预后，酒客吐血以及瘀血的脉证特点。治血虽仅有四方，但对血证的病因、病机，对寒热虚实等出血的辨证论治的方法，已有比较全面的论述。

【复习思考题】

1. 怎样判断血证的预后?

2. 出血病的禁忌是什么?

3. 试谈瘀血病的脉证。

4. 试述惊悸的治法。

5. 试分析吐血的治法。

6. 试分析便血的治法。

7. 思考并归纳血证的几种治疗方法。

呕吐哕下利病脉证治第十七

概　　说

本篇是论述呕吐、哕、下利等病的辨证论治。呕为有声有物；吐为有物无声；哕为无物有声，又称呃逆。呕吐门中包括了"胃反"，胃反为幽门不开，食入反出之病。下利则包括泄泻和痢疾。

呕吐、哕、下利如果属于实证，热证的，则病多在胃肠；属于虚证、寒证的，则病多在于脾肾。呕、吐、哕、下利的病证，虽有寒热虚实之不同，也涉及到肝肾等脏，但总以脾、胃、大肠、小肠的症状为主，故合为一篇论述。

【学习要求】

一、了解呕吐、哕、下利病的概念和合篇的意义。

二、掌握呕吐、哕、下利的病因、病机和辨证施治。

三、熟悉呕吐、哕、下利的病变与治法的一般规律和治疗禁忌。

四、呕吐、哕的病机主要是胃失和降，气逆于上，治法应以和胃降逆为主，其证有虚寒、实热、虚热、寒热错杂以及水饮停蓄等不同类型，治疗有大半夏汤、吴茱萸汤、四逆汤、大黄甘草汤、小柴胡汤、黄芩加半夏生姜汤、半夏泻心汤、生姜半夏汤、小半夏汤、半夏干姜散、猪苓散、茯苓泽泻汤、橘皮竹茹汤、橘皮汤等不同的运用。

五、本篇所论下利包括泄泻和痢疾，分虚寒与实热两类。属虚寒者有四逆汤、通脉四逆汤、诃梨勒散、桃花汤等方证；属实热者，有大承气汤、小承气汤、白头翁汤等方证。利后余热不尽而致虚烦的，治宜栀子豉汤。

六、呕吐、哕、下利的病理变化，初起一般属实证、热证，多与胃肠有关；病至后期一般属于虚证、寒证，多与脾肾有关，故在治疗上应注意保胃气与固肾气。此外，"呕家有痈脓，不可治呕""病人欲吐者，不可下"，哕逆实证当通利二便，以及"下利清谷，不可攻其表"等治疗法则与禁忌，亦须遵循。

【自学时数】16 学时

一、夫呕家有痈脓，不可治呕，脓尽自愈。

【语译】经常呕吐的病人，呕出胃中痈肿破溃的脓液，不要用止吐药治疗，待脓液吐尽，可以病愈。

【提要】本条专论呕吐痈脓的呕吐的特殊处理方法。

【通解】热毒聚于胃腑，腐肉化脓，胃气上逆，驱脓外出，故见呕吐痈脓。本证呕是病之标，痈脓是病之本。治病必求其本，故应治其痈脓，使胃中热毒消散，不再化脓，有脓吐出，胃气则安，呕亦可止。如果用止吐药治呕，则热毒不解，脓液内留，病情更加恶化，所以说："不可治呕"。

呕吐的病因很多，要辨证论治，确定治呕的原则。第一条就提出呕吐痈脓不能治呕，应治痈脓的根本，可为一锤定音之论。

【选注】

《医宗金鉴》："呕家，呕吐或谷，或水，或痰涎，或冷沫。今呕而有脓，此内有痈，脓溃而呕，非呕病也，故曰不可治呕，脓尽自愈。"

二、先呕却渴者，此为欲解。先渴却呕者，为水停心下，此属饮家。呕家本渴，今反不渴者，以心下有支饮故也，此属支饮。

【语译】先有呕吐，而后口渴的病人，这是呕吐将要解除。先有口渴饮水，以后有呕吐的病人，是水饮停于心下，属于水饮病。经常呕吐的病人，本来应当口渴，现在反而不渴，这是因为心下有支饮的缘故，这种病属于支饮病。

【提要】本条是从呕与渴的先后，论述呕吐病的性质。

【通解】水湿停于胃中，胃气上逆，饮邪亦随之而出。若饮去而胃阳复，则口中渴，故知此为欲解。若水饮停于胃中，中焦气化不利，津液不能上承，故口渴。渴而多饮，水停心下，更助水邪，以致水饮上逆而作呕，故属于饮家。呕家因吐而伤津液，本应口渴。今反不渴者，此乃次邪停于心下，虽有呕吐，饮去不尽。故曰：此属支饮。

【选注】

《金匮要略心典》："呕家必有停痰宿水，先呕却渴者，痰水已去，而胃阳将复也，故曰此为欲解。先渴却呕者，因热饮水过多，热虽解而饮旋积也，此呕因积饮所致，故曰此属饮家。呕家本渴，水从呕去故也；今反不渴者，以宿有支饮在心下，愈动而愈出也，故曰此属支饮。"

三、问曰：病人脉数，数为热，当消谷引食①，而反吐者，何也？师曰：以发其汗，令阳微，膈气虚，脉乃数，数为客热②，不能消谷，胃中虚冷故也。

脉弦者，虚也，胃气无余，朝饮暮吐，变为胃反。寒在于上，医反下之，今脉反弦，故名曰虚。

【词解】

①引食：进食较多。

②客热：假热。

【语译】 问：病人脉数在一息六至以上，脉数是阳热病，应当容易消化水谷，而又想多进食物。与此相反，病人有呕吐症，这是为什么？老师说：病人在发汗之后，损伤胃阴胃阳，中阳微弱，膈气虚少，中焦之阴阳达于肌表，所以脉数。脉数是辛温药通散后，客于肌表之热，而胃中是虚冷的，所以不能消化水谷。脉弦的病人是因为胃中阳虚，胃气无力，所以早晨饮食在晚上吐出，变成了胃反病。这种病是因为寒气在上，医生误用苦寒泻下法，使其脉象变弦，所以说这是虚证。

【提要】 本条是论胃反的病因，是因误汗或误下而引起。

【通解】 由于胃中有热，故消谷引食。又因为误用辛温发汗之品，损伤胃阴胃阳，以致胃中虚冷，不能腐熟水谷，故反呕吐。发汗则伤阳，阴虚生热，胃虚而阳浮，故脉反数而按之无力。

脉弦主寒，而曰虚者，是因胸膈阳虚在先，而后寒生也。又误用苦寒泻下之品，损伤阳气，以致胃气虚寒更重。阳气不足，不能腐熟水谷，饮食势必上逆，故见朝食暮吐之证，名曰"胃反"。这种误下伤中，虚寒上逆的弦脉，与《痰饮篇》中脉双弦者寒也，皆大下后喜虚。其意相同。

本条是论误用汗下损伤中阳，引起胃反呕吐等症。说明胃中虚寒是构成胃反证的主要病因。食入经久始出，为阳气大虚所致，即使见数脉、弦脉，也为本虚而不得误认为他证。

【选注】

《金匮要略心典》："脉数为热，乃不能消谷，引饮而反吐者，以发汗过多，阳微膈虚所致，则其数为客热上浮之数，而非胃实气热之数矣。客热，如客之寄，不久即散，故不能消谷也。脉弦为寒，乃不曰寒而曰虚者，以寒在于上而医反下之所致；故其弦非阴寒外加之弦，而为胃虚生寒之弦矣；胃虚且寒，阳气无余，则朝食暮吐，而变为胃反也。读此知数脉，弦脉，均有虚候；曰热、曰寒，盖浅之乎言脉者耳。"

四、寸口脉微而数，微则无气，无气则营虚，营虚则血不足，血不足则胸中冷①。

【词解】

①胸中冷：是指上焦和胃气虚冷。

【语译】病人寸口脉微而数，脉微是无气，无气则荣也虚，荣虚则血也不足，血不足则胸中冷。

【提要】本条是论胸中冷引起的胃反证。

【通解】由于阳气虚弱，故脉微。微则气弱而使营虚，营为血之源，营虚则血不足，营血虚弱，虚热脉动，故脉来微数。营卫气血俱虚，不能温煦濡养，胸中虚冷，为此胃气虚寒，不能消化，则引起朝食暮吐的胃反证。

本条所论是因胸中冷导致胃反证。同样，因胃反引起气血来源不足，亦可导致营卫气血俱虚，胸中冷的病证。因此两者可以互相影响，形成恶性循环，使病情更加严重。

【选注】

《金匮要略心典》："此因数为客热，而推言脉微而数者，为无气，而非有热也。气者营之主，故无气则营虚；营者血之源，故营虚则血不足；营卫俱虚，则胸中之积而为宗气者少矣，故胸中冷。"

五、趺阳①脉浮而涩，浮则为虚，涩则伤脾，脾伤则不磨，朝食暮吐，暮食朝吐，宿谷不化，名曰胃反。脉紧而涩，其病难治。

【词解】

①趺阳：足背动脉，在太冲穴上。

【语译】趺阳部位的脉象浮而且涩，脉浮是虚象，脉涩是脾气损伤，脾伤则不能化水谷，早晨进食，晚上吐出，或晚上进食，早晨吐出，停留在胃中的食物不能消化，称为胃反病。如果见到脉紧而涩，这种病难治。

【提要】本条专论胃反的病机。

【通解】由于胃阳虚弱，饮食不化，胃气上逆，故脉浮，因此说："浮则为虚"。脾阴损伤，不能运化精微，故脉涩。所以说："涩则伤脾"。脾胃阴阳两虚，运化功能失常，饮食之后，留于胃腑，不得消磨，宿谷不化，故朝食暮吐，暮食朝吐。

紧脉主寒盛，涩脉为阴血亏损。脉紧而涩，是因胃寒脾燥，寒凝燥涩，津液不升，亦不能行。胃寒不能消谷，则呕吐不纳。脾燥不能润泽，则粪干如羊屎。气血虚少，不润肌肤，则羸瘦。本证温阳则伤阴，补阴则损阳，服药则呕吐，故曰：其病难治。

【选注】

《金匮悬解》："趺阳者，阳明胃气之所变现也。阳明胃气，以下行为顺，脉不应见浮紧，浮则胃气之虚而不降也。胃虚而上逆，则脾虚而下陷，陷则脾伤，脾伤不能磨化水谷，故朝食而暮吐，宿谷不化，名曰胃反。胃反者，饮食倒上，是反顺而为逆也；紧涩者，血寒而阳陷也。脾败不磨而脉见紧涩，水冰地坼，微阳沦败，陷而不升，故为难治。"

六、病人欲吐者，不可下之。

【语译】病人要呕吐，不可用泻下法。

【提要】本条是论述欲呕不可逆其病势而治之。

【通解】由于病邪在上，正气有驱邪外出之势。治宜因势利导，吐去邪气。亦可用理气调胃止呕的方法，应治其呕吐。但不可用下法，若用下法，逆其病势，则使邪气内陷，加重病情，故曰：不可下之。

【选注】

《金匮要略心典》："病人欲吐者，邪在上而气方逆；若遽下之，病气必与药气相争，而正气乃蒙其祸矣。否则，里虚邪入，病气转深，或痞或利，未可知也，故曰不可下之。"

七、哕而腹满，视其前后，知何部不利，利之即愈。

【语译】病人向上呃逆，腹部胀满，要诊断出前后二便的病情，知道不通利的部位，用通利法治之即愈。

【提要】本条专论哕的辨证论治。

【通解】哕而腹满者，是由于病阻于下而逆于上，故腹满为本，呕逆为标。辨证当视其大小便何部不利。如大便不通，糟粕内积，胃肠实热故腹满。浊气上逆，治法当通其大便，使胃气下降，呃逆则愈，可用调胃承气汤。若小便不利水湿停聚于内，故腹满，使浊气下降，呃逆自解，可用猪苓汤治之。以上二证均指实证而言。如病到后期，因脾胃衰败，胃气将绝，实浊久停而呃逆，属危重证候，应加注意。

【选注】

《金匮要略心典》："哕而腹满者，病在下而气溢于上也，与病人欲吐者不同，故当视其前后二阴，知何部不利而利之，则病从下出，而气不上逆，腹满与哕俱去矣。"

八、呕而胸满者，茱萸汤主之。

茱萸汤方：

吴茱萸一升　人参三两　生姜六两　大枣十二枚

右四味，以水五升，煮取三升，温服七合，日三服。

【语译】呕吐而且胸部胀满，可用茱萸汤治疗。

【提要】本条是论述胃中寒凝呕吐的证治。

【通解】出于胃阳不足，寒饮凝聚，阴浊散漫于胸间，故胸满。胃气上逆，则呕。

治宜吴茱萸汤，温阳止呕。方中吴茱萸、生姜化浊降逆，温阳散寒；人参、大枣温补中阳。诸药相合，可助阳散寒，温中止呕。

【选注】

《医宗金鉴》："呕逆之气上冲于胸，胸中气实，则不受邪，必不满也；若胸中气虚，客寒邪气得从留连，故胸满也。主之吴茱萸汤，补正气降邪气也。"

九、干呕，吐涎沫，头痛者，茱萸汤主之。（方见上。）

【语译】病人干呕，只吐出一些黏涎白沫，又有头痛的，可用茱萸汤主治。

【提要】本条是论干呕的证治。

【通解】由于脾胃虚寒，不能升清降浊，寒饮停滞，壅塞胸中，湿浊之气上逆则干呕，吐涎沫；胸中寒浊壅塞，清阳不升，浊阴上冒，故头痛。还可见到胸满，心下痞，舌苔白腻，脉弦滑等症。治以吴茱萸汤温中散寒，降逆止呕定痛。

【选注】

《金匮要略心典》："干呕吐涎沫，上焦有寒也，头者诸阳之会，为阴寒之邪上逆而痛，故亦宜吴茱萸汤，以散阴气而益阳气。"

十、呕而肠鸣，心下痞者，半夏泻心汤主之。

半夏泻心汤方：

半夏半升（洗） 黄芩三两 干姜三两 人参三两 黄连一两 大枣十二枚 甘草（炙）三两

右七味，以水一斗，煮取六升，去滓，再煮取三升，温服一升，日三服。

【语译】病人呕吐，肠中鸣响，胃脘痞硬，可用半夏泻心汤治疗。

【提要】本条是论述脏寒郁热呕吐证的证治。

【通解】由于脾胃虚寒，饮食内停，郁滞化热，脏寒郁热，结于脾胃，中焦痞塞，故心下痞；中气痞塞，升降失常，郁热上逆则作呕吐；水湿下行则肠鸣。本证为标热本寒，中焦痞塞，寒热错杂的呕吐痞证。

治以半夏泻心汤，辛开苦降，扶正祛邪。方中半夏、干姜辛开温散，降浊除痞；黄芩、黄连苦寒降火，泄其结热；人参、甘草、大枣温补中气，以消痞开塞。此方寒热并用，有升有降，故能交通阴阳，则诸症可解。

【选注】

《金匮要略论注》："呕本属热，然而肠鸣则下寒而虚。痞者阴邪搏饮，结于心下，即《伤寒论》所谓胃中不和，腹中雷鸣也，故主半夏泻心汤。"

十一、干呕而利者，黄芩加半夏生姜汤主之。

黄芩加半夏生姜汤方：

黄芩三两 甘草二两（炙） 芍药二两 半夏半升 生姜三两 大枣十二枚

右六味，以水一斗，煮取三升，去滓，温服一升，日再夜一服。

【语译】病人干呕，而且下利，可用黄芩加半夏生姜汤主治。

【提要】本条是论述胃寒干呕和肠热下利的证治。

【通解】由于饮食不洁，中焦不和，湿热郁于胃肠，以致升降失调，胃气上逆，则干呕；邪热下迫于大肠，故下利。因是热利，当见大便稠黏或赤白；或伴有发热、腹痛等症。

治宜黄芩加半夏生姜汤和胃降逆，清热止利。方中黄芩、芍药清热燥湿化浊，可以治利；半夏、生姜温胃降逆去浊气，可以治干呕；甘草、大枣益胃补中，则调理中气而和诸药。本方可使中焦调和，湿去热除，呕利自止。

黄芩加半夏生姜汤是治湿热主要在肠胃，半夏泻心汤是治心下痞，湿热主要在胃。

【选注】

《金匮要略直解》："中焦不和，则气逆于上而惟呕，迫于下而为利。故用半夏、生姜入上焦以止呕；甘草、大枣入中焦以和脾；黄芩、芍药入下焦以止利。如是则止气安而邪气去，三焦和而呕利止矣。"

十二、诸呕吐，谷不得下者，小半夏汤主之。（方见痰饮中。）

【语译】多种呕吐病，饮食不能下的，可用小半夏汤治疗。

【提要】本条是论述痰饮呕吐的证治。

【通解】由于胃中有停饮，脾胃升降失调，寒饮上逆，故呕吐，谷不得下。饮邪聚结于中焦，故心下痞满。

治宜小半夏汤，蠲饮止呕。小半夏汤有健胃，涤痰散饮，调气止呕之功。若本证兼膈间水饮上凌于心故心悸，或清阳不升而眩冒，则用小半夏加茯苓汤，以加强渗湿治饮之功。

【选注】

《金匮要略心典》："呕吐谷不得下者，胃中有饮，随气上逆，而阻其谷入之路也，故以半夏消饮，生姜降逆，逆止饮消，谷斯下矣。"

十三、呕吐而病在膈上，后思水者，解。急与之。思水者，猪苓散主之。

猪苓散方：

猪苓　茯苓　白术各等分

右三味，杵为散，饮服方寸匕，日三服。

【语译】病人呕吐，是水饮停在膈上。吐后想喝水，是饮病向愈。这种吐后思水的饮病，可用猪苓散治疗。

【提要】本条是论述吐后思水的调治方法。

【通解】由于胃中停饮，溢于膈上，故呕吐清水痰涎。呕吐之后，饮去阳复，则口渴思水。故先呕后渴，为饮邪欲解。由于旧饮方去，胃阳尚未全复，虽渴，只宜少饮，令阳和阴生则愈，若恣意多饮，必伤胃阳，胃虚则不能游溢精气，则新饮又生。

治宜猪苓散利水行津，健脾化湿。方中猪苓利水化饮；白术健脾化湿；茯苓则渗湿利小便。三药相使，则停饮可去，诸症即愈。

【选注】

《金匮要略心典》："病在膈上，病膈间有痰饮也，后思水者，知饮已去，故曰欲解，即先呕却渴者，此为欲解之义。夫饮邪已去，津液暴竭而思得水，设不得，则津亡而气亦耗，故当急与。而呕吐之余，中气未复，不能胜水，过与之，即旧饮方去，新饮复生，故宜猪苓散以崇土而逐水也。"

十四、呕而脉弱，小便复利，身有微热，见厥者，难治，四逆汤主之。

四逆汤方：

附子（生用）一枚　干姜一两半　甘草二两（炙）

右三味，以水三升，煮取一升二合，去滓，分温再服。强人可大附子一枚，干姜三两。

【语译】病人呕吐之后，脉象变弱，小便又变通利，全身低热，如果见有四肢厥冷的是难治之证，可用四逆汤主治。

【提要】本条是论述阳虚呕吐的证治。

【通解】由于脾肾阳衰，则脉弱。阳衰阴盛，胃中阴寒上逆，故见呕吐。脾肾阳衰，气不利水，故小便反多。阳衰不暖四末，故四肢厥冷，阴寒内盛，格阳于外，则身微热。此为阴盛阳衰危重证。故曰：难治。

治宜四逆汤，回阳救逆，去寒消阴。方中附子温暖肾阳；干姜温中散寒，以降寒逆；甘草健脾和胃，以缓阴气之逆，以将附子回阳温寒。

【选注】

《金匮要略心典》："脉弱，便利而厥，为内虚且寒之候，则呕非火邪，而是阴气之上逆；热非实邪，而是阳气之外越矣，故以四逆汤救阳驱阴为主。然阴方上冲，而阳且外走，其离决之势，有未可即为顺接者，故曰难治。"

十五、呕而发热者，小柴胡汤主之。

小柴胡汤方：

柴胡半斤　黄芩三两　人参三两　甘草三两　半夏半斤　生姜三两　大枣十二枚

右七味，以水一斗二升，煮取六升，去滓，再煎取三升，温服一升，日三服。

【语译】病人呕吐，而且发热，可用小柴胡汤主治。

【提要】本条专论少阳呕吐的证治。

【通解】由于邪热郁于肝胆，正邪相争，故见发热，或往来寒热。肝胆之邪犯胃，则使胃气上逆而为呕吐。

治宜小柴胡汤疏肝和胃，泄热止呕。方中柴胡透少阳之邪热；黄芩泄少阳之热；生姜、半夏和胃降逆；甘草、人参、大枣补脾生津，护正驱邪。

【选注】

《金匮要略直解》："经曰：呕而发热者，柴胡证具。夫呕家未有发热者，以发热属半表半里，故与小柴胡汤和之。"

十六、胃反①呕吐者，大半夏汤主之。（《千金》云："治胃反不受食，食入即吐。"《外台》云："治呕，水下痞硬者。"）

大半夏汤方：

半夏二升（洗完用）　人参三两　白蜜一升

右三味，以水一斗二升，和蜜扬之二百四十遍，煮药，取二升半，温服一升，余分再服。

【词解】

①胃反：即反胃。

【语译】病人胃反呕吐，用大半夏汤主治。

【提要】本条是论述虚性胃反的证治。

【通解】由于胃虚不降，脾虚不升，宿食不得消化，则朝食暮吐，暮食胡吐，病名曰胃反。因其胃气上逆，故趺阳脉浮，脾虚而阴血虚少，故脉来亦涩。

治宜大半夏汤，补虚安胃以治呕吐。方中半夏和胃降逆止呕；人参补脾胃之气虚，复运化之职；白蜜补虚润燥，使胃气下降而大便通畅。三药相使，有益虚润燥，安胃上呕的功用。

【选注】

《金匮要略浅注补正》："此反胃即脾阴不濡，胃气独逆，今之膈食病是矣，或粪如羊屎，或吐后微带血水。用半夏降冲逆，即是降胃；用参、蜜滋脾液以濡化水谷，则肠润谷下。"

十七、食已即吐者，大黄甘草汤主之。（《外台》方又治吐水。）

大黄甘草汤方：

大黄四两　甘草一两

右二味，以水三升，煮取一升，分温再服。

【语译】病人进食之后，立刻就吐，可用大黄甘草汤主治。

【提要】本条是论述实热呕吐的证治。

【通解】由于胃肠实热，大便秘结不通，胃气不能下降，火热之邪上逆，故食已即吐。由于火性急迫，故其吐势甚急。

治宜大黄甘草汤，泻热降逆。方中大黄泻肠胃实热积滞，通畅六腑，荡涤肠胃，可降胃气上逆；甘草和胃安中。二药相配，则甘草载大黄，以泻胃热，使胃气得降，则呕吐自止。

【选注】

《金匮要略论注》："食已即吐，非复呕病矣，亦非胃弱不能消，乃胃不容谷，食已即出者也。明是有物伤胃，营气闭而不纳，故以大黄通荣分已闭之谷气，而兼以甘草调其胃耳。《外台》治吐水，大黄亦能开脾气之闭，而使散精于肺，通调水道，下输膀胱也。"

十八、胃反，吐而渴欲水者，茯苓泽泻汤主之。

茯苓泽泻汤方：（《外台》治消渴脉绝胃反者，有小麦一升。）

茯苓半斤　泽泻四两　甘草二两　桂枝二两　白术三两　生姜四两

右六味，以水一斗，煮取三升，内泽泻，或煮取二升半，温服八合，日三服。

【语译】病人胃反，吐后口渴，想要多饮水，用茯苓泽泻汤主治。

【提要】本条是论述痰饮呕吐的证治。

【通解】由于胃虚停水，水气上逆，故呕吐。脾虚不能运化，津液不能蒸腾上达，故渴欲饮水。因渴复饮，更助饮邪，以致停水愈多，呕吐愈甚。

治宜茯苓泽泻汤，利水化气。方中茯苓淡渗利水行津；桂枝温化水湿，通阳利水；泽泻利水除湿；白术、甘草健脾；生姜辛散水饮。诸药合用，使气化行而水饮去，胃气平而呕吐愈。

【选注】

《金匮要略浅注》："今有挟水饮而病胃反，若吐已而渴，则水饮从吐而俱出矣；若吐未已而渴欲饮水者，是旧水不因其得吐而尽，而新水反因其渴饮而增，愈吐愈渴，愈饮愈吐。非从脾而求输转之法，其吐与渴，将何以宁，以茯苓泽泻汤主之。"

十九、吐后，渴欲得水而贪饮者，文蛤汤主之。兼主微风、脉紧、头痛。

文蛤汤方：

文蛤五两　麻黄　甘草　生姜各三两　石膏五两　杏仁五十枚　大枣十二枚

右七味，以水六升，煮取二升，温服一升，汗出即愈。

【语译】病人呕吐之后，想水喝，喝的又多，可用文蛤汤主治。本方又治轻微受风，有脉紧头痛症的病。

【提要】本条是论吐后变渴的证治。

【通解】呕吐之后，伤阴损阳，胃阴伤而阳热内盛，故口渴贪饮。脾阳虚弱，不能运化，水饮复停。若饮停于内，复感风寒，风寒在表，故头疼，脉紧，身肿等症。

治宜文蛤汤，开肺利水，散结清热。方中文蛤咸寒，利水消饮；杏仁开肺利水；麻黄、石膏发越水气，透邪于外；甘草、生姜、大枣健脾温胃，化饮生津。诸药相合，使水饮从皮表散去，灼热从汗而透出，故方后注云"汗出可愈"。

本方用麻黄、生姜发越水气，又可解表，故治微风、脉紧、头痛、水肿等症。

【选注】

《医宗金鉴》："吐后而渴，当少少与饮之，胃和吐自止也。若恣意贪饮，则新饮复停，而吐必不已也，当从饮吐治之。若兼感微风，脉必紧，头必痛。主之文蛤汤者，是治渴兼治风水也。故以越婢汤方中加文蛤。越婢散风水也，文蛤治渴不已也。"

二十、干呕、吐逆、吐涎沫，半夏干姜散主之。

半夏干姜散方：

半夏 干姜等分

右二味，杵为散，取方寸匕，浆水一升半，煮取七合，顿服之。

【语译】 病人干呕，胃气上逆，吐出黏涎白沫，用半夏干姜散主治。

【提要】 本条是论述胃虚寒干呕的证治。

【通解】 由于胃中寒盛，津液不化，凝为痰涎，胃气上逆，则干呕，吐逆，吐涎沫。

治宜半夏干姜散温胃化饮，降逆止呕。方中半夏化饮止呕；干姜温胃理中，以浆水煮散，即有调中开胃之效。"顿服之"可使药力集中，取效为速。

【选注】

《金匮要略心典》："干呕吐逆，胃中气逆也；吐涎沫者，上焦有寒，其口多涎也。与前干呕、吐涎沫、头痛不同，彼为厥阴阴气上逆，此是阳明寒涎逆气不下而已。故以半夏止逆消涎，干姜温中和胃，浆水甘酸，调中引气止呕哕也。"

二十一、病人胸中似喘不喘，似呕不呕，似哕不哕，彻心中愦愦然无奈者，生姜半夏汤主之。

生姜半夏汤方：

半夏半斤 生姜汁一升

右二味，以水三升，煮半夏取二升，内生姜汁，煮取一升半，小冷，分四服，日三夜一服。止，停后服。

【语译】 病人胸中痛苦，像是气喘而不喘，像要呕吐又不吐，像要呃逆又不呃逆，整个心胸中感到烦闷杂乱而无可奈何，用生姜半夏汤主治。

【提要】 本条是论述胸中寒饮阻塞气机的证治。

【通解】由于寒饮停于中焦，正气起而相争，寒饮上逆于胸，故似呕不呕，似哕不哕；寒饮闭阻胸阳，阳气不得伸展，以致肺气被郁，故似喘非喘，心阳被阻，正气与饮邪相争，故心里愦愦然而无可奈何。

本证乃中焦寒饮上逆于胸所致，故治宜生姜半夏汤，温寒散饮。本方以生姜汁配半夏，散胃中寒饮，温胸中阳气，使阳气振奋，寒饮消散，诸证则愈。此方即小半夏汤，易生姜汁，且重用之。姜汤保持了姜的功效，又降逆散结其力最大，为治饮邪之良药。

生姜半夏汤的服法是"小冷，分四服"。因寒饮结于中焦，拒热药不进，呕吐加剧，故分四服，使量少而易于受纳。又因饮邪内结，难以速去，四服可使药力持久，逐渐消散内结之寒饮。

【选注】

《金匮要略心典》："寒邪搏饮，结于胸中而不得出，则气之呼吸往来，出入升降者阻矣。似喘不喘，似呕不呕，似哕不哕，皆寒饮与气，相搏互击之证也。且饮，水邪也；心阳脏也，以水邪而逼处心脏，欲却不能，欲受不可，则彻心中愦愦然无奈也。生姜半夏汤，即小半夏汤，易生姜用汁，则降逆之力少，而敌结之力多，乃正治饮气相搏，欲出不出者之良法也。"

二十二、干呕，哕，若手足厥者，橘皮汤主之。

橘皮汤方：

橘皮四两　生姜半斤

右二味，以水七升，煮取三升，温服一升，下咽即愈。

【语译】病人干呕，呃逆。若有手足厥冷的，可用橘皮汤主治。

【提要】本条是论胃寒气逆的证治。

【通解】由于胃寒之气闭阻胸膈，气逆不降，则干呕或哕。中阳被阻，不达四末，则四肢厥冷。

治宜橘皮汤，温胃理气。方中生姜温胃散寒；橘皮理气降逆。两药相合，使寒邪消散，阳气畅通，则呕哕厥冷之症均解。

【选注】

《金匮要略论注》："呕兼哕言，则以哕为重矣。彼有因元气败而哕者，此肾虚欲绅也；若从干呕来，虽手足厥，明是胃家寒气结，不行于四肢，故以橘皮温胃为主，而和生姜以宣散其逆气也。"

二十三、哕逆者，橘皮竹茹汤主之。

橘皮竹茹汤方：

橘皮二斤　竹茹二斤　人参一两　甘草五两　生姜半斤　大枣三十枚

右六味，以水一斗，煮取三升，温服一升。日三服。

【语译】病人呃逆之气，上逆不止的，用橘皮竹茹汤主治。

【提要】本条是论虚热呃逆的证治。

【通解】由于中焦气虚，谷气不宣，郁而化热，虚热上逆，故见哕逆。

治宜橘皮竹茹汤补虚和中，清热降逆。方中橘皮、竹茹，宣畅胃气，清虚热，调胃止呕。诸药相使，以奏补虚安中，和胃降逆之功。

本方补中益气之品较多，用量亦大，故本方，适用于中气虚而挟有热饮之哕逆。

【选注】

《金匮要略编注》："此胃虚受邪致哕也。胃虚受邪，挟痰冲肺则哕；然胃气虽虚，是非虚败哕逆，但是胃中邪气不散。故以人参、甘草养胃和中；姜、枣补胃，而宣通中上二焦营卫，俾中气和而肺气自能散布。竹茹善清风邪胃热，能消热痰，橘皮以散胃逆之气。"

二十四、夫六腑气绝于外者，手足寒，上气，脚缩；五脏气绝于内者，利不禁，下甚者，手足不仁。

【语译】凡是六腑之精气亏虚，不能温润于外，有手足寒冷，寒气上冲，下肢筋脉拘急挛缩等症状。五脏之精气亏虚，不能温润于内，有下利不止。下利严重的，引起手足麻木不仁。

【提要】本条是论述五脏六腑气绝的辨证。

【通解】六腑为阳而主外，以胃为本，故胃阳衰，则诸腑之气皆衰。胃虚不化水谷，胃气上逆，故呕吐哕。上焦之气不能来于中焦，宗气为之不足，故上气喘促；下寒不得温煦，寒凝筋脉不能舒张，则两脚缩急。

五脏为阴并主内，肾为诸脏之本，故肾阳微，诸脏之气即弱。肾阳衰微，不能温焙脾胃则水谷不得腐熟，寒滑下行而不能自主，故利下不禁。下利过甚，由阳及阴，则血痹不行，肢体不得濡养，故手足不仁。

呕吐下利诸病的发展，开始在胃肠，先传到脾，后传到肾，这是疾病发展的一般规律。临证时，要知道疾病传变规律，才能在治疗时预先防止疾病的传变，而有临床的积极意义。

【选注】

《医宗金鉴》："气绝非谓脱绝，乃谓虚绝也。六腑之气阳也，阳气虚不温于外，则手足寒缩。阳虚则阴盛上逆，故呕吐哕也。五脏之气阴也，阴气虚不固于中，则下利不禁，利甚则中脱形衰，故手足不仁也。此发明呕吐下利之原委也。"

二十五、下利脉沉弦者，下重；脉大者，为未止；脉微弱数者，为欲自止，虽发热不死。

【语译】病人下利，脉象沉弦，有后重等症。若脉大，是下利病不止。脉象微数的，是下利将要停止，虽然有发热，不会死亡。

【提要】本条专论下利的预后。

【通解】本证由于寒湿内侵胃肠，寒湿在里，故脉沉弦。寒湿阻滞气机不畅，则下利。腹痛，里急后重，故曰"下重"。若下利而脉大者，为正气不衰，邪气不减，故知下利未止。脉大为正气起而驱邪之脉。若下利正邪皆衰，阳气开始恢复，则脉微弱之中而带数，预后亦是良好的，故曰：虽发热不死。发热是阳气开始恢复。

【选注】

《金匮要略心典》："沉为里，为下，沉中见弦，为少阳之气滞于下而不得越，故下重；大为邪盛，又大则病进，故为未止，徐氏曰：微弱者，正衰邪亦衰也。数为阳脉，于微弱中见之，则为阳气将复，故知利欲自止，虽有身热，势必自已，不得比于下利，热不止者死之例也。"

二十六、下利手足厥冷，无脉者，灸之不温；若脉不还，反微喘者，死。少阴负趺阳者，为顺也。

【语译】病人下利，手冷过肘，足冷过膝，没有脉动，用艾灸温阳，四肢还不温暖，假若脉象不复还，反而有轻微气喘的，是死证。少阴的肾脉，比趺阳的脾脉弱小，这是顺证。

【提要】本条是论述下利的预后。

【通解】阴寒下利甚重，损伤脾肾，阳随阴脱，故手足厥冷，无脉。当以回阳急救，用艾灸之法，灸其关元、气海温暖脾肾阳气，以复其脉。如灸后，脉气不复者，为阳气不回，若又见微喘，乃阴气下竭，阳气上脱，阴阳离决之危象，故曰："死"。如少阴脉负，趺阳脉胜，为土强水弱。脾胃阳气未复，有胃气者能生，则可转危为安，故曰：为"顺"。

【选注】

《金匮要略心典》："下利、厥冷、无脉，阴亡而阳亦绝矣。灸之所以引既绝之阳，乃厥不回、脉不还，而反微喘，残阳上奔，大气下脱，故死。下利为土负水胜之病，少阴负趺阳者，水负而土胜也，故曰顺。"

二十七、下利有微热而渴，脉弱者，今自愈。

【语译】病人下利，身上有轻微的发热，口渴，脉象微弱，这是下利病逐渐向愈的现象。

【提要】本条是论述下利病愈的脉证。

【通解】由于阴寒下利，邪去正衰，胃阳来复，故微热而渴。又脉来柔弱不实，方为下利自愈之象，邪气已去之象也。

【选注】

《金匮要略沦注》："微热是邪出表也，而渴是胸中阳胜也，且脉弱则在内之邪气少矣。虽不治之，邪去，正自复，故令自愈。"

二十八、下利脉数，有微热，汗出，今自愈；设脉紧为未解。

【语译】病人下利，脉数，全身微微发热，出汗，这是下利病要向愈的现象。假如脉紧，是下利病未解。

【提要】本条是论述下利病向愈与未解的脉象。

【通解】由于阴寒下利，邪退正弱，阳气恢复，外达于表，表里俱和，故见脉数，微热汗出，此为自愈之征。假如脉不弱而紧者，为邪势强盛，正气未复，故为未解。

【选注】

《金匮要略论注》："若既有微热，脉不弱而数，数亦阳胜也，更汗出，则热从外泄矣，故亦令自愈。设脉数中兼紧，则寒邪尚坚，为未解矣。"

二十九、下利脉数而渴者，今自愈；设不差，必清①脓血，以有热故也。

【词解】

①清：同圊，指大便而言。

【语译】病人下利，脉数而且口渴，现在利病要好转。假设利病不好转，势必出现大便脓血证，这是因为肠内有热的缘故。

【提要】 本条论述肠正气已复和肠内有热的辨证。

【通解】 阴寒下利，邪去正衰，阳气来复，故脉数而渴，今自愈。如果阴气未复，阳复太过，内热壅盛，热伤胃肠脉络，则下利脓血。

【选注】

《金匮要略论注》：“若数脉与渴并见，亦是阳胜故令自愈，设不瘥，则寒既退而病不退，不宜责寒矣。乃热多，必反动其血，故曰必圊脓血以有热故也。”

三十、下利脉反弦，发热身汗者，自愈。

【语译】 病人下利，反而出现弦脉，身上发热，出汗，这是下利病向愈的脉证。

【提要】 本条是论述下利自愈的脉证。

【通解】 虚寒下利是由于阴寒内盛，阳气被郁，而不得伸发，故脉弦。若阳气初升向外伸展，故身热汗出。邪衰阳复；阴阳自和，下利自愈。

【选注】

《金匱要略论注》：“若发热而汗与上同，更脉弦，则里证见弦为阳脉，是阳胜也，阳胜则愈。”

三十一、下利气①者，当利其小便。

【词解】

①下利气：是指泄泻与矢气并见，亦称“气利”。

【语译】 病人轻微下利，而多见矢气，治疗大法，应当利小便。

【提要】 本条是论气利的治则。

【通解】 由于湿热郁滞于胃肠，气机不畅，水谷不化，郁热腐败，故下利而兼矢气。由于湿热阻滞气机，故有小便不利，肠鸣胀满等症。治当利其小便，分利肠中湿热，气化恢复正常，则下利矢气可除。如果中气不足，宜补中利湿升清阳。

【选注】

《金匮要略心典》：“下利气者，气随利失，即所谓气利是也。小便得利，则气行于阳，不行于阴而愈，故曰当利其小便。喻氏所谓急开支河者是也。”

三十二、下利，寸脉反浮数，尺中自涩者，必圊脓血。

【语译】 下利病人，寸脉反而见浮数，尺脉涩滞，势必出现大便脓血的病证。

【提要】 本条是论述热利下脓血的病机。

【通解】 由于湿热熏蒸胃肠，热盛上升，故寸脉浮数。热伤下焦阴血，阴血凝涩不畅，故尺脉涩。下焦浊热而伤阴，故便脓血。本证亦常见下利腹痛，里急后重等症。

【选注】

《金匮要略论注》："若下利果属寒，脉应沉迟，反浮数，其阳盛可知；而尺中自涩，涩为阳邪入阴，此亦热多，故曰必圊脓血。"

三十三、下利清谷，不可攻其表，汗出必胀满。

【语译】 病人下利稀薄，有不消化的菜谷，不可用发汗解表的方法，如果发表汗出，势必出现腹中胀满症。

【提要】 本条是论述下利的禁忌。

【通解】 由于脾肾虚寒，不能温化水谷，故下利清谷。若误用发汗之法，则阳气益虚，阴寒更重，则腹部胀满，亦常伴有腹痛。所以，脾胃虚寒下利，应忌发汗，恐其损阴伤阳，使病恶化。

【选注】

《金匮要略心典》："清与圊同，即完谷也，是为里虚气寒。乃不温养中土，而反攻令汗出，则阳气重虚。阳虚者气不化，故胀满。"

三十四、下利脉沉而迟，其人面少赤，身有微热，下利清谷者，必郁冒①汗出而解，病人必微厥②。所以然者，其面戴阳③，下虚故也。

【词解】

①郁冒：微热向上，头晕目眩。

②微厥：轻微的手足厥冷。

③戴阳：阴不涵阳，阳气向上而面赤头热。

【语译】 下利的病人，脉象沉迟，面色微红，身上轻微发热。有下利清稀水谷的，势必有虚热向上，头目眩晕，出汗病解的趋向。病人必然有轻微手足厥冷，所以这样，望其面色微红，是戴阳，可知下焦亏虚，不能温暖的缘故。

【提要】本条专论脾肾虚寒下利的辨证。

【通解】由于脾肾阳虚，阴寒内盛，故脉沉迟。虚寒不能消谷，故下利清谷；阴寒内盛，格阳于外，虚阳上浮，故其人面少赤，身有微热。若阳气抗邪与寒相争，阳伸而邪却则必见郁冒之证，随之汗出而解。由于阳气本虚，阳气抗邪于外，不能达于四末，故手足厥冷。为什么出现这种情况呢？人面见戴阳，为肾虚于下，故有冒汗作解。

【选注】

《金匮要略浅注》："下利脉沉而迟，其为阴盛阳虚无疑矣。阳虚则气浮于上，故其面少赤，虽身有微热，尚见阳气有根。其奈阳不敌阴，为下利清谷，而不能遽止者，是阳热在上，阴寒在下，两不相接，惟以大药投之，令阴阳和，上下通。必郁冒汗出而解；然虽解而病人必微厥。所以然者，其面戴阳，阳在上而不行于下，下焦阳虚故也。"

三十五、下利后脉绝，手足厥冷，晬时①脉还，手足温者生，脉不还者死。

【词解】

①晬时：即一夜昼二十四小时。

【语译】病人在下利之后，脉微欲绝，手冷过肘，足冷过膝，在二十四小时之内，脉象恢复正常，手足温暖的，病人可以复活，脉微欲绝的，可能导致死亡。

【提要】本条专论下利危证的预后。

【通解】脾肾阳虚，下利之后，耗阴损阳，阳随阴脱，津液内竭，故无脉，手足厥冷。经过一昼夜（包括服药在内），若阳气复回，则脉续出，手足温，故为生。如脉不返者，则阴阳不续，故主死。

【选注】

《金匮要略心典》："下利后脉绝，手足厥冷者，阴先竭而阳后脱也。是必俟其晬时，经气一周，其脉当还，其手足当温；设脉不还，其手足亦必不温，则死之事也。"

三十六、下利腹胀满，身体疼痛者，先温其里，乃攻其表。温里宜四逆汤，攻表宜桂枝汤。

四逆汤方：（方见上。）

桂枝汤方：

桂枝三两（去皮） 芍药三两 甘草二两（炙） 生姜三两 大枣十二枚

右五味，哎咀①，以水七升，微火煮取三升，去滓，适寒温服一升，服已须臾啜稀粥②一升，以助药力，温覆令一时许，遍身漐漐③微似有汗④者，益佳，不可令如水淋漓。若一服汗出病差，停后服。

【词解】

①哎咀：捣碎药物。

②啜稀粥：一大口，一大口地喝稀粥。

③漐漐：皮肤潮润，说明微微的出一点汗。

④微似有汗：微微汗出，在似有似无之间。

【语译】病人在下利以后，有腹中胀满，身体疼痛等在表在里两种病情。在治疗时，应当首先温暖肠胃，以后在发汗解表。温里用四逆汤，解表用桂枝汤。

【提要】本条是论述虚寒下利兼有表证的治疗原则。

【通解】由于脾肾阳虚，阴寒内盛，运化失司，故下利腹胀满，又有风寒侵袭肌表，故身体疼痛。本证为表里皆病。如正气实者，则先解表，而后治里，今正气先虚里寒为急，故先用四逆汤温其里，待里阳充实以后，则下利自止。然后，用桂枝汤解散表邪，调和营卫。本条说明表里同病，应该分清先后缓急，遵循急者先治，缓者后治的原则。

【选注】

《金匮要略玉函经二注》："盖内有虚寒，故下利腹胀满。表邪未解，故身体疼痛。以下利为重，先治其里，后治其表者，若《伤寒论》太阳证，以医下之，续得下利清谷，身疼痛者，当先以四逆治其里，清便自调，然后以桂枝救其表，即此意。"

三十七、下利三部脉皆平，按之心下坚者，急下之，宜大承气汤。

【语译】下利病人，寸关尺三部脉像正常人一样，切诊得知，胃脘部位坚硬，快用泻下法，适宜用大承气汤。

【提要】本条是论述实证下利的脉证。

【通解】下利而脉平，由于肠胃食滞郁结，腑气不畅，积滞郁而不化，亦可出现下利，所谓伤食作泻者是也。如以手按之，其人心下坚满不软的，则知宿食内结，已成不拔之势。故当急下，以荡涤肠胃之实，宜大承气汤。泻其有形之邪，使腑气通顺，则下利之证可除。

【选注】

《金匮要略心典》"下利有里虚脏脱者，亦有里实腑闭者，昔人所谓利者不利是也。按之心下坚，其证的矣。脉虽不实大，而亦未见微弱，自宜急下，使实去则利止，通因通用之法也。"

三十八、下利脉迟而滑者，实也，利未欲止，急下之，宜大承气汤。

【语译】病人下利，脉象迟而滑的，是有实邪，下利不会停止，应当急速泻去实邪，宜用大承气汤。

【提要】本条是论下利的证治。

【通解】由于食伤脾胃，气机不畅，故脉迟而滑；若积滞不消则下利不止。此为实证，而非虚证，治以急下之法。以大承气汤荡涤腐垢，则下利自止，而防止了下利亡阴之弊。

【选注】

《金匮要略心典》："脉迟为寒，然与滑俱见，则不为寒而反为实，以中实有物，能阻其脉行之机也。夫利因实而致者，实不去则利不已，故宜急下。"

三十九、下利脉反滑者，当有所去，下乃愈，宜大承气汤。

【语译】下利病人的脉象反而见到滑脉，在内有应该泻去的实邪，攻下之后，病就会好，可用大承气汤。

【提要】本条是论下利的证治。

【通解】下利最易伤阴损阳，故常见微弱之脉。今见滑而有力之脉，是有宿食积滞，郁而不消。宜用大承气汤下其实邪，则利可止。

【选注】

《医宗金鉴》："下利脉反滑者，是病虚脉实，不相宜也。若其人形气如常，饮食如故，乃有当去之积未去也。下之乃愈，宜大承气汤。"

四十、下利已差，至其年月日时复发者，以病不尽故也，当下之，宜大承气汤。

大承气汤方：（见痉病中。）

【语译】病人下利已经止住，到了年月日时一定的时间之后，又会下利，这是病邪没有去尽，还应当用攻下法，可用大承气汤。

【提要】 本条是论述下利复发的证治。

【通解】 本证是痢疾已愈，由于旧积残邪，隐僻肠间，未能根除，又因气候，饮食劳倦等诱因而复发，故曰："至其年月日时复发者，以病不尽故也。"这种痢疾，亦称休息痢。治宜大承气汤攻下不尽之邪，痢疾方能痊愈。

【选注】

《金匮要略浅注补正》："飧清洞泻无至期复发之证，惟痢证有去年泻痢，今年复发者。乃湿热未尽，至来年长夏感湿热之气，内外合邪，故期而复发。"

四十一、下利谵语者，有燥屎也，小承气汤主之。

小承气汤方：

大黄四两　厚朴二两（炙）　枳实大者三枚（炙）

右三味，以水四升，煮取一升二合，去滓，分温二服，得利则止。

【语译】 下利病人神志不清而说胡话，这是因为胃肠中有干燥的大便没有下来，可用小承气汤主治。

【提要】 本条是论述下痢谵语的证治。

【通解】 由于胃肠实热积滞，燥屎内结不去，致使下利臭秽黏滞；燥热上蒸，故见谵语；由于阳明实热，故常见心腹坚满，舌苔黄厚干燥，脉滑数等症。治以小承气汤，导滞泻热去其病根，则谵语与下利等症可除。

【选注】

《金匮要略心典》："谵语者，胃实之征，为有燥屎也；与心下坚，脉滑者大同。然前用大承气者，以因实而致利，去之唯恐不速也。此用小承气者，以病成而适实，攻之恐伤及其正也。"

四十二、下利便脓血者，桃花汤主之。

桃花汤方：

赤石脂一斤（一半剉，一半筛末）　干姜一两　粳米一升

右三味，以水七升，煮米令熟，去滓，温服七合，内赤石脂末方寸匕，日三服；若一服愈，余勿服。

【语译】 病人下利，便有脓血，可用桃花汤主治。

【提要】本条是论述虚寒下利的证治。

【通解】由于脾胃虚寒，中阳被伤，气血下陷，下利无度，滑脱不禁，阳伤及阴，血溢于下，故下利脓血。因证属虚寒，故腹疼喜按，精神萎靡，四肢酸软，舌苔淡白等症。

治宜桃花汤，温寒固脱以止下利。方中赤石脂，固涩下焦，缩血止利；干姜温中守阳；粳米养胃补虚。诸药相配，以奏温寒固脱，补虚安中之功。

【选注】

《金匮要略心典》："此治湿寒内淫，脏气不固，脓血不止者之法。赤石脂理血固脱；干姜温胃驱寒；粳米安中益气。"

四十三、热利下重者，白头翁汤主之。

白头翁汤方：

白头翁二两　黄连　黄柏　秦皮各三两

右四味，以水七升，煮取二升，去滓，温服一升，不愈，更服。

【语译】病人不利，肛门热灼，沉重，应用白头翁汤主治。

【提要】本条是论述湿热下利的证治。

【通解】由于肝不疏泄，湿热壅盛，下迫于肠。热灼血络，腐血化脓，故下利脓血，血色鲜明，肛门灼热，下重难通，黏滞而臭。本证是湿热为患，故大便黏滞而臭。湿热为患，故常有身热烦渴，小便短赤，舌质红，苔黄腻，脉数而滑等症。

治宜白头翁汤，疏肝清热燥湿止利。方中白头翁疏肝清热凉血，解毒治利；秦皮凉肝清热；黄连、黄柏燥湿坚阴。诸药合用，以奏清热燥湿，凉血止利之功。

【选注】

《金匮要略浅注》："热利下重者，热邪下入于肠，火性急速，邪热甚，则气滞壅闭，其恶浊之物，急欲出而未得遽出故也，以白头翁汤主之。"

四十四、下利后更烦，按之心下濡者，为虚烦也，栀子豉汤主之。

栀子豉汤方：

栀子十四枚　香豉四合（绵裹）

右二味，以水四升，先煮栀子，得二升半，内豉，煮取一升半，去滓，分二服，温进一服，得吐则止。

【语译】病人下利以后，心中更加烦躁，以手按胃脘部位，柔软而不坚硬，这是虚烦，可用栀子豉汤主治。

【提要】本条是论述下利之后虚烦的证治。

【通解】一般说下利之后，热去正安而不烦。今不然，下利后而更烦的，这说明了胃肠已无浊邪，故按之而心下濡。热邪蕴郁于膈，然无物可触及，故烦为"虚烦"，而非阳明实烦可比也。

治宜栀子豉汤，清热除烦。方中栀子清泄心胸之郁热，解毒除烦；豆豉宣泄在上之热。两药相须，能宣泄郁热，以除虚烦。

四十五、下利清谷，里寒外热，汗出而厥者，通脉四逆汤主之。

通脉四逆汤方：

附子大者一枚（生用）　干姜三两（强人可四两）　甘草二两（炙）

右三味，以水三升，煮取一升二合，去滓，分温再服。

【语译】病人下利稀薄，有不消化的食物残滓，在里寒凝，体表发热，出汗，手足寒冷的，可用通脉四逆汤主治。

【提要】本条是论述下利阴盛移阳的证治。

【通解】由于脾肾阳虚，阴寒内盛，水谷不消，则下利清谷；阴盛而格阳于外，故有身微热、汗出、或面色微赤等症，此为真寒假热之象。由于下利为甚，阴从下竭；外热汗出，则阳从外脱，阴阳之气不能相接，故汗后而厥，或有脉微欲绝等象。

本病病势比四逆汤证更为严重，而且成危笃之势。治宜通脉四逆汤回阳散寒，复脉救逆。本方即四逆汤加倍干姜和附子的剂量。方中皆辛温大热之晶，能通阳消阴，以收复亡失之阳气。

【选注】

《金匮要略心典》："挟热下利者，久则必伤脾阴；中寒清谷者，甚则并伤肾阳。里寒外热，汗出而厥，有阴内盛而阳外亡之象。通脉四逆，即四逆加干姜一倍，所谓进而求阳，以收散亡之气也。"

四十六、下利肺痛，紫参汤主之。

紫参汤方：

紫参半斤　甘草三两

右二味，以水五升，先煮紫参，取二升，内甘草，煮取一升半，分温三服。（疑非仲景方。）

【语译】病人下利，胸肺部位疼痛，可用紫参汤治疗。

【提要】本条是论述下利肺痛的证治。

【通解】由于湿热浊气郁滞于胃肠，气机不畅，升降失常，湿浊迫于下，则下利；湿热之气上逆，壅塞胸膈，以致呼吸则肺中作痛，肺与大肠相表里，故邪气上下为病有如斯者。

治宜紫参汤清热除湿，行气止痛。方中紫参味苦辛寒，除心腹积聚，降胃中热积而通利肠道；甘草和中调气，除湿利水。两药相须，使郁滞消除，气机宣畅，下利肺痛可愈。

【选注】

《金匮悬解》："肺与大肠为表里，肠陷而利作，则肺逆而痛生，而肺肠之失位，缘中气之不治。脾土不升，而后肠陷；胃土不降，而后肺逆，紫参汤甘草补中而缓急，紫参清金而破瘀，瘀去气调，各复肺肠升降之属，则痛定而利止矣。"

四十七、气利，诃梨勒散主之。

诃梨勒散方：

诃梨勒十枚（煨）

右一味，为散，粥饮和，顿服。（疑非仲景方。）

【语译】病人在下利之时，气从谷道频频排出，可用诃梨勒散主治。

【提要】本条论气利的证治。

【通解】由于中气下陷，肠虚不固，每见矢气时大便可随之而出，故病名为"气利"。

治宜诃梨勒散，温涩固肠，以止气利。方中诃梨勒消化饮食，健脾宽中，涩肠固脱；粥饮和服，则有补益胃肠之功。

本篇三十一条"下利气者"属于湿热郁滞，肠道气机失于宣畅所致。本证是因气虚不固所引起。一虚一实，病情大异。

【选注】

《金匮要略心典》："气利，气与屎俱失也。诃梨勒涩肠而利气，粥饮安中益肠胃。顿服者，补下治下，制以急也。"

附方：

《千金翼》小承气汤：治大便不通，哕数谵语。（方见上。）

【提要】本方是论胃肠实热，谷气不通的证治。

【通解】由于胃肠实热熏蒸，燥屎内结，腑气不畅，其气上逆，故见大便不通，哕而频频谵语。治以小承气汤，通腑泄热，腑气通顺，诸症可解。

【选注】

《金匮玉函要略辑义》："此条示哕用小承气之法，即上文哕而腹满，后部不利者。"

《外台》黄芩汤：治干呕下利。

黄芩　人参　干姜各三两　桂枝一两　大枣十二枚　半夏半升

右六味，以水七升，煮取三升，温分三服。

【提要】本条是论干呕与下利同见的证治。

【通解】由于中焦虚寒，不能运化水谷，郁结化热，胃气上逆，故干呕；虚寒不固，而见下利。

本证寒热错杂，但虚寒较重，热郁上逆较轻，故治宜黄芩汤温阳益气，清热降逆。方中人参、干姜、大枣、桂枝温中益气，调和脾胃，恢复脾胃升降之机；黄芩清解郁热；半夏降逆止呕。

【选注】

《金匮要略心典》："此与前黄芩加半夏生姜汤治同，而无芍药、甘草、生姜，有人参、桂枝、干姜，则温里益气之意居多，凡中寒气少者，可于此取法焉。"

小　结

呕吐哕的病机是胃失和降，胃气上逆所致。在治疗上，当以和胃降逆为主。属于虚寒性呕吐的，应宜温阳散寒，和胃降逆为主。如吴茱萸汤，治寒凝胸膈，寒饮上逆，所致的呕吐；半夏干姜散，治中焦阳虚，干呕、吐逆、吐涎沫者；大半夏汤，治脾胃虚寒，以致朝食暮吐，暮食朝吐的"胃反"证；四逆汤，治阴寒内盛，格阳于外而导致的呕吐，手足发冷的厥逆证。属于热性的呕吐，治宜清泄热邪，和胃降逆为主。如大黄甘草汤，治胃肠积热上冲的食已即吐证；小柴胡汤，治少阳邪热犯胃，引起呕而发热等证；属于水饮停蓄所致的呕吐，应宜温散水饮，和胃降逆为主，如小半夏汤治饮停于胃，引起的呕吐证；生姜半夏汤，治寒饮上壅于胸，胸阳被郁，心肺不畅的呕逆证；猪苓散，治水饮上逆胸膈，呕吐口渴思水者；茯苓泽泻汤，治胃虚停水，呕吐而渴欲饮水者；文蛤汤，治停饮上溢于肺。如属脾寒郁热，导致呕吐肠鸣，心下痞者，用半夏泻心汤，辛开苦降，扶正祛邪。胃虚肠热，引起干呕，下利者，可用黄芩加半夏生姜汤，和胃降逆，清热止利。呃逆之证，如有中焦虚寒，胃气上逆，引起干呕、哕、手足厥冷的，可用橘皮汤温胃降逆；因胃虚郁热，胃气上逆，引起哕逆者，可用橘皮竹茹汤补虚和中，清热降逆；若见哕而腹满，因湿阻气机，小便不利，则宜利小便；因脾胃实热，气机不畅，大便干燥者，治宜通腑泻热，小承气汤主之。

下利证可概括为虚寒、实热、郁滞三种。属于虚寒的，治宜温阳散寒，或回阳救逆。如四逆汤，治阴盛格阳呕吐，下利证；通脉四逆汤，治阴盛格阳，里寒外热之证；诃梨勒散，治气虚不固的气利证；桃花汤，治脾胃寒，下利不禁的便脓血证。属于实热的，以清热止利为主。如热利下重，便脓血者，可用白头翁汤；下利后，余热不尽，而更烦者，可用栀子豉汤；属于实热积滞下利，宜用通腑泄热之法，如大承气汤类。

【复习思考题】

1. 什么是吐、呕、哕、下利？
2. 分析胃寒呕吐，寒逆干呕头痛的证治。
3. 分析半夏泻心汤方证。
4. 分析干呕下利的治法。
5. 试谈停饮呕吐的证治。
6. 试分析阴盛阳微呕吐的证治。
7. 试谈文蛤汤方证。
8. 比较小半夏汤、半夏干姜散、生姜半夏汤方证的异同点。
9. 试谈气利的证治。
10. 思考大承气汤治利特点。
11. 思考小承气汤治利特点。
12. 分析桃花汤方证。
13. 分析白头翁汤方证。

14. 分析通脉四逆汤方证。
15. 归纳总结呕吐哕的辨证论治。
16. 归纳总结下利的辨证论治。

疮痈肠痈浸淫病脉证并治第十八

概　说

本篇是论述疮痈、肠痈、金疮、浸淫疮等疾患的辨证论治。由于疮痈、肠痈、金疮、浸淫疮均属外科疾患，故合为一篇而论。

疮痈，即痈肿。焮红肿痛为其特点。是因火毒外结，属阳属实，蒸腐血肉，而成痈脓。其病在外，故称疮痈；若痈脓之毒结于肠内的，则称肠痈，一名内痈。

浸淫疮，是因湿热之毒，郁于心肺二经，向外发于皮下，形如粟米，瘙痒不止，破则流黄水，浸淫之处，无不破烂，遍于全身，故称浸淫疮。

金疮，是指肌肉被刀斧等器械所伤，亦有伤后复感毒邪，溃烂成疮，则称为金疮。

【学习要求】

一、了解本篇所论痈肿、肠痈、浸淫疮均属外科范围的疾病，其中以痈肿、肠痈的辨证治疗为重点。

二、说明从脉证上来判断痈肿发生的可能性，从按之有热或不热，来鉴别有脓无脓，为后世痈肿的辨证奠定了基础。

三、掌握本篇对肠痈的辨证论治。脓未成或已成而属实热证者，可用大黄牡丹汤主治，脓已成而身体虚邪恋者，可用薏苡附子败酱散主治。这两类方剂，近年用于治疗化脓性阑尾炎和某些急腹症，取得了显著的成效。

【自学时数】 3 学时

一、诸浮数脉，应当发热，而反洒淅恶寒①，若有痛处，当发其痈。

【词解】

①洒淅恶寒：像冷水淋浴全身一样寒战怕冷。

【语译】凡是病人有脉浮而数，就应当有发热症。病人脉浮而数，如果反而有洒淅恶寒的感觉，假若再有疼痛部位，可以预断，将要发生痈肿。

【提要】本条是论述痈肿的病因、病机。

【通解】由于湿热火毒，结聚在里，邪热外蒸，荣卫并热，故脉来浮数。邪热遏于卫，卫气不能畅行，故见洒淅恶寒。湿热火毒，聚于一处，则必蒸腐血肉，故营血瘀腐不通，则成痈，痈毒腐化气血则成脓，是为痈脓之证。故曰：当发其痈。如此可知，脉浮数而恶寒，若无有痛处的，则为外感；若有痛处的，则是痈脓病的先发之症。

【选注】

《金匮要略心典》："浮数脉皆阳也；阳当发热，而反洒淅恶寒者，卫气有所遏而不出也。夫卫主行营气者也，而营过实者，反能阻遏其卫；若有痛处，则营之实者已兆，故曰当发其痈。"

二、师曰：诸痈肿，欲知有脓无脓，以手掩肿上，热者为有脓，不热者为无脓。

【语译】老师说：对各种痈肿疮毒的病人要确诊其中化脓，没有化脓，只要用手轻按患处，手上有灼热的感觉，就是已经化脓，手上没有灼热的感觉，便是没有化脓。

【提要】本条是论述痈肿有脓无脓的触诊方法。

【通解】由于营血凝滞，卫气不行，郁结一处，瘀而生热，热胜则腐其血肉，血肉腐败则为脓肿，故以手掩其肿上既热且软，是为有脓。假如郁滞不重，尚未化热，仅是痈肿，故按之不热而且硬，是为无脓之征。

【选注】

《金匮要略心典》："痈肿之候，脓不成，则毒不化；而毒不聚，则脓必不成。故以手掩其肿上，热者毒已聚，则有脓；不热者毒不聚，则无脓也。"

三、肠痈之为病，其身甲错①，腹皮急②，按之濡③，如肿状，腹无积聚④，身无热，脉数，此为肠内有痈脓，薏苡附子败酱散主之。

薏苡附子败酱散方：

薏苡仁十分　附子二分　败酱五分

右三味，杵为末，取方寸匕，以水二升，煎减半，顿服，小便当下。

【词解】

①甲错：形容皮肤干燥粗糙，像鳞甲，像粗磨石一样。

②腹皮急：腹皮紧张。

③按之濡：腹皮紧张部位，深按是柔软的。

④腹无积聚：腹中没有积聚病。

【语译】肠痈病的症状，病人身体皮肤干燥粗糙，像鳞甲如粗磨石一样，腹部皮肤紧急，向深按比较柔软，有肿胀的感觉，腹中没有积聚，全身不发热，脉数。这是肠内有痈肿化脓的病症，可用薏苡附子败酱散主治。

【提要】本条是论肠痈的证治。

【通解】由于火毒聚于肠内，而发为肠痈，其身虽无热，而其脉则数；血气凝滞于里，不得外荣肌肤，故身枯干如鳞甲交错。痈成于内，血涩不流，则气亦滞，遂使腹皮如肿，按之仍软，虽其患在肠胃间，究非腹内有积聚，所以本证与腹内有癥瘕积聚者不同。

治以薏苡附子败酱散，排脓消痈，振阳行阴。方中薏苡仁泄热除湿，排脓利尿；败酱草清热解毒，破瘀排脓；附子辛温，振阳而行气血津液，而散结消肿。方后注云："顿服，小便当下"，是指服药之后，小便下者，气化则通。气化通则痈肿郁结可开，热毒瘀滞可行，大便泄泻污秽之脓血，肠痈渐愈。顿服者，取其药力快捷，速下湿热火毒之意。

【选注】

《金匮要略论注》："此论肠痈，乃肠胃之病，似宜只腹痛而不及外；不知痈乃血脉间病。肠为阳明，阳明主一身肌肉，故必其身甲错。腹为肠之府，故腹皮急，热毒之气上鼓也。气非有形，故按之濡。然皮之急虽如肿状，而实无积聚也。病不在表，故身无热，热虽无而脉数，痈为血病，脉主血也，故曰此为肠痈。薏苡寒能除热，兼下气胜湿，利肠胃，破毒肿，故以为君。败酱善排脓破血，利结热毒气，故以为臣。附子导热行结，故为反佐。"

四、肠痈者，少腹肿痞①，按之即痛如淋②，小便自调③，时时发热，自汗出，复恶寒。其脉迟紧者，脓未成，可下之，当有血。脉洪数者，脓已成，不可下也。大黄牡丹汤主之。

大黄牡丹汤方：

大黄四两　牡丹一两　桃仁五十个　瓜子半升　芒硝三合

右五味，以水六升，煮取一升，去滓，内芒硝，再煎沸，顿服之，有脓当下；如无脓，当下血。

【词解】

①少腹肿痞：少腹某一部位肿硬，好像痞症一样。

②按之即痛如淋：以手按压肿硬部位，病人疼痛。连到阴部，有尿急的感觉，好像淋病一样。

③小便自调：指小便正常。

【语译】肠痈病人，少腹肿硬如痞，以手按其腹部，疼痛连到阴部，如淋病的尿急，但是小便正常。病人一阵阵地发热，自汗出，以后又怕冷。病人的脉象迟而紧，这是肠痈尚未化脓，可以应用攻下法治疗，应当泻出脓血。可用大黄牡丹汤主治。病人的脉象洪而数，这是肠痈已经化脓，不可用攻下法治疗。

【提要】本条是论述肠痈脓未成的证治。

【通解】火毒邪气，郁于肠内，虽聚而成形，然尚未腐肉化脓，故见少腹肿痞。肿痞瘀阻，痛连膀胱，故按之即痛如淋，而实非淋，故小便自调。由于毒邪内聚，营卫之气与之相争，故时时发热，自汗出，复恶寒。血热郁滞，结实不通，束敛血脉，故脉迟而紧。此为热伏血瘀，痈脓未成，故可下夺，使其消散。若脉不迟紧，而反洪数的，则热势已成，荣气腐为脓，虽下之亦不能消，故不可下。

治以大黄牡丹汤，泻热逐瘀。方中大黄、丹皮、桃仁泻热遂瘀，排出恶血，消散痈肿；瓜子与芒硝，荡积排脓，推陈致新。方后注曰："顿服之，有脓当下，如无脓，当下血。"说明肠痈不论有脓无脓，凡属实热证者，皆可用荡热行瘀法，使瘀热脓血随大便而出，肠痈可愈。

若邪毒腐肉化脓，毒热之气弥满不收，正气被伤，故脉洪数。治宜清热解毒，排脓消肿。慎用攻下之法，以防更伤正气。

薏苡附子败酱散与大黄牡丹汤均治肠痈。前者适用于脓已成，正气亦伤，里热不盛者，后者适用于脓未成，热实毒盛之证。

【选注】

《金匮玉函经二注》："肠痈而少腹不可按，阳邪下结，部位牵引也。按之如淋，形容痛状，情所必至。夫血病而气不病，故小便自调，然阳邪已盛，卫气斯虚，遂发热汗出而畏寒也。痈证如是，治之者，须以脓成未成为异。欲知之法，舍脉无由，脉迟紧知未热为血瘀于内，勿使成脓，下之须早。非桃仁承气汤乎？脉若洪数者，则已成矣，岂复有瘀可下，此大黄丹皮以涤热排脓，势所必用也。"

五、问曰：寸口脉浮微而涩，法当亡血①，若汗出。设不汗者云何？答曰：若身有疮②，被刀斧所伤，亡血故也。

【词解】

①法当亡血：若汗出：根据脉象推理，应该有亡血证，或汗出证。

②若身有疮：假若身体有金刃创伤。

【语译】 问：病人两手寸口脉浮微兼涩，应该是亡血病，或者是多汗证。假设病人没有汗出，推断是什么病？老师答道：这是病人身上有创伤，病人被刀子、斧头所伤，造成流血过多的失血证。

【提要】 本条论述金疮出血的脉证。

【通解】 由于吐血、咯血、自汗、盗汗、遗精等原因，引起阴血亏少，血不流利，故脉则涩。阴血虚而阳气外浮，故又脉浮而微。故法当亡血，汗出伤荣。如不亡血，亦不汗出，则为何故？此是，身有疮而被刀斧所伤，卫气先伤，又亡荣血的征象。

【选注】

《金匮要略心典》："血与汗，皆阴也；阴亡，则血流不行，而气亦无辅，故脉浮微而涩也。经云：'夺血者无汗，夺汗者无血'，兹不汗出而身有疮，则知其被刀斧所伤而亡其血，与汗出不止者，迹虽异而理则同也。"

六、病金疮①，王不留行散主之。

王不留行散方：

王不留行十分（八月采） 蒴藋细叶②十分（七月采） 桑东南根白皮十分（三月采） 甘草十八分 川椒三分（除目及闭口，去汗） 黄芩二分 干姜二分 厚朴二分 芍药二分

右九味，桑根皮以上三味烧灰存性，勿令灰过，各别杵筛，合治之为

散，服方寸匕。小疮即粉之，大疮但服之，产后亦可服。如风寒，桑东根勿取之。前三物皆阴干百日。

【词解】

①金疮：金属兵器的创伤。

②蒴藋细叶：又名接骨木，味甘、酸，性温，入肝经。能活血化瘀，祛风除湿。治金疮肿，跌打损伤，骨折、风湿痹痛等证。

【语译】病人受了金属兵器的创伤，可用王不留行散主治。

【提要】本条是论金疮的治法。

【通解】金疮是刀斧等金属器械所伤的伤科疾患，由于刀斧创伤，经脉皮肉筋骨断裂，营卫气血不能接续，伤口疼痛，甚至气血溃烂而成疮疡。

治以王不留行散，续绝脉，愈伤口，活血行气，化瘀止痛。方中王不留行活血祛瘀，止血定痛为君药；佐以蒴藋细叶行血通径，消瘀化滞；桑根白皮续绝脉而愈伤口，以上三味烧灰存性，取灰有止血之意。姜、椒、厚朴行气破滞，温通血脉；黄芩、芍药清血热，敛血阴；重用甘草补中生肌，调和诸药，配黄芩清热解毒。本方寒热结合，气血兼顾，既可外敷，亦可内服。内外并用，以畅行气血，调和阴阳，生肌长肉。"小疮即粉之"，说明肌肤损伤较轻者，外敷即可，无须内服。"大疮但服之"，由于损伤较重，应治内而安外，故需内服或内外并用。"产后亦可服"，乃取其散瘀止血，行气活络之功。外感风寒者，去桑根白皮，防其引邪内入也。"前三物皆阴干百日"，是指王不留行、蒴藋细叶、桑根白皮三药。不宜暴晒火炙，是存其寒凉之药性之意。

【选注】

《金匮要略心典》："金疮，金刃所伤而成疮者，经脉斩绝，营卫沮弛。治之者必使经脉复行、营卫相贯而后已。王不留行散，则行气血和阴阳之良剂也。"

排脓散方：

枳实十六枚　芍药六分　桔梗二分

右三味，杵为散，取鸡子黄一枚，以药散与鸡黄相等，揉和令相得，饮和服之，日一服。

排脓汤方：

甘草二两　桔梗三两　生姜一两　大枣十枚

右四味，以水三升，煮取一升，温服五合，日再服。

【提要】 以上二方是论述排脓方法。

【通解】 由于湿热火毒，聚郁一处，气血不畅，热郁血瘀，蒸腐血肉化脓，而伤正气。若阴分伤的，治以排脓散，滋阴活血，行气排脓。方中鸡子黄、芍药滋阴养血，凉血解毒，活血散瘀；枳实、桔梗一升一降，开气行滞，俾大气一转，郁结乃散。诸药相合，可养阴护正，使痈脓外出，热毒可解。若正气伤的，治以排脓汤。方中甘草调中排脓，清热解毒；桔梗开提肺气，大气自转，郁结可散；生姜、大枣辛甘为阳，调和荣卫，扶正达邪。诸药相配，以奏排脓解毒，调中祛邪之功。

如此可知，排脓散治痈脓伤血分；排脓汤治痈脓伤气分。但两方均能调其升降之机，消其久瘀之痈，可以概治痈肿日久而毒不能散的病证。

【选注】

《金匮要略编注》："肠痈必起于邪壅气血而成，壅气为热，蒸腐血肉成脓，故以鸡子黄、芍药专补阴血之正，桔梗开提肺气而下行，枳实以宣肠胃气结。俾气利则脓成毒化，故为排脓敢也。"

"肠痈乃属大小肠受病，故用甘、桔善走手足阳明，开提诸气而宣行解毒；以姜、枣通调营卫而排血为脓。盖此两方，专治躯壳之内肠胃之痈而设。"

七、浸淫疮，从口①流向四肢②者，可治；从四肢流来入口者，不可治③。

【词解】

①口：病在内，向心的意思。

②四肢：病在外，离心的意思。

③不可治：难治或危险的意思。

【语译】 浸淫疮从里向外发展，病势向外，容易治愈。浸淫疮由外向内发展，病势向里，病属难治，并有一定的危险性。

【提要】 本条是论述浸淫疮的预后。

【通解】 浸淫疮是由湿热火毒客于肌肤，先痒后痛，搔破流水。浸渍皮肤，淫于全身。若浸淫疮，从四肢流来入心口，这是皮肤热毒，经血脉内传于心的反映。病邪由外向内，由轻变重，故为难治。若浸淫疮从口流向四肢，为心经热毒，流散皮肤，病势向外，由重变轻，故为可治。

【选注】

《医宗金鉴》："浸淫疮者，浸谓浸渍，淫渭不已，谓此疮浸淫，留连不已也。从口流向四肢者轻，以从内走外也，故曰可治；从四肢流走入口者重，以从外走内也，故曰不可治。"

八、浸淫疮，黄连粉主之。（方未见。）

【语译】浸淫疮病可用黄连粉主治。

【提要】本条专论浸淫疮的治法。

【通解】浸淫疮是热毒在心脉和皮肤之病，治以黄连粉方，清热解毒。方中黄连苦寒入心，不论内服外敷，均有清解热毒，凉血燥湿之功。

【选注】

《金匮要略浅注》："黄连粉方未见，疑即黄连一味，为粉外敷之，甚者亦可内服之。诸痛疮痒，皆属于火。黄连苦寒泻心火，所以主之。"

据临床观察，用黄连、炉甘石等分研末麻油调敷，治黄水疮良效。

小　　结

本篇论述了疮痈、肠痈、浸淫疮、金疮的病因、病机，以及治疗方法。薏苡附子败酱散，排脓消肿，振阳扶正，可治肠痈之脓已成，而正气损伤者；大黄牡丹汤，泄热逐瘀，可治肠痈之实热。排脓散可治痈肿兼有阴伤之象，排脓汤可治痈肿损伤气分之象。王不留行散，活血行气，止血定痛，故能治金疮。黄连粉清热燥湿，凉血解毒，适用于浸淫疮。

【复习思考题】

1. 试谈痈肿将发的脉证。

2. 试谈痈肿有脓无脓的证治。

3. 试分析肠痈有脓的证治。

4. 试分析肠痈脓未成的证治。

5. 试分析金疮的辨证论治。

6. 试谈排脓散，排脓汤二方的方义。

7. 试分析浸淫疮的证治。

跌蹶手指臂肿转筋阴狐疝蛔虫
病脉证治第十九

概　说

本篇是论述跌蹶、手指臂肿、转筋、阴狐疝、蛔虫等病的辨证论治。本篇以蛔虫病为重点，其他各证论述较为简略，而这五种病证，既无联系，又不便归类，或单独成篇，故将上述诸病合为一篇讨论。

"跌蹶"又名"趺蹶"似指跌倒伤足而使人行走时只能向前行，而不能往后退。

"手指臂肿"是指手指与臂既肿又动。

"转筋"是指臂、脚强直，不能屈伸。

"阴狐疝"是指阴囊偏大偏小，时上时下，或有胀痛，重坠之感。

"蛔厥"是由脏寒，蛔动不安，上扰胸膈，引起烦躁不安，呕吐蛔虫，心腹剧痛呕吐涎沫，手足厥冷之证。

【学习要求】

一、说明本篇所述五种疾病的概念。

二、熟悉阴狐疝临床特征与治疗方法。

三、掌握本篇对蛔虫病的治疗方法。

【自学时数】3 学时

一、师曰：病跌蹶^①，其人但能前，不能却，刺腨^②入二寸，此太阳经伤也。

【词解】

①跌蹶：跌即足背，跌音夫。蹶即僵直，蹶音决。跌蹶指两足肌肉劳

累损伤之病。

②腨：指小腿后肌群。腨音揣。

【语译】老师说：跌蹶病人，在走路时，只能向前走，不能向后退。可用针刺法，刺入腨部，深二寸，这有足太阳经受损伤的缘故。

【提要】本条是论述跌蹶病的证治。

【通解】师曰：得病因跌蹶而使人但能前行，不能后却，人身经络，阳明行身之前，太阳行身之后，今因蹶而伤太阳经气，故出现能前不能后的病变。治法用针刺腨，深二寸，便能自愈。因太阳之经下贯腨内，腨又是阳明经络之所过，乃是太阳、阳明交会之处。故刺之以和两经之气血。

【选注】

《金匮要略论注》："人身阳明脉络在前，太阳脉络在后，故阳明气旺无病，则能前步，太阳气旺无病，则能后移，今倾跌之后致蹶而不能如平人，能前步不能后却，必须刺腨肠入二寸者。盖腨肠者，太阳脉之所过，邪聚于太阳脉之合阳、承筋间，故必刺而泻之，谓伤止在太阳经也。然太阳经甚多，而必刺腨肠者，盖腨肠即小脚肚，本属阳明，太阳脉过此，故刺之使太阳与阳明之气相通，则前后如意耳。"

二、病人常以手指臂肿动，此人身体瞤瞤者，藜芦甘草汤主之。

藜芦甘草汤方：（方未见。）

【语译】病人经常有从手指到两臂的肌肉肿胀、抖动，而且还有全身肌肉跳动的症状，可用藜芦甘草汤主治。

【提要】本条专论手指臂肿的证治。

【通解】本病因痰湿凝滞关节则肿，风邪袭经络则动，风痰阻滞经络，阳气起而驱邪，风痰欲去不去，故见身体瞤瞤而动。

治以藜芦甘草汤，方未见，大略是涌吐风痰之剂。这是因势利导，涌吐膈上风痰。藜芦涌吐风痰，升举阳气；甘草能解藜芦之毒，而和中养胃。此方使风痰消除，肺中气机畅通，则诸症可愈。

【选注】

《金匮要略心典》："痰湿凝滞关节则肿，风邪袭伤经络则动，手指臂肿动，身体瞤瞤者，风痰在膈，攻走肢体，陈无择所谓痰涎留在胸膈上下，变生诸病，手足项背，牵引钓痛，走易不定者是也。藜芦吐上膈风痰，甘草亦能取吐，方未见，大略是涌剂耳。"

三、转筋①之为病，其人臂脚直②，脉上下行③，微弦。转筋入腹④者，鸡屎白散主之。

鸡屎白散方：

鸡屎白

右一味，为散，取方寸匕，以水六合，和，温服。

【词解】

①转筋：俗称抽筋，即肌肉痉挛。

②臂脚直：指两臂两脚强直的意思。

③脉上下行：指血脉上下端直而有力。

④转筋入腹：肌肉痉挛的病证连到腹内。

【语译】转筋病的临床表现，病人左右两臂、两脚强直不舒，看其脉象上下端直有力，兼有微弦，肌肉痉挛连到腹内，可用鸡屎白散主治。

【提要】本条专论转筋病的证治。

【通解】由于湿浊化热动风，热伤阴血，筋脉失养，拘急强直，故其人臂脚强直，其脉则长直而上下行，微弦。若转筋甚则痛不能忍而入腹，从两足牵引少腹拘急而剧痛，此为肝邪直攻脾脏。

治以鸡屎白散，清热利湿祛风。方中鸡屎白咸寒泄热，通利小便，利湿祛风，使邪气从下而去，则经络气血畅通，筋脉得润，而转筋自愈。

【选注】

《金匮要略心典》："肝主筋，上应风气，肝病生风，则为转筋，其人臂、脚直，脉上下行，微弦。经云：诸暴强直，皆属于风也。转筋入腹者，脾土虚而肝木乘之也。鸡为木畜，其屎反利脾气，故取治是病，且以类相求，则尤易入也。"

四、阴狐疝①气者，偏有小大，时时上下，蜘蛛②散主之。

蜘蛛散方：

蜘蛛十四枚（熬焦）　桂枝半两

右二味，为散，取八分一匕，饮和服，日再服。蜜丸亦可。

【词解】

①狐疝：疝病变化不可测，故名狐疝。

②蜘蛛：苦寒，有毒，入肝经。有祛风泄水，消肿解毒的功能，主治狐疝偏坠，中风口㖞，小儿惊风，口噤，疳积，瘰疬，疮疡，以及蜈蚣、

蝎、蜂蜇伤。

【语译】阴囊有狐疝病，阴囊一侧大，一侧小，有时上升，有时下降，可用蜘蛛散主治。

【提要】本条专论阴狐疝气的证治。

【通解】阴狐疝气是因风寒侵袭厥阴肝经所致，故其睾丸或偏左，或偏右有大小，病发时则坠而下，病息时则收而上，因发时，息时而有上下之变，此证重时则阴囊牵引少腹剧痛。

治以蜘蛛散，温散风寒，通利血气。方中蜘蛛，捷于破结通利，去风下气，消散肝经之邪；桂枝辛温，以温散厥阴风寒之邪，风寒散则经脉畅利，诸症可解。方后注云："蜜丸亦可"，以急则用散，缓则用丸之意。

【选注】

《医宗金鉴》："偏有大小，谓睾丸左右有大小也。时时上下，谓睾丸入腹，时出时入也。疝，厥阴之病也，以与狐情状相类，故名之也。主之蜘蛛散，入肝以治少腹拘急而痛也。"

五、问曰：病腹痛有虫，其脉何以别之？师曰：腹中痛，其脉当沉，若弦，反洪大，故有蛔虫。

【语译】问：病人腹内有虫，而引起腹痛，怎样从脉象辨别？老师说：腹中疼痛，应当出现沉脉，假如脉弦，或者反而脉洪大的，这是腹中蛔虫的缘故。

【提要】本条是论蛔虫腹痛的脉象。

【通解】问曰：病腹痛有虫，其脉何以别之？答曰：腹中痛而因于寒邪侵袭脾气引起的，其脉则当沉，或见弦。若因蛔虫扰动所引起的腹痛，则脉必不沉不弦，而反见洪大之脉，乃是蛔虫骚动气血，热气外浮之象。同时伴有腹痛时作时止，恶心呕吐，吐涎沫，面生白色虫斑，睡中龂齿，欲食不化，大便失调，鼻孔奇痒等症。

【选注】

《金匮要略心典》："腹痛脉多伏，阳气内闭也，或弦者，邪气入中也。若反洪大，则非正气与外邪为病，乃蚘动而气厥也，然必兼有吐涎、心痛等症，如下条所云，乃无疑耳。"

六、蛔虫之为病，令人吐涎心痛，发作有时，毒药不止①，甘草粉②蜜汤主之。

甘草粉蜜汤方：

甘草二两　粉一两　蜜四两

右三味，以水三升，先煮甘草，取二升，去滓，内粉、蜜、搅令和，煎如薄弱，温服一升，差即止。

【词解】

①毒药不止：《本草经》将药物分成上、中、下三品，下品多毒。毒药不止，是指用过多种驱虫药，不能制止。

②粉：即指铅粉，味辛、性寒、有毒，消积杀虫、生肌，能治疳积、下痢、虫积腹痛、癥瘕、疥癣、痈疽、口疮、丹毒、烫伤。

【语译】蛔虫病的症状，使人吐清水涎沫，心腹部疼痛，发作的时间有一定规律，服用了有毒的杀虫药疼痛不止，可用甘草粉蜜汤主治。

【提要】本条是论蛔虫病的证治。

【通解】蛔虫寄生于肠内，动扰不安，若上扰于胃，则廉泉开放，故令人吐涎；蛔动则痛，蛔下则止。所以心痛发作有时。此证若用毒药折之，则与虫相恶，而虫不受，故曰毒药不止。

治以甘草粉蜜汤。乃是用甘味药投合蛔虫所好为先，继之用铅粉杀虫在后。况甘草、白蜜又有养胃和中，缓急止痛，以防铅粉之毒。铅粉毒性甚剧，不宜多服，故方后注云："差即止"。

本方中的粉，有的注家认为是"米粉"，其味甘，性平，有和胃，解毒，缓急的作用。因服杀虫药后，吐涎腹痛不止，胃中不和，胃气已伤，故用米粉，养胃和中，安蛔止痛，待正气恢复，病情缓和，然后再用杀虫药，其说供参改。

【选注】

《金匮玉函经二注》："夫饮食入胃，胃中有热则虫动，虫动则胃缓，胃缓则廉泉开，故吐涎。蚘上入膈故心痛，蚘闻食臭出，得饮则安，故发作有时也。毒药不止者，蚘恶之不食也。蚘喜甘，故用甘草、蜜之甘，随所欲而攻之，胡粉甘寒，主杀三虫。蚘得甘则头向上而喜食，食之即死，此反佐以取之也。"

七、蛔厥①者，当吐蛔，令病者静而复时烦，此为脏寒②，蛔上入膈，故烦，须臾复止，得食而呕又烦者，蛔闻食臭出，其人当自吐蛔。

【词解】

①蛔厥：蛔虫病，引起四散厥冷。

②脏寒：指肠中寒冷。

【语译】蛔厥病人，应当吐出蛔虫。现病人安静，时而烦躁不安，此为肠中寒冷，蛔虫向上蠕动，行入胸膈之间，所以心中烦躁，短时间后又停止，病人进食以后，而引起呕吐，心烦，有时蛔虫闻到食物的气味，会向外出，这时病人应当自己吐出蛔虫。

【提要】本条是论蛔厥的证治。

【通解】本证是因肠寒胃热，蛔虫避寒就温，窜扰于胃，或钻入胆道，故曰：蛔上入膈。蛔虫因寒而动，胃受蛔扰，故复时烦，若蛔得温则安，故病者安静。如得饮食，蛔闻食臭，出而扰动，故得食则呕又烦，而呕吐蛔虫。由于脏寒蛔动，腹痛时作，寒热错杂，阴阳之气不相顺接，故手足厥冷。所以，此证亦名蛔厥。

【选注】

《金匮玉函经二注》："蚘厥者，病蚘而手足厥冷也。蚘厥者当吐此，病者静而复时烦，此因肝脏寒而蚘上入膈，故烦。盖言蚘生于肝，因脏寒而上入于膈也。烦臾复止，得食而呕，又烦者，此蚘闻食臭而出于胃，故其人常自吐蚘。盖言蚘因风而生于肝，脏寒则上入膈，闻食臭则出于胃也。"

八、蛔厥者，乌梅丸主之。

乌梅丸方：

乌梅三百个　细辛六两　附子六两（炮）黄连一斤　当归四两　黄柏六两　桂枝六两　人参六两　干姜十两　川椒四两（去汗）

右十味，异捣筛，合治之，以苦酒渍乌梅一宿，去核，蒸之。五升米下，饭熟捣成泥，和药令相得，内臼中，与蜜杵二千下，丸如梧子大，先食，饮服十九，日三服，稍加至二十九。禁生冷滑臭等食。

【语译】蛔厥病人，可用乌梅丸主治。

【提要】本条是论蛔厥的治法。

【通解】蛔厥是由脏寒蛔动，上入于膈所致的寒热错杂证。

治以乌梅丸，安蛔止厥，调和肝胃。方中乌梅酸温，养肝安胃，蛔得酸则止。附子、干姜、桂枝、川椒、细辛味辛性热，能通阳破阴，并能有杀虫作用；黄连、黄柏苦寒泻心胃之热，以止呕烦，且能驱蛔下行；人参、当归补养气血，以扶正气之虚。本方寒热并用。使脏寒得温，胃热得降，气血调和，脏安蛔下，诸症可解。

【选注】

《医宗金签》："李彣曰：乌梅味酸，黄连、黄柏味苦，桂枝、蜀椒、干姜、细辛味辛，以蚘得酸则止，得苦则安，得甘则动于上，得辛则伏于下也。然胃气虚寒，人参、附子以温补之，吐亡津液，当归以辛润之，则蚘厥可愈矣。"

小　　结

本篇论述了跌蹶、手指臂肿、转筋、阴狐疝、蛔虫等病证、病机，以及方药。

跌蹶病，则用针刺腨部，使气血畅通而病可解。手指臂肿因风痰致病，用藜芦甘草汤，涌吐风痰而愈。转筋由风热挟湿为病，用鸡屎白散，利湿清热祛风。阴狐疝，则是寒湿之邪侵袭肝经，故用蜘蛛散，辛温通利，以解其邪。蛔虫病，为心痛吐涎，发作有时，毒药不止者，可用甘草粉蜜汤，投其所好，诱杀蛔虫。至于蛔厥证者，则用乌梅丸，调和阴阳，安胃驱虫。

【复习思考题】

1. 试谈跌蹶的治法。
2. 试谈手指臂部肿动的治法。
3. 试谈转筋的治法。
4. 试谈阴狐疝气的证治。
5. 试分析蛔虫病的辨证施治。

妇人妊娠病脉证并治第二十

概　　说

本篇是论述妊娠期内一般疾病的辨证论治。内容有妊娠恶阻、妊娠宿有癥病、腹痛、下血、小便难、水气病，以及安胎养胎等方法。

本篇重点，是论妊娠期间的腹痛和下血。因为妊娠腹痛、下血，均能导致流产，并能影响胎儿的发育。所以，在这方面的论述亦比较具体。

【学习要求】

一、熟悉妊娠的诊断与癥病的鉴别诊断。熟悉本篇论述妊娠期间常见的六种病证。安胎养胎是妊娠病诊治的总的要求。

二、妊娠呕吐属于脾胃不和的，可用桂枝汤以调和之；属于胃虚寒饮的，可用干姜人参半夏丸治之。至于其他原因而致的妊娠呕吐，可参考后世对此病的辨证施治。

三、妊娠小便难属血虚津亏湿热者，用当归贝母苦参丸；妊娠小便不利有水气者，用葵子茯苓丸。说明子肿、子气、子满等病证。

四、妊娠腹痛由于阳虚寒盛者，用附子汤；由于肝脾不和者，用当归芍药散。此外当归散、白术散亦有调和肝脾止痛之功，可根据证情选用。

五、妊娠下血由于癥病者，用桂枝茯苓丸；由于冲任不调者，用胶艾汤。临床上，下血每与腹痛兼见，胶艾汤既能止血，又能治腹痛，为外科要方。

【自学时数】4 学时

一、师曰：妇人得平脉①，阴脉②小弱，其人渴，不能食，无寒热，名妊娠，桂枝汤主之。（方见下利中。）于法六十日当有此证，设有医治逆③

者，却一月④，加吐下者⑤，则绝之⑥。

【词解】

①平脉：平和无病的脉象。

②阴脉：指尺脉。

③治逆：治不得法。

④却一月：却者退也。向前推至一个月。

⑤加吐下者，增加呕吐泻下症状。

⑥绝之：停止服药。

【语译】老师说：由切脉可知，妇女脉象平和，只有尺脉细小软弱，病人口渴，不能饮食，没有发热恶寒证，可以诊断为妊娠病，应用桂枝汤调和营卫。按一般规律，在怀孕六十天可能出现妊娠恶阻。在经断初期，不知是怀孕，假设有医生认为是经闭不行而误治，在一个月的时候有妊娠恶阻，又增加上吐下泻等症，就停止服药。

【捉要】本条是论述妊娠恶阻的证治。

【通解】妊娠恶阻，大都在妊娠六十日左右出现。此时胎元初结，经血归胞养胎，胎气未盛，阴血不足，则尺脉小弱，其人则渴。阴血不足，胎热上逆，则不能饮食而恶心呕吐。寸关脉象平和，身无寒热，知无他病，是妊娠反应，为恶阻现象。

治以桂枝汤滋阴和阳，调和荣卫。方中桂枝助阳气，芍药养阴血，生姜、大枣、甘草调和脾胃气血。

如在断经初期，医生不知怀孕，认为是经闭不行而误治，在断经一个月，就可出现此证，更加上吐下泻的，则应当停止服药，细心观察病情变化。

【选注】

《金匮悬解》："妇人得和平之脉，而尺脉小弱，其人渴不能食，外无寒热表证，是名妊娠。《难经》：命门者，诸精神之所舍，元气之所系也。男子以藏精，女子以系胞。盖子宫者，少阴肾之位也，故脉见于尺。胎之初结，气血凝塞，不见流溢，故脉形小弱。胎妊方成，中气塞满，胃逆不降，故恶心呕吐，不能甘食。胃逆则金火皆升，是以发渴。桂枝汤，甘草、大枣补其脾精，桂枝、芍药调其肝血，生姜降逆止呕，妊娠初治之良法也。于妊娠之法，六十日间当有此证，设有医治之逆者，却一月之内而见此证，加以吐下，此中气之败，不关胎故，则调燮中气，绝其病本也。"

二、妇人宿有癥①病，经断未及三月②，而得漏下③不止，胎动在脐上者，为癥痼害④。妊娠六月动者，前三月经水利时，胎也。下血者，后断三月衃⑤也。所以血不止者，其癥不去故也，当下其癥，桂枝茯苓丸主之。

桂枝茯苓丸方：

桂枝　茯苓　牡丹（去心）　芍药　桃仁（去皮尖，熬）各等分

右五味，末之，炼蜜和丸，如兔屎大，每日食前服一丸。不知，加至三丸。

【词解】

①癥：病名。腹内有积血成块，有形可征之病。

②经断未及三月：月经停止不到三个月。

③漏下：不在月经期间，阴道内淋漓不断少量出血。

④为癥痼害：长时间凝结在子宫的血块，而成病害。

⑤衃：聚而成形也。指凝结的紫黑瘀血块。

【语译】妇人原来就有血凝成块的癥病，月经停止不到三个月，而有漏血不止，好像在脐上有胎动，这是长时间以来凝结在子宫内的血块为害。如果到了怀孕六个月的时候，有胎动，受孕前三个月月经无血块阻滞，正常通利，这是胎动。假如经水断前三个月，有下血的，这是衃血所致。所以断续下血不止，是癥病未除的缘故。应当攻下癥病，可用桂枝茯苓丸主治。

【提要】本条是论述妊娠宿有癥病证治。

【通解】妇人本有癥病，月经照常来潮，现在经停受孕成胎，经断未到三个月，由于癥病阻于血脉，血不循常道，则漏下不止。癥痼阻碍血脉运行，则脐上跳动不安。因瘀而漏下，故癥积不去，则漏下不会停止，只有下去癥积，血脉正常运行，方可安胎。

治以桂枝茯苓丸，祛瘀化癥。方中桂枝温通血脉；芍药凉血活血；桃仁、丹皮活血化瘀；茯苓健脾以生新血，俾血气畅通，则瘀消而正行。

文中"妊娠六月动者，前三月经水利时，胎也"，说明正常的妊娠胎动，经停六个月有胎动。停经前三个月，经水是正常通利的，此时胎动，则知是妊娠而非病也。

文中"下血者，后断三月衃也"，说明辨证癥积的依据。停经前三个月，月经就不正常，然后停经三个月，又漏下紫黑的瘀血，如兼见小腹跳动则是癥积而非妊娠是没有疑问的了。

【选注】

《金匮要略心典》："癥，旧血所积，为宿病也。癥痼害者，宿病之气，害其胎气也。于法，妊娠六月，其胎当动；今未三月，胎不当动而忽动者，特以癥痼害之之故，是六月动者胎之常，三月动者胎之变也。夫癥病之人，其经月当不利，经不利则不能受胎。兹前三月经水适利，胞宫净而胎可结矣。胎结故经断不复下，乃未三月而虾血仍下，亦以癥痼害之之故，是血留养胎者其常，血下不止者其变也。要之，其癥不去，则血必不守，血不守，则胎终不安，故曰当下其癥。桂枝茯苓丸，下癥之力颇轻且缓，盖恐峻厉之药，将并伤其胎气也。"

三、妇人怀娠六七月，脉弦发热，其胎愈胀，腹痛恶寒者，少腹如扇①，所以然者，子脏②开故也，当以附子汤温其脏。（方未见。）

【词解】

①少腹如扇：少腹部阵阵发冷，如被扇状。

②子脏：即子宫。

【语译】 妇人怀孕六、七个月，脉象弦，身发热，胎气作胀，腹部疼痛，又有恶寒，少腹一阵阵发冷，如扇风一样。所以有这样的症状，是因为子脏开而不合的缘故。应当给以附子汤温暖子脏。

【提要】 本条是论述妊娠阳虚寒盛腹痛的证治。

【通解】 妇人怀孕六七个月，脉弦发热，有似表证，其胎愈胀而痛，腹部恶寒，甚至少腹阵阵作冷，状如被扇。所以然者，子脏开而不合，而风冷之气乘之，阳虚有寒，故脉见弦。阳虚气浮，故发热。

治以附子汤，温阳散寒，暖宫安胎。方中附子温阳气，散阴寒；人参补元气，正阳光；茯苓、白术健脾生新，补气补血；芍药和血又能敛阴，制附子之燥热，敛外浮之虚阳。

【选注】

《张氏医通》："妊娠脉弦为虚寒，虚阳散外，故发热，阴寒内逆故胎胀。腹痛恶寒者，其内无阳，子脏不能司闭藏之令，故阴中觉寒气习习如扇也。用附子汤以温其脏，则胎自安。"

四、师曰：妇人有漏下者，有半产后因续下血都不绝者，有妊娠下血者，假令妊娠腹中痛，为胞阻①，胶艾汤主之。

胶艾汤方：（一方加干姜一两。胡氏治妇人胞动，无干姜。）

川芎　阿胶　甘草各二两　艾叶　当归各三两　芍药四两　干地黄四两

右七味，以水五升，清酒三升，合煮取三升，去滓，内胶，令消尽，温服一升，日三服。不差，更作。

【词解】

①胞阻：证候名，胞中之气血不合，而阻其化育之能。

【语译】老师说：妇人有平时漏血的病；也有小产之后，继续淋漓不断地下血；第三种下血病是在怀孕之后，忽然下血不止的。假使病人有腹中疼痛，病名为胞阻。可用胶艾汤主治。

【提要】本条是论述妇人三种下血病，以及胞阻的证治。

【通解】妇人下血，其中有三种病证，一为经水淋漓不断的漏下；二为半产后继续下血不止的漏下；三为妊娠胞阻下血的漏下。胞阻病，由于冲任脉虚寒，阴血不能内守，血液下漏，不能入胞以养胞胎，影响胞胎正常发育，故腹中作痛。妊娠下血，腹中痛，称为"胞阻"之证。漏下和半产后下血不止的病机，也有是因为冲任虚寒，阴血不能内守所致。

此三种漏下尽管不同，都可以用胶艾汤补血固经，调其冲任而愈。方中阿胶养血止血；艾叶温经暖胞；当归、川芎、地黄、白芍补血养肝，敛阴益荣，以养胞胎；甘草调和诸药，缓中解急，共奏温暖胞宫，调补冲任之效。

【选注】

《金匮要略心典》："妇人经水淋沥及胎产前后下血不正者，皆冲任脉虚而阴气不能守也，是惟胶艾汤为能补而固之。中有芎、归，能于血中行气；艾叶利阴气，止痛安胎，故亦治妊娠胞阻。胞阻者，胞脉阻滞，血少而气不行也。"

五、妇人怀娠，腹疠痛①，当归芍药散主之。

当归芍药散方：

当归三两　芍药一斤　川芎半斤（一作三两。）　茯苓四两　泽泻半斤　白术四两

右六味，杵为散，取方寸匕，酒和，日三服。

【词解】

①疠痛：疠音绞，又音朽。绵绵不断地疼痛。

【语译】妇人怀孕之后，腹中绵绵不断的疼痛。可用当归芍药散主治。

【提要】本条是论述妊娠腹痛的证治。

【通解】妇人妊娠肝血虚而脾湿盛，则肝脾气血不和，故腹中拘急而绵绵作痛；湿邪不化则小便不利，下肢浮肿。

治以当归芍药散，养血疏肝，健脾利湿。方中重用芍药，平肝气以安脾胃，配合当归、川芎调肝养血，以和血气；白术健脾燥湿，配合茯苓，泽泻渗湿利水，泄浊退肿。如此，则腹痛止，胎自安。

【选注】

《金匮要略论注》："疙痛者，绵绵而痛，不若寒症之绞痛，血气之刺痛也，乃正气不足，使阴得乘阳。而水气胜土，脾郁不伸，郁而求伸，土气不调，则痛绵绵矣。故以归、芍养血，苓、术扶脾，泽泻泻其有余之蓄水，芎劳畅其欲遂之血气。不用黄芩，疙痛因虚，则稍挟寒也；然不用热药，原非大寒，正气充则微寒自去耳。"

六、妊娠呕吐不止，干姜人参半夏丸主之。

干姜人参半夏丸方：

干姜　人参各一两　半夏二两

右三味，末之，以生姜汁糊为丸，如梧子大，饮服十丸，日三服。

【语译】妇人妊娠恶阻，有呕吐不止的症状，可用干姜人参半夏丸主治。

【提要】本条专论妊娠恶阻的证治。

【通解】由于脾胃虚寒，水液凝滞，蓄为痰饮，浊阴上逆，则呕吐涎沫稀水。饮停中焦，常见脘闷不食，脉弦苔滑等症。

治以干姜人参半夏丸。方中干姜温中散寒，振奋中阳；人参健脾补正；半夏降逆止呕；生姜汁蠲饮降逆。此方可使中阳得振，寒饮蠲化，胃气顺降，则呕吐自止。

【选注】

《金匮玉函经二注》："此即后世所谓恶阻病也。先因脾胃虚弱，津液留滞，蓄为痰饮。至妊二月之后，胚化成胎，浊气上冲，中焦不胜其逆，痰饮遂涌，呕吐而已，中寒乃起。故用干姜止寒，人参补虚，半夏、生姜治痰散逆也。"

七、妊娠，小便难，饮食如故，当归贝母苦参丸主之。

当归贝母苦参丸方：（男子加滑石半两。）

当归　贝母　苦参各四两

右三味，末之，炼蜜丸如小豆大，饮服三丸，加至十丸。

【语译】妇人妊娠小便困难，饮食如平时一样，可用当归贝母苦参丸主治。

【提要】本条专论妊娠小便难的证治。

【通解】妊娠小便难，饮食如故，说明病不在中焦而在下焦。由于妊娠之后，气郁血虚，生热化燥，经络血脉不畅，津液涩少，膀胱尿液热而少，故小便难而不爽利。

治以当归贝母苦参丸。用当归和血润燥，贝母利气通络解郁，苦参清热利湿，清除热结，与贝母配合，在上能清肺通络，在下能利膀胱之郁热。总之，本方便血脉得以通润，热除郁解，则小便自能爽利。

【选注】

《金匮要略方论本义》："妊娠小便难，饮食如故者，血虚生热，津液伤而气化斯不利也。主之以当归贝母苦参丸，当归生血，贝母清气化之源。苦参降血热之火，又为虚热之妊娠家立一法也。"

八、妊娠有水气①，身重，小便不利，洒淅恶寒，起即头眩②，葵子茯苓散主之。

葵子茯苓散方：

葵子一升　茯苓三两

右二味，杵为散，饮服方寸匕，日三服，小便利则愈。

【词解】

①妊娠有水气：怀孕时发生水肿病。

②起即头眩：指坐起直立时，头目昏眩。

【语译】妇人妊娠期间发生水肿病，身体沉重，小便不通利，全身发冷，立起之时即头昏目眩，可用葵子茯苓散主治。

【提要】本条专论妊娠水气的证治。

【通解】妊娠有水气，往往由于怀孕之后，经络血脉不能畅行，气化受阻，所以小便不利。水气内停，溢于肌表，则身体浮肿而重。经络血脉不能畅行，水湿凝滞，阳气不达肌表，则洒淅恶寒。清阳不升，则头眩，辨证关键在于小便不利，切须注意。

治以葵子茯苓散通络利水。方中茯苓健脾化气，渗湿通络，利水祛湿；葵子滑窍行水，使水利湿去。葵子茯苓散使脉络畅行，水湿下利，所以小便一利，则诸症可愈。

【选注】

《金匮要略阐义》："妊娠有水气，水为阴湿之物，一身之阳悉为所遏，如肌肉之阳不运而身重，膀胱之阳不化而小便不利，卫阳不固护而洒淅恶寒，胃阳不升而头眩。葵子茯苓故主之者，葵子滑利通阳，茯苓淡渗通阳，阴湿之水邪下泄，诸阳皆得其通。"

九、妇人妊娠，宜常服当归散主之。

当归散方：

当归　黄芩　芍药　川芎各一斤　白术半斤

右五味，杵为散，酒饮服方寸匕，日再服。妊娠常服即易产，胎无疾苦。产后百病悉主之。

【语译】妇人怀孕之后，可以经常服用当归散。

【提要】本条专论养胎大法。

【通解】妊娠之后，胎夺气血。肝血虚而生内热，脾气虚而生内湿，血虚与湿热交病，则证见身体瘦弱，内热心烦，头晕胸闷，食少恶心，腹痛胎动不安，甚至流产等症。

宜常服当归散，养血健脾，清化湿热。方中当归、芍药补肝养血，和血敛阴；川芎理血解郁，调达肝气；白术健脾化湿；黄芩清热坚阴，合奏安胎之效。

肝脾两虚之证，非凡剂之功，故曰宜常服。

【选注】

《金匮要略阐义》："妊娠血以养胎，血为胎夺，虚而生热，是非常也。'宜常服'，谓不病亦宜常服也。当归、芍药一动一静以养血；川芎调达肝阳；黄芩清热和阴；白术健脾胜湿，酒服方寸匕，从血分以和其肝脾也。"

十、妊娠养胎，白术散主之。

白术散方：（见《外台》。）

白术四分　川芎四分　蜀椒三分（去汗）　牡蛎二分

右四味，杵为散，酒服一钱匕，日三服，夜一服。但苦痛，加芍药；心下毒痛，倍加川芎；心烦吐痛，不能食饮，加细辛一两，半夏大者二十枚。服之后，更以醋浆水服之；若呕，以醋浆水服之；复不解者，小麦汁服之。已后渴者，大麦粥服之。病虽愈，服之勿置。

【语译】 妇人怀孕期间，养胎方法，如白术散主治之法。

【提要】 本条专论脾虚寒湿的养胎方法。

【通解】 妊娠之后，胎夺气血，若肝经虚寒而血少不能养胎，则胎动不安。脾经虚寒而生寒湿，寒湿中阻，则证见心腹时痛，呕吐清水痰涎等症。

治以白术散，温暖肝脾，除湿安胎。方中蜀椒温脾暖肝，健胃养胎；川芎舒肝和血；白术健脾化湿；牡蛎敛阴潜阳，能协蜀椒，促进胃肠消化。

上证若属肝血涩少，阴血不利，腹内抑屈而苦痛者，则加芍药和其阴血；瘀血阻滞，阴血不能下达胞胎，心下毒痛者，则加川芎破瘀通络，运化胎血下行；若中焦寒湿停留，痰湿郁滞，故胸闷心烦，呕吐涎沫，腹痛不能饮食，则加细辛温化寒饮，散沉寒痼冷；如呕吐气逆则加半夏健脾化痰，和胃止呕；另用醋浆水和胃止呕，若服后呕不止，胃中津液不足，口渴者，则服大麦粥补脾调中，生津止渴。

【选注】

《金匮要略阐义》："妊娠养胎，谓胎不长，当服药以养生长之机，非无故服药也。养胎之要，首重肝脾，肝为生血之源，土为万物之母，主以白术散者，川芎利肝，白术培土，蜀椒以助肝阳，牡蛎以和肝阴，肝脾阴阳调和，则生气勃然矣。"

十一、妇人伤胎[①]，怀身[②]腹满，不得小便，从腰以下重，如有水气状，怀身七月，太阴当养不养，此心气实，当刺泻劳宫及关元，小便微利则愈。（见《玉函》。）

【词解】

①伤胎：病名。胎气受伤。

②怀身：指怀孕。

【语译】 在怀孕之时，妇人胎气受伤，有腹满，小便不利，从腰以下沉重，好像水肿一样，到了怀孕七个月的时候，正是太阴肺经养胎，肺经不能养胎，这是心气实。应当刺心经穴位劳宫，肾经穴位关元，使小便稍微通利则病可愈。

【提要】本条专论怀孕伤胎的证治。

【通解】妊娠七个月，手太阴肺经应当养胎，但是，心火气实，损伤肺阴肺气，肺不得降，既不能养胎，又不能通调水道，故胎动不安，腹满小便不利，腰以下沉重而肿，如有水气。此证为心火气实，传于肺经，损伤胎气，故不可治肺，法当泻其心气，行其水气。心火降则肺气自行，小便通利则心气可降。用针刺劳宫以泻心气，刺关元以行水气。劳宫、关元二穴，孕妇慎用，深刺强泻可能落胎，故刺法宜浅宜轻。

【选注】

《金匮要略直解》："七月手太阴肺经养胎，金为火乘，则肺金受伤而胎失所养，又不能通调水道，故有腹满不得小便，从腰以下有如水气状也。劳宫穴在手心，厥阴心主穴也，泻之则火不乘金矣。关元穴在脐下，为小肠之募，泻之则小便通利矣，此穴不可妄用，针之能落胎。"

小　　结

本篇是论述妊娠期间疾病的辨证论治。

妊娠呕吐，有阴血不足，胃虚有热者，可用桂枝汤，调和脾胃，生长阴血。有胃虚寒饮上逆者，可用干姜人参半夏丸，振奋中阳，蠲化寒饮。妊娠腹痛，有阳虚寒盛者，可用附子汤，温阳散寒，暖宫安胎。若肝脾不调者，可用芍药散，养血疏肝，健脾利湿。妊娠下血，有癥积漏下者，可用桂枝茯苓丸，祛瘀化癥，癥害去，则其血自止。有冲任虚寒，不能摄血者，可用胶艾汤，补血固经，调其冲任。

妊娠小便难与小便不利证，小便难多属于气郁血虚，生热化燥，可用当归贝母苦参丸，和血解郁，清热润燥。小便不利多为气化受阻，可用葵子茯苓散，化气通络利水，使小便通利，水有去路，水气自消。

妊娠养胎，有肝血虚少，脾经湿热者，可用当归散，养血健脾，清化湿热。有肝血涩少，脾经寒湿者，可用白术散，温暖肝脾，除湿安胎。养胎大法，重在调理肝脾。因为肝主藏血，血充则可以养胎，脾主化生气血，脾健则气血来源充足，从而达到养胎安胎的目的。

【复习思考题】

1. 试分析妊娠癥病漏血的证治。
2. 试分析妊娠冲任虚寒漏血的证治。
3. 试分析妊娠肝脾不调的腹痛证治。
4. 试谈妊娠寒饮呕吐的证治。
5. 试分析当归贝母苦参丸的证治。
6. 试谈妊娠水肿的证治。
7. 试述妊娠养胎方法。

妇人产后病脉证治第二十一

概　说

本篇论述妇人产后疾病的辨证论治。妇人产后由于耗津失血，而有三大证，即痉病、郁冒、大便难。其次又论述产后腹痛、中风、发热、下利等病的证治。

【学习要求】

一、了解由于产后气血两虚，容易感受外邪以及其他疾病的特点，如痉病、郁冒、大便难、腹痛、中风、下利以及烦乱呕逆等，均为产后常见病证。妇人产后疾患，在病机上以血虚多汗为特点；在治法上必须照顾气血虚，但仍须辨证施治，不可拘泥。

二、熟悉产后三大证，即痉病、郁冒、大便难，其病机虽各有不同，但血伤液亏则一，故治疗时，应采用不同的方法，但都必须以恢复其津液为总的原则。

三、掌握产后腹痛属血虚内寒的，用当归生姜羊肉汤；属气血郁滞的，用枳实芍药散；属瘀血内停的，用下瘀血汤；兼有大便难的，用大承气汤。

四、掌握产后不大便用大承气汤主治；中风之用桂枝汤、竹叶汤；烦乱呕逆之用竹皮大丸；下痢虚极之用白头翁加甘草阿胶汤。说明对产后病的治疗仍应辨证施治，既要照顾到产后的特点，又要不拘泥于产后禁忌。

【自学时数】 4学时

一、问曰：新产妇人①有三病，一者病痉②，二者病郁冒③，三者大便难④，何谓也？师曰：新产血虚，多汗出，喜中风⑤，故令病痉；亡血⑥复汗，寒多，故令郁冒；亡津液，胃燥⑦，故大便难。

【词解】

①新产妇人：指产后一个月以内。

②痉：指肌肉痉挛。痓与痉同。

③郁冒：胸中郁闷不舒，头上昏冒不爽。

④大便难：大便秘结困难。

⑤喜中风：容易感受风邪。

⑥亡血，复汗，寒多：产后出血过多，自汗也多，外寒容易侵入肌表，外束肌表。

⑦亡津液，胃燥：因为亡血自汗使津液缺乏，导致胃肠干燥。

【语译】问：新产妇人有三种常见病，第一是筋脉拘挛的痉病；第二是郁闷头昏的郁冒病；第三是津液枯燥的大便难证。这三种病的病机是什么？老师说，因为新产妇人血虚，经常出很多汗，容易外感风邪，导致痉病。新产妇人出血很多，又有自汗，容易感受风寒，引起郁冒病。新产妇人亡失津液，胃肠干燥，所以大便干燥难出。

【提要】本条是论述产后痉病、郁冒、大便难三种疾病。

【通解】痉病，是由于产后失血过多，营血虚少，营卫失调，腠理不固，汗出过多，容易感受风邪。阴血虚少，则不能濡养筋脉，复感风邪，则最易化燥伤筋，因而有痉挛抽搐等症，随之而形成痉病。

郁冒，是由于产后失血过多，汗出也多，阴血两虚，容易感受寒邪。寒邪外束则阳气不能外达，阴血虚少则虚阳势必上冲，因而形成郁冒。

大便难，是由于产后失血过多，汗多伤阴，阴血不足，不能濡润大肠，则见大便难。

以上三证的病机，皆为津血两虚所引起，故在治疗上，都必须照顾津液为主。

【选注】

《金匮要略心典》："痉，筋病也，血虚汗出，筋脉失养，风入而益其劲也。郁冒，神病也，亡阴血虚，阳气逐厥，而寒复郁之，则头眩而目瞀也。大便难者，液病也，胃藏津液而渗灌诸阳，亡津液胃燥，则大肠失其润而便难也。三者不同，其为亡血伤津则一，故皆为产后所有之病。"

二、产妇郁冒，其脉微弱，呕不能食，大便反坚，但头汗出。所以然者，血虚而厥，厥而必冒。冒家^①欲解，必大汗出。以血虚下厥，孤阳^②上出，故头汗出，所以产妇喜汗出者，亡阴血虚，阳气独盛，故当汗出，阴阳乃复。大便坚，呕不能食，小柴胡汤主之。（方见呕吐中。）

【词解】

①冒家：经常头眩目瞀，神不清爽。

②孤阳：指阳气独盛。

【语译】 妇人产后患郁冒证，脉象微弱，呕吐，不能饮食，大便反而干燥坚硬，只有头上汗出很多，所以产生这些症状的原因，是由于血虚，厥气上逆，厥逆向上，头上必然昏冒不清，要解除昏冒病证，必须使汗出透。因为病人血虚于下，厥逆，使孤阳上出，所以头上汗出，所以新产妇容易出汗：是因为伤阴津，阴血虚，阳热偏盛。只有在汗出之后，阴阳之气才能相合。新产妇有大便坚，呕吐不能饮食，可用小柴胡汤主治。

【提要】 本条是论述产后郁冒与大便难同见的证治。

【通解】 产后失血过多，荣卫失调，腠理不固，既喜汗出，而又恐汗出多损亡阴液，而又易感受外邪。然虚多而邪少，故其脉微弱，中虚故呕而不能食，胃肠津液干涸，故大便反坚。热不能外越，所以身无汗，而但头汗出。"所以然者"为自注句，指出血虚而阳厥，厥而必冒。冒家欲解，必大汗出，使郁阳得伸则愈，以是之故，产妇喜汗出，以其荣卫和也。故曰"阴阳乃复"，若大便坚，呕不能食，则涉及少阳之证喜呕，故可用小柴胡汤解之。

"冒家欲解，必大汗出"，反映血虚亡阴，阳气偏盛，表寒闭郁，孤阳上出之郁冒，必须全身汗出，使其阳气外达而郁解，阳气外出而不上出，所以冒家可解。

治以小柴胡汤，扶正达邪，和利枢机，方中柴胡条达少阳，使清阳之气外达，发散少阳之郁邪；黄芩清泄里热，收敛阳气；半夏、生姜和胃降逆止呕；人参、甘草、大枣扶正达邪，调补脾胃，俾上焦得通，津液得下，胃气因和，则濈然汗出而解，选用小柴胡汤和调之法，有"故当汗出，阴阳乃复"之妙用在内。

【选注】

《医宗金鉴》："产妇昏冒，脉微弱者，是气血俱虚应得之诊也。不能食者，是胃气未和应得之候也。大便反坚者，是肠胃枯干应得之病也。究之郁冒所以然者，由血虚则阴虚，阴虚则阳气上厥而必冒也。冒家欲解，必大汗出者，是阳气郁得以外泄而解也，故产妇喜汗出也。"

三、病解能食①，七八日更发热者，此为胃实②，大承气汤主之。（方见痉病中。）

【词解】

①病解能食：郁冒已解，呕吐已止，能进饮食。

②此为胃实：这是胃肠有实热的缘故。

【语译】病人郁冒解除之后，呕吐已止，能够饮食。在七八天以后，更有发热，这是因为胃肠中有实热积滞引起，可用大承气汤主治。

【提要】本条承接上文，论述郁冒已解，又成胃实的证治。

【通解】病人胃和能食，至七八日而又发热，然发热而不恶寒，便知其不在表而在里。又因其能食而更发热，便知非为虚而为实，因食复发热，其大便必硬，而其腹亦必痛，故曰"此为胃实"，可用大承气汤攻下。

【选注】

《金匮要略编注》："此即大便坚，呕不能食，用小柴胡汤而病解能食也，病解者，谓郁冒已解。能食者，乃余邪隐伏胃中，风热炽盛而消谷；但食入于胃，助起余邪复盛，所以七八日而更发热，故为胃实，是当荡涤胃邪为主，故用大承气峻攻胃中坚垒，俾无形之邪相随有形之滞一扫出尽。"

四、产后腹中㽲痛，当归生姜羊肉汤主之；并治腹中寒疝，虚劳不足，当归生姜羊肉汤方：（见寒疝中。）

【词解】

①㽲痛：缓缓而痛。

【语译】妇人产后腹中绵绵作痛，用当归生姜羊肉汤主治。本方也可治腹中寒疝气痛，治气血虚损劳损不足之证。

【提要】本条专论产后血虚寒凝腹痛的证治。

【通解】产后血虚，客寒阻滞气血，则腹中㽲痛。而又喜温喜按为其特点。

治以当归生姜羊肉汤，温中和血，养血补虚，温寒止痛。方中当归补血，温通血脉；生姜温中散寒；羊肉温补肝血。此方除治血虚受寒腹中㽲痛外，本方还可治疗寒疝虚劳腹痛等证。又治肝血虚寒，而两目睆睆，视物不清之证。

【选注】

《金匮要略心典》："产后腹中疞痛，与妊娠腹中疞痛不同；彼为血虚而湿扰于内，此为血虚而寒动于中也。当归、生姜温血散寒，孙思邈云：羊肉止痛利产妇。"

五、产后腹痛，烦满①不得卧，枳实芍药散主之。

枳实芍药散方：

枳实（烧令黑，勿太过）　芍药等分

右二味，杵为散，服方寸匕，日三服，并主痈脓，以麦粥下之。

【词解】

①烦满：指心烦腹满。

【语译】妇人产后腹痛，心烦腹满，不能安卧，可用枳实芍药散主治。

【提要】本条是论述产后气血不利腹痛的证治。

【通解】产后气滞血瘀，气血不畅，故而腹痛，腹满，心烦而不得卧。治以枳实芍药散行气和血，以解除疼痛。方中枳实烧黑入血，行气去郁，下行破结；芍药通利血脉而止疼痛；枳实、芍药两药相合，能理气调血，破积结疼痛；用大麦粥送服，和胃气以调气血也。枳实芍药散药少量小，破瘀力弱，故用于瘀血轻证为宜。本力能活血行气，故又有消散痛肿，排除脓毒的作用。

【选注】

《金匮要略编注》："此气滞腹痛也。产后中气必虚，虚则气滞而食亦滞，故腹痛，烦满不得卧，勿疑产后，定属瘀血而痛也，故以枳实破气行滞，芍药收阴而和脾养血。因产后血虚，所以用之。此剂行气和血，故主痈脓，以麦粥下之，乃和肝气而养心脾也。"

六、师曰：产妇腹痛，法当以枳实芍药散，假令不愈者，此为腹中有干血①着于脐下②，宜下瘀血汤主之；亦主③经水不利④。

下瘀血汤方：

大黄二两　桃仁二十枚　䗪虫二十枚（熬，去足）

右三味，末之，炼蜜和为四丸，以酒一升，煎一丸，取八合，顿服之，新血下如豚肝。

【词解】

①干血：指瘀血，津少干凝的瘀血。

②着于脐下，停留在小腹内的子宫。

③亦主：也治疗的意思。

④经水不利：月经不通利。

【语译】老师说：妇人产后腹中疼痛，按照常规治疗方法，应当用枳实芍药散，假如服药之后，腹痛不愈，这说明小腹内有瘀血停留在子宫，应当用下瘀血汤主治。本方也治月经不通利。

【提要】本条是论述产后瘀血腹痛的证治。

【通解】本条继上条论述枳实芍药散证，如服药而不愈，为病重药轻，内有干血，凝结于少腹，疼痛拒按。

治以下瘀血汤，攻坚破积，清热润燥。方中大黄清热破结以逐瘀血；桃仁破血除瘀，润燥解凝；蟅虫性寒，破瘀通络。炼蜜为丸是缓下之法。用酒煎药，引药入血，而使瘀血排出体外，色如猪肝，则药已中病。

"亦主经水不利"，说明下瘀血汤，亦能治疗热灼干血，凝着于少腹的经水不利。

【选注】

《医宗金鉴》："产妇腹痛，属于气结血凝者，枳实芍药散以调之。假令服后不愈，此为热灼血干，着于脐下而痛，非枳实、芍药之所能治也。宜下瘀血，主之下瘀血汤，攻热下瘀血也。并主经水不通，亦因热灼血干故也。"

七、产后七八日，无太阳证①，少腹坚痛，此恶露②不尽；不大便，烦躁发热，切脉微实，再倍发热，日晡时烦躁者，不食，食则谵语，至夜即愈，宜大承气汤主之。热在里，结在膀胱也。

校勘："切脉微实再倍"应为"切脉微实，再倍发热"。《金匮要略浅注》作"切脉微实，更倍发热"。

【词解】

①无太阳证：指没有表证。

②恶露：产后之瘀血。

【语译】妇人产后七八日，没有太阳表证，而出现小腹坚硬疼痛，这是妇人产后瘀血没有去净的关系。病人还有大便不下，心中烦躁，全身发热，切其脉见微实，使发热加倍严重，到了傍晚申酉之时心中烦躁加重，不能进食，进食就发热，谵语，到夜间发热和谵语好转，可用大承气汤主治。本病是热邪在胃肠之中，并气结在膀胱之内。

【提要】本条是论述产后瘀血与便难同见的证治。

【通解】产后七八天，无太阳表证。由于产后阴血虚少，里热炽盛，热结在下焦，热灼瘀血，干血凝着脐下，故少腹坚痛。热灼胃肠，更耗津液，肠胃实热结滞，故大便干燥不通而烦躁、发热。切脉微沉而实，证明胃肠实热已有积滞，到日晡阳明气旺时，病人则加倍的发热。食入于胃，长气于阳，若不食则已，而食入则助胃热。实热过盛，扰乱神明，故生谵语，至夜晚则阳明之气转衰，其病稍愈，故热轻谵语暂停。

治以大承气汤，荡胃肠实热积滞，泻血之热结。方用大黄泻肠胃积滞，泻血分的热结；枳实治痞破结，既能除胃肠胀满，又能通利血气；厚朴理气消腹中胀满；芒硝咸寒，清热软坚。本证用大承气汤，则胃肠实热可去，下焦瘀血可行，希望收到一举两得的效果。

【选注】

《医宗金鉴》："李彣曰：此一节具两证在内，一是太阳蓄血证，一是阳明里实证，因古人文法错综，故难辨也。无太阳证，谓无表证也。少腹坚痛者，以肝藏血，少腹为肝经部分，故血必结于此，则坚痛亦在此。此恶露不尽，是为热在里，结在膀胱，此太阳畜血证也，宜下去瘀血。若不大便，烦躁，脉实，谵语者，阳明里实也，再倍发热者，热在里，蒸蒸发于外也。阳明旺于申酉戌，日晡是阳明向旺时，故烦躁不能食。病在阳而不在阴，故至夜则愈。此阳明腑病也，宜大承气汤以下胃实。"

八、产后风①，续之数十日不解，头微痛，恶寒，时时有热，心下闷，干呕，汗出，虽久，阳旦证②续在耳，可与阳旦汤③。（即桂枝汤，方见下利中。）

【词解】

①产后风：妇人产后感受风邪。

②阳旦证：指桂枝汤证。

③阳旦汤：即桂枝汤。

【语译】妇人产后外感风邪，连续数十日不愈，现在症状是头微痛，怕冷，一阵阵发热，心下痞闷，干呕，出汗。虽然产后外感风邪拖延日久，阳旦汤证继续存在，可以给阳旦汤主治。

【提要】本条是论述产后外感风邪的证治。

【通解】产后血虚，荣卫失调，腠理不固，风寒外袭，表证持续数十日不解。卫在外与邪相争，阳气浮动，故时时发热。荣被扰而气不守，故汗出，恶寒。风寒阻于太阳之经，故头微痛，而时时有热。表邪将入里，故心下闷而干呕。

产后中风时间虽久，但阳旦汤证仍在，可与阳旦汤，解散风寒，调和营卫。方中桂枝温散风寒，解肌祛风；芍药和营，敛阴止汗，桂枝配芍药，于发汗中而有敛阴之功；桂枝散，芍药收，一散一收，则营卫可调，表邪可解；生姜配桂枝发汗解肌；大枣配芍药滋阴敛荣；甘草性平调和阴阳，调和荣卫。

【选注】

《金匮要略论注》："中风之轻者，数十日不解，似乎不可责表；然头疼恶寒汗出，时有热，皆表证也。心下闷，干呕，太阳之邪欲内入而内不受。考《伤寒论》有阳旦汤，乃桂枝汤加黄芩，以治太阳中风而挟热者，今久风而热不已，则阳旦汤证仍在，阳旦汤何不可与，而因循以致误也。"

九、产后中风，发热，面正赤，喘而头痛，竹叶汤主之。

竹叶汤方：

竹叶一把　葛根三两　防风　桔梗　桂枝　人参　甘草各一两　附子一枚（炮）大枣十五枚　生姜五两

右十味，以水一斗，煮取二升半，分温三服，温覆使汗出。颈项强，用大附子一枚，破之如豆大，煎药扬去沫。呕者，加半夏半升洗。

【语译】妇人产后感受风邪，有发热，面色红赤，气喘，头痛等症，可用竹叶汤主治。

【提要】本条是论述产后风热的证治。

【通解】产后阴血大虚，虚阳上越，故面色正赤，气喘。正气大虚，复感风邪，故头痛，发热。治疗时，若因其外感风邪，单纯用发汗解表，则浮阳易脱；若因其虚阳上越，单纯用滋阴之药则使表邪不解。

治以竹叶汤，扶正祛邪，表里兼顾。方中竹叶、葛根、桔梗、防风解散在表风热邪气；竹叶清热降火，折其阳浮之势；葛根生津，滋润筋脉之急；桔梗清肃肺经；防风驱散周身内外之风；人参、甘草益气；生姜、大枣调和脾胃，阴血充足，以助十二经，上济于表，汗出而解，下润于肾，虚阳可敛；附子、桂枝扶阳解表，救其欲脱之阳气，竹叶汤为散邪补正之方，于发散之中有清热之竹叶，防其温散太过；有生津之葛根，防其热甚灼筋而成痉，于扶正之中，调和阴阳，使其和平。

【选注】

《金匮要略论注》："中风发热头痛，表邪也。然面正赤，此非小可淡红，所谓面若妆朱，乃真阳上浮也；加之以喘，气高不下也。明是产后大虚，元阳不能自固，而又杂以表邪，自宜攻补兼施，故以桂、甘、防、葛、桔梗、枣、姜清其在上之邪，竹叶清其胆腑之热，而以参、附培元气，返其欲脱之阳。然以竹叶名汤，要知本寒标热，胆居中道，清其交接之缘，则标本俱安，竹叶实为功之首耳。"

十、妇人乳中①虚，烦乱呕逆，安中益气，竹皮②大丸主之。

竹皮大丸方：

生竹茹二分　石膏二分　桂枝一分　甘草七分　白薇一分

右五味，末之，枣肉和丸，弹子大，以饮服一丸，日三夜一服。有热者倍白薇，烦喘者，加柏实一分。

【词解】

①乳中：哺乳期间。

②竹皮：即竹茹。

【语译】 妇人在哺乳期间，身体虚弱，症状见心烦意乱，呕吐，胃气上逆不止等。治以安中益气法，用竹皮大丸主治。

【通解】 妇人在哺乳期中，乳汁去多，中气虚弱，阴血不足，心肝火旺。心虚火动，则烦乱。中焦虚热，胃气上逆，则呕逆。

治以竹皮大丸，安中益气，清降缓中。方中竹茹、石膏清热除烦，降逆止呕；白薇凉血清热除烦；桂枝、甘草辛甘化气，健中补虚；枣肉滋补阴血。若虚火犯肺而烦喘，则加柏实养血润肺。方中甘草用量独多，取其健中补血，益阴泻火，桂枝用量很少，取其温中化气，通脉舒肝，二药之剂量安排确有耐人寻味之处。

【选注】

《金匮要略心典》："妇人乳中虚，烦乱呕逆者，乳子之时，气虚火胜，内乱而上逆也。竹茹、石膏甘寒清胃；桂枝、甘草辛甘化气；白薇性寒入阳明，治狂惑邪气，故曰安中益气。"

十一、产后下利①虚极，白头翁加甘草阿胶汤主之。

白头翁加甘草阿胶汤方：

白头翁　甘草　阿胶各二两　秦皮　黄连　柏皮各三两

右六味，以水七升，煮取二升半，内胶令消尽，分温三服。

【词解】

①下利：指湿热痢疾。

【语译】妇人产后患湿热痢疾，气血极虚，可用白头翁加甘草阿胶汤主治。

【提要】本条是论述产后下利的证治。

【通解】产后气血两虚，常有面黄乏力，心烦不眠等症；又有湿热积滞胃肠，传导失职，郁遏不解，损伤肠道脉络，常见发热，腹痛，里急后重，下利脓血等症。

治以白头翁加甘草阿胶汤，清热燥湿，缓中养血。方中白头翁、黄柏、黄连、秦皮清热燥湿，凉血解毒，除胃肠湿热，而治疗下利；阿胶滋阴，养血止血；甘草补气建中，缓解黄连、黄柏之苦。为产后下痢有效之方。

【选注】

《金匮要略心典》："伤寒热利下重者，白头翁汤主之；寒以胜热，若以燥湿也。此亦热利下重，而当产后虚极，则加阿胶救阴，甘草补中生阳，且以缓连、柏之苦也。"

附方：

《千金》三物黄芩汤，治妇人在草蓐①，自发露得风，四肢苦烦热，头痛者，与小柴胡汤；头不痛，但烦者，此汤主之。

黄芩一两　苦参二两　干地黄四两

右三味，以水八升，煮取二升，温服一升，多吐下虫。

【词解】

①草蓐：草席。

【提要】本方是论述产后发热的证治。

【通解】产后发热，以感受风寒，邪在少阳，和湿热病毒，结于下焦，两者临床最多。

小柴胡汤方证分析：产后阴血两虚，阳气独盛。在未离产所时，稍有不慎风寒，致邪客少阳在胁下，正邪分争，往来寒热，而发热尤甚，手足烦热，邪热上行而头痛。治宜小柴胡汤和解少阳之邪。方中柴胡疏散少阳经之邪；黄芩能清胆腑蕴热；生姜、半夏调胃止呕；人参、甘草、大枣益气和中，扶正祛邪。本方攻补兼施，补正退邪，一举两得。

三物黄芩汤方证分析：产后阴血两虚，阳气独盛。在未离产所时，下焦感受湿热病毒，湿热蒸熏，发热尤甚，手足烦热。湿热蕴结于下焦，故无头痛等证。

治宜三物黄芩汤清热燥湿。方中黄芩清热燥湿，降火解毒，除烦热；苦参清热燥湿，利尿杀虫；干地黄补血养阴。本方既能清热燥湿，去湿热熏蒸之热，又能补血养阴，退血虚之热。

【选注】

《金匮要略论注》："此言产妇有暂感微风，或在半表里，或在下焦，风湿合或生虫，皆能见四肢发热症，但以头之痛不痛为别耳。故谓在草蓐，是未离产所也。自发露得风，是揭盖衣被，稍有不慎而暂感也。产后阴虚，四肢在亡血之后，阳气独盛，又得微风，则苦烦热；然表多，则上入而头痛，当以上焦为重，故主小柴和解；若从下受之，而湿热结于下，则必生虫，而头不痛，故以黄芩清热为君，苦参去风杀虫为臣，而以地黄补其元阴而佐。曰多吐下虫，谓虫得苦参必不安，其上出下出，正未可知也。"

《千金》内补当归建中汤：治妇人产后虚羸[1]不足，腹中刺痛不止，吸吸[2]少气，或苦少腹中急，摩痛引腰背，不能食饮。产后一月，日得服四五剂为善，令人强壮宜。

当归四两　桂枝三两　芍药六两　生姜三两　甘草二两　大枣十二枚

右六味，以水一斗，煮取三升，分温三服，一日令尽。若大虚，加饴糖六两，汤成内之，于火上暖令饴消。若去血过多，崩伤内衄不止，加地黄六两，阿胶二两，合八味，汤成内阿胶。若无当归，以川芎代之。若无生姜，以干姜代之。

【词解】

①羸：瘦。

②吸吸：形容呼吸时气少的形态。

【提要】本方专论产后腹痛的证治。

【通解】妇人产后气血虚少，又有脾胃虚弱，不能生血，血海空虚，则见虚羸不足。脾胃虚弱，则见不能饮食，吸吸少气。气血虚少而不利，不能温润下焦，则见少腹中急，摩痛引腰背。气血不利，进而发展为气滞血瘀，则见腹中刺痛不止。

治以内补当归建中汤。方中当归、芍药补血益阴，以行营气；桂枝温中，通行血气；甘草、饴糖补中扶虚；生姜、大枣以调营卫。此证产后虚羸不足，如单纯滋补阴血则寒凝，单纯温阳则恐劫阴，故用建中补血以和营卫之法。则气血兼顾，而无偏颇之弊。本方有加减之法，若产后失血过多，或崩伤内衄，阴血大亏，可在本方中加地黄、阿胶补血以敛阴。

【选注】

《金匮要略编注》："产后体虽无病，血海必虚，若中气充实，气血虽虚，易能恢复，或后天不能生血，充于血海，则见虚羸不足，但血海虚而经络之虚是不待言。因气血不利而瘀，则腹中刺痛不止。冲、任、督、带内虚，则少腹中急摩痛引腰背。脾胃气虚，则吸吸少气，不能食饮。故用桂枝汤调和荣卫，加当归欲补血之功居多。若大虚加胶饴，峻补脾胃而生气血；若去血过多，崩伤内衄乃血海真阴大亏，故加地黄阿胶以培之。方后云：无生姜以干姜代之，乃温补之中，兼引血药，入血分生血，其义更妙。"

小　　结

本篇论述妇人产后常见疾病的辨证论治。

产后郁冒与大便难兼见，病情较为复杂，内有血虚，外受寒邪，治以小柴胡汤，扶正达邪，和利枢机。产后气血虽虚，然有胃家实证，可用大承气汤，荡涤肠胃实热积滞则愈。总之，妇人产后三大证：痉病、郁冒、大便难，在治疗时，既要养血益阴，又要掌握辨证论治，而又不拘一格，因虑其虚，贻误病机，而墨守成法，以使病情加剧。

产后腹痛有四种常见病情，一是血虚内寒，治宜当归生姜羊肉汤，补血散寒；二是气血不畅，治宜枳实芍药散，行气和血；三是瘀血内停，治宜下瘀血汤，活血化瘀；四是瘀血内阻兼阳明里实，治宜大承气汤，攻下肠胃积滞，兼泻血分实热。

产后中风，若因风寒外袭，可用阳旦汤调和营卫。若因虚阳上越，复感风邪，可用竹叶汤，扶正祛邪。

此外，本篇用竹皮大丸，安中益气，清降缓中，治疗哺乳期虚热呕逆。用白头翁加甘草阿胶汤，清热燥湿，补中养血，以治产后热利。总之，产后的辨证论治，既要照顾到产后特点，又不可拘泥于产后的禁忌。

【复习思考题】

1. 试述产后痉病、郁冒、大便难三病的病机。

2. 试谈产后郁冒与便难同见的治法。

3. 试谈产后便难的治法。

4. 分析产后腹痛的辨证论治。

5. 试述产后瘀血兼阳明里实的证治。

6. 试分析产后中风的辨证施治。

7. 试述产后呕逆的证治。

8. 试述产后下利的证治。

妇人杂病脉证并治第二十二

概　　说

本篇是论述妇人杂病的辨证论治。在内容上，包括了热入血室、梅核气、脏躁、痞证、瘀血、漏下、腹痛、经水不利、转胞和前阴疾患等十余种疾病。

本篇论述妇人杂病的病因，主要有正虚、积冷、结气三个方面的病变。在辨证上，当先分上、中、下三焦的病位；继辨阴阳、寒热、虚实的病性。在治疗上，针对病情，或针或药，有的放矢，才能转危为安。

【学习要求】

一、深入理解妇人杂病中的经水不利、腹痛、带下、漏下、脏躁等疾病。其治疗方法有内治法和外治法，前者包括汤剂、丸剂、散剂和酒剂，后者包括坐药、洗剂及润导剂等。妇人杂病的常见病因有虚、冷、结气三种，一般症状有在上、在中、在下之分，论治原则为审阴阳，分寒热，根据不同病证特点，按法治疗。

二、说明热入血室的病机以及小柴胡汤、针刺期门的证治。本篇论述的经水不利，大多由于瘀血所引起的，故有土瓜根散、大黄甘遂汤、抵当汤等方之设。

三、带下病分湿热与寒湿两种，在治疗上可分别用矾石丸或蛇床子散等外治法。在漏下方面，有温经汤、胶姜汤等治法。

四、腹痛因于风邪乘虚而入的，可用红蓝花酒；由于血行不畅兼有水气的，可用当归芍药散；由于中气虚寒的，可用小建中汤。

五、说明脏躁用甘麦大枣汤，梅核气用半夏厚朴汤，转胞用肾气丸，阴中冷用蛇床子散坐药，阴中生疮用狼牙汤外洗，阴吹用膏发煎等的证治。

【自学时数】9 学时

一、妇人中风，七八日续来寒热，发作有时，经水适断，此为热入血室①，其血必结②，故使如疟状，发作有时，小柴胡汤主之。（方见呕吐中。）

【词解】

①血室：多指子宫。也有认为是冲任，或是肝脏。

②其血必结：子宫内必然形成瘀血。

【语译】妇人感受风邪已有七八天，又有恶寒发热，发作有一定的时间，此时经水正行恰又停止，这是热邪侵入子宫，子宫内的血液必然被热邪凝结，故出现疟病一样的恶寒发热症状，按时发作，可用小柴胡汤主治。

【提要】本条是论述经水适断热入血室的证治。

【通解】太阳中风，为时已七八日之久，若正气有力，则寒热之邪当解。如果在妇人行经之际，血弱气衰，风热邪气袭入血室，与血相搏，结而不行，故经水适其时而断。热结血室，聚结不散，则正邪分争，于进退之间，故往来寒热，休作有时，而如疟状。热入血室，内系于肝胆，既不可发汗，又不能下夺。故以小柴胡汤，和解内外表里，透达热邪，则血热可散。质之临床，此方可适当加丹皮、生地、红花之品，更增疗效。

【选注】

《注解伤寒论》："七八日，邪气传里之时，本无寒热，而续得寒热，经水适断者，为表邪乘虚入于血室相搏而血结不行，经水所以断也。血气与邪分争，致寒热如疟，而发作有时，与小柴胡汤以解传经之邪。"

二、妇人伤寒发热，经水适来，昼日明了，暮则谵语，如见鬼状者，此为热入血室，治之无犯胃气及上二焦，必自愈。

【语译】妇人外感风寒之后，全身发热，恰好月经到来，白天神志清楚，夜晚神志昏迷，胡言乱语，好像见到奇异之事物一样，这是热邪侵入子宫引起的疾病。在治疗上，切不可侵犯胃气及中上二焦。根据病情推测，必然自行恢复。

【提要】本条是论经水适来热入血室的证治。

【通解】妇人在患伤寒发热时，经水适时而来，致外邪乘虚袭入血室，而病在血分。其证昼日精神明了，而暮则谵语，所说皆非习见之事，故如见鬼状。因于经水适来而患病，故可定其证，曰热入血室。治之勿以下药犯其胃气，以及不可吐、汗，恐伤其上、中二焦。如是则可望其愈。宋郭白云认为此证仍与小柴胡汤治疗，以供参考。

【选注】

《金匮要略浅注补正》："旧注解必自愈，以为不须治之，其邪必将自解。夫谵语重症，岂易自解？况此条明有'治之'二字，何得以为不须治之？夫《伤寒论》原有热入血室、暮则谵语者，与小柴胡汤，此又承上小柴胡汤而言，则治之二字，即是按法当与小柴胡汤也。下文无犯胃气及上二焦，又因谵语常法，应用承气，攻其胃与上二焦。此谵语在下焦血室，与寻常谵语不同，恐人误治，故戒之曰：无犯胃气，及上二焦。意谓但治其下焦血室，而谵语必自愈，不可误治其谵语也。"

三、妇人中风，发热恶寒，经水适来，得之七八日，热除脉迟，身凉和，胸胁满，如结胸①状，谵语者，此为热入血室也，当刺期门②，随其实而取之。

【词解】

①结胸：病名。主要症状有胸部硬满而且疼痛。

②期门：肝之募穴，在乳头直下，第6肋间隙。

【语译】妇人外感风邪，发热恶寒，恰值月经到来，在得病七八日之时，发热症已解除，脉象迟缓，身体凉和，而出现胸胁胀满，好像结胸一样，再有胡言乱语症的，就是热入血室病。应当针刺肝经募穴期门，泄厥阴实热，而除血室瘀热，这是随其实热所在部位而采取针刺泄实热的方法。

【提要】本条是论述肝经郁热热入血室的证治。

【通解】妇人中风，发热恶寒，经水适来，得之七八日，表证已罢，内传入里，故热除身凉，脉不浮而迟。今热邪乘虚袭入血室，则热与血结，导致肝胆气机不利，故见胸胁满痛，状如结胸。邪热上扰于心，心主言，故见谵语。治疗方法，当刺期门，手法用泻，以行瘀热则愈。

【选注】

《金匮要略心典》："热除、脉迟、身凉和而谵语者，病去表而之里也。

血室者，冲任之脉，肝实主之。肝之脉布胁肋，上贯膈，其支者，复从肝别上膈，注于肺；血行室空，热邪独胜，则不特入于其宫，而亦得游其部，是以胸胁满如胸结状。"

四、阳明病，下血谵语者，此为热入血室，但头汗出，当刺期门，随其实而泻之，濈①然汗出者愈。

【词解】

①濈：全身汗出津津。

【语译】 病人有阳明胃家实证，又有经期下血，神志不清，胡言乱语等证，可以确诊为热入血室。病人只有头上出汗，应当针刺期门穴，这是根据实邪所结的部位，而泻肝经募穴。针刺之后，病人周身湿润，汗已出透，疾病可愈。

【提要】 本条是论述阳明热病热入血室的证治。

【通解】 妇人得阳明热病，中焦热盛，虽不值经期，热邪亦可陷入血室，血热迫血妄行，故下血，谵语；热上熏头面而不能外越，故但头汗出，而他处无汗。治疗方法，当刺期门，以泻热邪，则肝胆气机得调，周身濈然汗出而愈。

【选注】

《金匮要略浅注》："此言阳明病亦有热入血室证者，不必拘于经水之来与断也；但其证下血、头汗出之独异也。盖阳明之热，从气而之血，袭入胞宫，即下血而谵语，不必乘经水之来，而后热邪得以入之。彼为血去，而热乘其虚而后入，此为热入，而血有所迫而自下也。然既入血室，则不以阳明为主，而以冲任厥阴血海为主，冲任奇脉也，又以厥阴为主，厥阴之气不通，故一身无汗，郁而求通，遂于其少阳之腑而达之，故头汗出。治法亦当刺期门，以泻其实。刺已，周身濈然汗出，则阴之闭者亦通，故愈。"

五、妇人咽中如有炙脔①，半夏厚朴汤主之。

半夏厚朴汤方：

半夏一升　厚朴三两　茯苓四两　生姜五两　干苏叶二两

右五味，以水七升，煮取四升，分温四服，日三夜一服。

【词解】

①炙脔：脔音銮，肉也。炙脔是烤熟的肉块。

【语译】在妇人的咽部，像有一块烤肉贴住的感觉，可用半夏厚朴汤主治。

【提要】本条专论妇人咽中痰凝气滞的证治。

【通解】本病后人称为"梅核气"。由于情志郁结，气郁化火，炼液成痰，凝于咽喉，自觉咽中如一肉块梗阻其间，吐之不出，咽之不下。还兼见精神忧郁，胸闷太息等症。本证不单见于妇人，而男子也有。

治用半夏厚朴汤，解郁化痰，理气开结。方中紫苏气味芳香有散郁理气作用；厚朴降气，开凝散结而通利痰气；茯苓行饮化痰，以澄痰本；半夏降气涤痰；生姜温中化饮，以去痰凝，则咽中炙脔之感可除。

【选注】

《金匮要略心典》："此凝痰结气，阻塞咽嗌之间，《千金》所谓咽中帖帖，如有炙肉，吞不下，吐不出者是也。半夏、厚朴、生姜辛以散结，苦以降逆；茯苓佐半夏利痰气；紫苏芳香，入肺以宣其气也。"

六、妇人脏躁①，喜悲伤②欲哭，象如神灵所作③，数欠伸④，甘麦大枣汤主之。

甘麦大枣汤方：

甘草三两　小麦一升　大枣十枚

右三味，以水六升，煮取三升，温分三服。亦补脾气。

【词解】

①脏躁：病名。一种解释，认为是子宫内血虚，受风化热所引起。另一种解释，认为是情志伤心，心神躁扰不宁的一种情志病。

②喜悲伤：喜是容易，经常的意思。经常容易发生悲伤。

③象如神灵所作：好像有什么神秘的力量所支配。

④数欠伸：指经常开口呵气，举臂伸筋。

【语译】妇人患脏躁病，症状为容易悲伤哭泣，好像有什么神秘的力量所指使，经常打呵欠，伸懒腰，可用甘麦大枣汤主治。

【提要】本条专论脏躁的证治。

【通解】夫六腑为阳，五脏为阴。阳为气，阴为血，若血虚不濡，则生脏躁。其病以心肝为首者，因心生血，而肝藏血。故病则悲伤欲哭，象如神灵所作。此为心病反映。至于数欠喜伸，而是肝肾病象。所以然者，血虚不濡，内必关心，阴脏既伤，而穷必及肾。故治疗而用甘药，所以补心肝之血而濡其躁也。

治以甘草小麦大枣汤，滋润五脏。方中甘草、大枣助脾益血，可以滋润五脏，缓和躁急；小麦补养心肝之血，除脏躁之热，敛心气而安神志。

【选注】

《医宗金鉴》："脏，心脏也。心静则神藏。若为七情所伤，则心不得静，而神躁扰不宁也。故喜悲伤欲哭，是神不能主情也；象如神灵所凭，是心不能神明也，即今之失志癫狂病也。数欠伸，喝欠也。喝欠顿闷，肝之病也。母能令子实，故证及也。"

七、妇人吐涎沫，医反下之，心下即痞，当先治其吐涎沫，小青龙汤主之；涎沫止，乃治痞，泻心汤主之。

小青龙汤方：（见肺痈中。）

泻心汤方：（见惊悸中。）

【语译】 妇人口吐清稀痰涎白沫，医生误用苦寒攻下法治疗，很快引起心下痞闷不舒。本病治疗原则，应当先化其涎沫，可用小青龙汤主治。在病人不吐涎沫时，再治疗痞证，可用泻心汤主治。

【提要】 本条是论述寒饮误下成痞的治疗原则。

【通解】 妇人上焦停有寒饮，又感寒邪，内饮外寒，上迫于肺，故咳吐涎沫。治用小青龙汤以温散寒饮，若医误用苦寒之品攻下，损伤胃气，寒饮凝结，心下气阻而作痞。上寒犹在，故仍吐涎沫。此证若先以泻心汤治痞，则寒邪内传，而寒饮更甚；若先以小青龙汤解散外寒，消除内饮，则痞无外援，其证易除。故当先治其吐涎沫，小青龙汤主之。涎沫止，转治其痞，而泻心汤为不易之法。

【选注】

《金匮要略心典》："吐涎沫，上焦有寒也。不与温散而反下之，则寒内入而成痞，如伤寒下早例也。然虽痞而犹吐涎沫，则上寒来已，不可治痞，当先治其上寒，而盾治其中痞，亦如伤寒例，表解乃可攻痞也。"

八、妇人之病，因虚、积冷、结气，为诸经水断绝，至有历年①，血寒积结胞门②。

寒伤经络，凝坚在上③，呕吐涎唾，久成肺痈，形体损分。

在中盘结④，绕脐寒疝，或两胁疼痛，与脏相连，或结热中，痛在关元，脉数无疮，肌若鱼鳞⑤，时着男子，非止女身。

在下未多，经候不匀，令阴掣痛，少腹恶寒，或引腰脊，下根气街⑥，气冲急痛，膝胫疼烦。

奄忽眩冒⑦，状如厥癫⑧；或有忧惨，悲伤多嗔⑨，此皆带下⑩，非有鬼神。久则羸瘦，脉虚多寒。

三十六病，千变万端⑪，审脉阴阳，虚实紧弦。行其针药，治危得安，其虽同病，脉各异源；子当辨记，勿谓不然。

【词解】
①至有历年：经过了几年。
②血寒积结胞门：寒冷凝结血脉，积结在子宫口。
③凝坚在上：指寒气凝结在胸肺的意思。
④在中盘结：指寒气在脐腹，在两胁凝结。
⑤肌若鱼鳞：即肌肤干枯粗糙的意思。
⑥气街：穴名。在腹股沟部。当天枢垂直线与耻骨联合上缘水平线交点，又名气冲。
⑦奄忽眩冒：突然眩晕昏冒。
⑧状如厥癫：症状好像浊气上逆的癫病一样。
⑨多嗔：经常发怒。
⑩带下：带脉以下诸种疾病，指妇科经带等病。
⑪千变万端：指妇科病的复杂变化。

【语译】 妇人疾病的病因，大多由于虚损、积冷和结气三种原因而来。首先引起月经不能畅通，月经闭止，经过几年，寒冷使血脉凝结，积结在子宫之内，变生百病。

寒邪伤于经络，经络凝滞，寒水浊气结聚在上焦，病人呕吐痰涎唾沫，结聚日久，可成肺痈等病，病人身体外形损伤消瘦。病气盘结在中焦，脐部四周寒冷疼痛，病气波及两胁，两胁寒冷疼痛，病气又可向内牵连到五脏。或者由于病气结聚，热郁中焦，疼痛牵连到下焦关元部位。病人脉数，全身没有发现疮疡，肌肤好像鱼鳞一样干枯粗糙。这种病也经常结聚在下焦，月经量少，经期迟早不匀，病气使得病人前阴抽掣疼痛，少腹部怕冷，或有寒冷疼痛牵引到腰部，脊柱部位。这种寒冷痛的病根，起源于气街，寒冷病气由气街开始，冲击阴部，冲于腰背，急剧疼痛，膝胫部位疼痛，痛得心烦。

病人忽然眩晕昏冒，症状好像浊气上逆的癫病一样，或者发生忧愁悲惨，悲伤发怒等精神症状，这些都是妇科经带疾病所引起的，并不是其他神秘的原因。久病之后，病人身体瘦弱，脉来虚弱，又多寒证。

妇科有三十六种疾病，发展变化，症状千头万绪，难于辨证。但是，只要医生能细心的审脉，辨别是阴证，是阳证，是虚脉，是实脉，是紧脉，是弦脉。给以适合病情的针灸、药物治疗，可以达到转危为安的目的。妇科疾病的症状虽然相似，但是脉象不同，病源不同，我们应当分辨牢记，不要认为这是无所谓的。

【提要】 本条是论述妇人杂病的病因，病机和辨证施治原则。

【通解】 第一段说明妇人杂病的病因，主要有虚、积冷、结气三个方面证侯。"虚"为体质虚弱，气虚血少，或阴阳不足，抗病能力薄弱，易感邪气；"积冷"为感受寒邪，凝结不散，积久则坚；"结气"，为肝郁气滞，气机不畅，久而气结不通。如果联系一起来讲，就是气虚血少，风冷凝聚，气结不通，而引起月经不调，甚至月经断绝，经过几年，血寒积结在子宫。形成难愈的病根。

第二段说明虚冷结气在上、中、下三焦的病变情况。虚冷结气伤于经络，经络凝滞，结而不通，若结在上焦，使肺不能敷布津液，所以咳吐涎沫，常咳不止，就会形成肺痿证；寒郁日久，则可化热，热毒腐肉化脓，则成为肺痈。肺痿、肺痈，皆能损伤阴分，阴有形，阴伤则形体消瘦。

虚冷结气盘结在中焦，也有寒凝和化热两种可能。寒冷凝聚，气结不通，伤于肝脾经络，盘结肝脾，则绕脐寒疝疼痛；结于肝经，则两胁疼痛，痛连内脏。寒冷结气郁于内，正邪相争，化热于中，热灼血干，形成瘀血，停在少腹，则痛在关元。郁热耗损营血，血枯不荣于外，故脉数发热，尚无疮疡，而见皮肤枯燥，状如鱼鳞。这种病变，男子与妇人均可发生。疮疡为湿热火毒聚于一处，腐肉化脓而成。本证为热灼血干，血枯不荣，故尚无疮疡可言。

虚冷结气若在下焦的冲任，由于气虚血少而正气不足，寒冷凝聚，气结不通而邪伤经脉，故症见月经量少，不能畅行。经期不调，前阴掣痛，少腹恶寒等候。寒冷凝聚，牵引腰脊，或下连气街，则可发生气冲急痛，或牵引两腿膝胫疼痛，烦闷的现象。

第三段说明"虚冷结气"引起情志方面的各种疾患。虚冷结气，伤于带脉以下的"胞门"则有在上血虚不养和血热上亢的两种：血虚不养，阴血不能上濡于头目，故可忽然发生眩冒；血热上亢，是气血郁阻化热，而血热上亢，状如昏厥癫狂等一类疾病。血虚生热进而化燥，则不能润于内脏，故使人躁烦发怒，此皆妇人带下疾患有虚寒积结胞门之所致，故其精神有上述之改变，如有鬼神所附。本证经久不愈，则气血不生，故形体消瘦，脉来虚弱。

第四段说明妇人杂病的辨证施治原则。妇人杂病有三十六种，变化多端，极为复杂。在辨证时，要应用切脉等诊断方法，辨别证候的阴阳寒热虚实。在施治时，要根据辨证结果，给以针灸、药物等恰当的治疗，使病人转危为安。其虽同病，是说明很多疾病形相近似。由于脉和脉象出现的部位不同，因而疾病的性质和部位也就不同，当医生的应当认真，详加审辨。要掌握这些辨证论治的原则，不要产生无所谓的思想，而要认真负责。

【选注】

《金匮要略心典》："此言妇人之病，其因约有三端：曰虚、曰冷、曰结气。盖血脉贵充悦，而地道喜温和，生气欲条达也。否则血寒经绝，胞门闭而经络阻矣；而其变证，则有在上、在中、在下之异。在上者，肺胃受之，为呕吐涎唾，为肺痈，为形体消损，病自下而至上，从炎上之化也。在中者，肝脾受之，或寒疝绕脐。或胁痛连脏，此病为阴，或结热中，痛在关元，或脉数肌干，甚则并着男子，此病为热中，为阴阳之交，故或从寒化，或从热化也。在下者，肾脏受之，为经候不匀，为阴中掣痛，少腹恶寒，或上引腰脊，下根气街，及膝胫疼痛。肾脏为阴之都，而冲脉与少阴之大络，并起于肾故也。甚则奄忽眩冒，状如厥癫；所谓阴病者，下行极而上也。或有忧惨悲嗔，状如鬼神者，病在阴；则多怒及悲愁而不乐也。而总之曰：此皆带下，带下者，带脉之下，古人列经脉为病；凡三十六种，皆谓之带下病，非今人所谓赤白带下也。至其阴阳虚实之机，针药安危之故，苟非医者辨之有素，乌能施之而无误耶？三十六病者，十二癥、九痛、七害、五伤、三痼也。"

九、问曰：妇人年五十所[①]，病下利[②]数十日不止，暮即发热，少腹里急，腹满，手掌烦热，唇口干燥，何也？师曰：此病属带下[③]。何以故？曾经半产，瘀血在少腹不去。何以知之？其证唇口干燥，故知之。当以温经汤主之。

温经汤方：

吴茱萸三两 当归 芎劳 芍药 人参 桂枝 阿胶 牡丹皮（去心） 生姜 甘草各二两 半夏半升 麦门冬一升（去心）

右十二味，以水一斗，煮取三升，分温三服。亦主妇人少腹寒，久不受胎；兼取崩中去血，或月水来过多，及至期不来。

【词解】

①年五十所：年龄在五十岁左右。

②下利：妇女前阴下血，指漏血一类的病。

③属带下：属带脉以下的妇科疾病。

【语译】 问：妇人身年龄在五十岁左右，病下血数十日不能止住，每到傍晚就全身发热，少腹部位急迫，腹部胀满，手心发热，心烦，唇口干燥，没有津液，这是什么病？老师说：这种病是带脉以下的妇科病，怎样知道病因、病机呢？病人曾经小产，瘀血在少腹内，停留不去。怎样知道少腹内有瘀血？因为病人的症状有唇口干燥，所以知道少腹内有瘀血。本病应当用温经汤主治。

【提要】 本条是论述瘀血崩漏的证治。

【通解】 妇人年已五十岁左右，此时冲任皆虚，曾经半产，则正气虽虚而少腹门瘀血未尽。血寒积结胞门，寒伤经络，血不归经，则腹满里急，崩漏下血数十日不止。夫崩漏则伤血耗阴，阴虚则生内热，故暮即发热，手掌发热而心烦；阴津不能上润，则唇口干燥。

本病为冲任虚寒，少腹瘀血，引起崩漏不止等症。治以温经汤温气濡血，调和冲任。方中吴茱萸、桂枝、生姜温和肝胃，以暖胞门；当归、川芎、芍药、阿胶补血益阴，以补肝血；丹皮配芍药则凉血退热；麦冬有润燥续绝补养心肺之功；人参、甘草则补气扶虚，以开化源；半夏降逆止咳而和胃气。诸药合用，可以暖宫温经，补血去瘀，故亦治妇人少腹积寒，瘀血内停之崩漏下血，月经过多，至期不来，久不受胎等症。

【选注】

《医宗金鉴》："妇人年已五十，冲任皆虚，天癸当竭，地道不通矣。今下血数十日不止，宿痰下也。五心烦热，阴血虚也。唇口干燥冲任血伤，不上荣也；少腹急满，胞中有寒，瘀不行也。此皆曾经半产崩中，新血难生，瘀血未尽，风寒客于胞中，为带下，为崩中，为经水愆期，为胞寒不孕。均用温经汤主之者，以此方生新去瘀，暖子宫补冲任也。"

十、带下经水不利，少腹满痛，经一月再见①者，土瓜根散主之。

土瓜根散方：（阴㿉肿②亦主之。）

土瓜根　芍药　桂枝　䗪虫各三分

右四味，杵为散，酒服方寸匕，日三服。

【词解】

①一月再见：一个月之内见两次。

②㿉肿：音颓，阴部疾病，阴肿。

【语译】妇人带脉以下病，月经不通利，少腹胀满，而且疼痛，月经一月之内见两次，可用土瓜根散主治。

【提要】本条专论经水不利的证治。

【通解】瘀血停滞，阻碍行经，月经似通不通，欲止不止，故月经虽行而不利，不利则少腹满痛，按之有硬块，月经不准，一月再见。

治以土瓜根散，活血通瘀。方中土瓜根通经消瘀血，䗪虫破血开闭；桂枝、芍药温阳益阴，通行营卫之气，而调月经。

【选注】

《金匮要略论注》："不利者，不能如期也。因寒而瘀，故少腹满痛，然既有瘀而不利，则前经行未畅者，不及待盾月正期，及一月而见也。药主土瓜根散者，土瓜即草部王瓜也，性苦寒，善驱热行瘀；䗪虫兼活血；芍药敛阴中正气；桂枝行经络之滞，而积冷自散。因有瘀滞，故以土瓜为主，必合桂枝，所谓寒因热用也。"

十一、寸口脉弦而大，弦则为减①，大则为芤，减则为寒，芤则为虚，虚寒相搏，此名曰革②，妇人则半产漏下，旋覆花汤主之。

旋覆花汤方：（见五脏风寒积聚篇。）

【词解】

①减：少而不足之意，本文指阳气虚弱。

②革：用皮革制成的鼓皮。革脉是弦减芤虚之脉，外表坚硬而中间空虚之意。

【语译】病人寸口脉犹如弓弦，而且振幅很大，由弦脉推断出阳气减少，由脉大看出大而中空，是芤脉之象。阳气减少属于寒证，大而中空的芤脉属于虚证，寒和虚两种病情同时存在，所出现的脉，名曰革脉。妇人就会有半产和漏血等病，可用旋覆花汤主治。

【提要】本条是论经血亏损的半产漏下的证治。

【通解】妇人阴血亏损，引起阳气衰微和虚阳外浮两种病情。阴血亏损，阳气衰微，则阴寒凝固，故脉弦。阴血亏损，虚阳外浮，则阳热外动，故脉芤大。阴寒凝固与虚阳外浮同时存在，脉象弦紧，芤大中空，如按鼓皮，故名曰革。阳气衰微，阳不固阴，阴血不守，此脉则使妇人半产漏下崩中伤血。

治以旋覆花汤，助气血之生化，行气血之瘀滞，以待生机。方中旋覆花理结气，通血脉，调寒热，疏肝助开发之气；葱白温通阳气，而有阳生阴长之义；新绛理血散寒，乃瘀去而新生之旨。

本证大虚难补，因半产漏下之后，而内多挟瘀，故治从肝经入手，助其生化之气，行其气血之滞。而后则补养阴血，温散阴寒。

【选注】

《金匮要略心典》："旋覆花治结气，去五脏间寒热，通血脉，葱主寒热，除肝邪，绛帛入肝理血，殊与虚寒之旨不合。然而肝以阴脏而舍少阳之气，以生化为事，以流行为用，是以虚不可补；解其郁聚，即所以补；寒不可温，行其血气，即所以温；固不可专补其血，以伤其气。"

十二、妇人陷经①漏下黑不解②，胶姜汤主之。（臣亿等校诸本无胶姜汤方，想是前妊娠中胶艾汤。）

【词解】

①陷经：经血下陷，指崩漏下血。

②漏下黑不解：漏血色黑，日久不止。

【语译】妇人经血下陷，漏血淋漓不断，血色黑而有瘀血，日久不愈，可用胶姜汤主治。

【提要】本条是论述虚寒漏下的证治。

【通解】冲任虚寒，新血不生，旧血因寒而凝，败血涩滞而下，故漏下不止，血色黑暗。

治宜胶艾汤，温补冲任，养血止血。方中阿胶养血以止血，祛瘀生新；川芎、地黄、芍药、当归和血养肝，祛瘀生新；生姜散寒气，郁者散之，陷者举之；艾叶温经暖胞；甘草则益中补气。

【选注】

《医宗金鉴》："李彣曰：陷经漏下，谓经脉下陷，而血漏下不止，乃气不摄血也。黑不解者，瘀血不去，则新血不生，荣气腐败也。然气血喜温恶寒，用胶姜汤温养气血，则气盛血充，推陈致新，而经自调矣。"

十三、妇人少腹满如敦①状，小便微难而不渴，生后②者，此为水与血俱结在血室也，大黄甘遂汤主之。

大黄甘遂汤方：

大黄四两　甘遂二两　阿胶二两

右三味，以水三升，煮取一升，顿服之，其血当下。

【词解】

①敦：音对。古代盛食物的器具，上口和下底皆锐，腰部肥大。

②生后：生产之后。

【语译】妇人少腹胀满，少腹部肿胀肥大，好像敦的形状，小便稍微困难，而不口渴，若在生产之后出现如上症状，就是水和血共同凝结在子宫内，可用大黄甘遂汤主治。

【提要】本条是论述产后水血俱结于血室的证治。

【通解】产后血室恶露不尽，气血不畅，津液不能入经化血，流转上下，而渗入血室，水与血俱结在血室，故少腹满形如敦状。血室气血不畅，影响膀胱，气化不利，故小便微难。上焦气化如常，故口中不渴。

治用大黄甘遂汤，破血逐水。方中大黄攻瘀血；甘遂逐积水；阿胶补血。瘀浊去后，阴血亦复，正所谓且攻且守之法。

膀胱蓄水，为膀胱气化不行，津液不能上承，亦不能下达，故口渴，小便不利。血室内瘀血停留，气化如常，故小便自利。

【选注】

《金匮要略方论本义》："水邪与瘀血俱结在血室，同为有形之物，斯可为实邪而驱逐攻下也。主以大黄甘遂汤，大黄下血，甘遂逐水，二邪同治矣。入阿胶者，就阴分下水血二邪，而不至于伤阴也。顿服之，血当下，血下而水自必随下矣。"

十四、妇人经水不利下，抵当汤主之。（亦治男子膀胱满急，有瘀血者。）

抵当汤方：

水蛭三十个（熬）　虻虫三十枚（熬，去翅足）　桃仁二十个（去皮

尖） 大黄三两（酒浸）

右四味，为末，以水五升，煮取三升，去滓，温服一升。

【语译】 妇人行经，不能通畅，可用抵当汤主治。

【提要】 本条是论述瘀血结实的经水不利的证治。

【通解】 经水不利下，即经闭不行之意。由于瘀血内结，日益增大，阻碍经血，所以经闭不行。瘀血经闭不行，常见少腹硬满，结痛拒按，小便自利，脉沉涩迟等脉证。治以抵当汤，破血逐瘀。方中水蛭、虻虫攻其瘀；大黄、桃仁下其血。

【选注】

《金匮要略论注》："不利下者，明知有血欲行，而不肯利下，既非若久闭不至，亦非若行而不畅。如一月再见者，是有形之物碍之，故以大黄、桃仁、水蛭、虻虫峻逐之。"

十五、妇人经水闭不利，脏坚癖不止①，中有干血，下白物②，矾石丸主之。

矾石丸方：

矾石三分（烧） 杏仁一分

右二味，末之，炼蜜和丸，枣核大，内脏中，剧者再内之。

【词解】

①脏坚癖不止：子宫内干血坚结不去。癖音霹，偏于一边。

②下白物：阴道内流下白色分泌物。

【语译】 妇人月经闭止，或不能通利，子宫内有凝结不易攻去的瘀血，久而久之形成干血，又有阴道流出白色分泌物的病证，可用矾石丸主治。

【提要】 本条专论湿热白带的证治。

【通解】 由于胞宫内有干血不去，经行不畅，甚至经水闭塞，瘀血内阻，积湿化热，腐败而下，所以淋下白物。

治以矾石丸清热燥湿，而止白带。方中矾石清热燥湿，解毒杀虫，化腐收敛，可止白带；杏仁通利肺气，化湿利水，润燥行血。矾石丸为坐药，纳入阴中，既能清热燥湿而止白带，又能内润干血去坚癖。望用此方，白带止，瘀血下，一举两得。如瘀血不下，干血不润，再用活血通经之品，也易于收效。

【选注】

《医宗金鉴》："脏，阴内也。不止，不去也，经水闭而不通。瘀，宿血也。阴中坚块不去，血干凝也。下白物，化血成带也。用矾石丸坐药治之。此方治下白物，若从湿化者可也，恐未能攻坚癖干血也。"

十六、妇人六十二种风①，及腹中血气刺痛②，红蓝花酒主之。

红蓝花酒方：（疑非仲景方。）

红蓝花一两

右一味，以酒一大升，煎减半，顿服一半，未止，再服。

【词解】

①六十二种风：一是说风证变化多端，也是说通治风病的总方的意思。

②血气刺痛：因为气滞血凝而引起针刺一样的疼痛。

【语译】妇人感受一切风邪病毒，影响腹中经络血脉，气滞血凝，痛如针刺，可用红蓝花酒主治。

【提要】本条是论述风寒气滞血瘀腹痛的证治。

【通解】多种风寒邪气，袭入腹中，风邪与血气凝搏，气血不得流转，脏腑失和，月事闭塞，故腹中血气刺痛。

治宜红蓝花酒方，温通气血，气行血开，风自散去。方中红花、清酒辛温，活血通经以止刺痛。

【选注】

《金匮要略方论本义》："风邪入腹，扰乱气血，腹中必刺痛，主之以红蓝花酒。酒以温和气血，红蓝花以行散其瘀，而痛可止。此六十二种之风名，不过言风之致证多端，为百病之长耳，不必拘其文而凿求之。"

十七、妇人腹中诸疾痛，当归芍药散主之。

当归芍药散方：（见前妊娠中。）

【语译】凡是妇人腹中疼痛的疾病，可用当归芍药散主治。

【提要】本条是论述肝脾不调腹痛的证治。

【通解】妇人腹中疼痛，多因肝脾不和所致，如脾虚不化而生湿，湿盛则气阻，肝血不濡，故可引发腹中疼痛。

治宜当归芍药散，补脾渗湿，养血平肝。方中当归养血柔肝；川芎调血疏肝；芍药养血平肝，使肝和而血脉不急，血脉不急则疼止；茯苓、白术健脾化湿；泽泻则利水滋阴，以使脾气健运，湿邪自去，气血畅达，则腹痛等症自愈。

【选注】

《金匮要略阐义》："妇人之病，由肝郁者居多。郁则气凝血滞，或痛，或胀，或呕，或利。云腹中诸疾痛，诸者，盖一切之辞。当归芍药散，舒郁利湿，和血平肝，即有兼证，不妨加味治之，诚妇人要方也。"

十八、妇人腹中痛，小建中汤主之。

小建中汤方：（见前虚劳中。）

【语译】 妇人虚寒，腹中疼痛，可用小建中汤主治。

【提要】 本条是论述妇人虚寒腹痛的治法，

【通解】 由于脾胃虚寒，气血来源不足，不能煦濡筋脉，所以腹中绵绵作痛，喜温喜按。临床常见虚烦心悸、面色无华、舌质淡嫩、脉弦而涩。

用小建中汤调和脾胃，建中阳生化气血，气血流畅，温养筋脉，则腹痛等症自止。

【选注】

《金匮要略心典》："营不足则脉急，卫不足则里寒；虚寒里急，腹中则痛；是必以甘药补中缓急为主，而合辛以生阳，合酸以生阴，阴阳和而营卫行，何腹痛之有哉。"

十九、问曰：妇人病饮食如故，烦热不得卧，而反倚息①者，何也？师曰：此名转胞②不得溺也，以胞系了戾③，故致此病，但利小便则愈，宜肾气丸主之。（方见虚劳中。）

【词解】

①倚息：以背依物而坐，喘息不止，称倚息。

②转胞：病名。胞又称尿胞，即是膀胱。转，是转弯而不直顺，膀胱气化不顺也。

③胞系了戾：膀胱之系屈曲弯转，逆而不顺，阻而不通的意思。

【语译】 问：妇人在患病之后，饮食和平时一样，但有心烦发热，不能平卧，以背依物而坐，喘息不止，这是什么病。老师说：这是转胞病。

小便不能顺利排出。病机是膀胱之系逆而不顺，阻而不通，所以引起此病。治疗方法理顺膀胱之气，通利小便，其痛可愈。可用肾气丸主治。

【提要】本条是论转胞的证治。

【通解】因为病不在脾胃，所以饮食如常。由于肾气虚弱，不能温暖膀胱，膀胱虚寒，气化不行，所以不得溺。尿液聚在膀胱不出，常见脐下急痛等症。水气为病而使肾阳不得下潜，所以烦热；肾水不纳气，反而倚息不得卧也。

治用肾气丸温暖肾气，温化膀胱，使气化复常，小便通利，则其病自愈。

【选注】

《金匮要略心典》："饮食如故，病不由中焦也。了戾与缭戾同，胞系缭戾而不顺，则胞为之转，胞转则不得溺也。由是下气上逆而倚急，上气不能下通而烦热不得卧。治以肾气者，下焦之气肾主之，肾气得理，庶缭者顺，戾者平，而闭乃通耳。"

二十、妇人阴寒①，温阴中坐药②，蛇床子散主之。

蛇床子散方：

蛇床子仁

右一味，末之，以白粉少许，和令相得，如枣大，绵裹内之，自然温。

【词解】

①阴：指阴道。

②坐药：纳入阴道内的药物叫坐药。

【语译】妇人阴中寒冷，用温暖阴中坐药，蛇床子散主治。

【提要】本条是论述寒湿带下的证治。

【通解】由于胞门受寒，阴冷寒湿内停，所以少腹恶寒，阴中冷，成阴内瘙痒，白带多，阴内疮肿等症。

治宜蛇床子散，温散阴中寒湿。蛇床子仁为细末，以铅粉少许，和合相得，如枣大，绵裹内入阴中。方中蛇床子苦温，暖宫除湿，杀虫止痒；白粉即铅粉，有燥湿杀虫之功。

【选注】

《金匮要略心典》："阴寒，阴中寒也。寒则生湿，蛇床子温以去寒，合白粉燥以除湿也。此病在阴中而不关脏腑，故但纳药阴中自愈。"

二十一、少阴脉滑而数者，阴中即生疮，阴中蚀疮烂者，狼牙汤洗之。

狼牙汤方：

狼牙三两

右一味，以水四升，煮取半升，以绵缠筋如茧，浸汤沥阴中，日四遍。

【语译】由妇人少阴肾脉滑而数推断，妇人阴中生疮。阴中之疮腐蚀溃烂者，可用狼牙汤外洗。

【提要】本条是论述湿热阴中生疮的证治。

【通解】湿热蕴于下焦，故少阴脉滑而数，主阴中有伏热。湿热下注，腐蚀糜烂，故阴中生疮而痒不止。

治宜狼牙汤洗涤阴中。狼牙草味苦性寒，清热燥湿杀虫。

【选注】

《金匮要略心典》："脉滑者，湿也；脉数者，热也。湿热相合，而系在少阴，故阴中即生疮，甚则蚀烂不已。狼牙味酸苦，除邪热气，疗痓恶疮，去百虫，故取治是病。"

二十二、胃气下泄，阴吹①而正喧②，此谷气之实也，膏发煎导之。

膏发煎方：（见黄疸中。）

【词解】

①阴吹：有气由阴中向外排出。

②正喧：连续不断的喧声，如同矢气。

【语译】

胃热浊气向下泄降，少腹浊热烘暖阴中，浊气从前阴吹出，连续不断的喧声，如同矢气。这是因为胃肠实热浊气，壅塞大肠而引起的疾病。

【提要】本条专论阴吹的证治。

【通解】热滞于肠，腹胀而大便干燥，大便不下，压迫阴道变窄，浊气奔泄于下，发出声音，故叫"阴吹而正喧"。

治以膏发煎，润肠通便，补血和阴。方中猪膏补阴滋燥而滑润大肠，乱发通利关格，以行阴气，升降得宜，则阴吹可止。

【选注】

《金匮要略心典》："阴吹，阴中出声，如大便矢气之状。连续不绝，故曰正喧。谷气实者，大便结而不通，是以阳明下行之气，不得从其故道，而乃别走旁窍也。猪膏发煎润导大便，便通，气自归矣。"

小儿疳虫蚀齿方：（疑非仲景方。）

雄黄　葶苈

右二味，末方，取腊月猪脂镕，以槐枝绵裹头四五枚，点药烙之。

【提要】本方专论小儿疳虫蚀齿的治法。

【通解】小儿胃肠湿热停留，疳热生虫，虫蚀于齿，名牙疳。虫寄生肠内，耗伤气血，则腹胀消瘦，烦热多汗，名曰疳积。虫下蚀于前后两阴，名蚀疮。

治以小儿疳虫蚀齿方，清热利湿，杀虫。方中雄黄苦辛寒有毒，解毒疗疮，杀百虫；葶苈子辛苦寒，通利水湿；猪脂炼净而不腐，为解毒杀虫调炼而成膏药。

【选注】

《金匮要略直解》："小儿胃中有疳热则虫生，而牙断蚀烂。雄黄味辛；葶苈味苦，辛苦能杀虫故也。"

小　　结

本篇论述妇人杂病的病因，主要有虚、积冷、结气三个方面。气虚血少，寒冷凝聚，气结不通，引起月经断绝，日久则血寒积结在子宫，形成难愈的病根。而且，由此引起上、中、下三焦的很多疾病。关于妇人杂病的病因、病机、三焦辨证，寒化热化，辨证论治原则等内容，要结合全篇内容，去进行研究。

关于热入血室的证治。有经水适断之际，风热与血结于血室，可用小柴胡汤清解风热，透出阴分之邪。有经水适来热入血室，血分大热，也用小柴胡加地黄、丹皮等，清解透达凉血法，必自愈。有热入血室，引起肝经瘀热，可以刺期门，泻肝经瘀热。有阳明热盛，热入血室，也可刺期门疏肝泄热。

梅核气是由于咽中痰凝气结所致，可用半夏厚朴汤解郁化痰。脏躁病是内脏虚热，燥而不润，精神失养，可用甘草小麦大枣汤，补血以滋脏阴。心下作痞，是自于外寒内饮，误用苦寒攻下，寒饮内结而成。先以小青龙汤散消饮邪，再用甘草泻心汤和中消痞。

若是冲任虚寒，少腹瘀血，引起的崩漏，可用温经汤温养血脉，去瘀生新。若瘀血内结而使经水不利，可用土瓜根散活血通瘀。至于半产漏下，精血亏损已极，可用旋覆花汤，助其生化之气，以理未尽之瘀。虚寒漏下不解，可用胶艾汤，温补冲任，以摄经血。若水血同时结于血室，少腹胀满而如敦状者，可用大黄甘遂汤，破血逐水则愈。若瘀血之经闭，可用抵当汤，破血逐瘀则经通。

风寒气滞血瘀腹痛，可用红蓝花酒温通气血。肝脾不调腹痛，可用当归芍药散，通调气血。健脾化湿。虚寒腹痛，可用小建中汤调和脾胃。

湿热自带，可用矾石丸。寒湿白带，可用蛇床子散。妇人转胞，治宜肾气丸，阴中生疮，治宜狼牙汤。阴吹病，可用膏发煎。

【复习思考题】

1. 试述热入血室的证治。

2. 试分析梅核气的证治置。

3. 试分析脏躁病的证治。

4. 试述寒饮误下成痞的先后治法。

5. 分析温经汤方证。

6. 试述瘀血经水不利的证治。

7. 试分析旋覆花汤脉证方义。

8. 分析虚寒漏血的证治。

9. 分析大黄甘遂汤方证。

10. 分析抵当汤方证。

11. 试分析妇人腹痛的辨证施治。

12. 试谈白带的治法。

13. 试述转胞的治法。

杂疗方第二十三

概　说

本篇主要是论述杂病危急证的辨证论治。其内容较为广泛，涉及的病证达十多种。

本篇中有的条文虽有脱简，言简难懂，但本篇中有些方剂，至今仍在临床中广泛运用，其疗效颇佳。某些治疗方法，对于指导中医临床急救方面，有很大的实践价值。尤其对卒死、自缢死、溺死等危急证的治疗方法，是祖国医学中治疗急证的宝贵遗产，值得学习和研究。

一、退五脏虚热，四时加减柴胡饮子方

冬三月加：柴胡八分　白术八分　大腹槟榔四枚（并皮、子用）　陈皮五分　生姜五分　桔梗七分

春三月加：枳实　减：白术　共六味

夏三月加：生姜三分　枳实五分　甘草三分　共八味

秋三月加：陈皮三分　共六味

右各哎咀，分为三贴^①，一贴以水三升，煮取二升，分温三服，如人行四五里，进一服^②。如四体壅^③，添甘草少许，每贴分作三小贴，每小贴以水一升，煮取七合，温服，再合滓为一服，重煮，都成四服。（疑非仲景方）

【词解】

①分为三帖：帖，量词。分为三帖，即将上述药物组合后，分为三份。贴同帖。

②如人行四五里进一服：指服药间隔时间，约每隔二十至三十分钟服

药一次。

③四体壅：即四肢壅肿之意。

【选注】

《金匮要略集注》："案：素问阴阳应象大论云：冬伤于寒，春必病温；春伤于风，夏生飧泄；夏伤于暑，秋必痎疟；秋伤于湿，冬生咳嗽。此皆四时不正之气，乘人五脏之虚而伤之，致邪伏于皮肤之里，脏腑之外，三焦之募原，久则血凝气滞郁而为热，变证百出矣。仲景立此方，欲人为未雨之绸缪，以思患而预防之，乘邪之初集而攻之。夫四时风寒暑湿之邪虽不同，而伤之不即发，则郁于少阳一也。故用柴胡为君引诸药直达三焦之膜原，一解散其五脏之寒热；寒热久者必有积滞，故用大腹、槟榔、枳实以为臣；邪之所中其气必虚，故用白术以培中气；生姜以散胃寒；桔梗清上焦之郁热；腹皮消中焦之积湿。冬加柴胡以预解其温；春加枳实以早弭其泄；夏暑发于秋则为痎疟，故加甘草以清血解毒；秋湿作于冬则成咳嗽，故加陈皮以利气宽胸。何一非杜渐防微之意乎？滓再合煮者，仍不离和解少阳之成法也。吴又可氏瘟疫论中之达原饮，盖即从本方化出耶。"

二、长服诃梨勒丸方（疑非仲景方）

诃梨勒　陈皮　厚朴各三两

右三味，末之，炼蜜丸如梧子大，酒饮服二十丸，加至三十丸。

【选注】

《金匮要略集注》："案：人之疾病由饮食不节，至肠胃积滞而成者，常十之八九。故古人养生方，长服多消道之药，所以使腠理无壅滞，九窍不闭塞而气血自调畅也。后人每喜用滋腻之品以为补益之方，至气壅邪滞，盖由未达此理也。本方三味皆利气行滞之物，蜜丸酒服，使血分之气，亦无滞也。"

三、三物备急丸方（见《千金》司空裴秀为散用亦可。先和成汁，乃倾口中，令从齿间得入，至良验。）

大黄一两　干姜一两　巴豆一两（去皮、心，熬，外研如脂。）

右药各须精新，先捣大黄、干姜为末，研巴豆内中，合治一千杵，用为散，蜜和丸亦佳，密器中贮之，莫令歇。主心腹诸卒暴百病。若中恶客忤①，心腹胀满，卒痛如锥刺，气急口噤，停尸②卒死者，以暖水若酒，服大豆许三四丸，或不下，捧头起，灌令下咽，须臾当差。如未差，更与三丸，当腹中鸣，即吐下，便差。若口噤，亦须折齿灌之。

【词解】

①中恶客忤：中恶，指感受邪恶之气，又谓中邪鬼祟致病者。客忤，指突然感受邪恶毒气，病势凶急，使人欲死。

②停尸：丹波元简曰："案停尸无考，盖是遁尸。巢源云：遁尸者。言其停遁在人肌肉血脉之间，瘥后复发，停遁不消，故谓之遁尸也。"

【选注】

《医宗金鉴》："方名备急者，以备暴然诸腹满，腹急痛及中恶客忤、噤闭卒死者也。若口噤亦须折齿灌之。是恐人不急救则死之义，然不如后人管吹入鼻中之法为良。李彣曰：人卒得病欲死者，皆感毒厉邪阴不正之气而然。三物相须，能荡邪安正，或吐或下，使秽气上下分消，诚足备一时急需也。"

《金匮要略论注》："此方妙在干姜巴黄峻利，寒热俱行，有干姜以守中，则命蒂常存，且以通神明而复正性，故能治一切中恶卒死耳。"

四、治伤寒，令愈不复①紫石寒食散方（见《千金翼》）

紫石英　白石英　赤石脂　钟乳（碓炼）　栝楼根　防风　桔梗　文蛤　鬼臼各十分　太一余粮十分（烧）　干姜　附子（炮，去皮）　桂枝（去皮）各四分

右十三味，杵为散，酒服方寸匕。

【词解】

①令愈不复：指病愈后防止复发之意。

【选注】

《金匮要略集注》："案：伤寒大病后，余热遗毒蕴于骨髓血脉之中，每致精神昏愦，或为百合狐蟚等证，或发为疮疡疹丹。此方取姜附桂防引诸五石等药，以搜其深藏之伏寒遗热，名寒食者，盖即风引汤之变方也。"

五、救卒死方

薤捣汁，灌鼻中。

【选注】

《金匮要略集注》："李玡臣曰：阴邪客气闭塞关窍，则猝然而死。薤

味辛而属阳，可辟阴邪通阳气。然必捣汁灌鼻中者，以天气通于肺，肺主气，鼻为肺窍，司呼吸，使外邪自鼻而进者，仍令从鼻而出也。"

又方：

雄鸡冠割取血，管吹内鼻中。

【选注】

《医宗金鉴》："雄鸡冠血及肝、卵白、猪脂、大豆、酒、醋等物，无非用阳物，以胜阴祟也。管吹内鼻中，谓将鸡冠血或合热酒，含在不病人口内，以苇管或笔管插入病人鼻孔中，使气连药吹之，其药自能下咽，气通噤自开也。"

猪脂如鸡子大，苦酒一升，煮沸，灌喉中。

【选注】

《金匮要略集注》："李珥臣曰：猪脂滑窍而助胃气；苦酒，醋也。煮沸则香气扑鼻，灌之可敛正祛邪。"

鸡肝及血涂面上，以灰围四旁，立起。

【选注】

《金匮要略论注》："凡人阳气一分不尽则不死，故救卒死唯以复其阳气为主。若鼻气通于天，天阳之所通也。口气通于地，地阳之所通也。面为诸阳之聚，属阳明中土，人阳之所通也……鸡属巽，肝为魂之主，涂面则内通于胃，以灰围四旁则气更束而内入，相引入肝，故肝气通而愈。"

大豆二七粒，以鸡子白并酒和，尽以吞之。

【选注】

《金匮要略论注》："……苦酒为引，鸡子白能通肾中之阳，大豆为引故以灌喉。"

六、救卒死而壮热者方

矾石半斤，以水一斗半，煮消，以渍脚，令没踝。

【选注】

《医宗金鉴》："厥而身壮热者，阳厥腑病也，外以矾水浸脚，盖以厥起于下，而收摄阳气也。程林曰：厥阳独行，故卒死而壮热。岐伯曰，血之与气，并走于上则为大厥，厥则暴死。矾石，收涩药也，以之浸足，而收敛其厥逆之气。"

七、救卒死而目闭者方

骑牛临面，捣薤汁灌耳中，吹皂荚末鼻中，立效。

【选注】

《金匮要略直解》："葛洪肘后方治卒魇不寤，以青牛蹄或马蹄临人头上即活，则骑牛临西，系厌恶驱邪法也，目闭者，邪气内着也，灌薤汁以辟邪安魂，吹皂荚以取嚏开窍。"

八、救卒死而张口反折者方

灸手足两爪后十四壮了，饮以五毒诸膏散。（有巴豆者）

【选注】

《金匮要略直解》："灸手足两爪后，当是灸两手足爪后，其文则顺。以十爪甲为十二经之终始，灸之以接引阳气而回卒死。此恶气中于太阳，令卒死而开口反张也。五毒诸膏散方未见。"

九、救卒死而四肢不收失便者方

马屎一升，水三斗，煮取二斗以洗之；又取牛洞（稀粪也）一升，温酒灌口中，灸心下一寸、脐上三寸、脐下四寸各一百壮，差。

【选注】

《金匮要略直解》："卒死而四肢不收者，无阳以行四末也。失便者，正气衰微不能约束便溺也。物之臭者皆能解毒杀邪，故以牛马粪及后条狗粪治之。心下一寸当是上脘穴；脐上三寸当是中脘穴；脐下四寸当是关元穴。灸之以复三焦之阳，而回其垂绝之气。"

十、救小儿卒死而吐利，不知是何病方

狗屎一丸，绞取汁，以灌之。无湿者，水煮干者取汁。

【选注】

《金匮要略论注》："吐利非即死病，吐利而卒死又无他病可据，即知上吐下利病在中矣。狗性热善消物，粪乃已消之滓，病邪得之如其消化，类相感也。近有用狗粪以治膈噎，有用狗屎中骨末以治腹痛，百药不效而

骨立欲死者，无不神验，可悟此理矣。"

十一、尸蹶^①脉动而无气，气闭不通，故静而死也，治方（脉证见上卷）

菖蒲屑，内鼻两孔中吹之，今人以桂屑着舌下。

【词解】

①尸蹶：蹶，即蹷。是指昏不知人而脉搏仍跳动，乃气息闭塞如尸之静而不动故名之。

【选注】

《金匮要略直解》："甲乙经曰：尸蹷者死不知人，脉动如故。伤寒论曰：尸蹷者令人不仁，即气闭不通，静而死之谓也。菖蒲内鼻中以通其肺气，桂内舌下以开其心窍。心肺开则上焦之阳自能开发，尸厥之疾可愈。"

又方：

剔取左角发方寸，烧末，酒和，灌令入喉，立起。

【选注】

《金匮要略直解》："内经曰：邪客于手足少阴太阴足阳明之络，此五络皆会于耳中，上络左角。五络皆竭，令人身脉动而形无知也，其状若尸，或曰尸厥。以竹管吹其两耳，剔其左角之发方一寸，燔治，饮以美酒一杯，不能饮者，灌之立已，见缪刺论。今仲景亦剔左角之发治者，以左角为阳气之所在，五络之所绕。五络皆竭故剔其五络之血余以治之，和以酒灌者，助药力而行气血也。"

十二、救卒死客忤死还魂汤主之方

（《千金方》云：主卒忤鬼击飞尸，诸奄忽气绝，无复觉，或已无脉，口禁拗不开，去齿下汤。汤下口不下者，分病人发左右，捉搯肩引之。药下复增取一升，须臾立苏。）

麻黄三两（去节，一方四两）　杏仁（去皮尖）七十个　甘草一两（炙）　（《千金》用桂心二两）

右三味，以水八升，煮取三升，去滓，分令咽之。通治诸感忤。

【选住】

《金匮要略论注》："凡卒死及客忤死，总是正不胜邪，故阳气骤闭而死。肺朝百脉为一身之宗，麻黄、杏仁利肺通阳之君药，合炙草以调中，故为救卒死主方，名曰还魂汤，著其功也。"

《医宗金鉴》："中恶客忤，便闭里实者，仲景用备急丸，可知无汗表实者，不当用备急丸通里，当用还魂汤以通表也。通里者，抑诸阴气也；通表里，扶诸阳气也。昧者不知，以麻黄为入太阳发汗之药，抑知不温复取汗，则为入太阴通阳之药也，阳气通劝，魂可还矣。"

又方：

韭根一把　乌梅二十七个　吴茱萸半升（炒）

右三味，以水一斗煮之，以病人栉①内中，三沸，栉浮者生，沉者死。煮取三升，去滓，分饮之。

【词解】

①栉：梳篦的总名，亦指旧时妇女的发具。

【选注】

《金匮要略论注》："韭根有薤白之功；乌梅有开关之力；吴茱萸能降浊阴。阴降而关开，则魂自还，故亦取之。然栉浮则生，沉则死，盖栉为本人日用之物，气之所及也，浮则其人阳气来绝，沉则久已有阴无阳，故主死。然仍分饮之，信栉无宁信药耳。"

十三、救自缢死，旦至暮，虽已冷，必可治；暮至旦，小难也，恐此当言阴气盛故也。然夏时夜短于昼，又热，犹应可治。又云：心下若微温者，一日以上，犹可治之。方：

徐徐抱解，不得截绳，上下安被卧之。一人以脚踏其两肩，手少挽其发常弦勿纵之；一人以手按据胸上，数动之；一人摩持臂胫屈伸之。若已僵，但渐渐强屈之，并按其腹。如此一炊顷，气从口出，呼吸眼开，而犹引按莫置，亦勿苦劳之。须臾，可少桂汤及粥清含与之，令濡喉，渐渐能咽，及稍止。若向令两人以管吹其两耳，采好。此法最善，无不活也。

【选注】

《医宗金鉴》："旦至暮，阳气有余，阳主生，故虽已冷必可治也。暮至旦，阴气有余，阴主死，故稍难也。自缢之人，必可治者，恐此当有言语忿争，气盛不散，故可治也。暮至旦，固难治，然遇夏时夜短于昼又热，皆阳气有余，犹应可治。又云：心下若微温者，虽一日以上，犹可治之。观此谆谆告切，仲景仁心，惟恐人畏其繁琐而不治也。此法尝试之，十全八九，始知言果不谬。弦弦，犹言紧紧也。揉胸按腹，摩臂胫屈伸之，皆引导其气之法也。"

十四、凡中暍死，不可使得冷，得冷便死，疗之方

屈草带，绕暍人脐，使三两人溺其中，令温。亦可用热泥和屈草，亦可扣瓦椀底按及车缸①以着暍人，取令溺，须得流去，此谓道路穷，卒无汤，当令溺其中，欲使多人溺，取令温，若汤便可与之，不可泥及车缸，恐此物冷，暍既在夏月，得热泥土、暖车缸，亦可用也。

【词解】

①车缸：是指车轴铁辖头。

【选注】

《金匮要略译释》："夏月中暑昏仆而死，名叫中暍，多因身体虚弱或饮食劳役失节及为暑热灼熏，客邪郁闭，关窍窒塞而然，不可以冷水冷物，由体外以作冷敷冷浴，致使客邪不得宣发，蕴积于内，寒热相激，反致下利。屈草溺脐，热泥车缸着脐，皆为温熨之法，因气海关元等穴均在脐下，得热则阳窍开而愈。"

十五、救溺死方

取灶中灰两石余，以埋人，从头至足，水出七孔，即活。

右疗自缢、溺、暍之法，并出自张仲景为之，其意殊绝，殆非常情所及，本草所能关，实救人之大术矣。伤寒家数有暍病，非此遇热之暍。见《外台》《肘后》目。

【选注】

《医宗金鉴》："李彣曰：灶灰得火土相生之气，以埋人，则外温卫气，而内渗水湿，故能使水出七孔而活。"

十六、治马坠及一切筋骨损方（见《肘后》方）

大黄一两（切，浸，汤成下）　绯帛如手大（烧灰）　乱发如鸡子大（烧灰用）　久用炊单布一尺（烧灰）　败蒲一握三寸　桃仁四十九个（去皮尖，熬）　甘草如中指节（炙，剉）

右七味，以童子小便量多少煎汤成，内酒一大盏，次下大黄，去滓，

分温三服。先刲败蒲席半领，煎汤浴，衣被盖覆，斯须通利数行，痛楚立差。利及浴水赤，勿怪，即瘀血也。

【选注】

《金匮要略论注》："从高坠下，虽当救损伤筋骨为主，然顿跌之势，内外之血必无不瘀，瘀不去则气不行，气不行则伤不愈，故以桃仁、大黄逐瘀为主；绯帛，红花之余，乱发，血之余，合童便以消瘀血；败蒲亦能破血行气，故入煎能疗腹中损伤瘀血，汤浴能活周身血气；然筋骨瘀血必有热气滞郁，故以炊单布受气最多而易消者以散滞通气，从其类也；加少炙甘草，补中以和诸药也。"

小　　结

本篇论述了十多种病证治方。其中救卒死证治方十二首，救尸厥证治方二首，以及救溺死证、中暍死证、自缢死证治方各一首。上述危急重证治方的特点，是给药的途径各有不同，如：有内服、口含、灌鼻、管吹内鼻中、管吹两耳、涂面、外熨、外浸等不同。其目的是根据不同的发病机理，而捷取药效，速奏转危为安之功。在本篇中，还论述了加减柴胡饮子方以治五脏虚热；诃梨勒丸方治气壅邪滞于中之证；紫石寒食散方为伤寒令愈不复之治剂；三物备急丸治心腹诸卒暴百病、中恶客忤、气急口噤、停尸卒死等证，若属阳热证者，则忌用三物备急丸。

禽兽鱼虫禁忌并治第二十四

概　说

本篇是论述禽兽鱼虫等动物类食品的饮食卫生，预防食物中毒和各种食物中毒治方。

本篇条文甚多，内容较为丰富，对于我们研究古人在饮食卫生方面的预防方法，以及饮食中毒的解毒治方功效是很有帮助的。

一、凡饮食滋味，以养于生，食之有妨，反能为害，自非服药炼液，焉能不饮食乎？切见时人，不闲调摄，疾疢竟起，若不因食而生，苟全其生，须知切忌者矣。所食之味，有与病相宜，有与身为害，若得宜则益体，害则成疾，以此致危，例皆难疗。凡煮药饮汁，以解毒者，虽云救急，不可热饮，诸毒病得热更甚，宜冷饮之。

【选注】

《金匮要略论注》："凡气遇热则增，遇冷则减，毒气亦然，故曰诸毒病得热更甚。凡解毒药必甘寒之品，亦此故也。若干霍乱饮热汤则死，盖由邪热炽盛，故得热更甚。每见猪尿及盐水性寒，皆能愈之，亦所谓饮冷，不独汤之凉也，不宜辛热药亦可知也。"

二、肝病禁辛，心病禁咸，脾病禁酸，肺病禁苦，肾病禁甘；春不食肝，夏不食心，秋不食肺，冬不食肾，四季不食脾。辨曰：春不食肝者，为肝气王，脾气败，若食肝，则又补肝，脾气败尤甚，不可救。又肝王之时，不可以死气入肝，恐伤魂也。若非王时即虚，以肝补之佳，余脏准此。

【选注】

《医宗金鉴》："此言五脏有病，而禁之以五味何也？肝木病若与之以辛，辛助肺气，恐克肝也，故肝病则禁辛。心火病若与之以咸，咸能益水、恐水克火也，故心病则禁咸。脾土病若与之以酸，酸味属肝，恐木克土也，故脾病则禁酸。肺金病若与之以苦，苦味属火，恐克金也，故肺病则禁苦。肾水病若与之以甘，甘能补脾，脾主克水，故肾病则禁甘。"

"此言四时，有宜食，有不宜食者。如春为肝王，则脾弱，故宜食脾，而不宜食汗，若食肝，则肝益王，而脾更弱，故曰：不可救。又云：肝王之时，不可以死气入肝，即《内经》毋伐天和之意。若伐天和，则伤肝，肝主魂，恐复伤魂也。若非王时，即虚，虚则以肝补肝，故谓之佳，余脏准此。"

三、凡肝脏，自不可轻噉，自死者弥甚。

【选注】

《医宗金鉴》："谓诸畜兽临杀之时，心有所惊，肝有所忿，食之俱不利，故曰：不可轻噉，如兽自死者，必中毒而死，更不可食也。"

四、凡心皆为神识所舍，勿食之，使人来生复其报对矣。

【选注】

《金匮要略直解》："畜兽虽异于人，其心亦神识所舍，勿食之，生杀果报谅不诬也。"

五、凡肉及肝，落地不着尘土者，不可食之。猪肉落水浮者，不可食。

【选注】

《金匮要略直解》："皆涉怪异，食之必有非常之害，下见水自动，热血不断，尘土不污，并同。"

六、诸肉及鱼，若狗不食，鸟不啄者，不可食。

【选注】

《医宗金鉴》："凡禽兽不食之肉，不可食之。"

七、诸肉不干，火炙不动，见水自动者，不可食之。

【选注】

《金匮要略译释》；"此因异于寻常，恐其有害，故不可食之。"

八、肉中有如朱点者，不可食之。

【选注】

《医宗金鉴》："朱点恶血所聚，此色恶，不食也。"

九、六畜肉热血不断者，不可食之。父母及身本命肉，食之令人神魂不安。

【选注】

《金匮要略直解》："仁人孝子当自识之。"

十、食肥肉及热羹，不得饮冷水。

【选注】

《医宗金鉴》："食肥肉热羹后，继饮冷水，冷热相搏，腻膈不行，不腹痛吐利，必成癥瘕积，慎之慎之。"

十一、诸五脏及鱼，投地尘土不污者，不可食之。

【选注】

《千金翼方》："凡六畜五脏著草自动摇，及得咸酢不变，自又坠地不污，又与犬犬不食者，皆有毒杀人。"

十二、秽饭、馁肉、臭鱼，食之皆伤人。

【选注】

《金匮要略直解》："物已败腐，必不宜予脏腑，食之则能伤人，臭恶不食也。"

十三、自死肉，口闭者，不可食之。

【选注】

《医宗金鉴》："凡自死之物，其肉皆有毒，口闭则毒不得外泄，切不可食。"

十四、六畜自死，皆疫死，则有毒，不可食之。

【选注】

《医宗金鉴》："疫毒能死六畜，其肉必有疫毒，故不可食。"

十五、兽自死，北首及伏地者，食之杀人。

【选注】

《金匮要略直解》："首头向也，凡兽向杀方以自死及死不僵直，斜倒而伏地者，皆兽之有灵知，故食之杀人。檀弓曰：狐死正首丘，豹死首山。乐其生不忘本也，兽岂无灵知者耶。"

十六、食生肉，饱饮乳，变成白虫（一作：血蛊）。

【选注】

《医宗金鉴》："食生肉饱，即饮乳酪，则成湿热，必变生白虫。"

十七、疫死牛肉，食之令病洞下，亦致坚积，宜利药下之。

【选注】

《医宗金鉴》："疫死牛肉，有毒不可食，食之洞泻，为其毒自下，或致坚积，宜下药利之。"

十八、脯藏米瓮中，有毒，及经夏食之，发肾病。

【选注】

《医宗金鉴》："脯肉藏米瓮中，受湿热郁蒸之气，及经夏已腐者，食之腐气入肾，故发肾疾。"

十九、[治自死六畜肉中毒方]

黄柏屑，捣服方寸匕。

【选注】

《金匮要略直解》："六畜自死必因毒疫，若能解毒，黄柏味之苦者。"

二十、[治食郁肉漏脯中毒方]（郁肉，密器盖之隔宿者是也。漏脯，茅屋漏下沾着者是也）

烧犬屎，酒服方寸匕，每服人乳汁亦良。饮生韭汁三升，亦得。

【选注】

《医宗全鉴》："郁肉，密藏经宿之肉也。漏脯，经漏水之脯也。食之中毒，以烧犬屎、人乳汁、生韭汁，量其轻重而解之。"

二十一、治黍米中藏干脯食之中毒方

大豆，浓煮汁饮数升即解。亦治诸肉漏脯等毒。

【选注】

《金匮要略直解》："肘后方云，此亦郁肉也，大豆能解诸毒，故用以治。"

二十二、治食生肉中毒方

掘地深三尺，取其下土三升，以水五升，煮数沸，澄清汁，饮一升，即愈。

【选注】

《医宗金鉴》："地浆能解诸毒。掘得黄土有泉渗出，谓之地浆。三尺，大概言也，未见黄土，皆秽土，得黄土乃可取用。"

二十三、治六畜鸟兽肝中毒方

水浸豆豉，绞取汁，服数升愈。

【选注】

《医宗金鉴》："食禽肉兽肝，中毒在胃，故用豆豉涌吐其毒。"

二十四、马脚无夜眼者，不可食之。

【选注】

《医宗金鉴》："凡马皆有夜眼，若无者其形异，故勿食之。"

二十五、食酸马肉，不饮酒，则杀人。

【选注】

《医宗金鉴》："马肉味酸有毒，故饮酒以解之。"

二十六、马肉不可热食，伤人心。

【选注】

《医宗金鉴》："马属火，肉热火甚，恐伤心，当冷食之。"

二十七、马鞍下肉，食之杀人。

【选注】

《金匮要略直解》："马鞍下肉多臭烂有毒，食之杀人。"

《医宗金鉴》："鞍下肉，久经汗渍，有毒，食之杀人。"

二十八、白马黑头者，不可食之。

【选注】

《医宗金鉴》："《食疗》云：食它令人癫。"

二十九、白马青蹄者，不可食之。

【选注】

《金匮要略直解》："《虎钤经》曰：白马青蹄皆马之利害者，骑之不利人，若食之必能取害也。"

三十、马肉、狗肉共食，饱醉卧，大忌。

【选注】

《医宗金鉴》："马肉属火，狗肉属水，共食已属不和，若醉饱即卧，则伤脾气。故曰，大忌。"

三十一、驴、马肉合猪肉食之，成霍乱。

【选注】

《医宗金鉴》："诸肉杂食，恐难消化；乱于肠胃，故成霍乱。"

三十二、马肝及毛，不可妄食，中毒害人。

【选注】

《金匮要略直解》："马肝及毛皆有大毒，不可妄食，马肝一名悬烽。"

三十三、治马肝毒中人未死方

雄鼠屎二七粒，末之，水和服，日再服。（屎尖者是）

【选注】

《金匮要略直解》："马禀火气而生，火不能生水，故有肝无胆而木脏不足，故食其肝者死。汉武帝云：食肉无食马肝。又云：文成食马肝而死。韦庄云：食马留肝，则其毒可知矣。马食鼠屎则腹胀，故用鼠屎而治马肝毒，从物性相制也。"

又方

人垢，取方寸匕，服之佳。

【选注】

《金匮要略直解》："人垢汗所结也，味咸有毒，亦以毒解毒之意。"

《金匮要略译释》："人垢即头发灰垢，服之引吐以解毒。"

三十四、治食马肉中毒欲死方

香豉二两　杏仁三两。

右二味，蒸一食顷熟，杵之服，日再服。

【选注】

《医宗金鉴》："《日华子》云：黑豆调中下气，治牛马瘟毒，杏仁下气，气下则毒亦解矣。"

又方：

煮芦根汁，饮之良。

【选注】

《医宗金鉴》："芦根味甘性寒，解诸肉毒。"

三十五、疫死牛，或目赤，或黄，食之大忌。

【选注】

《金匮要略直解》："牛疫死而目赤黄者，疫疬之毒不去也，食之大忌。"

三十六、牛肉共猪肉食之，必作寸白虫。

【选注】

《金匮要略直解》："牛肉性滞，猪肉动风，入胃不消，酿成湿热则生虫也，亦有共食而不生虫者，视人之胃气何如耳。"

三十七、青牛肠，不可合犬肉食之。

【选注】

《金匮要略直解》："青牛水牛也，其肠性温，犬肉性热，温热之物，不可合食。"

三十八、牛肺从三月至五月，其中有虫如马尾，割去勿食，食则损人。

【选注】

《金匮要略直解》："春夏之交，湿热蒸郁，牛感草之湿热则虫生于胃，而缘入肺窍，故勿食之。"

三十九、牛、羊、猪肉，皆不得以楮木、桑木蒸炙，食之令人腹内生虫。

【选注】

《医宗金鉴》："古人炼药多用桑柴火，楮实子能健脾消水，楮木亦可烧用，何以蒸炙诸肉食之即生虫乎？其或物性相反也。"

四十、噉蛇牛肉杀人。何以知之？噉蛇者，毛发向后顺者是也。

【选注】

《诸病源候论》："凡食牛肉有毒者，由毒蛇在草，牛食因误噉蛇则死，亦有蛇吐毒着草，牛食其草亦死，此牛肉有大毒。"

四十一、治噉蛇牛肉食之欲死方
饮人乳汁一升，立愈。

【选注】

《金匮要略直解》："藏器曰：北人牛瘦多以蛇从鼻灌之，其肝则独，乳汁能解独肝牛肉毒。噉蛇牛，当是独肝牛也。"

又方：
以泔洗头，饮一升愈。
牛肚细切，以水一斗，煮取一升，暖饮之，大汗出者愈。

【选注】

《金匮要略直解》："以泔洗头饮者，取头垢能吐所毒也。以牛肚煮服者，取其同类相亲，同气相求，大发其汗以出其毒也。"

四十二、治食牛肉中毒方

甘草煮汁饮之，即解。

【选注】

《医宗金鉴》："甘草味甘，能解百毒。"

四十三、羊肉其有宿热者，不可食之。

【选注】

《金匮要略论注》："宿热者，谓旧有热病人也。羊肉补气，得补而热增，故不可食。"

四十四、羊肉不可共生鱼、酪食之，害人。

【选注】

《金匮要略直解》："生鱼，鲊之属；酪，乳之属。生鱼与酪食，尚成内瘕，加以羊肉食之，必不益也。"

四十五、羊蹄甲中有珠子白者，名羊悬筋，食之令人癫。

【选注】

《医宗金鉴》："此义来详。"

四十六、白羊黑头，食其脑，作肠痈。

【选注】

《金匮要略直解》："羊脑有毒，食之发风疾，损精气，不唯作肠痈也。方书只用外敷药。"

四十七、羊肝共生椒食之，破人五脏。

【选注】

《医宗金鉴》："羊肝、生椒皆属于火，共食恐损伤人五脏也。"

四十八、猪肉共羊肝和食之，令人心闷。

【选注】

《医宗金鉴》："猪肉滞，羊肝腻，共食则气滞而心闷矣。"

四十九、猪肉以生胡荽同食，烂人脐。

【选注】

《金匮要略直解》："胡荽损精神，发痼疾；猪肉令人乏气少精，发痼疾，故其不可共食。若烂脐，则不可解。"

五十、猪脂不可合梅子食之。

【选注】

《医宗金鉴》："猪脂滑利，梅子酸涩，性相反也，故不可合食。"

五十一、猪肉和葵食之，少气。

【选注】

《金匮要略直解》："葵性冷利，生痰动风，猪肉令人乏气。合食之，非止于少气也。"

五十二、鹿肉不可和蒲白作羹，食之发恶疮。

【选注】

《金匮要略直解》："鹿肉九月以后至正月以前堪食，他月食之则发冷痛。蒲白想是蒲笋之类，当详之。"

五十三、麋脂及梅李子，若妊妇食之，令子青盲，男子伤精。

【选注】

《医宗金鉴》："李彣曰：人目以阴为体，以阳为用。麋，阴兽也，梅及李味酸苦，亦属阴类，孕妇三物合食，则阴气太盛，阳气绝少，故令子青盲也。男人精气宜温暖，阴盛则精寒。《本草》云：麋脂令阴痿。"

五十四、麋肉不可合虾及生菜、梅、李果食之，皆病人。

【选注】

《金匮要略直解》："麋肉十二月至七月食之动气，虾能动风热，生菜梅李动痰，合食之皆令人病。"

《医宗金鉴》："麋肉性温。八月至十一月食之胜羊肉。余月食之动气。"

五十五、癎疾人不可食熊肉，令终身不愈。

【选注】

《医宗金鉴》："人有癎疾，不可食熊肉，因熊性猛悍，食之癎疾永不除。"

五十六、白犬自死，不出舌者，食之害人。

【选注】

《医宗金鉴》："凡犬死必吐舌，惟中毒而死，其舌不吐，毒在内也，故食之害人。"

五十七、食狗鼠余，令人发瘘疮。

【选注】

《金匮要略直解》："余，狗鼠之剩食也。其涎毒在食中，人食之则毒散于筋络，争发瘘疮。"

五十八、治食犬肉不消，心下坚，或腹胀，口干大渴，心急发热，妄语如狂，或洞下方

杏仁一升，合皮，熟，研用。

以沸汤三升，和取汁，分三服，利下肉片，大验。

【选注】

《金匮要略直解》："犬肉畏杏仁，故能治犬肉不消，近人以治狂犬咬，皆此意。"

五十九、妇人妊娠，不可食兔肉、山羊肉，及鳖、鸡、鸭，令子无声音。

【选注】

《金匮要略直解》："妊娠食兔肉，则令子缺唇；食羊肉，则令子多热；食鳖肉，则令子项短，又令无声音也；若食犬肉，则令子无声音，鸡鸭肉胎产需以补益，二者不必忌之。"

六十、兔肉不可合白鸡肉食之，令人面发黄。

【选注】

《医宗金鉴》："兔肉酸寒，多食损元气，绝血脉，令人萎黄。白鸡虽得庚金太白之象，然属风木，能助肝火。二物合食，动脾气面发黄，故不可合食。"

六十一、兔肉着干姜食之，成霍乱。

【选注】

《医宗金鉴》："兔肉酸寒，阴性也，干姜辛热，阳性也，性味相反，同食者必成霍乱。"

六十二、凡鸟自死，口不闭，翅不合者，不可食之。

【选注】

《金匮要略直解》："鸟自死，必敛翅闭口，若张翅开口，其死也异，其肉也必毒，不可食之。"

六十三、诸禽肉，肝青者，食之杀人。

【选注】

《金匮要略直解》："青者必毒物所伤，故食之能杀人。"

六十四、鸡有六翮四距者，不可食之。

【选注】

《医宗金鉴》："距，鸡脚爪也。形有怪异者，有毒，故不可食。"

六十五、乌鸡白首者，不可食之。

【选注】

《医宗金鉴》："色有不相合者，有毒，不可食。"

六十六、鸡不可共葫蒜食之，滞气。（一云：鸡子）

【选注】

《金匮要略直解》："鸡能动风，蒜能动痰，风痰发动则气壅滞。"

六十七、山鸡不可合鸟兽肉食之。

【选注】

《金匮要略直解》："山鸡，鷩鸡也，小于雉而尾长，人多畜之樊中。性食虫蚁而有毒，非唯不可共鸟兽肉同食，即单食亦在所忌也。"

六十八、雉肉久食之，令人瘦。

【选注】

《金匮要略直解》："雉肉有小毒，发疮疥，生诸虫，以此则令人瘦。"

六十九、鸭卵不可合鳖肉食之。

【选注】

《金匮要略直解》："鸭卵性寒发冷气，鳖肉性冷亦发冷气，不可合食。"

七十、妇人妊娠，食雀肉，令子淫乱无耻。

【选注】

《金匮要略直解》："雀性最淫，周书云季秋雀入大水为蛤，雀不入水，国多淫泆，物类相感，理所必然。妊娠当戒食之，古慎胎教也。"

七十一、雀肉不可合李子食之。

【选注】

《医宗金鉴》："雀肉性暖大温，李子性寒味酸，温得寒酸而滞气，故不可合食。"

七十二、燕肉勿食，入水为蛟龙所啖。

【选注】

《医宗金鉴》："蛟龙嗜燕，人食燕者，不可入水。雷公曰：海竭江枯，投游波而立泛，以蛟龙嗜燕故也。凡渡江海者，切不可食燕肉。"

七十三、鸟兽有中毒箭死者，其肉有毒，解之方

大豆，煮汁及盐汁服之解。

【选注】

《金匮要略直解》："箭药多是射罔毒，射罔乃乌头所熬，大豆汁能解乌头毒故也。咸能胜热，故盐亦解其毒。"

七十四、鱼头正白如连珠，至脊上，食之杀人。

七十五、鱼头中无腮者，不可食之，杀人。

七十六、鱼无肠胆者，不可食之，三年阴不起，女子绝生。

七十七、鱼头似有角者，不可食之。鱼目合者，不可食之。

【选注】

《医宗金鉴》："以上皆怪异之形色，必有毒也。"

七十八、六甲日，勿食鳞甲之物。

【选注】

《医宗金鉴》："六甲值日，食鳞甲物犯其所忌，故曰勿食。"

七十九、鱼不可合鸡肉食之。

【选注】

《医宗金鉴》："以鱼属火，善动，鸡属木，生风，风火相煽，故勿合食。"

八十、鱼不得合鸬鹚肉食之。

【选注】

《金匮要略直解》："鸬鹚食鱼，物相制而相犯也，不可合食。"

八十一、鲤鱼鲊，不可合小豆藿食之；其子不可合猪肝食之，害人。

【选注】

《金匮要略直解》："鲤鱼鲊、小豆、藿味皆咸，咸能胜血，故陶弘景云：合食成消渴，其子合猪肝食伤人神。"

《医宗金鉴》："小豆藿即小豆叶也。"

八十二、鲤鱼不可合犬肉食之。

【选注】

《金匮要略直解》："鲤鱼犬肉俱令热中，不可合食。"

八十三、鲫鱼不可合猴雉肉食之。一云不可合猪肝食。

【选注】

《金匮要略直解》："鲫鱼同猴雉肉猪肝食，生痈疽。"

八十四、鳀鱼合鹿肉生食，令人筋甲缩。

【选注】

《金匮要略直解》："鳀鱼，鲇鱼也。鳀鱼、鹿肉皆能治风，生食反伤其筋脉，致令筋甲缩。"

八十五、青鱼鲊，不可合生葫荽及生葵并麦中食之。

【选注】

《金匮要略直解》："青鱼鲊不益人，葫荽生葵能动风发痼疾，必与青鱼鲊不相宜，酢味咸，麦酱亦咸，合食必作消渴。"

八十六、鳀鳝不可合白犬血食之。

【选注】

《金匮要略直解》："鳀鳝为无鳞鱼，白犬血为地厌，非唯不可合食，抑卫生家所当忌也。又鳀鳝善窜能动风，白犬血性热能动火，是不可合食。"

八十七、龟肉不可合酒、果子食之。

【选注】

《金匮要略直解》："仲景以龟肉忌酒、果子，而苏恭以龟肉酿酒治大风。陶弘景曰：龟多神灵。人不可轻杀，更不可轻噉也。果子亦不知何果。"

八十八、鳖目，凹陷者，及厌下有王字形者，不可食之。

【选注】

《医宗金鉴》："龟无耳，以目为听，目凹陷，及腹中有王字形者，皆有毒，慎之。性与鸡鸭相反，故不可合食。"

八十九、其肉不得合鸡、鸭食之。

【选注】

《金匮要略直解》："鳖肉令人患水，鸡令人动风，鸭子令人气短，不可合食。"

九十、龟、鳖肉不可合苋菜食之。
【选注】
《医宗金鉴》："龟、鳖皆与苋菜相反，若合食之，必成鳖瘕。"

九十一、虾无须，及腹下通黑，煮之反白者，不可食之。
【选注】
《金匮要略直解》："无须失虾之形，腹黑必虾之毒，色白反虾之色，物既反常，必不可食。"

九十二、食脍、饮乳酪，令人腹中生虫为瘕。
【选注】
《医宗金鉴》："脍乃牛、羊、鱼之腥，聂而切之为脍，乳酪酸寒，与脍同食则生虫为瘕，故戒合食。"

九十三、［鲙食之，在心胸间不化，吐复不出，速下除之，久成癥病，治之方］
橘皮一两　大黄二两　朴硝二两
右三味，以水一大升，煮至小升，顿服即消。
【选注】
《金匮要略直解》："鲙，乃生鱼所作。橘皮能解鱼毒，硝、黄能下癥瘕。"

九十四、食鲙多不消，结为癥病，治之方
马鞭草
右一味，捣汁饮之。或以姜叶汁，饮之一升，亦消。又可服吐药吐之。
【选注】
《医宗金鉴》："马鞭草主治癥癖血瘕，破血杀虫，姜叶解毒，皆可用之。"

九十五、食鱼后中毒，两种烦乱，治之方

橘皮

浓煎汁，服之，即解

【选注】

《金匮要略直解》："《神农经》曰：橘皮主胸中瘕热逆气，通神明，鱼毒食毒俱可解。"

九十六、食鲦鲼鱼中毒方

芦根

煮汁服之，即解。

【选注】

《医宗金鉴》："鲦鲼即河豚鱼，味美其腹腴，呼为西施乳。头无腮，身无鳞，其肝毒，血杀人，脂令舌麻，子令腹胀，眼令目花，惟芦根汁能解之。"

九十七、蟹目相向，足斑目赤者，不可食之。

【选注】

《金匮要略直解》："蟹骨眼而相背，相向者其蟹异，足斑目赤者其蟹毒，故不可食。"

九十八、食蟹中毒治之方

紫苏

煮汁，饮之三升。紫苏子捣汁饮之，亦良。

又方：

冬瓜汁，饮二升，食冬瓜亦可。

【选注】

《医宗金鉴》："紫苏、冬瓜，俱能解蟹毒，故用之。"

九十九、凡蟹未遇霜，多毒，其熟者，乃可食之。

《金匮要略直解》："未遇霜者，霜降节前也。节前食水莨菪，故有毒；霜降节后食稻将蛰，则熟而味美，乃可食也。莨菪生水滨，有大毒。"

一〇〇、蜘蛛落食中，有毒，勿食之。

【选注】

《金匮要略直解》：“蜘蛛有毒，落食中或有尿，有丝粘食上，故不可食。”

一〇一、凡蜂、蝇、虫、蚁等多集食上，食之致瘘。

【选注】

《金匮要略直解》：“蜂蝇虫蚁禀湿热而有毒，集食上而人食之。湿热之毒传于肌肉，致生瘘疮。”

小　结

本篇论述了饮食卫生方面的知识，说明马、牛、羊、鸡、犬、猪、鱼等禽兽类食品，虽是美味之品，而且补养人体。但是，这些动物，如果因误食毒品，感受疫毒等原因死亡的，又有某些动物本身内含毒素，或其形状畸型，或腐败变质的，若误食之，均可导致人体中毒。本篇强调了饮食卫生对人体健康的重要性，阐述了饮食对于疾病的影响，以及妊娠，病者的饮食禁忌。同时亦指出食品有寒热等属性的不同，在烹调和饮食时要调配得当，否则，食之对人体也有影响。

本篇重点地论述了肉类食品有毒无毒的辨别方法，以及误食各种有毒的肉类食品后，引起中毒的治疗方药。并指出服解毒方之时，不可乘热而饮，这是因为中毒之邪，其邪多属热性，热饮必助其势，故宜冷后服用。

本篇治疗食物中毒诸方，是中医抢救食物中毒的宝贵遗产，可供研究和临床应用。

果实菜谷禁忌并治第二十五

概　说

本篇是论述果实菜谷等植物类食品的饮食卫生，以及预防和治疗果实菜谷等食品中毒的方法和方药。

本篇条文亦多，内容也较丰富，结合上篇内容，对于探讨古人在饮食卫生方面的思想和预防治疗食物中毒的方法和药物，指导临床实践，是有益处的。

一、果子生食，生疮。

【选注】

《金匮要略直解》："诸果之实，皆成于夏秋，禀湿热之性，食之故令生疮。"

《医宗金鉴》："果生之性，多湿多热而有毒，或生食之，故令生疮，腹胀作泄。"

二、果子落地经宿，虫蚁食之者，人大忌食之。

【选注】

《医宗金鉴》："凡果落地，隔夜尚不可食，而况虫蚁食者乎？见之者切不可食。"

三、生米停留多日，有损处，食之伤人。

【选注】

《医宗金鉴》："凡食之物停留多日，或隔夜者，若有损处，即虫鼠所吃之余，皆有毒伤人。"

四、桃子多食，令人热，仍不得入水浴，令人病淋沥寒热病。

【选注】

《金匮要略直解》："桃实酸甘辛，生子春则味酸，成于夏则酸甘，成于秋则酸辛，其性热，故多食令人热也。若多食而入水浴，则酸味不得内泄，多令人癥，水寒之气因而外客，故令人寒热也。"

五、杏酪不熟，伤人。

【选注】

《金匮要略直解》："古人杏酪以酒蜜酿成，亦有甘草生姜汁熬成者，以杏仁有毒，半生半熟皆能害人，今人另有制法。"

六、梅多食，坏人齿。

【选注】

《金匮要略直解》："梅实能致津液，津液出则骨伤，以肾主五液，齿为肾之标故也。"

七、李不可多食，令人胪胀[①]。

【词解】

①胪胀：胪，指腹前肉，胪胀指腹部胀满而言。

【选注】

《医宗金鉴》："李味酸涩，若多食，则中气不舒，故令人腹胀。"

八、林檎不可多食，令人百脉弱。

【选注】

《金匮要略直解》："林檎酸涩而闭百脉，故多食令人百脉弱。"

九、橘柚多食，令人口爽，不知五味。

【选注】

《金匮要略直解》："橘柚味酸，能恋膈生痰，聚饮，饮聚膈上则令人口淡不知味。"

《金匮玉函要略辑义》："案时珍云：橘皮下气消痰，其肉生痰聚饮，表里之异如此。程注本之，但爽字未妥，《尔雅·释言》：爽，差也，忒也。老子五味令人口爽，乃为口失味之义。"。

十、梨不可多食，令人寒中。金疮、产妇，亦不宜食。

【选注】

《金匮要略直解》："梨性大寒，故令人寒中，寒能凝血脉，故金疮产妇不宜食。"

十一、樱桃、杏，多食伤筋骨。

【选注】

《医宗金鉴》："樱桃，杏味酸性寒，若过食则伤筋骨。《内经》云：酸则伤筋。寒主伤肾，故伤筋骨。"

十二、安石榴不可多食，损人肺。

【选注】

《医宗金鉴》："安石榴味酸涩，酸涩则气滞，肺主气，宜利而不宜滞，滞则伤损矣，故不可过食也。"

十三、胡桃不可多食，令人动痰饮。

【选注】

《金匮要略直解》："胡桃能润肺消痰，今令人动痰饮，何也？以胡桃性热，多食则煎煞津液而为痰饮矣。"

十四、生枣多食，令人热渴气胀，寒热羸瘦者，弥不可食，伤人。

【选注】

《金匮要略直解》："生枣味甘辛气热，以辛热则令人渴；甘则令人气胀也。羸弱者内热必盛，而脾胃必虚，故弥不可食。"

十五、食诸果中毒治之方

猪骨烧过

右一味，末之，水服方寸匕。亦治马肝、漏脯等毒。

【选注】

《医宗金鉴》："以猪骨治果子毒，物性相制使然。治马肝毒者，以猪畜属水，马畜属火，此水克火之义也。治漏脯毒者亦骨肉相感之义耳。"

十六、木耳赤色及仰生者，勿食。菌仰卷及赤色者，不可食。

【选注】

《金匮要略直解》："木耳诸菌皆复卷，仰卷则变异，色赤则有毒，故不可食。"

十七、食诸菌中毒，闷乱欲死，治之方

人粪汁饮一升，土浆饮一二升，大豆浓煮汁饮之，服诸吐利药，并解。

【选注】

《医宗金鉴》："李彣曰：闷乱欲死，毒在胃也，服吐、利药并解，使毒气上下分消也。"

十八、食枫柱菌而笑不止，治之以前方。

【选注】

《医宗金鉴》："李彣曰：心主笑，笑不止，是毒气入心也。以前方治之则解耳。"

十九、误食野芋，烦毒欲死，治之以前方。

（其野芋根，山东人名魁芋。人种芋三年不收，亦成野芋，并杀人。）

【选注】

《医宗金鉴》："李彣曰：烦出于肺，烦乱欲死。故知毒气入肺也，亦用前方。"

二十、蜀椒闭口者，有毒，误食之，戟人咽喉，气病欲绝，或吐下白沫，身体痹冷，急治之方

肉桂煎汁饮之，多饮冷水一二升，或食蒜，或饮地浆，或浓煮豉汁，饮之，并解。

【选注】

《金匮要略直解》："蜀椒气大热有毒，味辛麻，闭口者毒更甚。辛则戟人咽喉，麻则令人吐下白沫，身体痹冷也。冷水、地浆、豉汁，寒凉能解热毒。其桂蒜大热，而肘后诸方亦云解椒毒，不知其义，岂因其气欲绝，身体冷痹而用耶。"

《医宗金鉴》："如桂与蒜，皆大辛大热之物，通血脉辟邪秽，以热治热，是从治之法也。冷水清凉解毒，地浆得土气，以万物本乎土，亦莫不复归下土，见土则毒已化矣。饮豉汁者，吐以去其毒也。"

二十一、正月勿食生葱，令人面生游风。

【选注】

《金匮要略直解》："正月甲木始生，人气始发，葱能走头面而通阳气，反引风邪而病头面，故令生游风。"

二十二、二月勿食蓼，伤人肾。

【选注】

《医宗金鉴》："蓼味辛散，辛能走肾，二月卯木主令，肾主闭藏，若食之则伤肾，故曰：勿食。"

二十三、三月勿食小蒜，伤人志性。

【选注】

《金匮要略直解》："小蒜辛热有毒，三月为阳气长养之时，不可食此夺气伤神之物。"

二十四、四月、八月勿食胡荽，伤人神

【选注】

《金匮要略直解》："胡荽荤菜也，辛芳之气损人精神，四月心火正旺，八月肺将敛，以心藏神而肺藏魄，食此走散之物必能伤神也。"

二十五、五月勿食韭，令人乏气力。

【选注】

《金匮要略直解》："韭菜春食则香，夏食则臭。（出寇宗奭）脾恶臭而主四肢，是以令人乏气力。"

二十六、五月五日勿食一切生菜，发百病。
【选注】
《金匮要略直解》："五月五日为天中节，为纯阳日，人当养阳以顺令节，若食生菜则伐天和，故生百病。"

二十七、六月、七月勿食茱萸，伤神气。
【选注】
《金匮要略直解》："广七月阳气尽发，吴茱萸辛热，辛能走气，故伤神气。"

二十八、八月、九月勿食姜，伤人神。
【选注】
《医宗金鉴》："姜性热，味辛辣，八、九两月，秋主收敛，过于辛散，故伤人之神。朱子晦菴云，秋食姜，夭人天年，谓其辛走气泻肺也。"

二十九、十月勿食椒，损人心，伤心脉。
【选注】
《金匮要略直解》："《内经》曰：九月十月人气在心，椒能走气伤心，故伤心脉。"

三十、十一月、十二月勿食薤，令人多涕唾。
【选注】
《金匮要略直解》："薤白气味冷滑，能引涕唾，非独十一月、十二月然也。"

三十一、四季勿食生葵，令人饮食不化，发百病。非但食中，药中皆不可用，深宜慎之。
【选注】
《金匮要略直解》："脾王四季，生葵冷滑非脾所宜，发病之物，药饵中皆不宜也。"

三十二、时病差未健，食生菜，手足必肿。

【选注】

《金匮要略直解》："时病，热病也。热病新差而脾胃尚弱，食生菜则伤脾，故令手足浮肿。"

三十三、夜食生菜，不利人。

【选注】

《金匮要略直解》："夜食生菜，则易停留而难转化，不利于人也。"

三十四、十月勿食被霜生菜，令人面无光，目涩心痛，腰疼，或发心疟，疟发时，手足十指爪皆青，困委。

【选注】

《金匮要略直解》："《道藏》云：六阴之月万物至此归根复命，以待来复，不可食寒冷以伐天和。生菜性冷，经霜则寒，寒冷之物能损阳气，食之能发上证。"

三十五、葱、韭初生芽者，食之伤人心气。

【选注】

《金匮要略直解》："萌芽含抑郁之气未伸，食之能伤心气。"

《金匮要略译释》："本草宗奭曰：葱主发散，多食昏人神。"

三十六、饮白酒，食生韭，令人病增。

【选注】

《医宗金鉴》："酒多湿，韭性热，湿热相合，令人病增。"

三十七、生葱不可共蜜食之，杀人。独颗蒜，弥忌。

【选注】

《金匮要略直解》："孙真人曰：葱同蜜食令人利下，独蒜气味辛臭，与蜜更不宜也。"

三十八、枣合生葱食之，令人病。

【选注】

《金匮要略直解》："枣与葱食，令人五脏不和。"

三十九、生葱和雄鸡、雉、白犬肉食之，令人七窍经年流血。

【选注】

《医宗金鉴》："李彣曰：此皆生风发火之物，若合食则血气更淖溢不和，故七窍流血。"

四十、食糖、蜜后四日，内食生葱、韭，令人心痛。

【选注】

《金匮要略直解》："蜜与葱韭蒜皆相反，虽食蜜后四日内尤忌之，相犯乃令人心痛。"

四十一、夜食诸姜、蒜、葱等，伤人心。

【选注】

《金匮要略直解》："人之气昼行于阳，而夜行于阴，夜食辛物以扰乎阳，则伤上焦心膈之阳气也。"

四十二、芜菁根，多食令人气胀。

【选注】

《金匮要略直解》："芜菁即蔓菁也，多食动气。（出寇宗奭）"

《医宗金鉴》："此言不可过食，若过食则动气而胀也。"

四十三、薤不可共牛肉作羹，食之成瘕病，韭亦然。

【选注】

《金匮要略直解》："薤韭牛肉皆难剋化之物，积而不消，则为癥瘕。"

四十四、莼多病，动痔疾。

【选注】

《医宗金鉴》："莼性滑有毒，滑而易下故发痔病。"

《金匮要略译释》："莼音纯，蔬类植物，江浙湖泽中，产生最多，菜椭圆形，有长柄，浮于水面，嫩者可食，别录列为下品。"

四十五、野苣不可同蜜食之，作内痔。

【选注】

《金匮要略直解》："野苣，苦荬也。性苦寒能治痔，与蜜同食，复生内痔，物性相忌，则易其性也。"

四十六、白苣不可共酪同食，作䘌虫。

【选注】

《金匮要略直解》："白苣苦寒，乳酪甘寒，合食停于胃中则生蚀䘌。"

四十七、黄瓜食之，发热病。

【选注】

《金匮要略直解》："黄瓜动寒热，虚热天行热病后，皆不可食。（本孟诜）"

四十八、葵心不可食，伤人；叶尤冷，黄背赤茎者，勿食之。

【选注】

《医宗金鉴》："葵心有毒，背叶反常亦有毒，不可食。"

四十九、胡荽久食之，令人多忘。

【选注】

《医宗金鉴》："胡荽辛温开窍，久食耗心血，故令人多忘。"

五十、病人不可食胡荽及黄花菜。

【选注】

《医宗金鉴》："胡荽耗气，黄花菜破气耗血，皆病人忌食。"

五十一、芋不可多食，动病。

【选注】

《医宗金鉴》："芋，滞，有毒，多食则脾困而胀生，故戒多食。"

五十二、妊妇食姜，令子余指。

【选注】

《医宗金鉴》："余指，手多一指也。姜形类指，物性相感如此。"

五十三、蓼多食，发心痛。

【选注】

《金匮要略直解》："孙真人曰：黄帝云，食蓼过多有毒发心痛，以气味辛温故也。"

五十四、蓼和生鱼食之，令人夺气，阴核疼痛。

【选注】

《医宗金鉴》："生鱼鲊属合食，则相犯夺气也。阴核痛，亦湿热致病耳。"

五十五、芥菜不可共兔肉食之，成恶邪病。

【选注】

《金匮要略直解》："芥菜昏人眼目，兔肉伤人神气，合食必为恶邪之病。"

五十六、小蒜多食，伤人心力。

【选注】

《金匮要略直解》："小蒜辛温有小毒发痼疾，多食气散则伤心力。"

五十七、食躁或躁方

豉

浓煮汁饮之。

【选注】

《医宗金鉴》："食躁或躁者，即今之食后时或恶心，欲吐不吐之病也，故以豉汤吐之。"

五十八、钩吻与芹菜相似，误食之，杀人，解之方（＜肘后＞云：与茉萸食芹相似）

荠苨八两

　　右一味，水六升，煮取二升，分温二服。（钩吻生地傍无他草，其茎有毛，以此别之）

【选注】

《医宗金鉴》："太阴之精，名曰钩吻，入口则死。葛洪云：钩吻生处，无他草，茎上有毛。"

《金匮要略译释》："按：钩吻即水莽草。与芹菜相似，有大毒。荠苨即甜桔梗，能解钩吻之毒。"

　　五十九、菜中有水荋菩，叶圆而光，有毒，误食之，令人狂乱，状如中风，或吐血，治之方

　　甘草

　　煮汁服之，即解。

【选注】

《金匮要略直解》："荠苨、甘草解百药毒。"

　　六十、春秋二时，龙带精入芹菜中，人偶食之为病。发时手青腹满，痛不可忍，名蛟龙病，治之方

　　硬糖二三升

　　右一味，日两度服之，吐出如蜥蜴三五枚，差。

【选注】

《金匮要略直解》："芹菜生江湖陂泽之涯。蛟龙虽云变化莫测，其精哪能入此，大抵是蜥蜴虺蛇之类，春夏之交遗精于此故耳。且蛇嗜芹，尤可为证。案《外台秘要》云：蛟龙子生在芹菜上，食之入腹变成龙子，须慎之。饴粳米杏仁乳饼煮粥食之，吐出蛟子大验。仲景用硬糖治之，余考之《本草》并无硬糖，当是粳米饴糖无疑。二物味甘，甘能解毒故也。"

《金匮玉函要要略辑义》："刘熙释名云：糖之清者曰饴，形怡怡然也；稠者曰饧，强硬如锡也。时珍云：古人寒食多食饧，故医方亦收用之。明硬糖即是饧，程注殆妄矣。"

　　六十一、食苦瓠中毒治之方

　　黎穰

　　煮汁，数服之，解。

【选注】

《医宗金鉴》："《风俗通》云：烧穰可以杀瓠。又云：种瓜之家不烧漆，物性相畏有如是也。人过食苦瓠，吐利不止者，以黍穰汁解之，本诸此。"

《金匮要略译释》："苦瓠即苦菜，黎穰即黍茎。"

六十二、扁豆，寒热者不可食之。

【选注】

《医宗金鉴》："扁豆性滞而补，如患寒热者忌之。"

六十三、久食小豆，令人枯燥。

【选注】

《金匮要略直解》："小豆逐津液，利小便，津液消减，故令肌肤枯燥。"

六十四、食大豆屑，忌噉猪肉。

【选注】

《金匮要略直解》："大豆壅气，猪肉滞膈，故忌之，小儿十岁以下尤忌。"

六十五、大麦久食，令人作癣。

【选注】

《医宗金鉴》："李彣曰：癣疥同，盖麦入心，久食则心气盛而内热。《内经》曰：诸疮疡皆属心火，故作癣。"

六十六、白黍米不可同饴、蜜食，亦不可合葵食之。

《金匮要略直解》："黍米令人烦热，饴、蜜令人中满，故不可同食。黍米合葵食成痼疾，亦不可合食。"

六十七、荞麦面多食之，令人发落。

【选注】

《金匮玉函要略辑义》："案本纲荞麦，一名荍（音翘）麦。千金黄帝云，荞麦作面和猪羊肉热食之，不过八九，顿作热风，令人眉须落，又还生仍希少，泾邠以北，多患此疾。今荞麦面，人多食之，未有发落者，此必脱和猪羊肉等字，程金鉴并云：故字有误，当详之，盖失考耳。"

六十八、盐多食，伤人肺。
【选注】
《金匮要略直解》："盐味咸能伤肾，又伤肺，多食发哮喘，为终身痼疾也。"

六十九、食冷物，冰人齿。食热物，勿饮冷水。
【选注】
《医宗金鉴》："寒热相抟，脾胃乃伤。"

七十、饮酒，食生苍耳，令人心痛。
【选注】
《医宗金鉴》："酒性纯阳，苍耳味苦有毒，苦先入心，饮酒以行其毒，故心痛。"

七十一、夏月大醉汗流，不得冷水洗着身，及使扇，即成病。
【选注】
《金匮要略直解》："夏月大醉，汗流，浴冷水即成黄汗。扇取凉，即成漏风。"

七十二、饮酒，大忌灸腹背，令人肠结。
【选注】
《金匮要略直解》："毋灸大醉人，此灸家所必避忌也。"

七十三、醉后勿饱食，发寒热。
【选注】
《医宗金鉴》："醉则肝、胆之气肆行，木来侮土，故曰：勿食饱，发寒热。"

七十四、饮酒食猪肉，卧秫稻穰中，则发黄。

【选注】

《金匮要略直解》："饮酒而食肉则腠理开，卧稻穰中则湿热入，是以发黄也。"

七十五、食饴，多饮酒，大忌。

【选注】

《医宗金鉴》："谚云：酒家忌甘，此义未详。"

七十六、凡水及酒，照见人影动者，不可饮之。

【选注】

《金匮要略直解》："此涉怪异，宜不可饮。"

七十七、醋合酪，食之，令人血瘕。

【选注】

《金匮要略直解》："醋酸敛而酪黏滞，令作血瘕。"

七十八、食白米粥，勿食生苍耳，成走疰。

【选注】

《金匮要略直解》："白米粥能利小便，苍耳子能搜风，小便利而食搜风之物虚其经络，反致走注疼痛。"

《诸病源候论》："走注候：注者，住也。言其病连滞停住死，又注易傍人也。人体虚受邪气，邪气随血而行，或淫奕皮肤，去来击痛，游走无有常所，故名走注。"

七十九、食甜粥已，食盐即吐。

【选注】

《金匮要略直解》："甘者令人中满，食甜物必泥于膈上，随食以盐，得咸则涌泄也。"

八十、犀角筯搅饮食，沫出，及浇地坟起者，食之杀人。

【选注】

《医宗金鉴》："《抱朴子》云：犀食百草及众木之棘，故知饮食之毒，若搅饮食沫出者，必有毒也。浇地坟起者，此怪异也，故食之杀人。"

八十一、饮食中毒，烦满，治之方

苦参三两　苦酒一升半

右二味，煮三沸，三上三下，服之，吐食出即差。或以水煮亦得。

【选注】

《医宗金鉴》："苦参味苦，苦酒味酸，酸苦涌泄而去其毒，烦满自除。"

又方：

犀角汤亦佳。

【选注】

《医宗金鉴》："中毒烦满，毒在胃中，犀角解胃中毒。"

八十二、贪食，食多不消，心腹坚满痛，治之方

盐一升　水三升

右二味，煮令盐消，分三服，当吐出食，便差。

【选挠】

《医宗金鉴》："盐咸可软坚，又能涌泄，坚满自除。"

八十三、矾石，生入腹，破人心肝，亦禁水。

【选注】

《金匮要略直解》："矾石伤骨蚀肉，内用必伤心肝也，矾得水则化，故亦禁水。"

八十四、商陆以水服，杀人。

【选注】

《金匮要略直解》："商陆有大毒，能行水而忌水服，物性相恶而然也。"

八十五、葶苈子傅头疮，药成入脑，杀人。

【选注】

《医宗金鉴》："葶苈大寒，虽能傅疮杀虫，然药气善能下行，则疮毒亦内攻入脑矣，故杀人。"

八十六、水银入人耳及六畜等，皆死，以金银着耳边，水银则吐。

【选注】

《医宗金鉴》："水银大毒，入耳则沉经坠络，皆能死人，以金银着耳门，引之则吐出，此物性感召之理，犹磁石之引针也。"

八十七、苦练无子者，杀人。

【选注】

《金匮要略直解》："苦练有雌雄两种，雄者无子，根赤有毒，服之使人吐不能止，时有至死者，雌者有子，根白微毒，可入药（本宗奭）。"

八十八、凡诸毒，多是假毒以投，不知时，宜煮甘草荠苨汁饮之，通除诸毒药。

【选注】

《金匮要略直解》："凡诸毒多借饮食以投毒，而服毒之人原自不知，若觉之则时时煮甘草荠苨汤饮之，以二物能解草石百毒也。"

《金匮要略论注》："此总结前诸毒之伤人，谓一线之毒何能伤人，乃假些微毒气渗入元气，元气反为毒气作使，至不可疗。所谓星星之火势极燎原，亦惟以甘寒，如甘草荠苨，培其本气为主，而兼与消解毒气，自无不愈，故为通治诸毒之药。见诸解毒药不若此二味之精当，然亦可悟解毒之药概取甘凉矣。"

小　　结

本篇重点地论述了果实菜谷等食品的饮食卫生，以及预防和治疗上述食品中毒的方法和方药。指出瓜果、蔬菜、米谷等食物，如有不成熟的，被虫蚀过的，或日久变质，或过饱食之，都能伤人正气而引起各种疾病。因此，健康者要注意饮食卫生。本篇还指出春夏少食辛辣发散的食品，秋冬则少食生冷滑腻食品，若过食之，均不利于身体健康。

本篇治疗食物中毒的方药，除涌吐毒邪外出，用豉、盐、苦参配苦酒外，主要是用甘草、荠苨、硬糖等甘寒之品以解毒邪。尤其是甘草配荠苨具有培扶正气，清解毒邪之功，故为通除诸毒之方药。

本篇与上篇是论述饮食卫生，预防和治疗各种食物中毒的专著。其内容非常广泛，较完整地反映了古人在饮食卫生方面的思想和方法，特别是治疗食物中毒方法。如甘凉解毒之法，涌吐毒邪之法，冷服解毒药等治则和服药方法，是中医抢救食品中毒的精华部分，值得研究和探讨，以便更好地运用于临床实践之中，造福于广大人民群众。

《金匮方歌括》

陈修园　著

一、痉湿暍病方

1. 栝蒌桂枝汤

太阳证备脉沉迟，身体几几欲痉时。

三两蒌根姜桂芍，二甘十二枣枚宜。

2. 葛根汤

四两葛根三两麻，枣枚十二效堪嘉。

桂甘芍二姜三两，无汗憎风下利夸。

3. 大承气汤

大黄四两朴半斤，枳五硝三急下云。

朴枳先熬黄后入，去渣硝入火微熏。

4. 麻黄加术汤

烦疼湿气裹寒中，发汗为宜忌火攻。

莫讶麻黄汤走表，术加四两里相融。

5. 麻黄杏仁薏苡甘草汤

风湿身疼日晡时，当风取冷病之基。

薏麻半两十枚杏，炙草扶中一两宜。

6. 防己黄芪汤

身重脉浮汗恶风，七钱半术五甘通。

己芪一两磨分服，四片生姜一枣充。

7. 桂枝附子汤

三姜二草附枚三，四桂同投是指南。

大枣方中十二粒，痛难转侧此方探。

8. 白术附子汤

大便若硬小便通，脉涩虚浮湿胜风。

即用前方须去桂，术加四两有神功。

9. 甘草附子汤

术附甘分二两平，桂枝四两亦须明。

方中主药推甘草，风湿同驱要缓行，

10. 白虎加人参汤

服桂渴烦大汗倾，液亡肌腠涸阳明。

膏斤知六参三两，二草六粳米熟成。

11. 一物瓜蒂汤

暍病阴阳认要真，热疼身重得其因。

暑为湿恋名阴暑，二十甜瓜蒂可珍。

二、百合狐惑阴阳毒方

1. 百合知母汤

病非应汗汗伤阴，知母当遵三两箴。

渍去沫涎七百合，别煎泉水是金针。

2. 滑石代赭汤

不应议下下之差，既下还当竭旧邪。

百合七枚赭弹大，滑须三两效堪夸。

3. 百合鸡子黄汤

不应议吐吐伤中，必仗阴精上奉功。

百合七枚洗去沫，鸡黄后入搅浑融。

4. 百合地黄汤

不经汗下吐诸伤，形但如初守太阳。

地汁一升百合七，阴柔最是化阳刚。

5. 百合洗方

月周不解渴因成，邪热流连肺不清。

百合一升水一斗，洗身食饼不和羹。

6. 栝蒌牡蛎散

洗而仍渴属浮阳，牡蛎蒌根并等量。

研末饮调方寸匕，寒兼咸苦效逾常。

7. 百合滑石散

前此寒无热亦无，变成发热热堪虞。
清疏滑石宜三两，百合烘筛一两需。

8. 甘草泻心汤

伤寒甘草泻心汤，却妙增参三两匡。
彼治痞成下利甚，此医狐惑探源方。

9. 雄黄熏法

苦参汤是洗前阴，下蚀咽干热最深。
更有雄黄熏洗法，肛门虫蚀亦良箴。

10. 赤小豆当归散

眼眦赤黑变多般，小豆生芽曝令干。
豆取三升归十分，杵调浆水日三餐。

11. 升麻鳖甲汤

赤斑咽痛毒为阳，鳖甲炙后一指量。
半两雄黄升二两，椒归一两草同行。

12. 升麻鳖甲汤去雄黄蜀椒

身痛咽痛面皮青，阴毒苛邪隶在经。
即用前方如法服，椒黄务去特叮咛。

三、疟病方

1. 鳖甲煎丸

寒热虚实相来往，全凭阴阳为消长。
天气半月而一更，人身之气亦相仿。
否则天人气再更，邪行月尽差可想。
疟病一月不能瘥，疟母结成癥瘕象。
《金匮要略》急治特垂训，鳖甲赤硝十二分。
方中三分请详言，姜芩扇妇朴苇问。
葳胶桂黄亦相均，相均端令各相奋。
君不见十二减半，柴胡蜣螂表里部。
一分参苈二瞿桃，牡夏芍蟅分各五。
方中四分独蜂巢，体本轻清质水土。
另取灶下一斗灰，一斛半酒浸另取。

纳甲酒内煮如胶，绞汁煎药丸遵古。
空心七丸日三服，老疟得此效桴鼓。

2. 白虎加桂枝汤

白虎原汤论已详，桂加三两另名方。
无寒但热为温疟，骨节烦疼呕又妨。

3. 蜀漆散

阳为痰阻伏心间，牝疟阴邪自往还。
蜀漆云龙平等杵，先时浆服不逾闲。

4. 牡蛎汤

先煎三漆四麻黄，四蛎二甘后煮良。
邪郁胸中须吐越，驱寒散结并通阳。

5. 柴胡去半夏加括蒌根汤

柴胡去夏为伤阴。加入蒌根四两珍。
疟病渴因邪灼液，蒌根润燥可生津。

6. 柴胡桂姜汤

八柴二草蛎干姜，芩桂宜三栝四尝。
不呕渴烦头汗出，少阳枢病要精详。

四、中风历节病方

1. 侯氏黑散

黑散辛苓归桂芎，参姜矾蛎各三同。
菊宜四十术防十，桔八芩须五分通。

2. 风引汤

四两大黄二牡甘，龙姜四两桂枝三。
滑寒赤白紫膏六，瘫痫诸风个中探。

3. 防己地黄汤

妄行独语病如狂，一分己甘三桂防。
杯酒渍来取清汁，二斤蒸地绞和尝。

4. 头风摩散

头风摩散治如何，附子和盐等分摩。
躯壳病生须外治，马膏桑引亦同科。

5. 桂枝芍药知母汤

脚肿身羸欲吐形，芍三姜五是前型。

知防术桂均须四，附子麻甘二两停。

6. 乌头汤

历节疼来不屈伸，或加脚气痛维均。

芍芪麻草皆三两，五粒乌头煮蜜匀。

7. 矾石汤

脚气冲心矾石汤，煮须浆水浸之良。

湿收毒解兼除热，补却《灵枢》外法彰。

8. 《古今录验》续命汤

姜归参桂草膏麻，三两均匀切莫差。

四十杏红芎两半，《古今录验》主风邪。

9. 《千金》三黄汤

风乘火势乱心中，节痛肢拘络不通。

二分芪辛四分独，黄芩三分五麻攻。

10. 《近效》术附汤

一剂分服五钱匕，五片生姜一枣饵。

枚半附子镇风虚，二术一草君须记。

11. 崔氏八味丸

即肾气丸，见妇人杂病。

12. 越婢加术汤

见水气病篇。

五、血痹虚劳方

1. 黄芪桂枝五物汤

血痹如风体不仁，桂枝三两芍芪均。

枣枚十二生姜六，须令阳通效自神。

2. 桂枝龙骨牡蛎汤

男子失精女梦交，坎离救治在中爻。

桂枝汤内加龙牡，三两相匀要细敲。

3. 天雄散

阴精不固本之阳，龙骨天雄三两匡。

六两桂枝八两术，酒调钱匕日三尝。

4. 小建中汤

建中即是桂枝汤，倍芍加饴绝妙方。

饴取一升六两芍，悸烦腹痛有奇长。

5. 黄芪建中汤

小建汤加两半芪，诸虚里急治无遗。

急当甘缓虚当补，愈信长沙百世师。

6. 八味肾气丸

见妇人杂病篇。

7. 薯蓣丸

三十薯蓣二十草，三姜二豉百枚枣。

桔茯柴胡五分匀，人参阿胶七分讨。

更有六分不参差，芎芍杏防麦术好。

豆卷地归曲桂枝，均宜十分和药捣。

蜜丸弹大酒服之，尽一百丸功可造。

风气百疾并诸虚，调剂阴阳为至宝。

8. 酸枣仁汤

酸枣二升先煮汤，茯知二两佐之良。

芎甘各一相调剂，服后恬然足睡乡。

9. 大黄䗪虫丸

干血致劳穷源委，缓中补虚治大旨。

蛴蛭百个䗪半升，桃杏虻虫一升止。

一两干漆十地黄，更用大黄十分已。

三甘四芍二黄芩，五劳要证须用此。

此方世医勿惊疑，起死回生大可恃。

10. 炙甘草汤

结代脉须四两甘，枣枚三十桂姜三。

半升麻麦一斤地，二两参胶酒水涵。

11. 獭肝散

獭肝变化少人知，一月能生一叶奇。

鬼疰冷劳宜此物，传尸虫蛊是专司。

六、肺痿肺痈咳嗽上气方

1. 甘草干姜汤

二两干姜四炙甘，姜须炮透旨须探。

肺中津涸方成痿，气到津随得指南。

2. 射干麻黄汤

喉中咳逆水鸡声，三两干辛款菀行。

夏味半升枣七粒，姜麻四两破坚城。

3. 皂荚丸

浊痰上气坐难眠，痈势将成壅又坚。

皂荚蜜丸调枣下，绸缪须在雨之前。

4. 厚朴麻黄汤

杏仁夏味半升量，升麦四麻五朴良。

二两姜辛膏蛋大，脉浮咳喘此方当。

5. 泽漆汤

五两紫参姜白前，三升泽漆法分煎。

桂芩参草同三两，半夏半升涤饮专。

6. 麦门冬汤

火逆原来气上冲，一升半夏七升冬。

参甘二两粳三合，枣十二枚是正宗。

7. 葶苈大枣泻肺汤

喘而不卧肺痈成，口燥胸痛数实呈。

葶苈一丸十二枣，雄军直入夺初萌。

8. 桔梗汤

脓如米粥肺须清，毒溃难支药要轻。

甘草二兮桔一两，土金合化得生生。

9. 越婢加半夏汤

风水多兮气亦多，水风相搏浪滔滔。

全凭越婢平风水，加夏半升奠巨波。

10. 小青龙加石膏汤

小龙分两照原方，二两膏加仔细详。

水饮得温方可散，欲除烦躁藉辛凉。

11. 《外台》炙甘草汤

见血痹虚劳篇。

12. 《千金》甘草汤

甘草名汤咽痛求，方教二两不多收。

后人只认中焦药，谁识少阴主治优。

13. 《千金》生姜甘草汤

肺痿唾涎咽燥殃，甘须四两五生姜。
枣枚十二参三两，补土生津润肺肠。

14. 《千金》桂枝去芍药加皂荚汤

桂枝去芍本消阴，痰饮挟邪迫肺金。
一个皂驱黏腻浊，桂枝运气是良箴。

15. 《外台》桔梗白散

巴豆熬来研似脂，只须一分守成规。
更加桔贝均三分，寒实结胸细辨医。

16. 《千金》苇茎汤

胸中甲错肺痈成，烦满咳痰数实呈。
苡瓣半升桃五十，方中先煮二升茎。

七、奔豚气病方

1. 奔豚汤

气冲腹痛号奔豚，四两夏姜五葛根。
归芍芎芩甘二两，李皮须到一升论。

2. 桂枝加桂汤

气从脐逆号奔豚，汗为烧针起病源。
只取桂枝汤本味，再加二两桂枝论。

3. 茯苓桂枝甘草大枣汤

八两茯苓四桂枝，炙甘四两悸堪治。
枣推十五扶中土，煮取甘澜两度施。

八、胸痹心痛短气方

1. 栝蒌薤白白酒汤

胸为阳位似天空，阴气弥沦痹不通。
薤白半升蒌一个，七升白酒奏奇功。

2. 栝蒌薤白半夏汤

胸背牵痛不卧时，半升半夏一蒌施。
薤因性湿惟三两，斗酒同煎涤饮奇。

3. 枳实栝蒌薤白桂枝汤

痞连胸胁逆攻心，薤白半升四朴寻。
一个栝蒌一两桂，四枚枳实撤浮阴。

4. 人参汤

理中加桂人参汤，阳复阴邪自散藏。
休讶补攻分两道，道消道长细推详。
（即桂枝人参汤，或曰即理中汤。）

5. 茯苓杏仁甘草汤

痹而短气孰堪医，甘一苓三淡泄之，
更有杏仁五十粒，水行气顺不求奇。

6. 橘皮枳实生姜汤

痹而气塞又何施，枳实辛香三两宜。
橘用一斤姜减半，气开结散勿迟疑。

7. 薏苡附子散

痹来缓急属阳微，附子十枚切莫违。
更有薏仁十五两，筋资阴养得阳归。

8. 桂枝生姜枳实汤

心悬而痛痞相连，痰欲上弥客气填。
三两桂姜五两枳，祛寒散逆并攻坚。

9. 乌头赤石脂丸

彻背彻胸痛不休，阳光欲熄实堪忧。
乌头一分五钱附，赤石椒姜一两求。

10. 九痛丸

九种心痛治不难，狼萸姜豆附参安。
附须三两余皆一，攻补同行仔细看。

九、腹满寒疝宿食方

1. 附子粳米汤

腹中切痛作雷鸣，胸胁皆膨呕吐或。
附子一枚枣十个，半升粳夏一甘烹。

2. 厚朴七物汤

满而便闭脉兼浮，三两甘黄八朴投。

二桂五姜十个枣，五枚枳实效优优。

3. 厚朴三物汤

痛而便闭下无疑，四两大黄朴倍之。
枳用五枚先后煮，小承变法更神奇。

4. 大柴胡汤

八柴四枳五生姜，芩芍三两二大黄。
半夏半升十二枣，少阳实证下之良。

5. 大建中汤

痛呕食艰属大寒，腹冲头足触之难。
干姜四两椒二合，参二饴升食粥安。

6. 大黄附子汤

胁下偏疼脉紧弦，若非温下恐迁延。
大黄三两三枚附，二两细辛可补天。

7. 赤丸

寒而厥逆孰为珍，四两夏苓一两辛。
中有乌头二两炮，蜜丸朱色妙通神。

8. 大乌头煎

沉紧而弦痛绕脐，白津厥逆冷凄凄。
乌头五个煮添密，顷该颠危快掣提。

9. 当归生姜羊肉汤

腹痛胁疼急不堪，羊斤姜五并归三。
于今豆蔻香砂法，可笑依盲授指南。

10. 乌头桂枝汤

腹痛身疼肢不仁，药攻刺灸治非真。
桂枝汤照原方煮，蜜煮乌头合用神。

11. 乌头汤

即大乌头煎。

12. 柴胡桂枝汤

小柴原方取半煎，桂枝汤入复方全。
阳中太少相因病，偏重柴胡作仔肩。

13. 走马汤

外来异气伤人多，腹胀心疼走马搓，

巴杏二枚同捣细，冲汤捻汁好驱邪。

14. 瓜蒂散

病在胸中气分乖，咽喉息碍痞难排。
平分瓜豆还调豉，寸脉微浮涌吐佳。

十、五脏风寒积聚方

1. 旋覆花汤

肝著之人欲蹈胸，热汤一饮便轻松。
覆花三两葱十四，新绛通行少许从。

2. 麻子仁丸

一升杏子二升麻，枳芍半斤效可夸。
黄朴一斤丸饮下，缓通脾约是专家。

3. 甘草干姜茯苓白术汤

腰冷溶溶坐水泉，腹中如带五千钱。
术甘二两姜苓四，寒湿同驱岂偶然。

十一、痰饮咳嗽方

1. 苓桂术甘汤

病因吐下气冲胸，起则头眩身振从。
茯四桂三术草二，温中降逆效从容。

2. 甘遂半夏汤

满从利减续还来，甘遂三枚芍五枚。
十二枚夏指大草，水煎加蜜法双该。

3. 十枣汤

大戟芫花甘遂平，妙将十枣煮汤行。
中风表证全除尽，里气未和此法程。

4. 大青龙汤

二两桂甘三两姜，膏如鸡子六麻黄。
枣枚十二五十杏，无汗烦而且躁方。

5. 小青龙汤

桂麻姜芍草辛三，夏味半升记要谙，
表不解兮心下水，咳而发热句中探。

6. 木防己汤

喘满痞坚面色鳌，己三桂二四参施。

膏枚二个如鸡子，辛苦寒温各适宜。

7. 木防己去石膏加茯苓芒硝汤

四两苓加不用膏，芒硝三合展奇韬。

气行复聚知为实，以软磨坚自不劳。

8. 泽泻汤

清阳之位饮邪乘，眩冒频频苦不胜。

泽五为君术二两，补脾制水有奇能。

9. 厚朴大黄汤

胸为阳位似天空，支饮填胸满不通。

尺朴为君调气分，四枚枳实六黄攻。

10. 小半夏汤

呕家见渴饮当除，不渴应知支饮居。

半夏一升姜八两，源头探明病根锄。

11. 己椒苈黄丸

肠间有水口带干，腹里为肠按部观。

己椒苈黄皆一两，蜜丸饮服日三餐。

12. 小半夏加茯苓汤

呕吐悸眩痞又呈，四苓升夏八姜烹。

膈间有水金针度，淡渗而辛得病情。

13. 五苓散

猪术茯苓十八铢，泽宜一两六铢符。

桂枝半两磨调服，煖水频吞汗出苏。

14. 茯苓饮

中虚不运聚成痰，枳二参苓术各三。

姜四橘皮二两半，补虚消满此中探。

15. 桂苓五味甘草汤

青龙却碍肾元亏，上逆下流又冒时。

味用半什苓桂四，甘三扶土镇冲宜。

16. 桂苓五味甘草去桂加姜辛汤

冲气低时咳满频，前方去桂益姜辛。

姜辛三两依原法，原法通微便出新。

17. 苓甘五味姜辛半夏汤

咳满平时渴又加，旋而不渴饮余邪。
冒而必呕半升夏，增入前方效可夸。

18. 苓甘五味姜辛半夏杏仁汤

咳轻呕止肿新增，面肿须知肺气凝。
前剂杏加半升煮，可知一味亦规绳。

19. 苓甘五味姜辛夏杏大黄汤

面热如醉火邪殃，前剂仍增三两黄。
驱饮辛温药一派，别能攻热制阳光。

十二、消渴小便上利淋病方

1. 文蛤散

水渍原逾汗法门，肉中粟起更增烦。
意中思水还无渴，文蛤磨调药不烦。

2. 栝蒌瞿麦丸

小便不利渴斯成，水气留中液不生。
三两薯苓瞿一两，一枚附子二蒌行。

3. 蒲灰散

小便不利用蒲灰，平淡无奇理该备。
半分蒲灰三分滑，能除湿热莫疑猜。

4. 滑石白鱼散

滑石余灰与白鱼，专司血分莫踌躇。
药皆平等擂调饮，水自长流不用疏。

5. 茯苓戎盐汤

一枚弹大取戎盐，茯苓半斤火自潜。
更有白术二两佐，源流不滞自濡霑。

6. 猪苓汤

猪茯泽胶滑相连，咳呕心烦渴不眠。
煮好去渣胶后入，育阴利水法兼全。

十三、水气病方

1. 越婢加术汤

里水脉沉面目黄，水风相搏湿为殃。

专需越婢平风水，四两术司去湿良。

2. 越婢汤

一身悉肿属风多，不为风翻涌巨波。

二草三姜十二枣，石膏八两六麻和。

3. 防己茯苓汤

四肢聂聂动无休，皮水情形以此求。

己桂芪三草二两，茯苓六两砥中流。

4. 甘草麻黄汤

里水原来自内生，一身面目肿黄呈。

甘须二两麻黄四，气到因知水自行。

5. 麻黄附子甘草汤

甘草麻黄二两佳，一枚附子固根荄。

少阴得病二三日，里证全无汗岂乖。

6. 黄芪芍药桂枝苦酒汤

黄汗脉沉出汗黄，水伤心火郁成殃。

黄芪五两推方主，桂芍均三苦酒勷。

7. 桂枝加黄芪汤

黄汗都由郁热来，历详变态费心裁。

桂枝原剂芪加二，啜粥重温令郁开。

8. 桂枝去芍药加麻黄细辛附子汤

心下如盘边若杯，辛甘麻二附全枚。

姜桂三两枣十二，气分须从气转回。

9. 枳术汤

心下如盘大又坚，邪之结散验其边。

术宜二两枳枚七，苦泄转疗水饮愆。

十四、黄疸病方

1. 茵陈蒿汤

二两大黄十四栀，茵陈六两早煎宜。

身黄尿短腹微满，解自前阴法最奇。

2. 硝石矾石散

身黄额黑足如烘，腹胀便溏晡热丛。
等分矾硝和麦汁，女劳疸病夺天工。

3. 栀子大黄汤

酒疸懊憹郁热蒸，大黄二两豉一升。
栀子十四枳枚五，上下分消要顺承。

4. 猪膏发煎

诸黄腹鼓大便坚，古有猪膏八两传。
乱发三枚鸡子大，发消药熟始停煎。

5. 茵陈五苓散

疸病传来两解方，茵陈末入五苓尝。
五苓五分专行水，十分茵陈却退黄。

6. 大黄硝石汤

自汗便难腹满时，表和里实贵随宜。
硝黄四两柏同数，十五枚栀任指麾。

7. 麻黄醇酒汤

黄疸病由郁热成，驱邪解表仗雄兵。
五升酒煮麻三两，春换水兮去酒烹。

十五、惊悸吐衄下血胸满瘀血方

1. 桂枝去芍药加蜀漆牡蛎龙骨救逆汤

桂枝去芍己名汤，蜀漆还加龙牡藏。
五牡四龙三两漆，能疗火劫病惊狂。

2. 半夏麻黄丸

心悸都缘饮气维，夏麻等分蜜丸医。
一升一降存其意，神化原来不可知。

3. 柏叶汤

吐血频频不肯休，马通升许溯源流。
干姜三两艾三把，柏叶行阴三两求。

4. 黄土汤

远血先便血续来，半斤黄土莫徘徊。

术胶附地芩甘草，三两同行血证该。

5. 泻心汤

火热上攻心气伤，清浊二道血洋洋。
大黄二两芩连一，釜下抽薪请细详。

十六、呕吐哕下利方

1. 吴茱萸汤

升许吴萸三西参，生姜六两救寒侵。
枣投十二中宫主，头疼吐利烦躁寻。

2. 半夏泻心汤

三两姜参炙草芩，一连痞证呕多寻。
半升半夏枣十二，去滓重煎守古箴。

3. 黄芩加半夏生姜汤

枣十二枚守成箴，二两芍甘三两芩，
利用本方呕加味，姜三夏取半升斟。

4. 猪苓散

呕余思水与之佳，过与须防饮气乖。
猪术茯苓等分捣，饮调寸匕自和谐。

5. 四逆汤

生附一枚两半姜，草须二两少阴方。
建功姜附如良将，将将从容藉草匡。

6. 小柴胡汤

柴胡八两少阳凭，枣十二枚夏半升。
三两姜参芩与草，去滓重煎有奇能。

7. 大半夏汤

从来胃反责冲乘，半夏二升蜜一升。
三两人参劳水煮，纳冲养液有奇能。

8. 大黄甘草汤

食方未久吐相随，两热冲来自不支。
四两大黄二两草，不从下取法神奇。

9. 茯苓泽泻汤

吐方未已渴频加，苓八生姜四两夸。

二两桂甘三两术，泽须四两后煎嘉。

10. 文蛤汤

吐而贪饮证宜详，文蛤石膏五两量。
十二枚枣五杏十，麻甘三两等生姜。

11. 半夏干姜散

吐而干呕涎沫多，胃中虚寒气不和。
姜夏等磨浆水煮，数方相类颇分科。

12. 生姜半夏汤

呕哕皆非喘亦非，彻心愦愦莫从违。
一升姜汁半升夏，分煮同煎妙入微。

13. 橘皮汤

哕而干呕厥相随，气逆于胸阻四肢。
初病气虚一服验，生姜八两四陈皮。

14. 橘皮竹茹汤

哕逆因虚热气乘，一参五草八姜胜。
枣枚三十二斤橘，生竹青皮刮二升。

15. 桂枝汤

项强头痛汗憎风，桂芍生姜三两同。
枣十二枚甘二两，解肌还藉粥之功。

16. 小承气汤

朴二枳三四两黄，小承微结好商量。
长沙下法分轻重，妙在同煎切勿忘。

17. 桃花汤

一升粳米一斤脂，脂半磨研法亦奇。
一两干姜同煮服，少阴脓血是良规。

18. 白头翁汤

三两黄连柏与秦，白头二两妙通神。
病缘热利时思水，下重难通此药珍。

19. 栀子豉汤

山栀香豉治何为，烦恼难眠胸窒宜。
十四枚栀四合豉，先栀后豉法煎奇。

20. 通脉四逆汤

一枚生附草姜三，招纳亡阳此指南。

外热里寒面赤厥，脉微通脉法中探。

21. 紫参汤

利而肺痛是何伤，浊气上干责胃肠。
八两紫参三两草，通因通用细推详。

22. 诃梨勒散

诃梨勒散涩肠便，气利还须固后天。
十个诃梨煨研末，调和米饮不须煎。

23. 《外台》黄芩汤

干呕利兮黄芩汤，参芩三两等干姜。
桂枝一两半升夏，枣十二枚转运良。

十七、疮痈肠痈浸淫病方

1. 薏苡附子败酱散

气气凝痈阻外肤，腹皮虽急按之濡。
附宜二分苡仁十，败酱还须五分驱。

2. 大黄牡丹皮汤

肿居少腹大肠痈，黄四牡丹一两从。
瓜子半升桃五十，芒硝三合泄肠脓。

3. 王不留行散

金疮澉采不留行，桑蒴同行十分明，
芩朴芍姜均二分，三椒十八草相成。

4. 排脓散

排脓散药本灵台，枳实为君十六枚。
六分芍兮桔二分，鸡黄一个简而该。

5. 排脓汤

排脓汤与散悬殊，一两生姜二草俱。
大枣十枚桔三两，通行营卫是良图。

6. 黄连粉

浸淫疮药末黄连，从口流肢顺自然。
若起四肢流入口，半生常苦毒牵缠。

十八、跌蹶手指臂肿转筋阴狐疝蛔虫方

1. 藜芦甘草汤
体睏臂肿主藜芦，痫痹风痰俱可驱。
芦性升提草甘缓，症详蚨蹶遍寻无。

2. 鸡屎白散
转筋入腹脉微弦，肝气凌脾岂偶然。
木畜为鸡其屎土，研来同类妙周旋。

3. 蜘蛛散
阴狐疝气久难医，大小攸偏上下时。
熬杵蜘蛛十四个，桂枝半两恰相宜。

4. 甘草粉蜜汤
蛔虫心痛吐涎多，毒药频攻痛不瘥。
一粉二甘四两蜜，煮分先后取融和。

5. 乌梅丸
六两柏参桂附辛，黄连十六厥阴遵。
归椒四两梅三百，十两干姜记要真。

十九、妇人妊娠病方

1. 桂枝茯苓丸
癥痼未除恐害胎，胎安癥去悟新裁。
桂苓丹芍桃同等，气血阴阳本末该。

2. 附子汤（伤寒论方）
生附二枚附子汤，术宜四两主斯方。
芍苓三两人参二，背冷脉沉身痛详。

3. 胶艾汤
妊娠腹满阻胎胞，二两芎草与阿胶。
归艾各三芍四两，地黄六两去枝梢。

4. 当归芍药散
妊娠疞痛势绵绵，三两归芎润且宣。
芍药一斤泽减半，术苓四两妙盘旋。

5. 干姜人参半夏丸
呕吐迁延恶阻名，胃中寒饮苦相从。

参姜一两夏双两，姜汁糊丸古法精。

6. 当归贝母苦参丸

饮食如常小水难，妊娠郁热液因干。

苦参四两同归贝，饮服三丸至十丸。

7. 葵子茯苓散

头眩恶寒水气干，胎前身重小便难。

一升葵子苓三两，米饮调和病即安。

8. 当归散

万物原来自土生，土中涵湿遂生生。

一斤芎芍归滋血，八术斤芩大化成。

9. 白术散

胎由土载术之功，养血相资妙有劳。

阴气上凌椒摄下，蛎潜龙性得真诠。

二十、妇人产后病方

1. 枳实芍药散

满烦不卧腹疼频，枳实微烧芍等平。

羊肉汤方应反看，散调大麦稳而新。

2. 下瘀血汤

脐中着痛瘀为殃，廿粒桃仁三两黄。

更有䗪虫二十个，酒煎大下亦何伤。

3. 阳旦汤

即桂枝汤，又曰桂枝汤增桂加附，三曰即桂枝汤加黄芩。

4. 竹叶汤

喘热头痛面正红，一防桔桂草参同。

葛三姜五附枚一，枣十五枚竹把充。

5. 竹皮大丸

呕而烦乱乳中虚，二分石膏与竹茹。

薇桂一分草七分，枣丸饮服效徐徐。

6. 白头翁加甘草阿胶汤

白头方见《伤寒歌》，二两阿胶甘草和。

产后利成虚已极，滋而且缓莫轻过。

7.《千金》三物黄芩汤

妇人发露得风伤，头不痛兮证可详。
肢苦但烦芩一两，地黄四两二参良。

8.《千金》内补当归建中汤

补中方用建中汤，四两当归去瘀良。
产后虚赢诸不足，调荣止痛补劳伤。

二十一、妇人杂病方

1. 半夏厚朴汤

状如炙肉贴咽中，却是痰凝气不通。
半夏一升茯四两，五姜三朴二苏攻。

2. 甘麦大枣汤

妇人脏躁欲悲伤，如有神灵太息长。
小麦一升三两草，十枚大枣力相当。

3. 温经汤

温经芎芍草归人，胶桂丹皮二两均。
半夏半升麦冬倍，姜萸三两对君陈。

4. 土瓜根散

带下端由瘀血停，月间再见不循经。
䗪瓜桂芍均相等，调协阴阳病自宁。

5. 胶姜汤

胶姜方阙症犹藏，漏下陷经黑色详。
姜性温提胶养血，刚柔运化配阴阳。

6. 大黄甘遂汤

小腹敦形小水难，水同瘀血两弥漫。
大黄四两遂胶二，顿服瘀行病自安。

7. 抵当汤

大黄三两抵当汤，里指冲任不指胱。
虻蛭桃仁各三十，攻其血下定其狂。

8. 矾石丸

经凝成癖闭而坚，白物时流岂偶然。
矾石用三杏一分，服时病去不迁延。

9. 红蓝花酒

六十二风义未详，腹中刺痛势徬徨。

治风先要行其血，一两蓝花酒煮尝。

10. 肾气丸

温经暖肾整胞宫，丹泽苓三地八融。

四两萸薯桂附一，端教系正肾元充。

11. 蛇床子散

12. 狼牙汤

胞寒外候见阴寒，纳入蛇床佐粉安。

更有阴疮蜃烂者，狼牙三两洗何难。

13. 小儿疳虫蚀齿方

忽然出此小儿方，本治疳虫蚀齿良。

葶苈雄黄猪点烙，阙疑留与后推详。

古今剂量折算表

汉代剂量	折合中药秤十六两制剂量	折合公制克剂量
一两	一钱	3 克
一升	六钱至一两	18 克至 30 克
一方寸匕	二钱至三钱	6 克至 9 克
一钱匕	五分至六分	1.5 克至 1.8 克

说明：关于剂量之标准古今不一。

1. 汉代六铢为一分，四分为一两，即二十四铢为一两。

2. 厚朴一尺，折合米制克 30 克。

3. 如鸡子大，约折合 45 克。

4. 容量计算的升，约折合 60 至 80 毫升。

5. 如杏仁、桃仁、大枣、栀子、附子等以个数计算者，均根据临床实际情况，灵活运用。

6. 处方用量，一要折算，二要根据临床实践。

金匮方治验医案选录

一、痉湿暍病方

1. 栝蒌桂枝汤治柔痉

患者丁××，男，半岁，1931 年初夏。

症状：身热，汗出，口渴，目斜，项强，角弓反张，手足搐搦，指尖发冷，指纹浮紫，舌苔薄黄。诊断：伤湿兼风，袭入太阳卫分，表虚液竭，筋脉失荣。疗法：拟用调和阴阳，滋养营液法，以栝蒌桂枝汤主之。栝蒌根二钱　桂枝一钱　白芍一钱　甘草八分　生姜二片　红枣二枚　水煎服。

三剂，各症减轻，改投：当归一钱　生地二钱　白芍二钱　栝蒌根二钱　川贝一钱　秦艽一钱　忍冬藤二钱　水煎服，四剂而愈。（摘自《蒲园医案》）

2. 葛根汤治痉病

痉病，素体强壮多痰，己巳二月二十二日，晨起感冒，即头痛发热，头痛如劈不能俯，角弓反张，两足痉挛，苔白滑，脉弦迟，瞳神驰纵，项强颈直，确系风邪挟湿，侵犯项背督脉经道，亟以葛根汤先解其项背之邪。葛根四钱（先煎）　麻黄三钱（先煎）　桂枝二钱　白芍二钱　生姜三钱　红枣六枚　炙甘草二钱

服葛根汤后，周身得汗，头痛减轻，项强瘥，拟下方以减背部压力，采大承气汤：枳实三钱　炙厚朴三钱　大黄三钱　元明粉三钱。

服大承气汤，得下三次，足挛得展，背痉亦松。（《金匮要略译释》引自《庄云庐医案》）

3. 大承气汤治满头剧痛

若华　忽病头痛，干呕，服吴茱萸汤，痛益甚，眠则稍轻，坐则满头

剧痛，咳嗽引腹中痛，按之，则益不可忍，身无热，脉微弱，但恶见火光，口中燥，不类阳明腑实症状。盖病不专系肠中，而所重在脑，此张隐庵所谓阳明悍热之气上循入脑之证也。按即西医所谓脑膜炎之类。及其身无热，脉微弱之时，而急下之，所谓釜底抽薪也。若身有大热，脉大而实，然后论治，晚矣。

生川军三钱　芒硝三钱　枳实四钱　厚朴一钱

【按】若华女士服本方后约三小时，即下，所下非燥矢，盖水浊也，而恙乃悉除，不须再诊。是时，余按日从师受课，故知之稔。夫满头剧痛，病所在脑也。一下而愈，病源在肠也。合而言之，所谓上病下取，治求其本也。（引自《经方实验录》）

4. 麻黄加术汤治遍身酸痛

病者黄君，年三十余。原因：素因体肥多湿，现因受寒而发，医药杂投无效，改延余诊。证候：手足迟重，遍身酸痛，口中淡，不欲食，懒言语，终日危坐，脉右缓左紧，舌苔白腻。诊断：此《金匮要略》所谓湿家身烦疼，可与麻黄加术汤也。疗法：遵经方以表达之，使寒湿悉从微汗而解。处方：带节麻黄八分　川桂枝七分　光杏仁一钱半　炙甘草五分　杜苍术一钱　效果：连投两剂，诸症悉平而愈。（引自《全国名医验案类编》）

5. 麻杏薏甘汤治身痛

李某，男，36岁，工人，一九七五年因汗出风吹，以致汗郁皮下成湿，湿郁化热，今发热已十余日不解，每日下午热势增重，全身痛重。伴有咽痛而红肿，咳嗽痰白而黏稠，无汗，自用辛凉解表药，更增恶寒，舌苔白腻，脉濡缓略浮，遂议为风湿性感冒病，因风湿郁闭，湿阻气机，气机不畅而出现各症，劝其试服麻杏薏甘汤。麻黄、杏仁各10克　薏苡仁30克　甘草7克　更加秦艽10克　波蔻7克

仅服一剂，果然热退身安，咽已不痛，咳嗽亦舒，劝其更服二剂，以巩固疗效。（摘自《云南中医学院学报3：14，1978》）

6. 防己黄芪汤治疗慢性肾炎肾变期并胸腹水、糖尿病、高血压

李××，男性，34岁，张家口市工人，1975年11月11日初诊。

患者发现慢性肾炎一年多，10年前即患糖尿病，他医曾用四君子汤、金匮肾气汤、茯苓杏仁甘草汤、麻杏苡甘汤等治疗无效。至1975年12月7日转诊就医。当时患者全身浮肿增剧，面及手足四肢，阴囊等处均有明

显浮肿，自觉胸满腹胀，口渴多饮，多尿多吃，而大便正常。观其舌苔薄腻，脉象弦滑，血压 160/100mmHg。面部浮肿如满月状，面色灰白，全身皮下均有明显浮肿，阴囊浮肿大如牛睾。两肺前第三肋间以下，叩诊呈浊音，呼吸音消失，语颤明显减弱，心界向左移至左锁骨中线外 2.0 厘米。有明显腹水征。X 线胸透两侧胸腔均有积液。查空腹血糖 535mg/dL，非蛋白氮 17.5mg/dL，A/G＝3.1/2.0 克，总胆固醇 435mg/dL，尿糖定性（＋＋＋），尿蛋白定性（＋＋＋），白细胞 0～2/高倍视野，血沉 50mm/h。辨其证为风水，夹支饮、消渴为患，遂处防己黄芪汤合葶苈大枣泻肺汤加减：

汉防己 30 克　生黄芪 15 克　白术 25 克　生甘草 6 克　葶苈子 6 克　大枣 10 枚　麻黄 6 克　连翘 15 克　赤小豆 30 克　茯苓 25 克　尾连 10 克　五加皮 10 克　冬瓜皮 30 克

每日煎服 1 剂，服 2 剂后尿量明显增加，每日约达 6,000 毫升，浮肿明显渐消。服药后第二日身出微汗，有轻度身麻发痒感，肿大之阴囊缩小，面部浮肿已消，仅下肢有轻度浮肿，胸腹胀满减轻，睡眠不佳，脉象弦滑有力，舌根部有少许黄腻苔，血压 150/90mmHg。查心电图不正常 ST－T 改变。将前方加南星 10 克，虑及血糖很高，又不宜使用养阴清热药治疗糖尿病，故常规加服 D860。上方服用 15 剂后浮肿明显消退，除下肢有轻度浮肿外，身体他部已无浮肿，腹水征消失。X 线胸透双侧胸水均消失。舌苔黄腻，脉象弦细。上方加减又服 12 剂，浮肿全部消失，但仍有轻度口渴，多尿，大便睡眠均正常。尿蛋白转为（－），尿糖定性微量。患者因于北京居住不便，要求急欲返乡。（《张仲景药法研究》）

7. 桂枝附子汤治疗痹证

病者张××，年 32 岁，现任开平县长，住广东五华城北门外。病名：伤寒变痹。原因：贵胄之子，素因多湿，偶感风寒。症候：发热恶寒，一身手足尽痛，不能自转侧。诊断：脉浮大而紧。风为阳邪，故脉浮大主病进，紧主寒凝。脉诊合参，风寒湿三气合而成痹。疗法：桂枝附子汤主之。方中，桂附辛热散寒，草枣奠安中土，生姜利诸气，宣通十二经络，使风寒湿着于肌表而作痛者，一并廓清矣。

处方：桂枝四钱　附子钱半　甘草二钱　大枣六枚　生姜三钱

效果：一日二服，三日举动如常，继服平调之剂痊愈。廉按：伤寒变痹，必挟风湿，长沙《伤寒论》曰：伤寒八九日，风湿相搏，身体疼烦，不能自转侧，不呕不渴，脉浮虚而涩者，桂枝附子汤主之，今有是证，则

用是药，确得仲景之心法。（摘自《全国名医验案类编》）

8. 甘草附子汤治疗风湿骨节疼痛

高××得风湿病，遍身骨节疼痛，手不可触，近之则痛甚，微汗自出，小水不利。时当初夏，自汉返舟求治，见其身面手足俱有微肿，且天气颇热，尚重袭不脱，脉象颇大，而气不相续。其戚友满座，问是何症？予曰：此风湿为病。渠曰：凡祛风利湿之药，服之多矣，不惟无益，而反增重。答曰：夫风本外邪，当从表治，但尊体表虚，何敢发汗？又湿本内邪，须从里治，而尊体里虚，岂敢利水乎？当遵仲景法，处甘草附子汤。一剂如神，服至三剂，诸恙悉愈，可见古人之法，用之得当，灵应若此，学者可不求诸古哉。（注：所用甘草附子汤乃全方药味，惟缺剂量）（摘自《谢映庐医案》）

9. 白虎加人参汤治中暑

患者张××，女性，43岁，农民，1978年6月21日麦收期间，因暑热炎炎，汗出过多，当即晕倒在地，经抢救醒盾，发烧，口渴，烦饮。余诊之时见其脉洪大而无力，禀素体质虚弱，体温39.2℃，无呕吐腹泄，腹部平软，无压痛。急投白虎加人参汤。

生石膏45克　知母15克　太子参30克　粳米一把　生甘草9克

服药2剂烧退渴止，但仍汗出，体虚无力；原方又加寸冬15克　五味子9克，又服2剂而愈。（《张仲景药法研究》）

10. 一物瓜蒂汤治太阳中暍

仲师于《金匮要略》出一物瓜蒂汤，历来注家，不知其效用。予治新北门永兴隆板箱店顾五郎亲试之。时甲子六月也，予甫临病者卧榻，病者默默不语，身重不能自转侧，诊其脉则微弱，证情略同太阳中暍，独多一呕吐。考其病因，始则饮高粱酒大醉，醉后口渴，继以井水浸香瓜五六枚，卒然晕倒。因念酒性外发，遏以凉水浸瓜，凉气内薄，湿乃并入肌腠。此与伤冷水水行皮中正复相似，予乃使店友向市中取香瓜蒂四十余枚，煎汤进之，入口不吐。须臾进一瓯，再索再进，病者即沉沉睡，遍身微汗，迫醒顶诸恙悉愈矣。（摘自《伤寒发微》）

二、百合狐蜜阴阳毒病方

1. 百合知母汤治疗百合病

患者王××，女，13岁，学生，1960年4月15日在看解剖尸体时受惊吓，随后因要大便跌倒在厕所内。经扶起抬到医院治疗，据代诉，查无病，到家后颈项不能竖起头向左右转动，不能说话，问其痛苦，亦不知答，曾用镇静剂二日无效，转来中医诊治。患者脉浮数，舌赤无苔，无其他病状，当即从百合病处理，用百合七枚，知母一钱五分。服药一包后，颈项已能竖起十分之七，问她痛苦亦稍知道一些，左右转动也减少，但仍不能说话。再服一剂，颈项已能竖起，不向左右转动，自称口干燥，大渴，改用栝蒌牡蛎散（栝蒌、牡蛎各三钱），服一剂痊愈。（摘自《江西中医药》12：14，1960）

2. 滑石代赭汤治疗百合病

李××，女，来诊时步履艰难，必以他人背负。自述胸痛，胸闷，心悸，气短，头晕，乃按胸痹治之。投以栝蒌薤白半夏汤之类，久治不效。细审之，该患者每于发病时除上述症状外，尚喜悲欲哭，嗳气善太息，便于前方中合以百合、地黄、旋覆花、代赭石之类治之，药后其症渐消。（摘自《赵锡武医疗经验》）

3. 百合鸡子汤治疗肝昏迷

患者王××，男44岁，因肝炎后肝硬变合并克鲍二氏征，第二次出现腹水已九个月，于1970年9月4日入院，入院后经综合治疗，腹水消退。1971年1月21日患者性格改变，一反平日谨慎寡言而为多言，渐渐啼笑不休，不能辨认手指数目，精神错乱，考虑肝昏迷Ⅰ度。用谷氨酸钠，并用清营开窍、清热镇静之方，患者症状无改变，清晨好转，午后狂乱，用安定剂无效，需耳尖放血，始能平静入眠，而精神错乱如故，考虑其舌红脉虚，神魂颠倒，乃以百合病论治。从2月1日起加百合鸡子黄汤，每日一剂，每剂百合一两，鸡子黄一枚，煎服。2月2日患者意识有明显进步。2月3日患者神志完全恢复正常。继用百合鸡子黄汤两剂后，改用百合地黄汤（百合一两，生地五钱）。患者病情保持稳定。1971年3月21日出院时，精神良好，如常人行动，腹水征（－），肝功能试验基本正常。1972年6月与患者联系，情况保持良好。（摘自《新医药学杂志》2：13，1974）

4. 百合地黄汤治疗神经衰弱

王××，男性，26岁，工人。患神经衰弱二年，经常失眠心跳，心慌，悲观厌世，情绪急躁，遇事优柔寡断。1980年5月18日来诊。询问以前治疗情况，曾使用西药中镇静安神之类，中药多是养血补心之属，如补心丹、柏子养心丹、朱砂安神丸、归脾丸等药，数十剂未见显效。细询病史，曾在患此病以前，有反复发烧病史。诊其脉细数而弦，舌红无苔，舌尖赤兼有瘀点。遂辨证为：心肾阴虚，邪火扰心，余热未尽，试投百合地黄汤、黄连阿胶汤、甘麦大枣三方合用：

百合 20 克　生地 15 克　川黄连 6 克　阿胶 9 克　鸡子黄 1 枚　白芍 10 克　浮小麦 45 克　黄芩 9 克　甘草 9 克　大枣 10 枚　淡竹叶 3 克

服药 3 剂，患者自觉明显好转，睡眠较前大有进步，心慌明显减轻，继服 9 剂，共服药 12 剂而愈，至 1981 年 11 月一年未复发。（摘自《张仲景药法研究》）

5. 栝蒌牡蛎散治百合病

陈××，男，50 岁。已患病多日，面黄颧红微浮，口出一股焦臭气，欲卧不能卧，欲行不能行，一月来，时寒战，时发烧，时昏睡，时惊叫。能食时如常人一样，不思食时则汤水不能下咽，大便颇硬，三五日一次，小便色如血水，涓滴作疼，因病情较重，动员送医院检查治疗。

根据患者体温，上午 37.8℃，下午 39.0℃，每日如此不变的情况来看，系属阴虚之证。给予复脉汤三剂后，潮热始退，大便变软，但仍昼日了了，夜则谵语，甚则通夜不眠，此乃肾中真阴亏于下，心阳浮于上，相火炽烈，龙雷不潜。

细思本例证候颇与百合病相似，该篇所载诸方，惟百合地黄汤比较合适，遂处方如下：百合四两、生地八钱，水煎去滓，加鸡子黄一枚，搅匀炖沸，顿服。药滓于次晨加水再煎取汁，加鸡子黄一枚，服如前法，日服一剂。十天后，狂叫已息，夜间能安卧 4～5 小时，醒后亦不惊叫，脉息上午已平，下午微数，体温下午 37.6℃，小便仍短赤。舌由光剥已布白苔。但渴甚。此热胜津伤，宜用《金匮要略》栝蒌牡蛎散，以栝蒌苦寒生津止渴，牡蛎咸寒引热下行。遂于原方（上次方）内加花粉四钱、牡蛎六钱，连服三剂口渴止，诸症皆有好转，惟小便尚黄涩，下肢微浮肿。原方再加滑石八钱，服二剂后尿量增多，黄色转浅，再改原方为：百合八钱、生地六钱、元参四钱、牡蛎六钱、龟板六钱、鳖甲五钱、鸡子黄一枚，以此方作常服剂，又服八剂诸症基本消除，不渴不烦，饮食一日能进三餐稀粥，小便清长，大便二日一次，根据病家要求，带药回家治疗。

自出院至今已六个月，询访十余次，一切情况良好，只是体质尚差，嘱其好好注意营养和休息。（摘自《中医杂志》11：21，1965）

6. 白塞氏综合征治验

解××，男，43 岁。口腔、肛门、龟头出现红色，如炎症初起，随之即溃烂皮破，日久不愈。西医诊断为"白塞氏综合征"，治疗七十余日，唯龟头之糜烂毫不见效。切其脉弦细，观舌质红而苔白。辨为肝肾阴虚有热，且伏有湿䘌之邪。

外用处方：珍珠 3 克　青黛 3 克　轻粉 1 克，共研细末，涂敷疮面。

内服处方：熟地 30 克　山药 18 克　丹皮 10 克　赤苓 10 克　川楝子 10 克　使君子 10 克　当归 10 克　川芎 6 克　水煎内服。

经内外兼治，不到一个月病愈。（摘自《金匮要略诠解》）

7. 甘草泻心汤治疗眼、口、生殖器综合征

陈××，女，38 岁，工人。于 1974 年 3 月 7 日就诊，患者于 1968 年间即发现前阴及口腔黏膜溃疡，未加注意。以后时有低烧，关节疼痛，下肢有结节性红斑，曾按风湿病服激素类药物不见效，而口腔、前阴溃疡反复发作，时轻时重。

检查：口腔颊黏膜有溃疡，呈椭圆形，边界明显，基底平坦，表面附有灰白色纤维膜，周围有红晕。前阴及肛门，会阴处均有溃疡。下肢有结节性红斑，梅毒血清反应（－）。

诊断：眼、口、生殖器综合征。

辨证与治疗　初诊：前阴及肛门会阴处均有溃疡，不能正坐，月经正常，白带较多，口腔亦有黄豆大之凹陷溃疡数块，身体瘦弱，面色潮红，周身关节疼痛，目微赤、口干、声微哑，大便微溏，两下肢有结节性红斑，近一个月来时有寒热。舌白滑而腻，脉象沉滑。此乃狐䘌，据《金匮要略》甘草泻心汤合赤小豆当归散加土茯苓以利湿解毒，并以苦参汤熏洗。

生甘草一两　党参五钱　黄芩三钱　黄连二钱　姜半夏三钱　干姜三钱　赤小豆一两　当归五钱　土茯苓一两　大枣五枚　水煎服。外以苦参四两，煎汤，熏洗外阴，日两次。

效果：上方共服百余剂，除中间因感冒停药外，并无变化加减，至 1974 年 7 月底患者来述，口腔及前阴溃疡均告消失，低烧及下肢结节性红斑亦皆消退而痊愈。（摘自河北新医大学《中医医案八十例》）

8. 苦参汤治疗狐䘌病

梁××，女，35 岁，患白带下注三年之久，近一年来加重，并发外阴

瘙痒难忍，经妇科检查，诊断为滴虫性阴道炎。经用灭滴灵等治疗两个疗程，效果不明显，后用苦参汤熏，每晚熏一小时，兼服清热利湿之中药，两周后，带净痒止。又经妇科数次检查，阴道未见滴虫，而且炎症也愈。

苦参汤是指《金匮要略》用以治疗狐惑中前阴腐蚀之外用药，仅用苦参一味，煎汤熏洗。（摘自《经方发挥》）

9. 雄黄熏法等治疗狐惑病

焦×，女，41 岁，干部，1962 年 6 月初诊。患者于二十年前因在狱中居住潮湿得病，发冷发烧。关节疼痛，目赤，视物不清，皮肤起有大小不等之硬斑，口腔、前阴、肛门均见溃疡，二十年来，时轻时重，缠绵不愈。近来月经先期，色紫有块，有黄白带，五心烦热，失眠、咽干、声嘎，手足指趾硬斑，日久已成角化，肛门周围及直肠溃疡严重，不能正坐，口腔黏膜及舌面也有溃疡，满舌自如粉霜。便干结，小便短黄，脉滑数，诊为狐惑病，即予治惑丸、甘草泻心汤加减内服，苦参煎水熏洗前阴，并以雄黄粉熏肛，肛门熏后，见有蕈状物突出肛外，奇痒难忍，用苦参汤洗涤后，潮即收回，服药期间，大便排出恶臭黏液多量，阴道也有多量带状浊液排出，病情日有起色，四肢角化硬斑亦渐消失。治疗四个月后，诸症消失，经停药观察一年余，未见复发。（摘自《中医杂志》11：10，1963）

10. 赤小豆当归散治疗白塞氏综合征

李某，女，32 岁，1969 年 8 月 22 日入院，住院号：1069。自诉 1960 年即患白塞氏综合征，经积极治疗，口腔溃疡已愈。诊见：外阴湿疹，瘙痒溢水，双眼干涩，全身散发小脓疱，双下肢红斑累累，抓破流脂，形体瘦弱，面白无华，纳差口苦，小便灼热短黄，大便干结难下，每次经血量多，经潮时诸症减轻，经净后病又如故，舌红，苔黄厚腻，脉细缓。

此亦狐惑病，舌红苔黄腻乃湿热之象。湿热蕴结，蒸腐气血，泛滥周身则为脓疱；流注阴部则生溃烂，湿疹瘙痒等；热毒迫血则经多；经行诸症减轻是湿热随经而泄；病久损伤气血，故脉细缓而形神俱不足也。此证虚中夹实，治当凉血解毒、清利湿热，调补气血，处方：赤小豆 25 克，当归 10 克，苦参 12 克，银花 12 克，知母 12 克，薏苡米 25 克，车前子 10 克（包），地榆炭 18 克，熟地炭 18 克，怀山药 15 克，党参 12 克，黄芩炭 10 克，每日一剂，水煎服。

上方服 4 剂后，月经尚未干净，阴部溃疡如故，但湿痒消失，下肢红斑隐退，脓疮亦有愈合之势，食纳稍增，仍溲黄便结，舌苔黄，根部稍腻，为防经后病情加重，守服原方 4 剂，药后月经已净，外阴湿痒未发，脓疮已愈，阴部溃疡亦将愈合，唯黄白带下增多。此乃湿热蕴毒已现外出之机。仍守原方去知母，加萆薢 12 克，连服 10 剂后，诸症消失。经妇科检查证实：阴部溃疡已全部愈合。出院后仍予上方 5 剂，以巩固疗效，随访半年余，未见复发。(摘自《广西中医药》4：5，1982 年)

11. 赤小豆当归散治疗溃疡病

刘××，男，25 岁，战士，1980 年 1 月 21 日初诊。患者自 1979 年 10 月初开始眼睑微肿，继而阴茎瘙痒，10 月中旬舌面出现白色溃疡，服牛黄上清丸后稍减。今年 1 月份舌面及阴茎溃疡逐渐成片状，口唇干燥，周身倦怠不适，伴有热感，小便黄。

查体：青年男性，发育营养好，舌红，舌面可见小片溃疡数处，阴茎龟头及包皮亦有数个片状溃疡，脉弦细略数。

辨证：湿热浸淫，邪毒内盛。治则：清热利湿，凉血解毒。

方药：赤小豆当归散加减。当归 15 克，赤小豆 30 克，升麻 12 克，生地 15 克，木通 6 克，竹叶 12 克，甘草 3 克，栀子 9 克，水煎服，日一剂。

二诊：服上方七剂后，舌面及阴茎溃疡消失，自觉周身发热已除，精神好转，小便转清，已无明显不适，舌红少苔，脉沉弦，嘱原方继服六剂，以图巩固。(摘自《山东中医杂志》3：23，1983)

12. 升麻鳖甲汤治疗阳毒发斑

一病人颜面发斑，在额部两颧特为明显，略显蝶形，其色鲜红，西医诊断为红斑性狼疮。吴老望诊，其舌红少苔，切诊其六脉滑数有力，问诊其患处奇痒难忍，有烧灼感，肢体疼痛，时发寒热，乃断为《金匮要略》之阳毒发斑。治宜解毒透斑，用《金匮要略》升麻鳖甲汤全方加银花一味，五剂而病减，后去蜀椒、雄黄，加生地、玄参十余剂而愈。他说阴阳毒皆当解毒活血，阳毒轻浅，利于速散，故用雄黄、蜀椒辛散之力，以引诸药透邪外出，观方后有云服之"取汗"，就可见本方透解的功效了。(摘自《成都中医学院学报》增刊：3，1982)

13. 升麻鳖甲汤治疗红斑狼疮

顾×，女，43 岁，患亚急性红斑狼疮两个多月。症见发热不退，经用激素（强的松）治疗，发热虽然减轻，但面色红斑来退，形如蝴蝶状，面红似绵纹，胸背上肢亦有红斑常现，下肢及面目，有轻度的浮肿，周身关节酸痛，有时咽部疼痛，小便较少，脉象细数，舌红苔白。病属热邪在血分未尽，肾虚不能化气行水，治当清热解毒，补肾利水。方拟升麻鳖甲汤加减：升麻 15 克　生鳖甲 20 克（先煎）　当归 6 克　丹皮 10 克　熟地 20 克　附子 3 克　牛膝 12 克　车前子 10 克　露蜂房 6 克　蛇蜕 6 克　土茯苓 20 克上方加减连服 20 剂，面部旧斑渐消，新斑未见，浮肿消退，尿蛋白转阴，热毒渐退，肾虚渐复，原方去车前子、丹皮，加雄黄 1 克（研冲），附子增至 6 克，再服 20 剂，症状基本消失，病情稳定，嘱常服原方以防反复。（说明：本例先用激素治疗，后用中药治疗两个月，激素慢慢减量，最后减至每天服强的松一片，四月后停用。）（摘自《广西中医药》6：13，1981）

三、疟病方

1. 鳖甲煎丸治疗肝脾肿大

使用鳖甲煎丸治疗慢性肝病，如肝炎、肝硬化时，往往不单独使用本方。常以攻补兼施，交替使用补正之品，或与其他舒肝和胃、健脾益血等品同用。

笔者自 1955 年～1962 年，曾使用本方治疗肝硬化之肝脾肿大，虽有一定效果，但并不十分明显。但祖国南地用其治疗血吸虫病之肝脾肿大（浙江中医杂志，1957 年 4 期），治疗后患者一般症状及体征均有明显改善，从而创造了锑剂治疗条件，故附录其典型病例，以供参考：

陈××，女性，45 岁，农民。

主诉：自知腹部痞块已有一年余，腹胀时痛，食欲减退。

病史：患者为乡间农民，经常有河水接触史，一年前发觉腹内有痞块，逐渐增大，食后每感腹胀不舒，时有腹痛，大便带脓血，里急后重，一日 3～6 次不等，半年来精神逐渐疲乏，劳动力渐显著减退，无呕血，吐血，黑便史。

体检：发育完全，营养不良，面色萎黄，皮肤干燥，听诊在二尖瓣区有 II 级收缩期吹风样杂音。腹软，肝大在剑下 6 厘米，边缘整齐，表面光滑，质软，有轻度压痛。脾肿大在左胁下 9 厘米，中等硬度，有压痛。腹壁静脉不显露，无移动性浊音。

化验：血红蛋白 56%，红细胞 295 万，白细胞 4,500/mm^3，中性粒细胞 58%，淋巴细胞 24%，酸性细胞 16%，单核细胞 2%，大便孵化毛蚴阳性。

治疗结果：6 月 28 日开始服药，药后 12 天，检查脾肿在左肋下 3.5 厘米，较服药前缩小 5.5 厘米，肝肿大完全消失，患者一般情况好转，食欲增加，食后胀闷消失，大便恢复正常，7 月 10 日转用锑剂治疗，按期按量结束疗程，于 7 月 27 日出院。（引自《张仲景药法研究》）。

2. 鳖甲煎丸治疗疟母

童××之妻，30 岁，六月初间日病疟，日晡寒热，胸胁苦满，头眩呕逆，苔黄厚，脉弦滑，显然肝胆同病。经水二月未至，自称怀孕。嘱处方勿伤胎气，投以柴平煎（未服）。

复诊（八月初二）：面色萎黄，脉象弦缓兼沉，舌苔水黄兼滑。腹胁硬块，筑筑而动。此时寒少热多，间疟如故，兼有留瘀，当去其邪，兼消疟母。青皮二钱 厚朴一钱 柴胡钱半 炒黄芩钱半 煨草果八分 半夏二钱 焦白术钱半 白茯苓三钱 甘草五分 藿梗三钱 生姜一片。连服四剂。另鳖甲煎丸一钱，晚间吞服。

三诊（八月初六）：服煎丸四日以来，舌苔脉象如故，而腹胁之间跳动渐平，隐隐然痛，硬块较前稍软，小便前后或有一点浊水，似血非血，可见浊瘀下行，惟恨行之太少耳。仍以原法主之，但磨瘀化浊之品稍加一二。原方柴胡、黄芩、煨草果仁、白茯苓、生姜药量略增，连服五剂，每夜鳖甲煎丸改服钱半。

四诊（八月十一日）：进上方后，寒热诸症如故，但留瘀渐行，有时思索饮食，肝脾渐和，邪浊渐解渐化之象。续进原法，加重投之。上方加量至柴胡三钱 炒黄芩三钱 煨草果仁钱半 半夏三钱 焦白术二钱。余皆同上。连服九剂，每晚服鳖甲煎丸加为二钱。

五诊（八月二十日）：连日下行浊水，兼有紫块瘀血，腹内之疟母硬块已消，寒热已除，舌苔薄白如常，脉象软弦兼缓，显然浊瘀下行，留邪已达，肝脾渐和，改用逍遥丸法调理，以冀收功。每晨，晚食前各服逍遥丸三钱，温开水送下，服一月而愈。

按（原编者按）：此案初诊时在六月初，病者自称怀孕，经水二月未至。至八月复诊时，怀孕当已四月，则滑数之脉，理应更显，然而脉反弦缓兼沉，可见非孕，实系留瘀所致。韩老先生不为病人所惑，据脉断病，据证处方，毅然以鳖甲煎丸攻之，其胸中自有成竹也。其后数诊，守定原方不变，而用量逐渐递增，最后以逍遥丸收功，看似平常，实具深意。盖

运筹若定，乘胜追击，而进退皆有尺度也。（上海市中医文献研究馆编《疟疾专辑》第 303 页）

3. 白虎加桂枝汤治疗疟病

友人裴某之第三女患疟，某医投以柴胡剂两帖，不愈。余诊其脉洪滑，询之月经正常，未怀孕，每日下午发作时，热多寒少，汗大出，恶风，烦渴喜饮，思此是"温疟"。脉洪滑，烦渴喜饮，是白虎汤证，汗出恶风，是桂枝汤证，即书白虎加桂枝汤：生石膏 48 克　知母 18 克　炙甘草 6 克　粳米 18 克　桂枝 9 克　清水四盅，煮米熟，汤成，温服。一剂病愈大半，二剂疟不复作。足见迷信柴胡或其他疟疾特效药而不知灵活以掌握之者，殊有失中医辨证施治的规律（摘自《岳美中医案集》第 130 页）

4. 常山合小柴胡汤加减治疗疟病

王××，男，25 岁，因间日寒战发热二度，于 1958 年 6 月 29 日入院。患者于 6 月 25 日、27 日下午两度寒战，继而发热，出汗而热退。入院当天下午又复发作口渴，心烦，全身疲困。以往有慢性咳嗽史，近未发作。急性病容，舌苔薄白，胸闷甚，口渴引饮不多，两脉弦数，其他体检未见明显异常。

化验：白细胞 7500/mm^3，中性 51%，淋巴 49%，血片找到间疟原虫。胸透：左上肺有钙化点。

辨证：间日疟湿热两盛，法宜截疟和解。处方：炒常山五钱　柴胡一钱半　黄芩二钱　姜半夏二钱　茯苓三钱　槟榔三钱

经过：服上方未吐，翌日疟仍作，时间短，恐与未掌握时间给药有关。第三日于上午 4 时、8 时各服一剂，常山共量一两，无呕吐等不适反应，疟即截止。以后仍给常山等煎剂内服，常山日量四钱，服二剂，疟原虫阴性。住院六日痊愈出院。随访未再发。（摘自《广东中医》9：396，1959）

5. 柴胡去半夏加栝蒌根汤治疗消渴

刘××，男性，43 岁，司机。1981 年 11 月 15 日初诊。患者舌干口渴已有月余，有时竟一次饮水达一暖瓶之多，初起认为经常出车缺水所致，故未加重视，继之发现心烦头晕，自觉面热如醉始来就诊。遂查尿糖（＋），血糖因不便未能检查，望其咽部有轻度充血，但扁桃体不大，舌质红，苔白稍腻。追询病史一月前曾患感冒，寒热往来，咽干口燥，虽经治疗好转，但口舌干燥有增无减。切其脉弦细而数，左关尤盛。乃风热郁于

少阳，而津枯液燥，先投以柴胡去半夏加栝蒌汤合三才汤化裁：

柴胡9克　太子参30克　黄芩10克　黄柏9克　生石膏40克　石斛9克　寸冬15克　栝蒌根45克　尾连10克　竹叶9克　甘草9克

服药三剂，消渴明显减轻，又服6剂，尿糖转（－），诸症消失而愈，又以六味地黄丸、玉泉丸调理以善后。（摘自《张仲景药法研究》）

6. 柴胡桂枝干姜汤治疗胆石症术后发热

张××，男性，68岁，农民。患者一月前因患泥砂样胆石症，行手术治疗，现术后患者仍发低热，时时身体恶寒，右胁下疼痛难忍，且向肩背部放射，巩膜及皮肤黄染不鲜，恶心纳呆，嗳气腹胀，久病身体虚弱，观其苔白腻而垢，脉弦滑无力。曾用中西药治疗一段时间，效果不明显，笔者于1978年5月11日应邀会诊，诊察其脉证，知病在肝胆，肝木侮脾，脾阳不振，水湿内停。拟以柴胡桂枝干姜汤进退：

柴胡12克　桂枝9克　太子参15克　黄芩10克　干姜5克　青陈皮9克　半夏9克　香附9克　云茯苓9克　枳壳9克　内金9克　川楝子9克　甘草3克　金钱草15克

水煎服，服第1煎后出现瞑眩现象，患者自述有头晕感，两小时后自行缓解，又继续服用未再出现此种情况。服2剂后，胁痛大减，饮食增加，又连服10余剂，诸症消失，病愈出院。（摘自《张仲景药法研究》）

四、中风历节病方

1. 侯氏黑散治疗风寒痹

王×，男性，37岁，兽医，北京市海淀公社。1982年2月15日初诊。

自去年12月20日，因连续值夜班数周，夜间劳累着凉后，首先发现下肢关节疼痛，经针灸及服桂枝芍药知母汤治疗好转。近一周来腰腿及上肢关节肌肉疼痛加重，似乎全身均痛，周身怕凉，两脚尤甚，有如冷气吹搜两腿之感，并多次查血沉，抗"O"类风湿因子测定均为阴性。观其苔薄白而腻，六脉弦紧。无其他阳性体征。此体虚久受风寒，虽为风寒之痹，乃以大风为患，法宜蠲痹除湿，散风活络为治，用侯氏黑散原方改为汤剂以荡之：

菊花12克　白术12克　细辛6克　生牡蛎30克　桔梗6克　防风10克　党参15克　明矾3克　黄芩10克　当归12克　干姜6克　川芎10克　桂枝10克　茯苓12克

2月19日二诊，服药4剂后，周身关节肌肉冷痛等症状已去大半。舌苔转为薄白，脉象虽弦而紧象甚微，原方又服8剂而愈。

2. 侯氏黑散治疗顽痹

张××，女性，51岁，工人，1981年明22日初诊。肢体关节疼痛20多年，周身肌肉串痛，且伴以麻木，肢体沉重而烦，尤以夜间上述症状加重，一年四季均发，但以夏季连雨天时更加严重。虽经多方服用中西药如保泰松，止痛片，及针灸等治疗，效果不显，因近日加重，来诊就医。目前除上述症状之外，偶有口干但不欲饮水，二便正常。观其舌根部苔厚而腻，六脉具滑。余无其他阳性体征。查血沉，抗"O"均属正常。吾思及良久，如此顽痹已经多种方法治疗无效，一般方剂亦难取效，试按"大风"，拟侯氏黑散去矾石改汤剂治之：

菊花10克　白术10克　细辛3克　云苓10克　生牡蛎10克　桔梗10克　防风10克　党参10克　黄芩10克　当归10克　干姜10克　川芎10克　桂枝10克

1981年9月3日二诊，上方服用4剂后，周身关节疼痛沉重等症状大为减轻。服用8剂后疼麻等症状基本消失，口亦不干，二便正常，精神转佳。患者自欲停药，思及如此顽证宜继服4剂为其善后。

3. 侯氏黑散治疗指趾麻木症

王××，女性，38岁，1981年8月29日初诊。自2个月前因着凉水后，发现双手两足指（趾）麻木疼痛，发胀，每着冷水上述症状加重，全身倦怠，沉重不适，阴雨天上述症状亦可加重，月经正常，二便调和。既往于10年前有关节炎史。未患过其他疾病。舌苔薄白，脉象沉弦。查血沉12毫米/小时。抗"O"及类风湿因子测定均为阴性。此6月夏季因着冷水发病，8月炎暑着冷水阴雨均可使指（趾）痛麻加重，乃体虚冷痹夹风为患，仍试投侯氏黑散加减：

菊花12克　白术10克　细辛3克　牡蛎20克　桔梗10克　防风10克　党参15克　干姜6克　川芎6克　桂枝10克　当归12克　白芍15克　黄芩6克

1981年9月4日二诊，上方服4剂后上述诸症状大有好转。又服8剂后上述症状消失，但是遇冷水或阴雨时，只感指（趾）轻度发酸，舌脉如前，嘱其暂避免冷水，使其愈后逐渐适应，并嘱将原方再服4剂为之善后。

4. 风引汤治疗小儿羊痫风

1967年5月，笔者诊治九岁男孩，患病证数年不愈，日数发，服苯妥英纳未能控制。就诊时遇癫痫发作，猝仆不知人事，手足掣引，两目上吊，口中作羊啼声吐白沫甚多，唇红舌绛。二便秘搐，脉象弦滑而数。用风引汤，杵为散，夜日煎服30克，服药10日，癫痫停止发作，唯睡中颊部肌肉微有轻微掣动，再服20日，诸症俱消。（摘自章圣武"风引汤"初探，浙江中医杂志，1979年第十二期454页。）

5. 防己地黄汤治疗类风湿性关节炎

许××，女性，6岁，于1979年10月2日，夜间突然感到左腿膝关节疼痛，曾误认为扭伤引致，未予以重视。第二天夜间，患人又喊腿疼，而且疼痛厉害，随脱衣观之，发现膝关节肿大，局部有移动性积液波动，不能站立，更不能行走，次晨在卫生所查血沉70mm/h。当时儿科怀疑关节滑膜结核而送北京××医院检查，经检查初步印象也疑似关节结核，立即打石膏，用雷米封，链霉素治疗一周，未见好转。又去北京原医院骨科进一步查类风湿因子阳性，血沉60毫米/小时，抗"O"800，遂被诊为"儿童型类风湿性关节"。此仍属中医痹证，细观其舌红苔净，脉象细数，平素小女怕热，既往有反复发烧病史，此痹证夹阴虚，随投以防己地黄汤加味：

防己6克　平地黄10克　桂枝6克　防风6克　甘草5克　桑枝9克　忍冬藤9克　木瓜9克　青风藤9克　海风藤9克　川牛膝6克　当归9克

服药20剂，加服阿司匹林，二月余痛止肿消，一切恢复正常，至今二年未再复发。

按：在《张仲景药法研究》一书中，王占玺老中医对防己地黄汤化裁方法如下：1. 风湿患者，偏于肾阴不足而见小关节疼痛或游走不定者，宜本方加自制四藤汤，即海风藤、鸡血藤、忍冬藤、青风藤等；2. 阴虚偏重于下肢足膝关节疼痛者，用本方加桂枝芍药知母汤，偏于上肢者，可酌加蠋痹汤；3. 治疗脏躁，"心风"癫病时，可为甘麦大枣汤同用；4. 治疗"风痫"可予上方加钩藤、天竺黄、僵蚕、白芍、牡蛎等平肝镇痉之品。

6. 桂枝芍药知母汤治疗急性风湿性关节炎

洪××，女性，35岁，北京市海淀公社卫生院医生，1981年10月24日初诊。一周前开始患扁桃腺炎，发热37.3℃～38.5℃，发热三天后出现右髋关节及肌肉疼痛。查血沉78mm/h，抗"O"（－），类风湿因子（－）。舌苔薄白，脉弦而紧。遂以桂枝芍药知母汤法加减：

桂枝 10 克　白芍 25 克　防风 10 克　附片 12 克　白术 10 克　汉防己 30 克　生石膏 30 克

至 1981 年 11 月 2 日，服 14 剂药后，除两腿疼痛稍有减轻外，两踝关节亦疼，但血沉下降到 35mm/h，舌脉同前。则将前方去生石膏、汉防己，加甘草 6 克，麻黄 6 克，知母 12 克，又服 14 剂，两大腿及踝关节疼痛大为减轻，原两腿走路发沉消失。舌苔薄黄，脉象小滑。改用首诊方加牛膝 10 克，附片加至 14 克，又服 12 剂后，髋、踝关节及两腿肌肉疼痛均消失，血沉下降至 16mm/h，舌质稍红，脉仍小滑。嘱将前方再进数剂为善后。至 1982 年 2 月 10 日随访，愈后未发。（摘自《张仲景药法研究》）

7. 桂枝芍药知母汤治疗痹证

周姓，女，40 岁，初诊：1975 年 4 月 17 日。素患痹证，近日来遍体关节酸痛，游走不定，怕冷恶风出汗，咽痛充血，胃纳欠香，舌苔薄腻，舌边尖红，脉细。风湿留恋经络，气血流行不畅。《素问·痹论》以风气胜者为"行痹"，风邪所胜，故有恶风汗出之表证，咽痛充血，兼有内热之象。治拟祛风湿，清热通络，按《金匮要略》桂枝芍药知母汤加减：

桂枝二钱　赤芍五钱　生地五钱　知母四钱　陈皮三钱　炙甘草三钱　制川乌三钱（先煎）　鸡血藤一两　六剂。

二诊：4 月 24 日，关节疼痛已减，仍觉怕冷，咽痛消失，胃纳进步，神疲乏力，再守原意，原方七剂。另，黄芪片 100 片，每次吞服五片，一日三次。

三诊：5 月 3 日。关节疼痛续减，昨起感腰部酸冷，纳香，精神好转，再予前法加减：原方去陈皮加狗脊五钱，六剂，另黄芪片 100 片，服法同上。（摘自《黄文东医案》第 225 页）

8. 桂枝芍药知母汤治疗鹤膝风

周奠章，年甫二旬。远行汗出，跌入水中，风湿遂袭筋骨而不觉。始则两足酸麻，继而足膝肿大，屈伸不能，兼之两手战掉，时而遗精，体亦羸瘦，疗治年罔效，几成废人。左手脉沉弱，右手脉浮濡，脉证合参，此鹤膝风证也。由其汗入水，汗为水所阻，聚而成湿，湿成则善流关节。关节者骨之所凑，筋之所束，又招外风入伤筋骨，风湿相搏，故脚膝肿大而成为鹤膝风。前医见病者手战遗精，误认为虚，徒用温补，势濒于危。岂知手战者系风湿入于肝，肝主筋而筋不为我用，遗精者系风湿入于肾，肾藏精而精不为我摄，溯其致病之由，要皆风湿之厉也，设非祛风祛湿，其病终无已时。

疗法：择用仲景桂枝芍药知母汤，桂枝、芍药、甘草调和营卫，麻黄、防风祛风通阳，白术补土去湿，知母利溺散肿，附子通阳开痹，重用生姜以通脉络。间服芍药甘草汤，补阴以柔筋，外用麻黄、松节、芥子包患处，开毛窍以祛风湿。

处方：川桂枝四钱　生白芍三钱　白知母四钱　白术四钱　麻黄二钱　防风四钱　炙甘草二钱　生姜五钱　附子四钱（先煎）

次方：生白芍六钱　清炙草三钱

三方：麻黄一两　松节一两　芥子一两　研匀，用酒和调，布包患处。

效果：服前方半日许，间服次方一剂，其脚稍伸，仍照前法再服半月，其脚能立。又服一月，渐渐能行。后守服半月，手不战，精不遗，两足行走如常，今已二十余年矣。（摘自《全国名医验案类编》第66页）

9. 乌头汤治疗风湿性关节炎

萧××，女42岁，工人。从1971年春季开始患风湿性关节炎，反复发作，时已两年，髋膝关节疼痛，皮色不变。下肢膝关节特别怕冷，局部要加盖厚膝垫保暖，倘遇天冷阴雨，痛更难忍，步伐艰难，不能上班已四月，舌质淡红，苔薄白，脉弦细而紧。抗"O"1/1600，血沉30mm/h。此为寒痹。其主要特点是疼痛有定处，痛较剧。因寒为阴邪，其性凝滞，故痛有定处，局部怕冷。风、寒、湿邪相搏，阻滞经络骨节，不通则痛，变天则剧。治以散寒止痛为主，佐以祛风除湿。方以乌头汤（《金匮要略》方）加减：

桂枝一两　川乌（制）三钱　黄芪五钱　白术四钱　麻黄二钱　白芍四钱　豹皮樟六钱　豆豉姜五钱

服七剂，节关疼痛大减。膝关节自觉转暖，能慢步行走。复诊时，加猴骨五钱、沂蛇二钱，再服十剂，抗"O"降至1/300，血沉仅为10mm/h。嘱病者服药两周，以巩固疗效，追查一年半无复发。（广州中医学院《新中医》编辑室编《老中医医案医话选》第99页）

10. 乌头汤治疗肩周炎，颈腰椎骨质增生

徐××，女性，40岁，干部。患肩胛疼痛两月余，于1981年2月21日前来就诊。据患者自诉，十余年前初冬曾因夜间肩胛外露而受风，早晨起床时即觉肩痛臂酸、时时麻木，以左肩为甚。后贴伤湿止痛膏，几日而

痛止。此后每逢变天之前左肩及背部即觉酸麻不适，甚则疼痛。近几个月来疼痛明显加重，夜不成寐，疼痛难忍，痛时连颈项和腰背，四肢关节亦痛，肩关节活动受限。曾拍片确诊为"颈椎、腰椎骨质增生"，血沉和抗"O"正常。舌淡苔白而滑，脉象沉细稍弦。此乃寒湿阻络，证属"寒痹"。随投乌头汤合蠲痹汤二方加减化裁：

麻黄9克　川乌9克　白芍12克　赤芍12克　黄芪15克　甘草9克　姜黄10克　羌活9克　防风9克　当归10克　川芎6克　制乳、没各10克　灵仙9克

服药3剂后，疼痛大减，白天已不痛，只有夜间轻微疼痛，又用前方继服10剂，疼痛消失，肩关节运动功能明显好转，又服7剂，共服20剂基本痊愈。稍有功能障碍，自己锻炼和配合按摩以善后。（摘自《张仲景药法研究》）

11. 乌头汤治疗寒湿脚气

梁××，港商，乃子章成，15岁。因得脚气证返回香港，四肢瘫痪。医辈齐集，纷无定见，患者面色青白，气逆上喘，腿部胫骨疼痛，麻木不仁，脉细小而浮，重按无力，此乃白虎历节重证，《金匮要略》以乌头汤主治。余用其方重加麻黄15克，群医哗然，麻黄发汗，夫谁不知，未加杏仁，汗源不启，小青龙汤治喘所以去麻黄加杏仁者，恐麻杏合用发汗动喘耳，今本方主乌头以降麻黄，不用先煎，何至发汗？果尽1剂，麻木疼痛立减，略能舒动，因照前方连服10余剂，麻木疼痛全失，已能举走于行，惟尚觉脚筋微痛，关节伸屈不利，改用芍药甘草汤以荣阴养血，方中白芍、甘草均用60克，连服8剂，应手奏效。（摘自程祖培医案，"乌头汤治愈脚气重症"，《广东中医》1962年1期）

按：王占玺老中医的乌头汤化裁法主：1. 寒湿痛剧，可以上方加桂枝、草乌更助其力；2. 如舌质淡暗，病久夹有瘀血者，可予上方加乳香、没药等；3. 如痛久肝肾阴虚，关节已有畸形，上方之黄芪、白芍力薄微，可加当归、牛膝、枸杞子、熟地等品。

前人多谓乌头有毒，用量不宜过大，为了减低毒性，用时久煎。本方为逐寒通痹方，大辛大热，故化脓性关节炎，阴虚阳盛者禁用。前人又有乌头堕胎之说，故孕妇慎用。

12. 乌头汤治疗痛痹

张××，女，28岁，1982年12月3日初诊。二年前，因产后大失血

后，复感风寒引致恶寒发热，周身骨节疼痛不能转侧。经诊查为风湿性关节炎，多方求医，服多种中西药，疗效不佳。近十余日，病情逐日加重。现全身关节掣痛，得温则舒，遇寒加剧，每午后肢体困重，疼痛更甚，舌体肿大，质淡，苔薄白，脉沉弱。证属气血亏虚，寒湿内侵之痛痹。治宜温经补血，散寒止痛。拟方：

川乌9克　黄芪24克　麻黄6克　炒白芍12克　炙甘草6克　当归12克　白蜜30克　水煎服。

5剂后，疼痛缓解，继进6剂，仅有腰痛，守原方加杜仲12克，续断12克，连服10剂，疾愈。一年后，随访未见复发。（摘自《吉林中医药》6：27，1985年）

13. 乌头汤治疗厥头痛

许××，男，22岁，学生。1998年8月10日初诊。三年前，被雨淋后罹患。自诉右侧面颊阵发抽搐样疼痛，经检查诊为三叉神经痛。经服药及神经阻断术等治疗，效果不显。近月余，疼痛昼夜不休，疼如电击，牵及右侧头疼，目不欲睁，面色苍白，四肢厥冷，舌淡苔白，脉沉弦。证属阴寒内盛，上犯清阳之厥头痛。治宜温阳散寒，通经止痛。拟方：

川乌9克　麻黄9克　炒白芍12克　炙甘草6克　川芎10克　全蝎9克　白附子9克　白蜜30克，水煎服。

2剂后，痛减始入睡；6剂服尽，诸症悉平。一年后随访无复发，已考入中专读书。（摘自《吉林中医药》6：27，1985年）

14. 乌头汤治疗寒疝

白××，男，47岁。1980年12月16日初诊。起自水中作业后，少腹坠痛，反复发作，已历五载。炎夏亦常畏寒，肢冷，不离衣被，经中西药物治疗暂愈。近日因骤受风寒，腹痛又发，且睾丸肿坠，少腹拘急，阴囊有紧缩感，汗出肢凉，舌淡边有齿痕，脉弦紧。证属厥阴中寒，寒气凝滞之寒疝。治宜温经复阳，行气止痛。拟方：

乌头12克　炙黄芪30克　炙麻黄3克　炒白芍12克　炙甘草10克　桂枝12克　盐茴10克　乌药10克　白蜜30克，水煎服。

连服6剂，诸症若失。嘱每日服天台乌药散二次以善其后，至今来复发。（摘自《吉林中医药》6：27，1985）

15. 乌头汤治疗胃脘痛

李××，男，24岁。1982年8月10日初诊。主诉因水土不适致胃脘疼痛，纳差腹泻已四年余。服理中健脾药，虽疼痛暂缓，但时常复发。近十日，疼痛逐渐加重。面色㿠白，胃部拒按，甚则不敢直立，畏寒肢冷，时呕清涎，舌淡苔白，脉沉紧。证属阴寒内盛，中阳受遏之胃脘痛。治宜温中散寒，缓急止痛。拟方：

乌头 9 克　炒白芍 24 克　炙甘草 10 克　黄芪 15 克　干姜 10 克　白蜜 30 克，水煎服。

服药 3 剂后，其痛大减，继进 3 剂，诸症消失，疾愈。嘱服附子理中丸以固其疗效。1981 年 9 月该患者因它病来院诊治，询其胃脘疼状况，告之从未再发。（摘自《吉林中医药》6：27，1985）

16. 矾石汤治疗耳部湿疹

阎××，男性，17 岁，学生，1981 年 8 月 10 日初诊。患者耳内湿疹感染，黄水淋沥，溃烂成疮，痛痒难忍，初起湿疹局限于外耳道，后则浸淫面部及耳后周围，曾用西药治疗无效。舌苔白腻，脉见沉滑而数。乃肝胆湿毒为患，急投龙胆泻肝汤原方，外以枯矾加少许冰片为粉外擦。共外用上药三次，服药 3 剂而告痊愈。（摘自《张仲景药法研究》）

17. 续命汤治疗脑血栓形成

张××，女性，47 岁，居于北京科学院宿舍。于 1974 年 6 月 5 日，清早起床后，家属发现说话不灵，吐字不清。右侧肢体瘫痪不能抬举。遂于 6 月 6 日上午抬来初诊，观其神志较为清楚，舌动不灵，语言塞而不清，鼻唇沟向左侧歪斜。舌苔薄黄，脉弦有力。血压 170/98mmHg，右手不能活动，握力很弱，右膝腱反射亢进，Babinski 氏征阳性，诊为"左大脑中动脉血栓形成"，予《古今录验》续命汤原方服用：

麻黄 6 克　桂枝 10 克　当归 12 克　党参 15 克　生石膏 25 克　干姜 3 克　甘草 6 克　川芎 10 克　杏仁 10 克，每日煎服 1 剂。

上方服 6 剂，即可逐渐扶床下地，自行去室内厕所，语言转清。又于方中加入白术 9 克，防风 9 克，生黄芪 15 克，又服 13 剂即可自己行走，又服 12 剂基本痊愈。膝腱反射及 Babinski 氏征均转正常，血压 180/80mmHg，愈后于同年 10 月 4 日复查，患者一般情况尚好。（摘自《张仲景药法研究》）

18. 三黄汤治疗脑血管意外后遗手足拘挛

许××，男性，52 岁，工人，患脑血管意外已有半年之久。左侧半身不全瘫，手足时时拘挛，并在夜间疼痛较重，经治不愈。于 1977 年 6 月

12 日就诊。血压 150/90mmHg，心电图正常。左手尚能自举活动，走路蹒跚，自觉诸肢节疼痛，尤以患侧为重，其脉浮大，舌质淡暗，舌苔薄白。乃风中经络，湿留肢节，试投千金三黄汤加味：

麻黄 9 克　独活 12 克　黄芪 30 克　细辛 5 克　黄芩 9 克　秦艽 15 克　木瓜 15 克　当归 5 克　赤芍 12 克　甘草 10 克

服药 3 剂，疼痛减轻，手足挛急亦有好转，但上肢进展较慢，又以上方加桂枝、灵仙、姜黄、羌活，取蠲痹汤之义，连服 6 剂，疼痛已基本消失。后又以千金三黄汤合补阳还五汤，共服 30 余剂，基本恢复正常。随访至一年后，因精神不佳，劳累过度而前症有些复发。（摘自《张仲景药法研究》）

19. 越婢加术汤治疗急性肾炎

徐××，女性，5 岁，1963 年 1 月 9 日来诊。患儿于 1962 年 10 月 2 日患感冒，体温达 38.6℃，头痛口渴，腹部阵痛，继之身面俱肿，血压 130/99mmHg。末梢血中白细胞 16，500/mm³，中性 78%，淋 E22%。尿常规：蛋白（++），白细胞 2～5，红细胞 4～5，上皮 0～2，颗粒管型 0－1/高倍视野。遂诊为"急性肾炎"，并住××医院治疗一个半月，尿蛋白停留于（+）～（++），迟迟不消，食欲不振，腰部酸痛，转来就医。观其舌苔白腻，脉象沉小而滑，面部及眼睑浮肿，处以越婢加术汤加味：

麻黄 3 克　生石膏 15 克　生姜 6 克　甘草 6 克　云苓 6 克　生白术 6 克　大枣 5 枚　桂枝 6 克　杏仁 3 克　枸杞子 6 克

每日水煎服一剂。服用 7 剂后浮肿减轻，舌白腻苔渐退，服 14 剂后浮肿全部消失。尿蛋白转（－），白细胞 0～1，红细胞（－），上皮细胞 1～2/高倍视野。患儿气短体弱，加生黄芪 12 克，又服 7 剂巩固疗效而愈。此又复查两次尿常规为正常（摘自王占玺等，临床验集）

20. 越婢汤加味治疗急性肾炎

尤××，男性，17 岁，学生。患者自昨天感受风寒，突然面目浮肿，头痛，发热微恶寒。无汗，小溲赤痛。验尿常规，蛋白（+），脓球 8～10，红细胞 3～5/高倍视野。于 1979 年 4 月 3 日初诊，其脉浮数，苔薄白滑。此为风水，方用越婢汤加味：

麻黄 8 克　白茅根 15 克　连翘 10 克　木通 6 克　甘草 6 克　生石膏 30 克　生姜 10 克　大枣 4 枚（擘）

服药 4 剂后，浮肿消失，尿常规转为正常。

五、血痹虚劳病方

1. 黄芪桂枝五物汤治疗肢体麻木

高××，男，49 岁，工人。患者两手指及右下肢麻木刺痛怕冷，已二年之久。每遇阴冷加重，少事活动反觉舒服，但过劳则麻木更重。曾经西医按末梢神经炎，用维生素等药治疗不效。病人面色不华，肌肤肢体无异常变化，脉弦细沉而涩，舌质淡红，苔白滑，舌下络脉淡紫略粗。按此证系阳气不足，气虚血滞，营卫不和之血痹。宗《金匮要略》法，拟以益气活瘀，调和营卫，黄芪桂枝五物汤加味：

黄芪 50 克　桂枝 15 克　赤芍 15 克　王不留行 15 克　生姜 15 克　大枣五枚，水煎服

服 10 剂，病情好转，不怕冷，又照方加减服 20 余剂，刺痛消失，麻木大减，仅在寒冷时尚感不适，嘱其照方加当归 50 克，配丸药服之以善其后。（摘自《辽宁中医》1：7，1979）

2. 桂枝龙骨牡蛎汤治疗虚劳病

黄××，青年工人，不知爱身，恣意情欲，又因劳动不节，以致精神不固，心火妄炎，夜不安寐，寐则梦遗，头晕身倦，气短息低。诊脉尺寸皆虚，左关独弦而细数，口苦心烦，有潮热，小便黄等证象。惟患者羸屡如斯，为救眉之计，先用金锁固精丸、安精丸合剂（改为汤服），固精宁神，滋阴清火，以治其标。三剂烦热口苦悉退，而夜梦犹多，遗无虚夕，再进固精丸（改汤），药为牡蛎、菟丝子、韭子、龙骨、五味、桑螵蛸、白石脂、茯苓等，又二剂，不唯未少减，而遗尤甚，因知固之无益也，改处清心饮：党参三钱　当归三钱　干地黄五钱　甘草一钱　茯神（辰砂拌）四钱　枣仁四钱　连肉四钱　远志钱半　黄连八分，水煎服。日二剂，三日无寸效，精遗如故。

因思《金匮要略》桂枝加龙骨牡蛎有治失精之明文，玩味其方药，此属心阳之虚并水气上逆之患，而与上方之唯一补养有间。且桂枝原在调和营卫，如易其分两，则可变而为益阳和阴之用，加之龙、牡镇心安神，核于本证殊可适应。药用：桂枝钱半　白芍五钱　甘草、大枣各三钱　生姜一钱　龙骨、牡蛎各六钱，并加茯神五钱　辰砂末一钱（另冲），以为镇降宁神之助。首二剂效不显，三、四剂力乃著，梦少能睡，遗可稍间，三数日不等。除仍服原汤外，早晚用莲心、金樱子煎汤送服妙香散五钱，以

增强镇心固精力量，半月精不遗。嗣后当固其本，拟归脾汤配吞都气丸，持续一月，神旺体健，大异畴昔。（摘自《治验回忆录》第63页）

3. 桂枝汤去芍药加龙骨牡蛎治疗恐惧病

梁×，男，36岁，1964年6月1日初诊。因大惊而起，日夜恐惧不安，晚上不敢独宿，即使有人陪伴，亦难安寐而时惊醒。白天不敢独行，即使有人陪伴，也触目多惊而畏缩不前。每逢可怕之事，即使并不是可怕的事，亦常引以为怕，常自发呆而身寒肢厥，拘急并入阴筋，手足心出汗。发作过后，则矢气尿多。饮食减少，舌淡苔白，脉弦。投以桂枝汤去芍药加龙骨牡蛎等：

桂枝12克　炙甘草24克　生姜9克　大枣6枚　远志9克　桂圆肉100克　小麦100克　生龙骨50克　生牡蛎50克

连服3剂，夜寐渐安，恐惧感明显减退，发呆次数大减，可以独自外出行走，不再需人陪伴，但时当夏令，犹穿夹衣，自汗恶风。上方加入生黄芪15克，白芍9克，再进数剂而病获痊愈（万友生：《桂枝汤及其加减法的理论探讨和临床研究》转摘自高德：伤寒沦方医案选编15页，湖南科学技术出版社1981年）。

4. 黄芪建中汤治疗溃疡性结肠炎，腹泻：

病历6895：刘××，男性，43岁。腹泻5个半月，疲倦恶心一年。自一年前即有恶心，继之于1961年2月以来，每天大便5～8次，便中含有黏液及食物残渣，但无脓血，曾于北京医院做过多次大便常规及培养均为（-）。乙状结肠镜检查时，发现74厘米处有黏膜溃疡。经较长时间服用合霉素不效，近一个月来，自上月18日住院后开始疲倦加重，恶心并呕吐三次食物，腹胀失气，伴以低热尿黄，经服用酵母片、蜂皇精、胃蛋白酶合剂，表飞鸣，梅花针治疗及服中药等。均不能减轻腹泻，每天少则2～3次，多则6～7次，于1962年7月5日邀会诊。患者腹胀不适，苦于便溏腹泻每日达6～7次，细观住院期间，曾服平胃散、泻心汤、四君子汤、参苓白术散等健脾利湿，清热和胃，补脾益气等法均不生效。缘患者在战争年代负伤多次，并多次手术，右腿已换假肢。且于五更天明时若健侧脚不盖被稍稍受凉即遗精，不分四季均可如是。舌净，右脉虚大。此系伤阴血、中阳受损，实为虚劳之证，法宜健中扶脾，与黄芪建中汤试治：

桂枝10克　杭芍18克　生姜10克　炙草3克　大枣4枚（去核）黄芪10克　饴糖30克（缺药用葡萄糖粉30克代替）分冲。

每日煎服 1 剂，药后 3 剂腹胀腹泻明显好转，大便每日晨起一次，且已成形而无不消化之食物残渣，又连服 2 周，诸症状愈后未发而临床治愈。（摘自《张仲景药法研究》）

5. 黄芪建中汤治疗虚劳病

吴姓，男，二十岁，患腹痛病已二年，痛时缠绵累月不休，曾经医治，俱无效果。四肢倦怠，不欲行动，时有盗汗，心悸亢进，当腹痛时，用力按之，则痛稍减，观其面色苍白，体质素弱，按其脉象，左手弦紧，右手浮芤，腹诊直腹筋浮于表。合参脉证，显系虚劳腹痛，治宜大补元气，则不止痛而痛自止，不敛汗而汗自敛，不固精而精自固，拟大剂黄芪建中汤加味主之：

黄芪五钱　当归三钱　白芍四钱　桂枝二钱　大枣三钱　炙甘草钱半　生姜二钱　茯苓二钱　饴糖四两。嘱其连服十剂，病遂痊愈。（摘自《福建中医医案医话选编》第二辑 105 页）

6. 肾气丸治疗水肿咳嗽

林某，男，六十一岁，患者全身浮肿二十余天，近十多天来伴有咳嗽气促，不能平卧，偶有微热，小便不利，且全身酸痛，腰痛尤甚，皮肤苍白，舌淡，脉微。试以按其足跗，凹陷久久不能平复。此证显系肾虚阳微，水无所制而逆于上，故咳嗽喘急；水不下行，故小便不利。治宜振肾阳，培脾土，隄水源，畅水道，以加味金匮肾气丸主之：

热地黄三钱　淮山药三钱　丹皮二钱　泽泻二钱　茯苓一钱五分　黄芪二钱　党参三钱　牛膝一钱　车前子一钱　附子一线　安南桂一钱。

连服十五剂，肿消，诸症均减，继以归脾汤等以善其后。（摘自《福建中医医案医话选编》第一辑 158 页）

7. 酸枣仁汤治疗精神分裂症，失眠

赵××，女性，28 岁，工人。患者于 1979 年因惊吓而精神失常，语言错乱，甚则哭笑不止，打骂不休，后在北京医院住院治疗数日，症状缓解，狂躁已止，但彻夜不眠，每日靠冬眠灵、安宁、奋乃静维持，有时一夜勉强睡 2 ~ 3 小时。奋乃静一次服 8 片，安宁一次 4 ~ 6 片。于 1981 年 9 月 15 日前来门诊。望患者二目呆滞，眼睛干涩，血丝贯睛，家人和自述昼夜失眠，焦虑不安，痛苦万端，脉见滑数而细，舌红苔白腻。乃阴虚痰扰，胆胃不和，逐投酸枣仁汤、温胆汤化裁：

炒枣仁 18 克　知母 9 克　川芎 6 克　茯苓 15 克　生龙骨 30 克　甘草

10克　陈皮9克　半夏9克　生牡蛎30克　枳壳9克　竹茹9克　菖蒲9克　广郁金9克

服药10剂后，症状稍有改善，睡眠稍好，每日可睡4小时左右，后减安宁和奋乃静为每次3片，每日一次，又继服12剂，大有好转，睡眠每夜达6~7小时，自觉头昏脑胀大减，又服3剂诸症消失而愈。（摘自《张仲景药法研究》）

8. 酸枣仁汤治疗心脏神经官能症

病历156520号：路××，男性，26岁，学生。于1966年6月24日初诊。自1963年发现心跳、心烦、失眠，于××医院治疗20余天，诊为"植物神经功能紊乱，房性早搏"。经休息治疗后好转。近来由于外出参加四清过于疲劳，上述症状加重，情绪很易波动，甚则全身颤抖，睡眠不佳，舌苔薄白，脉象结代，稍数88次/分，遂与补心丹、柏子养心丸均不效。时至1966年7月21日进一步虑及心烦失眠等症状，改用《金匮要略》酸枣仁汤原方熬膏，早晚各服一匙，服10日后，心跳心烦失眠等症状消失，脉已转缓和76次/分，无结代，嘱按原方服一段时间，以巩固疗效。引自（《张仲景药法研究》）

9. 大黄䗪虫丸治疗腹中包块

蔡某，41岁，左侧腹下结块，时浮时沉，痛甚，肌瘦，饮食不振。询知停止生育十余年，早已停经，此因气凝血滞，壅瘀经络而成块。积聚之有形者为癥，其积于腹中，牢固不动，按之应手，当以去瘀生新，通经活络为治，拟大黄䗪虫丸与牡丹散合用。牡丹皮二钱　元胡二钱　归尾二钱　甜桂二分　酒赤芍三钱　牛膝二钱　三棱三钱　莪术三钱　加大黄䗪虫丸三钱，上药连服五剂，癥消痛失，后以大补气血之剂，调理收功。（摘自《福建中医医案医话选编》第二辑201页）

10. 炙甘草汤治疗病毒性心肌炎

纪××，男，17岁，1981年5月31日初诊。1980年11月因患感冒后心悸，汗多，气短，神疲等症不除。至1981年5月上旬心悸日趋加重，心律98~128次/分，患者自觉胸腹发憋，睡眠不实，经××医院确诊为"病毒性心肌炎"。曾用西药心得安、维生素C、安定等药无效，特请中医诊治。患者心悸面白，气短神倦，口渴咽干，舌红脉弦细而数118次/分。心电图：示窦性心律不齐。证属气阴两伤，治当益气养阴生血复脉，随投炙甘草汤加味：

炙甘草 15 克　太子参 30 克　生地 24 克　桂枝尖 9 克　麦冬 12 克
火麻仁 15 克　阿胶 9 克（烊化）　生姜 9 克　大枣 5 枚　炒枣仁 15 克
淡竹叶 10 克　夜交藤 15 克

上方服 3 剂后，病人自觉症状大有好转，心率降至 88 次/分，夜间能
安睡 6~7 小时，又服 10 剂，心电图转为正常，为巩固疗效用上方配制丸
药以收全功。（摘自《张仲景药法研究》）

六、肺痿肺痈咳嗽上气方

1. 甘草干姜汤治疗唾涎遗尿

刘君，30 岁，小学教师，患遗尿证甚久，日则间有遗出，夜则数遗无
间，良以为苦。医咸以肾气虚损。细诊其脉，右部寸关皆弱，舌白润无
苔，口淡，不咳，唾涎，口纳略减。小便清长而不时遗，夜为甚，大便溏
薄，审系肾脾肺三脏之病。但补肾温脾之药，服之屡矣，所未服者肺经之
药耳。景岳说："小水虽利于肾，而肾上连肺，若肺气无权，则肾水终不
能摄，故治水者必先治气，治肾者必先治肺。"本证病缘于肾，因知有温
肺化水之治法。又甘草干姜汤证原有治遗尿之说，更为借用有力之依据。
遂疏予甘草干姜汤：炙甘草八钱，干姜（炮透）三钱，一日二帖。三日
后，尿遗大减，涎沫亦稀。再服五日而诸症尽除。然以八日服药十六帖，
竟愈此难治之证，诚非始料所及。（摘自《广东中医》9：13，1962）

2. 射干麻黄汤治疗寒饮

一、冯××，七月二十一日，自去年初冬始病咳逆，倚息，吐涎沫，
自以为痰饮。今诊得两脉浮弦而大，舌苔腻，喘息时胸部间作水鸡之声。
肺气不得舒畅，当无可疑。昔人以麻黄为定喘要药，今拟用射干麻黄汤：
射干四钱　净麻黄三钱　紫菀三钱　北细辛二钱　制半夏三钱　五味子二
钱　生姜三片　红枣七枚　生远志四钱　桔梗五钱　款冬花三钱。

拙巢注：愈。（摘自《经方实验录》中卷第 37 页）

二、石××，女，44 岁，干部，患喘嗽已五六年，初期仅在冬季发
作。后来逐渐加剧，稍受寒冷或稍劳动即发，服药无效。诊其面白唇青，
舌苔白润，脉搏浮滑，两尺沉细。认为系肺实肾虚，以射干麻黄汤加菟
丝、狗脊、熟地、枸杞、补骨脂、胡桃，连服六剂痊愈。后以前方再加紫
河车、巴戟天、参、芪制丸常服一段时间，迄近三年，未见发作。（摘自
《福建中医药》5：17，1964）

3. 皂荚丸治疗痰饮

余尝自病痰饮，喘咳吐浊，痛连胸胁，以皂荚大者四枚炙末，盛碗中，调赤砂糖，间日一服，连服四次，下利，日二三度，痰涎与粪俱下，有时竟全是痰液，病愈后，体亦大亏。于是知皂荚之攻消甚猛，全赖枣膏调剂也。夫甘遂之破水饮，葶苈之泻肺胀，与皂荚之消胶痰，可称鼎足而三。惟近人不察，恒视若鸩毒。弃良药而不用，伊谁之过欤？（摘自《经方实验录》中卷第 49 页）

4. 皂荚丸治愈顽固性哮喘

薛××，女，50 岁，1976 年 10 月 6 日诊。患支气管哮喘 40 余年，入冬即发，随着年龄增长，病情加重，体渐消瘦。摄胸片提示：肺气肿，早期肺源性心脏病。现咳嗽气急，咯痰频作，痰色白而黏稠，咳不畅，夜不能平卧。听诊两肺哮鸣音密布。脉细滑，舌苔白腻。证属痰浊阻肺，拟宣肺化痰，用《金匮要略》皂荚丸：红枣 500 克，隔水蒸熟，去皮，核捣成泥，炙皂荚 90 克研细末，和入作丸绿豆大，焙干。日服 3 次，每次 3 克，温开水送服。1 周后，哮喘渐平，咳痰均减。3 个月服完 2 料后，诸症皆除。随访 2 年未复发。（摘自《浙江中医杂志》1：18，1985）

5. 厚朴麻黄汤治疗咳嗽

朱××病患咳嗽，恶寒头痛，胸满气急，口燥烦渴，尿短色黄，脉浮而小弱。据证分析，其由邪侵肌表，寒袭肺经，肺与皮毛相表里，故恶寒而咳；浊痰上犯，冲激于肺，以致气化不利，失于宣化，故胸满气促；燥渴者，则为内有郁热，津液不布，因之饮水自救；又因痰积中焦，水不运化，上下膈胆，三焦决渎无权，故小便黄短；脉浮则属于外邪未解，小弱则因营血亏损，显示脏气不足。如此寒热错杂内外合邪之候，宜合治不宜分治，要不出疏表利肺，降浊升清之大法，因此以《金匮要略》厚朴麻黄汤。其方麻、石合用，不惟功擅辛凉解表，而且祛痰力巨；朴、杏宽中定喘，辅麻、石以成功；姜、辛、味温肺敛气，功具开合；半夏降逆散气，调理中焦之湿痰；尤妙在小麦之一味补正，斡旋其间，相辅相须，以促成健运升降诸作用。但不可因麻黄之辛，石膏之凉，干姜之温，小麦之补而混淆杂乱目之。服药三剂，喘满得平，外邪解，烦渴止。再二剂，诸恙如失。（摘自《治验回忆录》第 29 页）

6. 泽漆汤治疗久咳

曾××，男，五十余岁，农民，形体尚壮实，三年来长期咳嗽，吐泡沫痰挟少量稠黏痰，时作喘息，甚则不能平卧，咳喘冬夏均有发作，无外感时也可突然发作。面目及四肢凹陷性浮肿，饮食尚佳，口渴喜饮，不分冷热，口腻，大便时干时稀，小便短少。曾服小青龙、射干麻黄、杏苏散、苓甘五味姜辛汤等，均无显效，时作时止。舌苔薄白有津，舌根苔微黄，脉不浮而见沉滑，诊为肺胀，水饮内停，气郁化热。投泽漆汤原方：泽漆五钱　半夏四钱　紫菀四钱　生姜三钱　白前四钱　黄芩三钱　泡参四钱　桂枝三钱　甘草三钱。一剂咳吐涎痰明显减少，腹泻二次。再进四剂，诸症痊愈，观察三年未复发。（摘自《成都中医学院学报》2：106，1978）

7. 麦门冬汤治疗急性咽喉炎

马××，女性，45岁，清华大学干部，1982年3月4日初诊。自一月前感冒后患咽炎，近日咽喉疼痛加重，夜间咽干声哑，喉咙干痛，大便稍干，小便减少，食欲睡眠时好时坏。既往有咽炎及经前浮肿史。观其舌苔薄白，脉象沉细，咽后壁淋巴滤泡增生。闻其讲话声音嘶哑，此肺胃阴虚，虚火上炎所致，遂用麦门冬汤加味：

麦冬20克　半夏10克　党参10克　沙参30克　元参15克　甘草6克　粳米10克　火麻仁10克　大枣4枚

服至第3剂时，咽喉干痛，音哑等症状明显减轻，服至4剂后诸症状消失而愈。遂转治经前浮肿病。（摘自《张仲景药法研究》）

8. 麦门冬汤治疗干咳

杜××，女性，43岁，干部。患者干咳少痰已有数月，久治无效，于1981年9月23日来诊。据病人主诉，三月前因劳累受凉而致咳嗽，胸闷而痛，咽干口燥，但不欲饮，曾用中药西药和注射青、链霉素治疗数日不见效果，而且日趋加重。夜间不能睡眠，自觉咽部有物堵塞。干咳无痰，咽喉发痒，纳差食少，咳甚则自汗出。素有失眠心慌心跳气短头晕，记忆力减退，时时叹息等神经衰弱症状史。听诊：肺部呼吸音粗糙，但无干湿啰音。舌红苔净，脉细弱无力稍数。胸部X线透视，心肺正常。乃肺热津伤，胃阴亏耗。试投麦门冬汤加味：

麦冬15克　太子参24克　半夏6克　甘草9克　粳米9克　枳壳9克　元参12克　川贝9克　桔梗9克　马兜铃9克　前胡9克　白前9克

服药3剂，咳嗽明显好转，夜间已不咳，白天还有一些轻微咳嗽，但仍食少纳差，自觉气虚无力，上方去川贝、马兜铃，加五味子、沙参、百

合，加大麦冬、太子参用量。又服 6 剂，共服 9 剂而诸症痊愈。（摘自《张仲景药法研究》）

9. 麦门冬汤治疗肺结核

吕××，男，35 岁，患肺结核已多年，经常有咳嗽，喉间有痰阻滞，吐咯不爽，动易气逆，心悸，肌肤消瘦，面色不荣，肢体乏力，食欲锐减，舌苔薄而不润，脉象微数带有弦象。处方：党参四钱　麦冬三钱　法夏二钱　粳米五钱　茯神三钱　大枣三枚　白蜜一杯　炙甘草一钱。服本方二剂后，咳逆显减，咯痰亦较畅，守原方加减连服十多剂，诸恙均除，食欲改善，体力亦见好转。此为麦门冬汤、琼玉膏二方复合而立，可增强疗效。（摘自《浙江中医杂志》2：77，1960）

10. 葶苈大枣泻肺汤、苇茎汤治疗肺痈

辛未七月中旬，余治一陈姓疾。初发时，咳嗽，胸中隐隐作痛，痛连缺盆。其所吐者，浊痰腥臭，与悬饮内痛之吐涎沫，固自不同，决为肺痈之始萌。遂以桔梗汤，乘其未集而先排之，进五剂，痛稍止，诸症依然，脉滑实。因思是证确为肺痈之正病，必其肺脏壅阻而不通而腐，腐久乃吐脓，所谓久久吐脓如米粥者，治以桔梗汤。今当壅塞之时，不去其壅，反排其腐，何怪其不效也。《淮南子》云：葶苈愈胀，胀者，壅极不通之谓。《金匮要略》曰：肺痈，喘而不得眠。即胀也，《千金》重申其义曰：肺痈胸满胀，故知葶苈泻肺汤，非泻肺也，泻肺中壅胀。今有此证，必用此方，乃以葶苈子五钱，大黑枣十二枚。

凡五剂，痛渐止，咳亦爽。其腥臭挟有米粥状之痰，即腐胀也。后乃以《千金》苇茎汤，并以大、小蓟，海藻、桔梗、甘草、赤豆出入加减成方。至八月朔日，先后凡十五日有奇，用药几十余剂，始告全瘥。九月底其人偶受寒凉，宿恙又发，乃嘱兼服犀黄醒消丸，以一两五钱分作五服。服后，腥臭全去，但尚有绿色之痰，复制一料服之，乃愈，而不复来诊矣。（摘自《经方实验录》下卷第 29 页）

11. 葶苈大枣泻肺汤治疗渗出性胸膜炎

花××，女性，34 岁，干部。患者自 1974 年 12 月 4 日发烧后，诊断为"渗出性胸膜炎"。用链霉素每日 1.0 克，雷米封 100 毫克，每日口服三次。在治疗过程中，出现耳鸣面部发麻，链霉素用至 10 克被迫停药，只服用雷米封。经治疗 30 多天，胸腔渗出液未能吸收。仍憋气较甚，胸痛，且轻度咳嗽无痰。经 X 线复查，胸腔积液仍停留于左第五后肋间，继之于

1975 年 1 月 13 日来门诊。观其舌苔薄白，脉象稍滑，处以葶苈大枣泻肺汤、茯苓杏仁甘草汤和三子养亲汤加减：

　　葶苈子 9 克　大枣 10 枚（去核）　茯苓 18 克　杏仁 9 克　白芥子 6 克　甘草 9 克　远志 9 克　苏子 9 克　莱菔子 9 克　丹皮 9 克

　　每日煎服 1 剂，同时服用雷米封 100 毫克，每日三次。服 5 剂后，憋气等自觉症状明显减轻，X 线复查左胸腔积液消至第七肋间，服至 15 剂时，憋气等自觉症状消失，X 线复查，左胸积液消失，嘱停药观察。于 1975 年 2 月及 8 月 22 日复查，患者一般情况尚好，除偶有左胸痛外，无何不适，又先后 X 线复查二次，左肋膈角变钝，轻度胸膜增厚，余无异常改变。（摘自《张仲景药法研究》）

12. 桔梗汤治疗肺痈

　　闽侯雪峰林某，患咳嗽，胸中隐隐作痛，经过中西医调治，均不见效，后延余往诊。见其吐痰盈盆，滑如米粥，腥臭难闻，按其右寸脉象滑数，舌质微绛，查其所服中药，大约清痰降火，大同小异而已。余再三考虑，药尚对证，何以并不见效？必系用量太轻。余照《金匮要略》桔梗汤加味以重剂，处方：甘草四两　桔梗二两　法夏六钱　白及粉五钱　蜜紫菀三钱。是日下午服药一剂，至夜半已觉胸中痛减，嗽稀痰少。次日早晨复诊，患者自谓病已减轻大半，余复按其两寸脉微数，舌中部微现白苔。患者曰：我服药多次，未见药量如是之多，见效亦未得如是之速，请问其故？余谓前医轻描淡写，药品驳杂，故难以见功。夫肺为华盖，中已罅漏成脓，非用原方之重剂，焉能为力？益以白及粉之填补漏孔，法夏之消痰降气，蜜紫菀之清火宁金，所以幸能见效也。是日复诊，予以甘桔汤分量减半，白及粉再加三钱，法夏、紫菀仍旧，连服三剂而愈。（摘自《福建中医药》12：58，1958）

13. 越婢加半夏汤治疗喘嗽

　　社友孙××令爱，久嗽而喘，凡顺气化痰清金降火之剂，几于遍尝，绝不取效。一日喘甚烦躁，余视其目则胀出，鼻则鼓扇，脉则浮而且大，肺胀无疑矣，逐以越婢加半夏汤投之，一剂而减，再剂而愈。（自《医宗必读》第 357 页）

14. 小青龙加石膏汤治疗腺病毒肺炎

　　冯××，女，6 岁，1961 年 3 月 14 日会诊。腺病毒肺炎住院三周。发热，咳嗽气喘，发憋，面青白，下利，肺部罗音较多。舌淡苔灰黑，脉滑数，属内饮兼感，治宜宣肺：麻黄五分　干姜三分　细辛三分　五味子（打）十枚　法半夏一钱　桂枝五分　生石膏二钱　炙甘草五分　杏仁十枚　白芍五分　大枣二枚，以水 300 毫升，分三次温服。（二诊、三诊略。）

原按：腺病毒肺炎，亦有属伤寒范畴的。此例患儿，据脉证属内饮兼感，先宜小青龙加石膏汤发散风寒，温化寒饮。药后肺气得宣，病情好转。继宜调和肺胃，兼化痰湿，采取了先宣后降的治疗原则。三诊热退，喘憋均减，精神转佳，纳食较好，病愈而康复。（摘自蒲辅周《医疗经验》第 274 页）

15. 桔梗白散治疗肺痈

钱××，男性，28 岁。咳嗽胸痛已四十多天，近日痰有臭气。患者于一月半前在田间工作回来，觉怕冷发热，伴有咳嗽四肢疼痛，即延中医诊治。服药数剂后，怕冷四肢痛解而咳嗽甚剧，夜难成寐，发热不退，精神困倦，以致卧床不起。经 20 多天的中药治疗，咳嗽渐减，晚上较能入睡，一般情况较好，乃能离床，但热度时有波动，胸仍有隐痛，痰中虽无血液而增臭气，多药调理，效力不佳，前来诊治。体温 37.8℃。咳嗽不甚剧，痰色稀黄，量中等，略有臭气，舌干脉数，舌被黄腻薄白。营养较差。诉胸有隐痛，诊为肺痈，给予苇茎汤、葶苈大枣泻肺汤、桔梗汤、泻白散加减，以及犀角醒消丸等治疗，未见显著改善，乃停止诊治。一周后又来诊，热升至 39.2℃，痰中臭气加重，痰量增多，杂有脓状，胸闷不畅，神疲乏力，凡事扫兴，胃口殊差，见其病势转剧，测其病灶化脓可能正在进行，乃试用桔梗白散之峻剂。

处方：巴豆霜 0.18 克　象贝 0.9 克　桔梗 0.9 克，共研，开水送服，嘱服后泻不已，吃冷粥一碗。

下午服药，至晚大便泄泻十余次，服冷粥一碗而泻止。次日病者很高兴地告诉我服药后热已退，咳嗽大减，痰无臭气，胸中甚畅，诸恙如释，查检体温 37.3℃。脉平，舌净。偶有咳嗽，而无臭痰，精神表情都良好，为处以肃肺化痰剂，以搜余患，迄今壮健如常人。（摘自王焕庭：桔梗白散治愈肺痈的经验，中医杂志，4：25，1955 年）

16. 千金苇茎汤治疗支气管扩张并感染，大咯血

张×，男性，56 岁，江西省德兴县政府传达室工作，于 1977 年 2 月 2 日因咯血不止邀诊。自 20 年前患气管炎。虽经治疗连绵不愈，10 年前发

现并有肺气肿，支气管扩张。近一周来又因着冷感冒后，咳喘加重，咯痰带血。经服用复方甘草合剂、咯必清、维生素 K、强力霉素，及注射青、链霉素等，症状无明显改善。昨夜咳血量突然增加，一夜间约有大半痰盂（600 毫升上下），至今未止。则全身无力，活动困难邀诊。观其面色枯萎苍白，舌苔薄白，左脉小滑，右脉滑大无力，两肺满布干啰音，两肺下部有中、小湿啰音，尤以右下内带明显。此久患支气管扩张，新感风寒，热被寒束，邪热伤及肺络，更加久嗽咳逆，肺络受伤，以致咳血过多，宜清热散结通瘀为主，佐以扶气敛肺为治，用《千金》苇茎汤加味：

苇茎 30 克　冬瓜仁 30 克　薏苡仁 6 克　桃仁 6 克　桔梗 10 克　黄芩炭 10 克　甘草 10 克　杏仁 10 克　丹皮 10 克　五味子 6 克　党参 12 克银花 15 克

急煎服药 1 剂后，大咯血则止，只于重咳时带大量血丝。服用 5 剂后，只于每天痰中可见 2～3 次有血丝。咳喘明显减轻，舌净，脉象小滑。上方加远志 10 克，以加强祛痰，又服 5 剂后，痰中带血完全消失，咳嗽明显减径，体力增加，转用他方祛痰止咳，扶正固本治之，愈后随访三个月咳血未发。（摘自《张仲景药法研究》）

17. 千金苇茎汤治疗肺炎、肺痈型

梁××，女性，25 岁，农民，笔者家属。患者十天来，寒战，高热，胸痛，咳唾脓痰，体温高达 38℃～39.2℃。素有慢性气管炎史，咳嗽吐痰，胸闷发憋，初吐黄痰，后吐脓血，其味腥臭，经 X 线胸部透视确诊为"右上大叶性肺炎"。脉象浮数，舌红苔黄腻，此乃热毒壅肺，风火刑金，将成痈脓，遂投大剂千金苇茎汤加味：

鲜芦根 12 克　冬瓜仁 30 克　桃仁 10 克　薏苡仁 12 克　杏仁 10 克银花 15 克　白茅根 15 克　桔梗 9 克　连翘 15 克　鱼腥草 15 克　栝蒌 15克　川贝 9 克　注青霉素 80 万日二次，链霉素 0.5 克一日 2 次。

服药 2 剂后，高烧已退，体温下降到 37.9℃，咳唾脓痰已不腥臭。继服 2 剂，体温降至正常，又服 3 剂，而胸痛，咳嗽吐痰已止，原方又进了 3 剂，而诸症消失，后又将上方加太子参 20 克，沙参 15 克，玄参 15 克，继投 5 剂以善后。共服中药 15 剂，注射青霉素、链霉素五天而痊愈后再未复发。

（摘自《张仲景药法研究》）

七、奔豚病方

1. 奔豚汤治疗奔豚病

林某，男，32岁，农民。1974年10月间门诊。主诉：近月来，晚间欲睡时，常先从少腹结一肿块，恶心欲吐，后觉有股气从少腹开始，直冲咽喉，胸闷异常，喉间似有痰，呼吸困难，张口喘气，且大汗淋漓，面唇脱色，手足逆冷，不能言语，几乎丧失活动能力。但过一段时间，少腹肿块渐消，胸闷渐解，呼吸等也逐渐恢复正常，越日只感精神不振，其余如常人。经脑电图、心电图等检查，未能确诊，治疗无效而求中医诊治。察患者体壮，左下肢因枪伤行截肢。舌质偏红，苔薄微黄，脉弦。病因手术后忧思过度，致成此证。长期情志郁结，使气结不行，气郁化火，郁火上逆，随冲脉直上胸咽，即气病奔豚也。崇仲景法，拟疏肝清热，投逆平冲，选《金匮要略》奔豚汤加减：

生姜　生葛根　半夏　甘草　川芎　当归　黄芩　枣仁各10克　芍药15克　赭石21克　远志8克　水煎服。

服药后当夜似有欲发之征，然未发病，二诊原方赭石加至30克。服后该夜安睡如常，连服四剂而愈，至今未复发。（摘自《陕西中医》22：1，1986）

2. 奔豚汤治疗奔豚病

黄××，女27岁，平素性情急躁，每遇困难常常悲伤啼泣，加之近日天气转热，儿子有病，忧虑而发。晨起煮饭时，忽觉有一物自腹上冲，刻顷神识模糊，不省人事，目闭，状似中风。按其右脉和缓，左脉略有弦象。素性急躁，又多忧郁，郁极肝火冲动，上干心主之官，故神志昏昏。当先敛肝火，降逆气，投以仲景奔豚汤：方中芩、葛、李根皮等苦泄降火；芎、归、芍药等辛温滋血而敛肝；生姜，半夏燥脾降火；远志、枣仁宁心。汤药下咽不久，即目开语出，诸症顿除。继以甘麦大枣汤善后。

处方：生葛根五钱　黄芩二钱　李根皮七钱　酒川芎二钱　当归二钱　制半夏四钱　老生姜四钱　远志肉二钱　酸枣仁三钱　杭白芍二钱。文火煎，去滓温服。

甘麦大枣汤方：炙甘草三钱　小麦四两　大红枣十枚。同煎数沸，盛于热水壶中，频服一至二剂。（摘自《福建中医医案医话选编》第一集第175页）

3. 奔豚汤治愈奔豚病

苏某，男，71岁，农民。1981年3月就诊。主诉：素有头昏，眼花耳鸣，腰膝酸软，手足不温，时腹自痛，并觉有股气上冲胸膈，直上咽喉，呼吸困难，胸部闷塞，如欲气断，昏不识人，约半小时后，自觉气渐平顺，复如常人。此症每隔数日，或半月，或一月一发，发无定时，然以深夜发作为多，渐有加重之势。体形瘦小，面色无华，溺白，舌淡苔白滑，脉沉细弦。

本病乃脾肾阳虚，水气夹冲气而上逆，腹中寒气，时结时散，结则并力上冲，敌则平复如常，故时愈时发，夜间阴寒较甚，故夜发为多，此属肾积奔豚，治以温补脾肾，散寒平逆，选《千金》奔豚汤加减：

熟附子　炙甘草各10克　桂枝　党参各15克　吴茱萸8克　半夏生姜各12克　沉香3克　龙骨　牡蛎各24克　杭芍20克，水煎服。

药进三剂，奔豚症除，为巩固疗效，再进三剂。后用桂附理中丸、金匮肾气丸二药间服一月而收功，至今未复发。（摘自《陕西中医》22：1，1986）

4. 桂枝加桂汤治奔豚气病

故乡老友娄××的爱人，年七十，患呕吐腹痛一年余，于1973年4月6日偕同远道来京就诊。询其病状，云：腹痛有发作性，先呕吐，即于小腹虬结成瘕块而作痛，块渐大，痛亦渐剧，同时气从小腹上冲至心下，苦闷欲死。既而冲气渐降，痛渐减，块亦渐小，终至痛止块消如常人。按主诉之病状，是所谓中医之奔豚气者，言其气如豚之奔突上冲的形状。《金匮要略》谓得之惊发，惊发者，惊恐刺激之谓。患者因其女暴亡，悲伤过甚，情志经久不舒而得此证。予仲景桂枝加桂汤：

桂枝15克　白芍药9克　炙甘草6克　生姜9克　大枣4枚（擘），水煎温服，每日一剂。

二诊（4月30日）：共服上方14剂，奔豚气大为减轻，腹中作响，仍有一次呕吐。依原方加半夏9克，茯苓9克，以和胃蠲饮。嘱服10剂。

三诊（5月13日）：有时心下微作冲痛，头亦痛，大便涩，左关脉弦，是肝胃气上冲，改予理中汤加肉桂、吴茱萸，以暖胃温肝，服后痊愈回乡。两月后函询未复发。

桂枝汤原本治太阳中风，汗出，发热，恶风证。而仅加桂枝量后，则治奔豚气。因此医生在处方用量上，岂能掉以轻心。（摘自《岳美中医案

集》第49页）

八、胸痹心痛短气病

1. 栝蒌薤白白酒汤治疗胸痹

郭××，男性，53岁，干部。于1980年3月5日就诊。患者自觉胸闷，胸痛，头昏已有数年，今症状日趋严重。初发只觉胸中不适，时时叹息，气短，动则自汗出，有时喉中似有物堵塞，咳痰不爽，继而发现心前区有阵阵压迫感，有时针刺样疼痛，时间很短暂一闪而过。情绪波动和饱餐后多见。病人自觉日益发胖。血压140/90~150/100mmHg，胆固醇230mg/dL，β-脂蛋白682mg/dL，心电图：V_1、V_5、ST段下降。某医诊断为：（1）高血压病，（2）冠状动脉供血不足。观其舌苔白厚而腻，脉见沉弦而涩。实乃胸阳不振，痰湿阻络，遂投栝蒌薤白白酒汤加味：

栝蒌30克　薤白10克　丹参15克　前胡10克　枳壳10克　桃仁10克　陈皮10克　红花9克　冬瓜仁9克　桔梗9克　白薇15克　橘络10克　丝瓜络9克

每日煎服1剂。第二诊，服药4剂后自觉胸闷好转，但睡眠不实，遂将前方加葛根30克，珍珠母30克，菖蒲9克，郁金9克，减去前胡、枳壳。服用10剂后大便溏薄，去桃仁加薏米30克。又服5剂后病人自觉痰多，咽喉不利，又合用半夏厚朴汤。共服用50剂后，舌苔由白腻转为正常，只余有四肢无力，精神疲倦，又用上方加黄精30克，共服20剂，诸症消失。（摘自《张仲景药法研究》）

2. 栝蒌薤白白汤治疗胸痹

一、病者但言胸背痛，脉之沉而涩，尺至关上紧，虽无喘咳吐，其为胸痹则确然无疑。问其业，则为缝工，问其病因，则为寒夜伛偻制裘，裘成稍觉胸闷，久乃作痛。予即书栝蒌薤白白酒汤授之。方用栝蒌五钱　薤白三钱　高粱酒一小杯，二剂而痛止。（摘自《金匮发微》第77页）

二、朱某，患胸痛，以膻中周围为甚，波及乳上两胸膺部感胸闷气短，脉象沉迟，苔白微腻。处方以栝蒌、薤白、半夏、厚朴、枳实（麸炒）、砂仁、茯苓等，每剂加镇江米醋三匙同煎（前曾服该方四剂，因未加米醋无效），连服五剂，痛止。米醋酸敛温行，可敛其下焦之阴而温其上焦之阳，与病机亦甚合拍。（摘自：《浙江中医杂志》9：25，1964）

3. 栝蒌薤白半夏汤治疗胸痹

一、患者王××，女　35岁　胸中满闷，心痛彻背，上气喘急，呼吸困难，大便不利，脉象沉滑，舌苔白腻。诊断：浊阴逆行，气壅上焦。胸阳阻滞，升降不利。主以通阳泄浊法，以栝蒌薤白半夏汤加味治之，四剂而愈。

栝蒌实三钱　薤白二钱　法半夏二钱　枳实一钱半　杏仁泥二钱　桂枝一钱半　橘皮一钱　水煎服。

自按：胸痹心痛，责在胸中阳微，气不宣畅，仲景以通阳为主，复其上焦之阳，则浊阴自降，其与诸泻心之用苦寒泄降者有别，临床当细辨之。（摘自《蒲园医案》第84页）

二、上官××，男，46岁，干部。胸痹作痛，心悸善惊，恶闻食臭，纳差。舌苔白厚而腻，边有齿痕，脉象弦滑，偶见歇止。经西医诊为冠心病心绞痛。证属痰浊阻滞，气机失调。给予：薤白、姜半夏、酸枣仁、香附各三钱，栝蒌皮、朱茯苓各四钱，远志一钱五，丹参二钱，枳壳二钱，生山楂肉一两。经服上方加减一个半月后，痰浊消除，痹痛减轻，胃纳转佳，舌苔转为薄净，但心悸善惊尚间有发作，改用养心汤加丹参、龙骨、牡蛎等，调理三个多月后缓解。（摘自《浙江中医药》6：5，1977）

4. 理中汤，栝蒌薤白半夏汤治疗胸痹

一、刘××，年四旬许，店员。每日持筹握算，晷无寸闲。如俯伏时久，则胸极感不舒，寝至微咳吐痰，尚无若何异象。近以年关，尤多焦劳，初觉胸膈满胀，嗳气时作，继则喘咳痰唾，夜不安眠，甚而胸背牵引作痛，服调气化痰药不效，乃走治于余。诊脉弦滑，舌苔白腻，不渴。喘咳，胸背掣痛不休，并无恶寒肢厥景象。此固《金匮要略》之胸痹证，非调气化痰之所能治也。盖胸痹一证，因缘阳气不振，阴寒乘之，浊痰上泛，弥漫胸膈，气机阻滞，上下失调，故前后攻冲，胸背剧痛。如属阴寒剧盛，胸痛彻背，背痛彻心者，则宜辛温大热与乌头赤石脂丸以逐寒邪；如内寒不甚而兼虚者，则当相其轻重分别用人参汤或大建中汤以为温补。本证则阳未虚甚而寒亦不盛，既不合前者椒附之大温，亦不宜后者姜参之温补，仅应温阳祛痰，舒展中气，运用栝蒌薤白半夏枳实桂枝汤调理，可谓方证切合，三剂可愈。数日病者来告，果如所期。（摘自《治验回忆录》第25页）

二、宋某，患胸膺痛数年，延予诊治。六脉沉弱，两尺尤甚，予曰：此为虚痛。治此病，宜摆脱气病套方，破气之药，固在所禁，顺导之品，亦非所宜。盖导气始服似效，久服愈导愈虚，多服一剂，即多加虚痛。此证六脉沉弱，无阴邪盛之弦脉，胸膺作痛即非气上撞心胸中痛之剧烈，与寻常膺痛迥别，病在上焦，病源在下焦，治法宜求之中焦。盖执中可以运两头，且得谷者为后天之谷气充，斯先天之精气足，而化源有所资生。拟理中汤加附子，一启下焦生气；加吴茱萸，一振东土颓阳。服十剂后，脉渐敦厚，痛渐止，去吴萸，减附子，又服二十余剂痊愈，数月不发。（摘自《冉雪峰医案》第 30 页）

5. 橘枳姜汤治疗胸痹

何××，男 34 岁，咳嗽五年，经中西医久治未愈。西医拟诊为支气管炎，屡用棕色合剂、青霉素等药；中医认为"久咳"，常用半夏露、麦金杏仁糖浆等，皆不效。细询咳虽久而并不剧，痰亦不多；其主要证候为入夜胸中拟有气上冲至咽喉，呼呼作声，短气，胃脘胸胁及背部隐隐作痛，畏寒，纳减，脉迟而细，苔薄白。颇似《金匮要略》"胸痹，胸中气寒，绝气"证，乃以橘枳生姜汤加味治之：橘皮四钱　麸枳实四钱　生姜五钱　姜半夏四钱　茯苓四钱

二诊：服药三剂后，诸症消退，胁背部痛亦止；惟胃脘尚有隐痛，再拟原方出入。橘皮四钱　麸枳实三钱　生姜四钱　桂枝二钱　陈薤白三钱　全栝蒌四钱

三诊：五年宿疾，基本痊愈，痛亦缓解，再拟上方去薤、蒌、桂枝，加半夏、茯苓，甘草以善其后。（摘自《中医杂志》6：22，1964）

6. 薏苡附子散治疗胸痹

吴××，女性，47 岁，家妇。胸痛，背痛已有五年之久，时好时坏，反复无常，于 1981 年 4 月 26 日来我处就诊。

体检：胸透心肺无异常变化，心电图正常，平素无肋软骨炎和气管炎之病史。每次胸痛发作，先从背部开始放射到前胸，若劳累和寒冷后加重，疼痛剧烈时喜欢家人用足蹈其背方可缓解。舌暗淡尖有紫斑，舌苔白腻。曾用逍遥散、九气拈痛、栝蒌薤白白酒汤等治疗无效。故初步考虑为：阳虚血瘀，寒湿胸痹。试投薏苡附子散合参苏饮加味主之：

薏苡仁 15 克　炮附子 9 克　丹参 20 克　苏木 10 克　制乳、没各 9 克白芥子 5 克　灵脂 10 克　元胡 12 克　丝瓜络 10 克　广玉金 10 克　菖蒲 6克　柴胡 12 克　橘络 10 克

服药 3 剂，疼痛大减，又用原方继进 6 剂疼痛全止。但不能干重活，稍累即复发。后用上方减灵脂加当归、白芍、党参，配丸剂 1 料以善后。

（摘自《张仲景药法研究》）

7. 薏苡附子散，附子理中汤等治疗胸痛

曹×，男，五十岁，工人。患肋间神经痛十余年。1975 年 1 月 4 日晚，因连日劳累，觉胸部胀痛加重，至次晨痛无休止。此后，二十余日来，胸部持续胀痛不止。严重时，常令其子女坐压胸部，以致寝食俱废，形体衰疲，伴有呕恶感，口唾清涎，畏寒肢冷等症。经西医检查，超声波提示肝大，X 射线为陈旧性胸膜炎，钡餐显示胃小弯一龛影，其他无阳性发现。曾用西药解热镇痛剂、血管扩张剂、制酸、解痉、保肝、利胆，及中药活血化瘀祛痰法，均无效。疼痛严重时，用杜冷丁，能控制三四小时。1975 年 1 月 28 日初诊，形证如上，闻及胃部有振水音，脉细弦，舌淡苔白润多水。属寒湿胸痹，宜温阳利湿。先予薏苡附子散：附子五钱苡仁一两，二剂。

1 月 30 日复诊，述服药当晚痛减，能安卧三四小时。翌晨，二服，痛又减，饮食转佳。即于前方合理中及栝蒌半夏汤，三剂。2 月 2 日三诊，疼痛大减，仅胸中隐隐不舒，体力有增，饮食渐趋正常。改拟附子理中合小建中汤三剂，胸痛止。又续服十余剂，钡餐透视龛影消失，胸痛未再复发。（摘自《河南中医学院学报》2：39，1978）

8. 乌头赤石脂丸治疗胸痛

赵某，男，57 岁，修鞋工人。1958 年春在大理工作时，一日清晨因其突然患胸痛，其爱人约我去他家诊视。见其表情痛苦，唇青，畏寒厚被，闻其呻吟而气短，间知痛满胸膺，并牵掣痛及背后，按之心窝岐骨间处亦痛，肢冷，脉象沉紧，舌淡白滑。问知过去无此病史，我细思此病发于突然，时在清晨，平素体质虽不甚健，并无畏寒痰饮之患。因其工作多时多俯伏之姿，胸阳被郁，今证属心肾阳虚，阴寒内生，当下焦阴寒极盛，上乘阳虚之胸时，遂生胸痹病，《内经》亦有暴病非阳之说，遂按《金匮要略》乌头赤石脂丸加减，温经扶阳以通痹：

附子 60 克（开水先煎三小时）肉桂　川椒各 10 克（以温命门而逐下焦沉寒）　红参 10 克　干姜 10 克（扶元气之衰）　桂枝 15 克（引下焦阳气上行以开痹）

因煎药尚需三四小时，先用生姜 15 克捣烂加红糖 60 克，用水煮沸，乘热饮下，服后，中上焦暖气增加，胸痛减轻，四时后更进前药。第二日自己走来看病，胸部已无痛苦，遂按原方更进二剂，以后用金匮肾气丸调

理，曾服至十合（100 粒）胸痹未复发。（摘自《云南中医学院学报》4：1，1978）

九、腹满寒疝宿食病方

1. 厚朴七物汤治疗腹胀腹痛

关××，男，三个月。患者其父代诉，日前原因不明的阵发性哭闹，当时腹胀，可能有腹痛，三日间，不大便，吐奶不止，以后吐出黄色如大便物。此间未曾进食，症状日益加剧。曾经两个医院诊治，检查腹部可见肠影，腹壁紧张而拒按，经 X 光腹部单透，发现有液平面 6~7 个，并充满气体，确诊为完全性肠梗阻，经灌肠下胃管及对症治疗，不见好转，终于决定手术疗法。患者家属考虑到小儿只三个月，不同意手术，而来中医处诊治。1974 年 4 月 5 日来诊，患儿面色苍白，精神萎靡，时出冷汗，腹胀拒按，大便不通，脉微，舌苔灰白，系脾阳不运，积滞内停所致。治以行气泄满，温中散寒，厚朴七物汤治之：

厚朴 10 克　桂枝 7.5 克　甘草 10 克　枳实 10 克　川军 2.5 克　生姜 5 克

按上方顿服一次即效，服药后约 1~2 小时内，排出脓块样大便，以后两小时内，共排出三次稀便。随着腹胀消失，腹痛减轻。经十余日，逐渐好转，与健康婴儿无异。（摘自沈阳市科学技术委员会，沈阳市卫生局编《老中医医案选编》第 11 页）

2. 厚朴三物汤治疗腹痛

武昌俞君，劳思过度，心绪不宁，患腹部气痛有三年，或三月五月一发，或一月数发不等，发时服香苏饮、越鞠丸、来苏散、七气汤等可愈。每发先感腹部不舒，似觉内部消息顿停，病进则自心膈以下，少腹以上，胀闷痞痛，呕吐不食。此次发而加剧，欲吐不吐，欲大便不大便，欲小便亦不小便，剧时口噤面青，指头和鼻尖冷，似厥气痛，大肠绞结之类。进药前，医者又参以龙胆泻肝汤等无效。诊脉弦劲中带滞涩象，曰：痛利为虚，痛闭为实，观大小便俱闭，干呕和指头鼻尖冷，内脏痹阻较甚，化机欲熄，病机已迫，非大剂推荡不为功，拟厚朴三物汤合左金丸为剂：

厚朴八钱　枳实五钱　大黄四钱　黄连八分　吴萸一钱二分。

服一剂，腹中鸣转，痛减，二剂，得大便畅行一次，痛大减，续又畅行一次，痛止。后以澹寮六和、叶氏养胃方缓调收功。嗣后再发，自服此方一二剂即愈。此后病亦发少，发轻，不大发矣。加左金者，借吴萸冲开肝郁，肝气升发太过，宜平宜抑，肝气郁闭较甚，宜冲宜宣，左金原方萸少于连，此方连少于萸。（摘自《冉雪峰医案》第42页）

3. 大柴胡汤治疗胆道感染

李××，女性，45岁，青海省某医院医师。自1964年患胆囊炎，反复发作。于1979年行胆囊摘除术后，又患胆管炎。今年8月份因发病住北京××医院治疗，病缓出院，并诊断为"胆道感染""胆道十二指肠瘘"。患者出院后，曾服用健脾补中，佐以舒肝之剂，如补中益气汤、舒肝饮等无效。于1980年10月20日转来我院初诊。自述平时周身乏力，食饮不振，头晕口苦，咽干不欲饮，夜寐较难，二便尚调，性情急躁，每次多因劳累生气后发病。本月16日发作寒战，高烧，体温达40℃，剑突下疼痛。观其舌尖质红，舌苔薄腻，脉象沉滑而细，胆囊区压痛，此肝胆湿热为患，治以疏肝利胆解毒之剂，方用大柴胡汤加减：

柴胡18克　香附10克　青皮10克　白芍20克　枳壳10克　甘草6克　黄芩10克　半夏12克　酒军3克　大青叶12克　郁金10克　生姜10克　沙参30克　大枣4枚（擘）

1980年11月5日二诊，服上方8剂，食饮改善，寒热已止，其他症状有所好转，上述症状未再发作，但仍有口苦，咽干，头晕。舌质显露紫黯，舌苔较为薄腻，脉象沉细，胆囊区压痛消失，大便一日三行，但不泻肚，于上方中加入红花12克，赤芍12克。

1980年11月25日三诊，昨日又发病一次，体温37.5℃，轻度寒热，胁痛，服上药后立即缓解。患者回忆自今年3月21日至10月22日共发作21次，最短间隔时间为一周发作一次，发病时体温高达40℃，发热寒战较甚，经这次服药后，已一个多月上述诸症未再发作。本人要求带方回原单位治疗。于是嘱其续服二诊方30剂，以资巩固后效。（摘自《张仲景药法研究》）

4. 大柴胡汤加味治疗急性胃炎，感冒

单××，女性，19岁，工人。1982年1月5日初诊。自1981年12月30日夜间开始胃痛，恶心，发热，体温达38℃上下，并去×医院急诊，血压118/72mmHg，脉110次/分，当时呕吐黄水，墨菲征（±），肝脾未触，查血球8,600～10,000/mm。尿常规（－），淀粉酶16单位。给予20%葡萄糖加维生素C静注，并用颠茄酊、庆大霉素、阿托品、胃痛定、柴胡注

射液等,并留住院观察三天仍不见效,于 1 月 5 日转来我院门诊。仍有胃脘刺痛,恶心呕吐黄水,水饮不能入口,尿黄,大便已 4~6 天未排。呈急性病容,因胃痛辗转不宁,呻吟不止。舌质淡红,舌苔白薄而稍腻,中心挟有黄苔,脉象弦数 100 次/分,血压 90/70mmHg,体温 38.4℃,四肢厥冷,心窝部压痛明显,但无抵抗紧张,右肋下稍有压痛。查白细胞 19,400/mm³,中性 76,淋巴 20,单核 4%。此少阳阳明同病,胃脘刺痛,拟"和""清"并施,方用大柴胡汤、三黄泻心汤和半夏泻心汤加减:

柴胡 15 克 黄芩 10 克 半夏 18 克 杭芍 25 克 枳实 10 克 生大黄 10 克 生姜 10 克 大枣 4 枚 尾连 10 克 党参 12 克 干姜 10 克 甘草 6 克 元胡 10 克

上方服 1 剂后,恶心脘痛等症状明显减轻,体温下降 37.8℃,2 剂后排大便三次。翌晨脘痛,恶心,发热等症状全部消失,共服 4 剂后,只有两胁稍痛。复查白细胞 9,600mm³,中性 61,淋巴 38,单核 1%,此邪已去八九。将上方生大黄改酒军 10 克,半夏改为 12 克,嘱再服 2 剂,以善其后。1982 年 2 月 15 日随访云:脘痛等症愈后未发。(摘自《张仲景药法研究》)

5. 大柴胡汤治疗急性胰腺炎

蒋××,男,19 岁,1973 年 4 月 8 日初诊。患者午饭后骤然起病,左上腹剧烈疼痛,拒按,腹胀满痛,左肩部有放射性疼痛,持续不解,发热,恶心,呕吐,口渴饮不多,尿短赤,大便秘结,已四日未行。舌质红,苔黄腻,脉弦数。检查:左上腹部肌紧张,压痛,反跳痛明显。实验室检查:白细胞总数 13,500/mm³,中性 80%,淋巴 20%。血淀粉酶测定:256 单位(文氏法)。尿淀粉酶测定:512 单位。诊为:急性胰腺炎。给予抗生素、镇静、解痉等药物未效,改为中药治疗。证属脾胃实热阻滞,致使升降失常。治以清热去实,通里攻下。方用大柴胡汤加减:

柴胡四钱 黄芩三钱 半夏三钱 生大黄三钱(后入) 蒲公英一两 连翘一两 白芍三钱 桃仁三钱 芒硝三钱(冲服) 生甘草一钱。

上方服两剂后,腹痛大减。大便已通,能进稀粥汤。继以原方出入,加焦三仙醒脾和胃,服完四剂后,症状消失。按原方出入带回三剂,并嘱注意休息,以巩固疗效。(摘自南京新医学院《西医离职学习中医班论文集》第 136 页。)

6. 大建中汤治疗腹痛

聂女寄娇,十四岁,体质娇嫩,最喜杂食。初患腹痛,其父以为蛔虫，自购宝塔糖两粒，服后，病情恶化，遂抬来就诊。证见腹中绞痛，时轻时重，痛剧时腹内肠鸣，时见突起如头足攻动，剧烈呕吐，时吐蛔虫，大便不通，矢气全无，腹部膨满，不耐触按，外无表证，内无热象。脉搏沉细而迟，舌苔淡白中有花点，口唇淡白，面色淡黄，饮啖俱废，病势甚急。经西医诊断为蛔虫阻塞，嘱转县医院手术治疗，因经济无力，不肯转院，乃请中医治疗。余思此证属蛔虫阻塞本有可能，原因服宝塔糖剂量不足，反致蛔虫骚扰，互相纽结于肠道，故大便屎气完全不通。然必中气虚寒，升降无力，致寒气乘隙攻冲，故肠鸣如有头足而绞痛，《内经》云："阳气不足，阴气有余，则寒中肠鸣腹痛。"法当温中散寒，大建中气，俾中阳一旺，寒气自消，则升降旋转之机俱振，病自除矣。《金匮要略》云："呕吐不能食，腹中寒，上冲皮起出见有头足，上下痛而不可触近，大建中汤主之。"余宗其法，用大建中汤去饴糖加伏龙肝投之：

炒川椒二钱　干姜一钱五分　党参五钱　伏龙肝一两，煎服。

服后约四小时许，肠鸣切痛又剧，旋即泻下蛔虫百数十条，腹痛顿减，翌日复诊，腹满痛呕吐肠鸣等症全部消失，改以六君子汤调理而愈。

按（原编者按）：本方川椒散寒，干姜温中，人参大补中气，伏龙肝和胃降逆。且川椒一味，又具安蛔之功，使蛔虫安伏不动，随中气旋转而下，故用于此等虚寒而兼蛔虫病例，最为适宜。其不用饴糖者，殆以蛔虫得甘则动，免致窜扰内脏而难出欤。（摘自《湖北中医医案选集》第一辑，第65页）

7. 大黄附子汤治疗尿毒证

刘××，女性，48岁，北京市干部，1978年1月16日初诊。自1964年患泌尿系感染，1976年7月确诊为"慢性肾炎"，浮肿、尿蛋白曾高达（++++），经服强的松无效。经余应用中药真武汤、防己黄芪汤、麻黄连翘赤小豆汤等加减治疗一年浮肿消失，尿蛋白阴转而治愈。10年后于1977年10月14日肾炎又发，蛋白尿达（++）～（+++），表现了脾肾俱虚的临床症状，又经用芡实合剂服3个月而获临床痊愈。于1978年1月初又因受寒感冒犯病住在北京市××医院治疗过程中，出现手足发冷，恶心且已两周不能进食，并经常呕吐食物及黏液，大便干结，该院查 A/G = 2.64/2.66克，CO_2CP 40.4体积%，尿素氮35.0毫克%。于1978年1月16日该院病房准其来我院门诊就医。观其舌苔黄腻稍干，脉象细弱，腰部及下肢明显浮肿，血压150/100mmHg，急处以小半夏加茯苓汤合大黄附子汤加减：

半夏 25 克　茯苓 25 克　生姜 3 片　甘草 3 克　大黄 10 克　附片 10 克　橘红 6 克　太子参 30 克　杏仁 10 克

嘱其归后急煎当日服下 1 剂。服 3 剂后其爱人来诉：上方服下第 1 煎后即觉肠鸣，大便稍稀，每天一次，恶心呕吐明显减轻。服用 3 剂后恶心呕吐消失，头晕消失，尿量增加，并稍能进食，舌脉同前，下肢肿渐消，但腰部仍有浮肿。又予前方加广木香 10 克，蔻仁 6 克，加减服用 80 余剂，至 5 月 16 日，尿蛋白转为阴性，浮肿消失。至 7 月 6 日复查蛋白仍为阴性，但右侧腰部稍痛，舌苔薄白，脉象细弱，随予济生肾气汤加减：

生地 15 克　生山药 15 克　丹皮 10 克　泽泻 10 克　附片 12 克　牛膝 10 克　橘红 3 克　车前子 10 克（包煎）　茯苓 12 克

隔日煎服 1 剂，嘱再服 30 剂为之善后。于 1980 年 2 月 4 日约来复查，患者一般情况尚好，除体力稍差之外无何不适，自 1981 年 7 月复查愈后尿蛋白未再出现。（摘自《张仲景药法研究》）

8. 大黄附子汤治疗腹痛

一、钟××，腹痛有年，理中四逆辈皆已服之，间或可止，但痛发不常，或一月数发，或两月一发，每痛多为饮食寒冷之所诱致，自常以胡椒末用姜汤冲服，痛得暂解。一日，彼晤余戚家，谈其痼疾之异，乞为诊之。脉沉而弦紧，舌白润无苔，按其腹有微痛，痛时牵及腰胁，大便间日一次，少而不畅，小便如常。吾曰："君病属阴寒积聚，非温不能已其寒，非下不能荡其积，是宜温下并行，而前服理中辈无功者，仅去寒而不逐积耳。依吾法两剂可愈。"彼曰："吾固知先生善治异疾，倘得愈，感且不忘。"即书予大黄附子汤：大黄四钱　乌附三钱　细辛钱半，并曰："此为《金匮要略》成方，屡用有效，不可为外言所惑也。"后半年相晤，据云果二剂而瘥。噫！经方之可贵如是。（摘自《治验回忆录》第 50 页）

二、袁某，男，四十五岁。患者胸腹胀满，气促不能平卧，身热，大便五日未通，脉沉而弦紧。沉为在里，弦紧为寒，该病应为阴寒凝结于内，阳气被阻于外，非温不能化其里寒，非下不能散其内结。乃拟大黄附子细辛汤治之：

大黄二钱　淡附子二钱　细辛一钱

服一剂，大便通，胀痛消，身热亦解。（摘自《福建中医医案医话选编》第二辑，第 148 页）

9. 乌头桂枝汤治疗寒疝

袁××，青年农妇，体甚健，经期准，已育子女三四人矣。一日，少腹大痛，筋脉拘急而未少安，虽按亦不住，服行经调气药不止，迁延十余日，病益增剧，迎余治之。其脉沉紧，头身痛，肢厥冷，时有汗出，舌润，口不渴，吐清水，不发热而恶寒，脐以下痛，痛剧则冷汗出，常觉有冷气向阴户冲出，痛处喜热敷。此由阴气积于内，寒气结搏而不散，脏腑虚弱，风冷邪气相击，则腹痛里急，而成纯阴无阳之寒疝。窃思该妇经期如常，不属于血凝气滞，亦非伤冷食积，从其脉紧肢厥而知为表里俱寒，而有类于《金匮要略》之寒疝。因处以乌头桂枝汤：

制乌头四钱　桂枝六钱　芍药四钱　甘草二钱　大枣六枚　生姜三片水煎，兑蜜服。

上药连进两帖，痛减厥回，汗止人安。换方当归四逆加吴茱萸生姜汤：

当归五钱　桂枝二钱　细辛一钱　芍药　木通各三钱　甘草　吴茱萸各二钱　生姜三片。以温经通络，清除余寒，病竟愈。（摘自《治验回忆录》第76页）

10. 瓜蒂散治疗乳房肿块

杨××，男性，48岁。自幼多病，禀性怯薄，发育正常，营养欠佳，体质为瘦长型，性情孤僻，沉默寡言，面容憔悴，表情淡漠。在乳房外上方生一结节，如杏核大，不热不红，不痛不痒，全身亦无任何自觉症状。切诊时，触知结节异常坚韧，硬若碎石，与皮肤无粘连现象，微具活动性，腋下及腹股沟淋巴结略显胀大。人皆谓恶疾，求某中医治疗无效，自用艾灸局部50余壮亦不效，遂用陈南瓜蒂2个，焙烘存性内服。服2次后结节渐次缩小，半月后完全消失而获痊愈。至今5年之久，未曾复发，健康如常。（李霜成：陈南瓜蒂治愈初期"乳房癌"二例报告，中医杂志12：818，1958）

11. 瓜蒂散治疗痰厥不语

某，女。素无病，忽一日气上冲，痰塞喉中，不能语言。此饮邪横塞胸中，当吐之。投以瓜蒂散，得吐后，即愈。（易巨苏医案选录，广东中医9：36，1962）

12. 甜瓜蒂中毒致死

崔××，女性，32岁，住院号4684。患者既往健康，近3年患神经官能症，数日来自觉心烦，郁闷，未用其他药物，仅用民间偏方干甜瓜蒂约50克。水煎药液半碗，于1973年8月16日晨7时许服下。服药后约10多分钟，出现呕吐，初吐物为黏液水，食物，继而吐绿水、血水。呕吐频繁，吐物总量达1,000毫升。当日午后1时许来诊，即刻住院治疗。

入院检查：体温37℃，脉搏摸不清，血压测不到。发育正常，营养中等，神志清醒，面色苍白，大汗、略烦躁，口唇轻度发绀，瞳孔等大等圆，对光反应存在，颈软、心界不大，心音低弱，心率130次/分，律整，未闻及杂音，两肺呼吸正常，腹部平软，胃脘部压痛、肝脾未触及，四肢末梢发凉，神经系统无异常。

便常规：见少量白细胞及蛔虫卵，肝功能：碘试验阴性，麝浊4单位，锌浊8单位，谷丙转氨酶356单位。心电图：ST段：Ⅱ、Ⅲ、aVF、V_1、V_3及V_5均明显下降，T波倒置：aVR的ST段上升。

入院后经多方抢救无效，于8月16日零时10分死亡。（娄香云等：甜瓜蒂中毒死亡1例报告，新医药学杂志12：15，1976）

十、五脏风寒积聚病方

1. 旋覆花汤治疗慢性胃炎

卢××，男，五十岁，干部。主诉：顽固胃痛十八年，西医诊断慢性胃炎。身瘦体弱，饮食减少求治。初诊：胸胁作痛，喜按，喜热饮。肝着之候也。旋覆花（布包）一两　茜草二钱　火葱十四茎整用（四川葱子较小者名火葱）初次煎好，分二次服之。

二诊：服上方胸痛喜按之症减轻，仍喜热饮，大便曾畅解数次，肾囊微觉冷湿，照前方加味治之。旋覆花（布包）六钱　茜草一钱半　干姜四钱　云苓四钱　炒枳实（打）二钱　火葱七茎整用，服两剂。

以后根据病情始终以旋覆花汤为主，或配合枳术丸、栝蒌薤白汤、《外台》茯苓饮、六君子汤等，计十一诊，肝着痊愈。（摘自《中医杂志》6：29，1964）

2. 麻子仁丸治疗习惯性便秘

姚××，女性，39岁，干部，习惯性便秘已有数年之久。于1981年2月16日初诊，患者胃脘胀痛不适，纳差食少，多年来大便干燥，两三日一行。兼有头晕，心慌，气短，四肢无力等症状。观其舌淡苔少，脉见沉细稍数，乃阴虚液燥，中气不足。遂投以补中益气汤与麻子仁丸及益胃汤三方化裁：

太子参 30 克　黄芪 30 克　白术 9 克　陈皮 9 克　当归 12 克　升麻 6 克　麻仁 10 克　白芍 10 克　枳壳 9 克　酒军 3 克　生地 11 克　元参 15 克　沙参 15 克

上方服 3 剂后，大便通畅，转为正常，一日一次，胃脘胀痛明显好转。又将上方减酒军加淡苁蓉、川楝子。又服 10 剂胃痛消失，食欲大增，头晕乏力日趋好转，后又服 7 剂，共服药 20 剂而痊愈。

按：麻仁丸亦可按常规用药剂量改为汤剂服用。至于丸剂，为大家临床常用之品故不拟赘举其例。（摘自《张仲景药法研究》）

3. 肾着汤治疗腰痛

杜×，女，五十二岁。1958 年 10 月 20 日，腰痛，腰部重倦有冷痹感，两侧髋关节痛，行动拘急痛，俯仰困难，四肢倦怠无力已五月余，治疗无效。诊其脉沉迟，此肾着证也，肾虚为寒湿所侵，腰受冷湿着而不去，治宜温通驱寒湿为治，拟用肾着汤：白术一两　云苓一两　干姜一两　炙甘草五钱　清水三盅煎至一盅，温服，连服两剂。

注：此证经三诊，服药共八剂。后方中，尚加有桂枝尖、杜仲，病情转愈。（摘自《广东中医》7：31，1962）

十一、痰饮咳嗽病方

1. 苓桂术甘汤治疗痰饮病

胡某某，男，34 岁。少年体弱，常患咳嗽，吐痰沫，轻则用生姜擦背即愈，重则延医治疗。至成年后，每发则背心怕冷，需热手按摩觉舒，屡发屡治，难获远效，近因伤风，旧病又发，咳唾清痰，头晕目眩，胸胁胀满，口淡食少，心下如有物跳动，背部怕冷如掌大之处尤甚。诊得脉沉细而弦，舌嫩，苔白滑，无发热身疼症，呼吸短浅难续，尿清量少，大便自调。乃忆仲景《金匮要略》云："心下有留饮，其人背寒冷如掌大。"此证属饮停中焦无疑。论治法，《金匮要略》又说："病痰饮者，当以温药和之。"盖以饮为阴邪，多因阳虚不化，阴湿凝聚而成，宜温阳化气。如饮停在上，宜从肺治，可以青龙汤等以温散；饮停在下，宜从肾治，用肾气丸以温化；今饮停在中，当从脾治，宜用温阳化饮之苓桂术甘汤：

茯苓四钱　桂枝二钱　焦术三钱　炙草二钱

外用药饼熨其背部冷处：炒白芥子三钱　白芷三钱　轻粉三钱　糯米

饭少许，和捶成饼烘热熨背冷处，以助疗效。

五剂药尽，诸症悉平，现已观察二年，竟未复发。（摘自《湖北中医医案选集》第一集，第17页）

2. 肾气丸治疗痰饮病

忻某某，女，47岁。气喘已十二年，现气喘，呼气易吸气难，咳吐白沫，面色苍白，形瘦怯寒，秋冬喘益甚，春夏病稍安。此乃肾刚虚不纳气所致，当温肾纳气，用金匮肾气丸原方加人参二两，代赭石二两，蛤蚧四对。人参辅以代赭石其补益之力可直趋下焦，以培元气之根基；加蛤蚧以助肾气丸温肾纳气之力。炼蜜为丸，每服15克，日二次。多年宿疾，尽剂而愈，且形体转盛，精神倍加。（摘自《辽宁中医》1：29，1979年）

3. 甘遂半夏汤治疗痰饮病

倪某，男，29岁，炊事员。1976年入冬即咳，缠绵不愈，中西药屡用，效果不显，神疲纳呆，夜卧不安。至1977年2月3日就诊时，病势更趋恶化，咳喘愈甚，吐痰清白，咳则牵引右胁作痛，时发寒热，脉沉实有力。脉证合参，系寒饮久聚，气机不畅，胸胁络阻，阳失宣发。此证非一般止咳药物所能奏效，乃用甘遂半夏汤，以祛痰逐饮，缓急止咳，企其饮去络通，咳止痛定。甘遂6克（面煨分三次冲服）半夏15克 白芍15克 甘草9克，水煎取汁约二百五十毫升，日服三次。

2月5日又诊：药后无不适感，病势大减，脉象较前和缓，原方继用一剂。7日复诊：咳止痛定，饮食如常，精神爽朗，病已愈，停药。（摘自山东昌潍《赤脚医生》1：48，1978）

4. 十枣汤治疗腹水并全身水肿

彭某某，男性，68岁。1954年3月患腹水症，遍体浮肿，肿处光亮，腹大如箕，便闭溺少，自服大黄，大便依然不通，而腹胀益甚。乃延余诊。至其家诊其脉息沉弦，舌苔薄白而甚润，腹胀欲裂，痛苦不堪言状。病人求余为之设法攻下，此乃脾湿肿满。水溢皮肤。湿为阴邪，宜于通肠泻水，而反以苦寒之大黄攻其无过，无怪愈服而便愈不通，因其肿势太甚，乃为先处十枣汤与之，并嘱其禁食咸盐。

大戟4.5克 芫花4.5克 甘遂4.5克 红枣10枚

服后一日夜大便连泻稀水八次，腹部顿消，腿足仍肿，尿量不多。翌日复诊，因从腰以下水肿，当利小便，与五苓散合控涎丹，令其再进两剂。

桂枝6克 带皮茯苓9克 猪苓6克 泽泻6克 白术6克 另控涎丹3克 用红枣10枚,炖水送服。

服上方后,小溲增多,大便仍泻,肿乃全消,于是改仿实脾饮法,调理脾肾而愈,后竟不发。(摘自吴静山:水肿症治验两例,江西中医药 7期30页1959)。

5. 十枣汤治疗悬饮病

宋××,男,18岁,学生。病情经过:七天前感冒,形寒发热39℃,流涕稍咳痰少,咽喉不适,声音嘶哑,呼吸时胸痛,服退热剂体温不退。体检:右胸前区第四肋以下,语颤减弱或消失,叩诊呈浊音,听诊呼吸音减弱或消失。X线透视:右侧第三肋以下胸腔积波。诊断:中医:悬饮;西医:渗出性胸膜炎。治法:逐水祛饮。方药:十枣汤。用大戟、芫花、甘遂等分研末装胶囊,大枣5~10枚煎汤。用法:六天为一疗程。第一天服五分,以后每天增加一分,至一钱为止。清晨空腹用大枣汤吞服上药。

效果:服十枣汤一疗程,诸症消失,X线透视,积液消除。休息三个月复查亦为阴性。(摘自《中医杂志》3:45,1959)

6. 大青龙汤治疗感冒

张××,女性,28岁,北京工人。1980年10月27日初诊。患者素为阴虚体质,1974年参加工作后曾患心动过速,低烧等病。近两天又受凉后出现发热头疼,下午较甚,发热时全身恶寒发冷,咽疼鼻干,腰腿沉重,无汗烦躁,大便正常。脉象浮数109次/分,苔少微黄质红,咽部未见充血,此素体阴虚肝郁,又患外感风寒,寒邪束表,郁热内闭。法宜直肺解表兼清内热,予以大青龙汤化裁:

生石膏60克,麻黄14克,桂枝10克,杏仁10克,甘草6克,生姜10克,麦冬10克,大枣4枚。

服上方两剂后,汗出恶寒发热已解,自觉有时面部有热感,两目不欲睁,伴有腰痛,心悸等症状,于11月3日二诊,体温降至37℃,脉弦细而数112次/分,苔少质红。此时在表新感之邪已去,转治旧疾,改用舒肝解郁,养阴清热,引火归原法治疗。(摘自《张仲景药法研究》)

7. 大青龙汤治疗哮喘

于××,男,52岁。初诊:素患哮喘,入冬天寒,发作尤甚,三日来形寒发热,无汗,咳喘更剧,痰咯清稀不爽,喉间有水鸡声,面目浮肿,四肢沉重,脉浮滑而数,舌红苔薄白。诊为外寒里热挟饮,逆射于肺,旁流四末，治以《金匮要略》大青龙汤：

净麻黄一钱，川桂枝一钱半，生石膏一两，大杏仁三钱，生甘草一钱，水姜衣五分，桑白皮二钱，干蟾皮二钱　竹沥　半夏各二钱　杜苏子三钱，大红枣五枚。

二诊：连服三剂，获汗，喘咳均减，浮肿亦退，仍痰多喉间漉漉，原方加甜葶苈一钱。再服三剂。脉滑，苔薄黄，舌质仍红，咳嗽已爽利，喘息渐平，痰转稠黄，此表寒已解，痰热恋肺未净，原方去桂枝、水姜衣。再服三剂，后痊愈出院。（摘自《江苏中医》11：13，1964）

8. 小青龙汤治疗哮喘

李××，男，44 岁，业农，自幼患过哮喘，天冷遇水劳动则喘更甚，1964 年 8 月 12 日因重感冒而复发哮喘，咳嗽连声，胸痛，痰声辘辘、多白沫，伏坐不得卧，吐痰则松，食欲减少，大便结，小便清长，舌苔白滑，脉浮紧。治宜温中蠲饮，宣肺纳肾。

麻黄一钱半，肉桂三分，沉香五分，白芍二钱，细辛七分，干姜一钱，五味一钱，半夏二钱，炙草二钱，薏仁五钱，莱菔子四钱。服后喘定咳轻，咯痰大减，亦能卧睡。再以温化饮邪肃降肺气，连服六剂而瘳。（摘自《福建中医药》5：38，1965）

9. 小青龙汤治疗支气管哮喘

杜××，女性，68 岁，于 1976 年 11 月 4 日初诊。患者自二十年前，因劳累感冒而发现咳嗽发憋，由于条件所限，治疗失误，而继发为"哮喘"，每次犯病都与寒冷有关。请余诊时，正值雪后北风骤起，夜间突然犯病，一夜喘坐，未能合眼。晨诊断时，亲见患者，张口抬肩，呼吸困难，喉有痰鸣，如水鸡叫声，冷汗淋沥，喘甚则吐白沫痰而稍息，痛苦万端。舌质暗红苔白滑，脉见沉弦，乃寒饮射肺，胶痰阻隔。遂投葶苈大枣泻肺汤合小青龙汤：

葶苈子 9 克　大枣 8 枚（擘）　　干姜 9 克　桂枝 9 克　麻黄 9 克　白芍 10 克　甘草 9 克　细辛 4 克　半夏 9 克　五味子 10 克

服药 3 剂后而哮喘大减，夜间有小发作，每夜已能安睡 3 ~ 4 小时。又继服 6 剂，哮喘止，诸症消失而愈，随访一年来未复发。（摘自《张仲景药法研究》）

10. 木防己汤治疗痰饮胸痛

刘翁，年近古稀，酷嗜酒，体肥胖，精神奕奕。因长子病逝，家境日转恶化，胸襟因而不舒，发生咳嗽，每晨须吐痰数口，膈上始宽，但仍嗜酒，借资排遣。昨饮于邻居，以酒量过大而吐，遂病，胸膈痞痛，时吐涎沫。医家用涤痰汤有时稍安，旋又复作，渐至面色黧黑，喘满不宁，形体日瘠，神困食少，犹能饮，因循数月，始觉不支。诊脉沉弦无力，自言胸间胀痛，吐痰略松，已数日未饮酒，食亦不思，夜间口干燥，心烦难寐，按其心下似痛非痛，随有痰涎吐出，再从脉沉弦与胸胀痛而论，实为痰饮弥漫胸胃之间作痛。再据病理分析，其人嗜酒则湿多，湿停于胃而不化，水冲于肺则发喘，阴不降则阳不升，水势泛滥故面黧，湿以久郁而化热，津不输布故口渴。考《金匮要略》木防己汤于本证适合，用原方加茯苓：

防己 12 克　党参 12 克　石膏 18 克　桂枝 6 克　茯苓 15 克

服 3 剂后喘平，夜能成寐，舌现成润，胸膈略舒，痰吐亦少，尚不思食，复于前方去石膏，加佛手、砂仁、鸡内金调气开胃。又服 4 剂，各症递减，食亦知味，精神转佳，惟膈间略有不适而已。善后给《外台》茯苓饮（茯苓、人参、枳实、白术、橘皮、生姜）调理。（摘自《赵守真治验回忆录》）

11. 木防己汤合葶苈大枣泻肺汤治疗渗出性胸膜炎

忆 1973 年冬月，余之学生陶×，带一女性，年 30 余。因患"右侧渗出性胸膜炎"，经用链霉素及雷米封治疗月余，右胸腔积液停留于前四肋间不能吸收，且近因耳鸣面麻停用链霉素。询之，患者仍咳嗽，有少量稀痰，胸闷憋气，右胸疼痛，脘满纳差，走路则感呼吸困难，二便正常，仍有低热 37.5℃～37.8℃。诊之，舌苔薄白稍黄，舌边有牙痕，六脉虚数，体质偏弱。胸部右侧有积液体征，腹部平软，肝脾均未触及。此"支饮"为患，正虚邪实，遂取木防己汤合葶苈大枣泻肺汤出入：

防己 30 克　生石膏 30 克　桂枝 6 克　党参 15 克　葶苈子 12 克　大枣 10 枚　黄芩 6 克　茯苓 15 克

服用 10 剂后，咳嗽胸闷憋气，胸痛，脘满等症状明显减轻，走路呼吸困难好转。胸部 X 线复查，右侧胸腔积液明显减少，只有右肋膈角钝，体温且已降至正常。又与前方进服用 15 剂后，诸自觉症状消失而愈。至 1981 年秋，询问学生云，患者愈后未发。（摘自《张仲景药法研究》）

12. 泽泻汤治疗美尼埃氏病

陈××，男，45 岁，干部。患者四年来先后眩晕发作过六次，多因工作过劳，熬夜诱发，每次发作均须住医治疗。这次又突发眩晕，睁眼，翻身即要呕吐。住院检查拟诊为"美尼埃氏病"，治疗3天未显效。诊脉弦滑，苔薄白，无其他表里见证，拟《金匮要略》泽泻汤加味：

泽泻二两，白术一两，天麻五钱，菊花四钱，每日一剂，水煎，多次少量频服。

服三剂后，眩晕大减，已能起坐，继之用半夏白术天麻汤加味调理而愈。（摘自《新医药学杂志》11：42，1978）

13. 泽泻汤合苓桂术甘汤治疗美尼埃氏综合征

谷××，女性，39岁，农民。于1976年8月30日来诊。

患者自述发作性头晕目眩已七年之久，同时伴有严重的心悸耳鸣，胸胁满闷，恶心呕吐，而不能参加劳动。经过多次治疗不愈，并且越来越严重，发病越来越频繁。西医诊断为"美尼埃氏综合征"。诊其脉沉细，苔薄白腻。乃拟泽泻汤合苓桂术甘汤加味：

云茯苓18克　桂枝6克　白术6克　甘草3克　泽泻24克　半夏10克　生龙牡各30克　郁金9克　菖蒲9克　磁石30克　生姜15克　柴胡9克　朱砂3克，分二次冲服。

水煎服2剂后，于9月16日复诊，自述头晕诸症服药后大减，目前只有轻微发作，胸已不闷。将前方去柴胡，嘱其再服2剂而愈。1981年12月26日复查未再复发。（摘自《张仲景药法研究》）

14. 葶苈大枣泻肺汤治疗肺心病

张××，女，61岁，家务。患咳嗽病多年，每年秋冬发作，虽经治疗，但逐年加重。1963年诊断为肺心病。接诊时，慢性病容，神气衰微，萎靡不振，呼吸困难，不能平卧，面色紫黑，全身浮肿，身微热，汗出，小便不利，大便燥，心悸，食欲不振，咯大量黄黏痰。脉弦细而疾，舌质红干无苔。病情重危（西医诊断：慢性肺源性心脏病，四度心衰）。按中医辨证属肺气壅塞，痰浊内阻，心血瘀滞，虚实错杂，肺心为病。当宜破肺脏之郁结，以逐其邪，故投葶苈大枣泻肺汤（葶苈10克，大枣12枚，水煎服，一日三次）。经服两剂，疗效显著，咳嗽、喘、心跳、气短好转大半，经服四剂后能平卧，全身水肿消除三分之二，病情暂告缓解。（摘自《辽宁医药》2：31，1976）

15. 己椒苈黄丸治疗慢性支气管炎，肺气肿肺心衰

付××，女性，62岁，河北省大城县农民。患者主诉咳喘，浮肿加重四天而收入院治疗。已慢性咳喘四年，近两年发生浮肿，在最近四天内加

重，咳喘不能平卧，伴有恶心呕吐，不思饮食，口唇发绀，腹胀等症。查体：颜面浮肿，两肺布满干、湿啰音，心率80次/分，律齐，二尖瓣区可闻及Ⅲ级收缩期吹风样杂音。虽蛙腹，中度腹水，肝在剑下4.0厘米，肋下3.0厘米，脾未及，下肢浮肿。血常规：血色素16.5克，白细胞8.600/mm³，中性84%，淋巴16%。胸透，两肺气肿，卧位心界增大，以右心为著。收入院后确诊为"慢性喘息性支气管炎，并肺气肿、肺心病"。经用抗感染，止喘，强心利尿治疗，咳喘症状改善，在两肺底仍可闻及小水泡音，但腹水腹满不除，连续五天应用西地兰、利尿酸、速尿、双氢克尿噻、安体舒通等未效。1981年12月10日应邀会诊，视患者呈痛苦面容，纳呆，腹满口干渴无津液，脉象弦细，舌苔白黄，质暗红。乃投以己椒苈黄丸加味：

防己30克　椒目10克　葶苈子10克　酒大黄6克　麦冬10克　泽泻30克　太子参30克　五味子10克

连服两剂，腹水消除，腹变软，腹胀满消失，饮食仍不佳，服药期间大小便增多，全身自觉乏力，无精神，改拟为：

太子参30克　麦冬15克　陈皮10克　半夏10克　五味子10克　云苓10克　甘草6克

调补心脾，滋润肺金善后。

按：第一方为己椒苈黄丸合生脉散加味，虽为攻补兼施为用，但患者久病正虚，药后邪去正衰，随时改用第二方以生脉散与四君子汤加减以扶其正。（摘自《张仲景药法研究》）

16. 己椒苈黄丸治疗痰饮病

朱×，男，25岁。春间患风寒咳嗽，寝至全身浮肿，医用开鬼门法，浮肿全消，但咳嗽仍紧，腹感满胀，又用六君子汤加姜、辛、味温肺健脾，咳得减而腹更胀大，行动则气促。易医亦认为虚，疏实脾饮，服后胀不减，胸亦甚觉痞满。经治十余日无效，迁延半年，腹大如鼓。吾夏月治其邻人某之病，因来附诊。按脉沉实，面目浮肿，口舌干燥，却不渴，腹大如瓮，有时鸣声胀满，延及膻中，小便黄短，大便燥结，数日一行，起居饮食尚好，殊无赢状。如果属虚服前药当效，而反增剧者，其为实也明甚。审病起源风寒，太阳之表邪未尽，水气留滞，不能由肺外散，反而逐渐深入中焦，与太阴之湿混合为一，并走肠间，辘辘有声，而三焦决渎无权，不从膀胱气化而外溢，积蓄胃肠而成水臌。当趁其体质未虚，乘时而攻去之。依《金匮要略》法，处防己椒目葶苈大黄丸（改汤），此以防己、椒目行水，葶苈泻肺，大黄清肠胃积热，能收快利之效。药后水泻数次，腹胀得减。再二剂，下利尤甚，腹又逐消，小便尚不长，用扶脾利水滋阴之法，改服茯苓导水汤配合六味地黄丸，旬日而瘥。（摘自《治验回忆录》第36页）

17. 小半夏加茯苓汤治痰涎呕吐

江××。年40余岁，经常口内清水外涌，遍医无效，独高某老医书小半夏加茯苓汤与服，服下即愈，后每年必复发一两次，辄自购此方服之。其侄因其屡发屡治，屡治屡愈，遂劝其连服数剂，竟不复发，足证经方善用，其效如神。（摘自《湖北中医医案选集》第一集，第88页）

18. 小半夏加茯苓汤治疗湿性肋膜炎

余曾诊察一妇人，左肺下叶结核浸润，右侧有湿性肋膜炎，而兼麻痹性脚气。初诊之日，恶心呕吐，不论药物与食物，入口即吐，不能入胃。其原因据患者语云，西医因欲从小便除肋膜之水，与服利尿药，因此非常痛苦，致起呕吐云云。余因告其此宜以镇吐为先急之务，遂与小半夏茯苓汤，翌日恶心呕吐已愈，食欲亦来，惊喜之至。不意翌日之夜，排尿十数次，其量实太多，余越三日往诊时，浊音已减，成为呼吸音，示肋膜腔内的渗出物显然减少，于此能知，小半夏加茯苓汤不必全力镇吐，从证运用，能收意外之效，更可见汉医学之微妙，而具哲理也。（摘自《皇汉医学丛书，中医内科医鉴》第76页）

19. 桂苓五味甘草汤治疗喘嗽

何××，素患痰饮，复感寒邪，遂尔咳嗽气喘，脚肿如脱，倚息不得卧者十余日，服以小青龙汤及真武汤加姜、细、味、治不效。旋请四医会诊，拟济生肾气丸，亦无效，金以为不起矣。一日，其侄邀余决逝期之迟早，余窥其容颜，尚有生机，治之得法，犹可永年。余思此病，系水饮挟冲气上逆，遂与桂苓五味甘草汤加赭石、苏子。四剂后，竟得安卧，肿亦渐消。后以苓桂术甘汤加五味子以收全功。（摘自《湖南中医医案选辑》第一集，第56页）

20. 苓甘五味姜辛汤加味治疗痰嗽

周××，男，36岁。患痰嗽已一年多，近上山砍柴，中途淋雨，衣服尽湿，比及抵家而嗽大发，彻夜因嗽剧而难寐，唾痰盈碗，色白浓厚，兼感头痛心悸，肢体俱惫，就医服六君无效，入院求诊。拟以苓桂术甘汤加

干姜、细辛、五味，服一剂而嗽痰减少，继投原方诸症痊愈。（摘自《陈耀庚医案》第 14 页）

21. 苓甘五味姜辛半夏汤治疗咳嗽

胡×，男，47 岁，工人。初诊 1963 年 9 月 11 日，症状：咳嗽气短，倚息不得卧，吐白痰夹水，每于早晚咳甚，咳时须俟痰出而后安，伴有胸闷不适，胃脘胀满，舌白而润，脉象弦滑。病机：病属痰饮为患，肺有宿寒，无见外感，故拟以除痰涤饮温肺散寒入手，方用苓甘五味姜辛半夏汤。

处方：茯苓四钱　炙草一钱　五味子一钱　生姜三钱　细辛五分　制半夏二钱，二剂。

9 月 13 日二诊：服前方两剂，诸症悉减，咳平安卧，精神倍增，早晚咳痰减少，诊其脉仍弦而滑，胃脘略不适。按病仍属肺气虚寒，痰饮未尽，守原方加广皮二钱，生姜易干姜二钱。五剂后咳止痰平，其病如失，饮食大增，精神舒畅，睡眠安宁，脉息和缓而虚，舌净口和，唯食后稍事胀闷。继从香砂六君子汤加味调理中州，以善其后。（摘自《江西医药》6：266，1964）

22. 苓甘五味姜辛半夏杏仁汤治疗咳吐涎沫

叶××，初诊 2 月 17 日：咳延四月，时吐涎沫，脉右三部弦，当降其冲气。茯苓三钱　生甘草一钱　五味子一钱　干姜一钱　细辛一钱　制半夏三钱　光杏仁四钱

二诊（2 月 19 日）：两进苓甘五味姜辛半夏杏仁汤，咳已略平，惟涎沫尚多，咳时痰不易出，宜与原方加桔梗　茯苓三钱　生甘草一钱　五味子五分　干姜一钱　细辛六分　制半夏三钱　光杏仁四钱　桔梗四钱

佐景按：叶君患咳凡四阅月，问治于史，史固辞之，以习医未久也，旋叶君咳见痰中带血，乃惧而就师诊。服初诊方凡二剂，病即减轻，服次诊方后，竟告霍然。（摘自《经方实验录中卷》第 43 页）

23. 苓甘五味姜辛半杏大黄汤治疗咳嗽

京桥，叠街和泉屋清兵卫母，年五十余。秋冬之交咳嗽胸满颇甚，遍身洪肿，倚息不得卧，一医以为水肿，与利水剂，无效。余诊曰，恐有支饮，先治其饮，则咳嗽浮肿自当随愈，因与苓甘姜味辛夏仁黄汤加葶苈子，服二三日，咳嗽胸满减，洪肿忽消散，余以此法复愈水肿数人，故记之以示后学。（摘自《皇汉医学》第一卷，第 278 页）

十二、消渴小便不利淋病方

1. 肾气丸治疗消渴病

张××，女，18岁。发育正常，营养良好，素性多思善怒，恣意肥甘，酿为消渴，善饥多尿。初经西医治疗无效，后乃就治于某中医，投白虎汤十余剂，不仅渴饮不止，尿反增多。又更某中医治疗，服二冬、沙参、玉竹、生地等数十剂，效亦不著，遂于1959年季夏，来吾寓求治。自诉：经水正常，从无他病，惟口渴多尿，消谷善饥，日夜饮水百盏，犹不解渴，饮水多则尿亦多，尿呈白色，状若膏脂，大便正常，精神困顿，四肢怠倦无力，肌肉逐渐消瘦，并呈上述前医诸方一选。诊得脉象沉数无力，舌质淡红偏薄。面色黧黑，表情淡漠。细析此证，初因多思善怒，恣意肥甘，五志之火燔灼于内，脾胃之热蕴结于中，致热盛阴虚，发为消渴。继以阴虚不能化阳，加之过服寒凉，真阳受损，致火衰不能化水，气虚不能蒸精，故饮一溲一，渴不得止。观其服白虎汤十余剂，尿反增多，渴仍不减，即可征验。且脉象沉数无力，舌质淡红偏薄，更是真火不足，虚火浮游之候。仲景云："男子消渴，小便反多，以饮一斗，小便一斗，肾气丸主之。"拟肾气丸料煎服。幸太阳一出燔火无光，病自可愈。由于患者粗具医识，以时当盛夏，桂附辛热，畏不敢服，欲易它方。余曰：非此无能为也。勉服一剂，并无反应，再服五剂，渴尿大减，服至十剂，病即痊愈。肉桂　附子　熟地　山萸　山药　丹皮　泽泻　云苓　（摘自《湖北中医医案选集》第一集　第64页）

2. 五苓散治疗渴证

何××，男，54岁，农民。春季，复修江堤，气候甚暖，上午劳动口渴，肆饮凉水，下午天气骤变，又冒风雨，旋即发热汗出，口微渴，肢软神疲。延医诊治，与银翘散加减，表热稍减，渴反转增，口不离杯，犹难解渴。医又与白虎汤加生津等药，非惟口渴不减，且见饮入即吐，胸闭气喘。遂更他医，与行气宽胸，清热止吐之剂，仍无寸效。如斯六七日。乃邀余治。脉微浮有力，舌苔微黄而润，身热不扬，面容暗淡，气促胸闭，随饮随吐。询其二便，小便短赤，大便如常。询其饮食，稍进干食，尚不作呕。细推此证，虽似实热，实为蓄水，否则干食何由能纳？《伤寒论》云："渴欲饮水，水入则吐者，名曰水逆。"正属斯病。且《内经》云："劳则气耗，热则气散。"其始劳动口渴，大饮凉水，体内气化，先已有亏；继而保护失宜，更冒风雨，体表欠和，致使元真主气不能化水成津。故渴欲饮水，饮不解渴，更以旧水不行，新水难入，故水入即吐而干食能纳。前服银翘疏解，辛凉散热，有伤体气；白虎生津，甘寒腻滞，抑遏胸阳，行气清热，苦辛开泄，耗损中焦，俱非中的之方。无怪愈医愈变。此际化气行水，仍为正法，然身热不扬，犹有表湿，拟五苓散改白术为苍术，表里兼顾，一服即瘥。

桂枝二钱　炒苍术三钱　猪苓二钱　泽泻三钱　云苓三钱

（摘自《湖北中医医案选集》第一集，第 17 页）

3. 栝蒌瞿麦丸治疗气阴两虚小便不利

葛××，男性，62 岁。北京市退休工人，1981 年 12 月 12 日初诊。自七天前不明原因的发生小便不畅，每次排尿量少。而尿次频多，伴以腰酸背寒，怕冷，天气越冷，尿次益增，尤夜间为甚，每夜少则五六次，多则十余次。经服用呋喃坦啶，肌注青，链霉素一周不效，转诊就医。既往有前列腺肥大史，观其体质一般，舌苔白腻而质稍红。脉象沉弱无力，两尺部尤甚，余无其他阳性体征。查尿常规先后三次均属正常，细辨此证，虽属下焦肾经之气阴两虚，然夹湿邪，初欲用金匮肾气丸加减，又恐地黄过于滋腻，试与栝蒌瞿麦丸加味：

栝蒌根 12 克　茯苓 14 克　薯蓣 10 克　瞿麦 12 克　附子 6 克　淫羊藿 15 克　桑螵蛸 12 克

服用 4 剂后尿次明显减少，但仍有夜间尿多现象，每夜仍需起床排尿 1～2 次，但舌苔腻象较前减轻，又服 4 剂后，上述诸自觉症状消失而愈。（摘自《张仲景药法研究》）

4. 栝蒌瞿麦散治疗癃闭

湘乡成××，初患淋症，继则点滴不通，探其脉象。左手沉缓，余拟用栝蒌瞿麦散加车前子 9 克、牛膝 9 克，服三剂后，小便涌出如泉矣。（转摘自，戴佛廷《古方医案选编》中、下集 106 页，1980 年 9 月，成都中医学院）

5. 茯苓戎盐汤合滑石白鱼散治疗痛淋

文××，男，49 岁，业农。于 1985 年 7 月前来就诊。自诉从三月份起，小便微涩，点滴而出，至四月上旬溺时疼痛，痛引脐中，前医投以五淋散，连服五帖无效。诊其脉缓，独尺部细数。饮食正常，予踌躇良久，忽忆及《金匮要略》淋病篇有云"淋之为病，小便如粟状，痛引脐中"等语，但有症状未立治法，又第二节云若渴者栝蒌瞿麦丸主之。但此病不渴，小便频数，经查阅余无言《金匮新义》不渴者茯苓戎盐主之，滑石白鱼散主之。遂将二方加减变通，处方如下：茯苓八钱　白术二钱　戎盐二钱　化滑石六钱去发灰，白鱼，易鸡肫皮二钱　冬葵子三钱，嘱患者连服八剂，日服一剂，每剂二煎，每次放青盐一钱，煎成一小碗，每碗二次分服，忌鱼腥腻滞辛辣之物。据患者自述吃完八剂后，中午时忽觉小便解至中途突有气由尿道中冲射而出，尿如涌泉，遂痛止神爽，病即若失。再诊其脉已缓和，尺部仍有弦数，此系阴亏之象，继以猪苓散（汤）合芍药甘草汤育阴利小便而愈。（摘自《江西中医药》10：30，1959）

6. 白虎加人参汤治疗糖尿病

高××，男，38 岁，汽车队司机，于 1974 年 11 月 18 日就诊。患者两个月来多饮，多食，多尿，形体逐渐消瘦。近十余天更为严重，每日饮水达 12500 毫升左右，尿频量多，白天约 20～30 分钟一次，夜间十数次，平素嗜酒，恣食肥甘。曾患过肺结核，已钙化。无激素类或其他特殊药物应用史。尿液检查：尿糖定性（＋＋＋＋），尿比重 1.033，尿酮体定性阳性。血糖测定 262mg/dL。诊断：糖尿病。

初诊：大渴引饮，随饮随渴，小便频数，形瘦，面色不华，体倦自汗，口干舌燥，舌红少津。苔黄腻，脉滑数。肺胃热盛，化燥伤阴，证属消渴。治拟清胃、润肺、生津，白虎加人参汤加味：

生石膏一两五钱（先煎）　知母四钱　党参五钱　麦冬五钱　生地五钱　玉竹四钱　花粉三钱　粳米三钱　甘草二钱　水煎服。

二诊（11 月 21 日）：上方服五剂，口渴引饮有明显好转，小便次数亦减少。苔黄腻见退，脉趋缓和。原方续服。

三诊（11 月 29 日）：继服十剂，饮水量已由 12500 毫升降至 2500 毫升左右，小便基本能够控制，病去其半。化验尿糖（＋＋＋）。原方再服。

患者共诊六次，1975 年 1 月 14 日止，已服药五十一剂，饮食，二便均正常，精神较振，体力日增。化验尿糖（－），血糖 148mg/dL。基本痊愈，可以停药。同意患者要求恢复上班，嘱忌酒、慎食、寡欲。

效果：1 月 24 日即正式上班，以后经多次化验，尿糖一直阴性，血糖在 130mg/dL 上下，病已痊愈。7 月中旬随访，上班迄今，精神，体力均佳，体重增加，渴饮未尝复发。（摘自河北新医大学编《中医医案八十例》第 146 页）

7. 猪苓汤治疗肾盂肾炎

高××，女，干部，患慢性肾盂肾炎，因体质较弱，抗病能力减退，长期反复发作，经久治不愈。发作时有高热，头痛，腰酸，食欲不振、尿意窘迫，排尿少，有不快与疼痛感。尿检查：混有脓球，上皮细胞，红、白细胞等；尿培养：有大肠杆菌。

中医诊断：属淋病范畴。此为湿热侵及下焦，法宜清利下焦湿热，选张仲景《伤寒论》猪苓汤。因本方为治下焦蓄热之专剂，淡能渗湿，寒能胜热。茯苓甘淡，渗脾肾之湿；猪苓甘淡，泽泻咸寒，泄肾与膀胱之湿；滑石甘淡而寒，体重降火，气轻解肌，彻除上下表里之湿热；阿胶甘平滑润，既能通利水道，使热邪从小便下降，又能止血。即书原方予服：

猪苓 12 克　滑石 12 克　泽泻 18 克　阿胶 9 克（烊化兑服）　茯苓 12 克

水煎服六剂后，诸症即消失。（摘自《岳美中医案集》第 16 页）

十三、水气病方

1. 防己黄芪汤治疗风水

傅××，男，40 岁，患风水证，久而不愈，于 1973 年 6 月 25 日来就诊。患者主诉：下肢沉重，胫部浮肿，累则足跟痛，汗出恶风，切其脉浮虚而数，视其舌质淡白，有齿痕，认为是风水。尿蛋白（++++），红、白细胞（+），诊断属慢性肾炎。下肢沉重，是寒湿下注；浮肿，为水湿停滞；汗出恶风，是卫气虚风伤肌腠；脉浮虚数，是患病日久，体虚表虚脉亦虚的现象。选用防己黄芪汤：汉防己 18 克　生黄芪 24 克　生白术 9 克　炙甘草 9 克　生姜 9 克　大枣 4 枚（擘）　水煎服。嘱长期坚持服用之。

1974 年 7 月 3 日复诊：患者坚持服前方 10 个月，检查尿蛋白（+）。又持续服两个月，蛋白尿基本消失，一切症状痊愈。（摘自《岳美中医案集》第 23 页）

2. 越婢汤治疗风水

陆×，年逾四旬，务农。1954 年 6 月，病风水。时当仲夏，犹衣棉袄，头面周身悉肿，目不能启，腹膨若瓮，肤色光亮，恶风发热无汗，口微渴，纳呆溺少，咳嗽痰多，气逆喘促，不能正偃，倚壁而坐。前医迭进加减五皮饮，并配西药治疗，非惟无效，且见恶化，乃邀余往诊，一望显属风水重症。因审《金匮要略》辨水肿症之脉，谓风水脉浮，此症寸口脉位肿甚，无从辨其脉之为浮为沉，然据其主诉及临床表现，则属风水。即仿《金匮要略》越婢汤加味。方用：净麻黄六钱　生石膏五钱　粉甘草二钱　飞滑石四钱（分二次送服）　鲜姜四片　大枣十二枚（擘）

嘱服后厚覆取汗。服后约一小时许，周身皆得透汗，三更内衣，小便亦多，气机渐和，寒热消失，身肿腹胀随消十之八，病果顿挫。（摘自《江苏中医》11：2，1965）

3. 越婢加术汤治疗水肿病

陈××，男，51 岁。初诊（1 月 29 日）：病已半月，面手肿，背寒，发热，有汗，流鼻血，咳，气短，胸痛，眩晕，感上重下轻，黄白腻苔，脉弦数。治疗：解表清里，方用越婢加术汤加味：麻绒二钱　石膏三钱　甘草二钱　白术三钱　生姜三钱　大枣二枚　茯苓三钱　防己三钱

服药一剂，浮肿全消，诸症大减。分析：面手肿，背寒，咳嗽胸痛为表。发热，有汗，眩晕上重，苔黄腻，脉数为湿，为热。越婢解表清里，最为中的，加白术、茯苓、防己者，增强利湿作用。（摘自《成都中医学院学报》2：42，1959）

4. 防己茯苓汤加味治疗水肿

李×，男，6 岁。症状：全身浮肿兼旬，先自足跗部开始，面目及身逐渐浮肿，腹皮膨胀如鼓，四周水气聂聂动，色明亮，皮光薄，按之凹陷，阴囊肿大如柑，水液淋漓渗出，溲短气喘，脉象浮弱。病缘脾虚不能制水，肾关不利，复外感风寒，湿邪引动而急剧发作。治宜补虚托表，兼佐利水，使卫气行而潴留体表之水邪消退。

仿《金匮要略》防己茯苓汤加味而治，日服一剂，七日后体重四十八斤减为二十四斤，水去殆半，痊愈出院。防己一钱　茯苓一钱　桂枝六分　炙草四分　陈皮六分　腹皮一钱　黄芪一钱（摘自《陈耀庚医案》第 17页）

5. 麻黄附子汤治疗肾脏性水肿

覃××，女性，年约五十余，因全身浮肿，来院医治。患者于入院前三月，初起眼睑浮肿，继即全身肿胀，按之有凹陷，体重由八十余市斤增至一百四十余市斤，行动困难，食欲不振，大便软，小便少，素无心悸气促及两脚浮肿史，经化验诊断为肾脏性水肿。脉之沉小，初拟五苓散、济生肾气丸之类，连服多剂，毫无作用。筹思再三，患者先从颜面肿起，正

符合《金匮要略》所谓"腰以上肿宜发汗"之旨，同时忆及吴鞠通肿胀一案，因仿其法，用麻黄附子甘草汤，连服三剂，汗出至腿以下，顿觉全身舒适，但肿消失不著。继用五苓散及济生肾气丸多剂，功效大著，关门大开，小便清长，日夜十余次。二周后，全身水肿消失，体重减至八十余市斤，恢复原来体重，患者愉快出院。（摘自《湖南中医医案选辑》第一集，第58页）

6. 桂枝去芍加麻辛附子汤治水肿

陆×，女，二十四岁。全身浮肿，面色苍白，恶寒，四肢冰冷。脉象沉迟，舌苔白腻，渴不多饮。此证系阴盛阳微，水气泛溢，病名阴水。盖患者脾肾阳气素虚，水湿内蕴，脾主健运，肾主排泄，脾虚不能制水，肾虚不能排水，故水聚而成胀也。治宜消阴救阳，驱寒逐水，主以桂枝去芍加麻辛附子汤：

桂枝三钱　麻黄二钱　甘草二钱　细辛一钱　附子二钱　生姜二钱
大枣十枚，连服两剂。

二诊：服药后得微汗，四肢转温，恶寒亦减，药已中肯，当乘胜再追，用前方再服一剂。

三诊：恶寒已罢，小便通利，腹胀减小，脉象转缓，阳气亦有渐升之象，前方再服一剂。

四诊：上部浮肿已消，腹胀再有减小，两足仍浮肿，后以鸡鸣散、实脾饮出入治愈。（摘自《福建中医医案医话选编》第二辑，第140页）

7. 枳术丸治疗膈气

建宁总镇王，贵州人，病膈气八载，一日召诊，默不一言，按其六脉俱结，问曰："大人素有痰气郁结否？"渠曰："否，余素少痰，惟于每食后胸膈不舒而已。"余曰："此即痰气郁结病也。"曰："何以知之？"余曰："诊脉结滞迟涩，时或一止，止无定数，以是知之。"曰："可治乎？"余曰："可"，遂进以枳术丸，服二料而愈。（摘自《福建中医医案医话选编》第二辑，第380页）

十四、黄疸病方

1. 茵陈蒿汤加味治疗急性传染性肝炎重度黄疸腹水

病历7257号：男性，23岁，工人，1961年7月22日入院。于18天前出现食欲不振，身疲，脘闷，且痛引两胁，尿黄，便秘。近三天来上述诸症增剧，体温 37.5℃，巩膜及周身甚黄，患者体壮，舌苔白而稍腻，脉象左濡右沉实，肝大在右肋弓下 2.5 厘米，质中等，有压痛，腹水征阳性，两下肢浮肿。肝功能有明显损害，血胆红素定量 10.0mg/dL，脑絮（++++），麝浊 20 单位以上，麝絮（++++），血清谷丙转氨酶 250 单位。证属湿热黄疸腹水，腹水轻而热象偏重，处方用茵陈蒿汤合大柴胡汤加藿香、佩兰、六一散。至 7 月 25 日，大便通畅，脘闷减轻，但腹水较前明显增加，体重增加，尿量下降到每天 800ml 左右，此热势渐退，水邪泛滥，当以攻水为急，用舟车丸，每日 6.0 克，连服三日，同时兼以清热利湿以行气，仍用茵陈蒿汤加味：

茵陈 30 克　栀子 10 克　生川军 10 克　大腹皮 12 克　姜皮 10 克　车前 10 克　广木香 4.5 克　槟榔 10 克　六一散 15 克

服药 2 剂后，尿量增加至每日 2,700ml 左右，宗上方加减服至 17 剂，自觉症状消失，饮食、大小便正常，体重下降 6 公斤，腹围缩小，腹水不显，下肢浮肿消失。肝大如故，肝功能尚未恢复，脉象弦数。此水邪已退，症结未除，宜增活血化瘀软坚之品，随将前方加桃仁、红花、三棱、莪术、鸡内金、海金砂等，加减又服 20 剂后，肝大消失，肝功虽有好转尚未完全恢复，舌淡，脉细。此邪去正虚，法当双补气血，佐以活血化瘀，用十全大补汤加味，又服 2 周后，肝功基本恢复正常，血胆红素微量，脑絮（-），麝浊 12 单位，麝絮（-），血清谷丙转氨酶 100 单位。出院后随访观察 7 个月，悉如常人。（摘自，王占玺等临床验集 402 - 407 页，1981 年科技文献出版社出版）

2. 硝石矾石散治疗膨胀

黄××，男，57 岁，农民。1955 年 8 月 15 日来我院门诊。主诉，巩膜及皮肤发黄，腹部膨胀，周身浮肿，精神疲乏。病史：胃腹部发胀半年，常觉不舒。最近二十余日面目发黄，腹部膩胀，周身浮肿，胸闷纳少，容易发怒，大便溏，小便色赤，在浦东乡间诊为膨胀，认为不治，遂扶伴来沪求医。检查：肝肿大，边缘不明显，脾脏因腹水而不易扪及，腹部膨胀，有移动性浊音，两足有凹陷性水肿，脉濡细。舌苔干白而腻。实验室诊断：黄疸指数 30（8 月 15 日）→3（12 月 1 日），凡登白试验即刻定量 3.75（8 月 15 日）→低于 0.2（12 月 1 日），胆红素 1.88（8 月 15 日）→低于 0.1（12 月 1 日），胆固醇 224（8 月 15 日），麝浊 7.5（8 月 15 日）→（12 月 1 日），麝絮 ++（8 月 15 日）→ + +（12 月 1 日），脑絮++（8月15日）→++（12月1日）。诊断：肝硬化腹水。处理：硝矾散9分，分三次服。

治疗经过：自1955年8月15日~1956年1月16日历时五个月，服药至9月12日腹水全退，黄疸逐渐减退，继续服用，胃纳增加，精神振作。前后计门诊20次，每次单独来沪，与初诊时判若两人。（摘自《上海中医药杂志》7：33，1956）

3. 猪膏发煎治疗黄疸

徐氏云：予友骆天游黄疸，腹大如鼓，百药不效，用猪膏四两，发灰四两，一剂而愈。（摘自《金匮要略今释、卷五》第309页）

4. 茵陈五苓散治疗黄疸

1951年秋，洪××之子，年方9岁，素来消化不良，一贯喜坐湿地，是秋患病：皮肤微黄，目则黄如栀子，面足微肿，肢软恶动，胃纳滞呆，食难用饱，口微作渴，小便短赤，舌苔白滑多津，脉象怠缓无力，延及二十余日，乃央余治。据证推求，乃系脾虚湿盛，湿郁发黄，拟茵陈五苓散方作煎剂：茵陈三钱　桂枝一钱　白术一钱　茯苓二钱　泽泻一钱　猪苓一钱。

嘱其连续服用，每日一剂，每剂三服。服至二剂，身黄始退，服至六剂，诸症全除。（摘自《湖北中医医案选集》第一集，第68页）

5. 茵陈蒿汤合大黄硝石汤治疗黄疸

静俭堂治验云：获原辨藏患黄疸，更数医，累月不见效，发黄益甚，周身如橘子色，无光泽，带黯黑，眼中黄如金色，小便短少色黄如柏汁，呼吸迫促，起居不安，求治于予，乃以指头按胸胁上，黄气不散，此疸症之尤重者也，乃合茵陈蒿汤大黄硝石汤，作大剂，日服三四帖，及三十日，黄色才散去，小便清利而痊愈。（摘自《金匮要略今释》第312页）

6. 建中汤治疗虚劳黄疸

一、彭某，年二十余，身面俱黄，目珠不黄，小便自利，手足烦热，诸医疗无功。予诊其脉细弱，默思黄疸虽有阴阳之不同，未有目珠不黄，小便自利者，脉症合参，脾属土为荣之源，而主肌肉，此必脾虚荣血虚馁，不能荣于肌肉，土之本色外越也。《金匮要略》云："男子黄，小便自利，当与虚劳小建中汤。"仲师明训"虚劳"也能发黄，与寒湿，湿热诸黄不同。当从虚劳治例，与小建中汤加参，归以益气养荣。十余服热止黄退。（摘自《中医杂志》9：25，1963）

二、刘某，男，二十岁，学生。1954 年 11 月 12 日入院，主诉头晕目黄，脾脏肿大，为时两月半。患者于 8 月 24 日突发恶寒战栗，高热，两日后自觉寒热头痛见好，同月 30 日服丸药数粒后，腹泻日十余次，大便带黏液及血，翌日腹泻停止。同年 9 月全身皮肤发黄，于 9 月 14 日入江西省××医院诊为"溶血性黄疸"，先后共输血 2000 毫升，症状仍严重。10 月 7 日笔者诊察，头晕心悸，面色萎黄，全身疲乏，不能起床，食欲不振，腹部微胀，时发虚热，夜出盗汗，红细胞 108 万，血红蛋白 30%，白细胞 9，700，中性 78%，淋巴 17%，嗜伊红 5%，黄疸指数 50，凡登白试验直接阴性，间接阳性，尿胆元素阳性，胆红素阴性。患者唇舌淡白，少气懒言，呼吸气微，大便溏，小便自利而黄，脉大而缓软，系虚黄症（阳虚黄疸）。在该院住院期间曾服黄芪建中汤 20 余剂，症状显著减轻，中医会诊，输血及其他西药主要治疗均停止，转入江西中医实验院治疗。入院检查：巩膜有黄疸，舌苔淡白，P72/分。化验：红细胞 165 万，黄疸指数 28 单位。

治疗经过，患者计先用黄芪建中汤 35 剂（并加参、归、禹余粮）等，后用归芪建中汤合真武汤加茵陈十八剂，共住院 63 天。1955 年 1 月 13 日出院时，体重增加 14 斤，饮食二便正常，红细胞 289 万，血色素 58%，黄疸指数 20 单位，凡登白试验直接阴性，间接阳性，高田氏反应弱阳性，卢戈氏反应阴性，小便胆红素阴性，尿胆元 1∶20 阳性。后在门诊治疗中，仍照归芪建中汤合真武汤加茵陈，每十剂制成合剂，共服二十剂，继以归脾丸调理。4 月 22 日复查：红细胞 406 万，血色素 72%，黄疸指数 11 单位。（摘自《中医杂志》7∶475，1958）

十五、惊悸吐衄下血胸满瘀血病方

1. 侧柏叶汤治疗吐血

段××，男，38 岁，干部。1960 年 10 月 1 日初诊。旧有胃溃疡病，并有胃出血史，前二十日大便检查潜血阳性。近因过度疲劳，加之公出逢大雨受冷，饮葡萄酒一杯后，突然发生吐血不止，精神萎靡，急送某医院检查为胃出血。经住院治疗两日，一大口吐血仍不止，恐导致胃穿孔，决定立即施行手术，迟则将失去手术机会，而患者家属不同意，半夜后请蒲老处一方止血。蒲老曰：吐血已两昼夜，若未穿孔，尚可以服药止之，询其原因由受寒饮酒致血上溢，未可以凉药止血，宜用《金匮要略》侧柏叶汤，温通胃阳，消瘀止血。

侧柏叶三钱　炮干姜二钱　艾叶二钱　浓煎取汁，兑童便60毫升，频频服之。次晨往诊，吐血渐止，脉沉细涩，舌质淡，无苔，原方再进，加西洋参四钱益气摄血，三七（研末吞）二钱止血消瘀，频频服之。次日复诊，血止，神安欲寐，知饥思食，并转矢气，脉两寸微，关尺沉弱，舌质淡无苔，此乃气弱血虚之象，但在大失血之后，脉证相符为吉，治宜温运脾阳，并养荣血，佐以消瘀，主以理中汤。加归、芍补血，佐以三七消瘀。服后微有头晕耳鸣，脉细数，此为虚热上冲所致，于前方内加入地骨皮二钱，藕节三钱，浓煎取汁，仍兑童便60毫升续服。

再诊：诸证悉平，脉亦缓和，纳谷增加，但转矢气而无大便，继宜益气补血，养阴润燥兼消瘀之剂。

白人参三钱　柏子仁二钱　肉苁蓉四钱　火麻仁四钱（打）　甜当归二钱　藕节五钱　新会皮一钱　山楂肉一钱　浓煎取汁　清阿胶四钱（烊化）和童便60毫升内入，分四次温服。服后宿粪渐下，食眠俱佳，大便检查潜血阴性，嘱其停药，以饮食调养，逐渐恢复健康。（摘自《蒲辅周医案》第四十三页）

2. 黄土汤治疗脾大型肝硬化，消化道出血

齐××，男性，51岁，河北省大城县百货公司干部。于1981年12月13日初诊。患者脾大多年，血小板减少，曾诊断为"班替氏病，脾功亢进"。每日清晨起床后鼻涕中带有血丝，于前天患者吃生枣后大便色变黑，便潜血（++++），自觉全身乏力，心悸，纳减腹胀，面色萎黄，脉象细弱，苔薄微黄质淡，体胖。予以黄土汤加味治疗：

生地12克　白术10克　阿胶珠10克　黄芩6克　附片6克　甘草6克　藕节30克　地榆10克　伏龙肝30克

煎汤代水。本方服用3剂后，大便潜血（+）。12月17日复诊，嘱其继服原方2剂。12月20日三诊，大便潜血已转阴性，予以归脾丸善后。（摘自《张仲景药法研究》）

3. 黄土汤治疗便血

苗××，女，58岁，患者大便后流鲜血，或无大便亦流大量鲜血，每次流血量约1~2茶碗之多，每日二三次，已二十余日。两少腹隐痛，自觉头晕心慌，气短自汗，脸肿，饮食尚可，素有失眠及关节疼痛，月经已停止二年，脉沉数，舌微淡无苔。《内经》谓："结阴者，便血一升，再结

二升，三结三升。"以阴气内结，不得外行，血无所禀，渗入肠间，今去血过多，治宜温养脾肾，方用《金匮要略》黄土汤加味：熟地一两　白术六钱　炙甘草六钱　黑附子三钱　黄芩二钱　阿胶五钱　侧柏叶（炒）三钱　黄土二两，用开水泡黄土，澄清取水煎药，服两剂。复诊时，服上方有好转，昨日大便三次，只有一次流血，今日又便后流血一次，仍有心跳气短，已无头晕及自汗出，饮食尚可，眠佳，舌无苔，脉仍沉数，原方再服三剂。三诊便血已很少，心跳气短亦减，舌薄苔微黄，脉如前。此证血虽渐止，但日久伤血，中气亦伤，仍宜益气滋阴补血以资善后：生黄芪五钱，当归三钱，干地黄四钱，东阿胶三钱，甘草二钱，生地榆二钱，侧柏叶（炒）二钱，枯黄芩一钱五分，炒槐花二钱，地骨皮二钱，五剂。三个月后随访，未再便血，心跳气短亦较前为佳。（摘自《蒲辅周医案》第45页）

4. 赤小豆当归散治疗痔疮和习惯性便秘

李××，女性，34岁，干部。1981年10月13日初诊。患者素有痔疮和习惯性便秘，近十天来因感冒而诱发，便下鲜红，肛门灼痛，脉象细数舌红苔净，根有薄黄腻苔，禀素阴虚津液不足，湿热内生，下注于肠而引起上述诸症，遂投以赤小豆当归散、槐角丸、益胃汤三方化裁：

赤小豆15克　当归18克　槐角10克　苦参9克　黄柏9克　黄芩9克　元参15克　生地18克　炒地榆10克　酒军6克　丹皮15克　栝蒌仁15克

上方服药3剂，结合挑痔疗法，便血已止，肛门灼痛有明显好转，大便较前畅通。前方去酒军加淡苁蓉、首乌，并加大当归、黄柏、槐角，共服12剂而痊愈。（摘自《张仲景药法研究》）

5. 赤小豆当归散治疗便血

徐××，男，31岁，工人，于1958年7月14日来诊。主诉：二年来时常便血，血色鲜红量多，一日两次，先血后便，肛门坠胀，小便频数，纳少神疲，西药不效。查体：37℃，发育正常，营养中等，面色苍白，腹柔软无压痛，肛门有混合痔。诊断：近血，阴络损伤，热传大肠。治疗：赤小豆当归散加味，育阴清化。

第一日处方：小生地三钱　粉丹皮二钱　全当归三钱炒　京赤芍二钱　抱茯神三钱　侧柏炭三钱　地榆炭三钱　蒲黄炭三钱　肥知母三钱　脏连丸八分（包）　赤小豆一两　一日两次分服，连服三剂，便血稍差。

第四日复诊去肥知母，加黑山栀、炒槐米各三钱。又服三剂，便血大减。

三诊去山栀，加淡竹茹二钱，生草梢八分，又服三剂。第八日早晨便血停止，症状消失。续服十全大补汤十剂而安。

今春复发，又服上药十剂，症状亦消失。（摘自《哈尔滨中医》8：6，1960）

6. 泻心汤治疗咯血

柯××，男，48岁，干部。于1962年5月21日入院。患者于30岁时曾患肺炎。三年前曾与肺结核患者长期接触，以后逐渐发生咳嗽，服止咳药不效。于去年春间咳嗽加剧，并有寒热发生，咯少量血，在家疗养至季秋后病情未见改善。今年三月间，咳吐脓血痰。经×医院X光透视，诊断为空洞型肺结核。患者面色苍黄，两颧微赤，舌苔粗白微黄，溺白便秘，痰出白腻，而带腥臭，发音微嘶。脉弦滑数，右手特大，甚则滑动搏指。治疗经过：入院五小时复大量出血，约有500ml。当即灌服热童便及十灰散，继与肃肺保金豁痰止血方剂，血止后觉胸中热痛，怔忡盗汗，音低而嘶，又进养阴清肺，咸寒降火宁心方五剂，仍复大量出血，且较第一次更剧。经急救止血后，尚频频咳痰带血，脉洪数滑动，胸痛心烦。最后改用大剂苦寒泻火法，用泻心汤（大黄五钱　黄芩三钱　黄连四钱　生栀子四钱）。如脉洪数实，心烦不眠，则加石膏、竹茹，右脉见芤，则去石膏加西洋参。如是出入加减连服十二剂，血止，咳逆胸痛平，脉转缓滑，眠稳餐加，于6月11日出院。追踪访视两月余（时当炎署立秋季节），未见再出血，体健肌丰，能参加轻体力劳动。再两月后第二次透视，肺部病灶已愈合。（摘自《福建中医药》6：24，1964）

十六、呕吐哕下利病方

1. 吴茱萸汤治疗神经性呕吐

陈××，女性，42岁，河北省大城县某幼儿园职工。

患者曾患过伤寒，病愈后出现头痛，恶心呕吐，时重时减，并伴有胸闷气短，纳呆，X医院诊为"神经性呕吐"。于1978年7月13日来诊。其脉沉迟，右关较弱，苔薄白，舌尖有瘀点。遂投以吴茱萸汤加味：

吴茱萸10克　半夏10克　生姜10克　大枣4枚　党参10克　白芷10克　旋覆花10克　赭石15克　杷叶10克

服药 6 剂后呕吐，头痛痊愈。（摘自《张仲景药法研究》）

2. 吴茱萸汤治疗厥阴头痛

杨××，女性，34 岁，河北隆化县农民。于 1976 年重月 4 日初诊。主诉头痛，癫顶与前额疼痛，伴有干呕吐涎沫、在当地经多次治疗不见好转，而来就医。余诊其脉滑，苔白质胖有齿痕，只为肝胃虚寒，阴浊上逆所致，完全符合仲景"干呕，吐涎沫，头痛者，吴茱萸汤主之"的条文。遂拟以吴茱萸汤加味：

吴茱萸 9 克　半夏 12 克　党参 16 克　山药 18 克　生姜 16 克　白芷 2 克

上方服 4 剂后，头痛干呕消失，患者无其他不适，仍要求再服几剂以巩固疗效。于是将上方减制，嘱其再服 4 剂。（摘自《张仲景药法研究》）

3. 小半夏汤治疗呕吐苦水

陈××，男，53 岁。1973 年 10 月 22 日因慢性胃窦炎伴息肉样变，行胃次全切手术，术后第六天发生胆汁性呕吐，持续七十多天不能进食，全靠输液维持，每次呕吐大量苦水（胆汁）。曾于同年 12 月 21 日行二次手术（松解粘连），但呕吐未能缓解，予中药旋覆代赭汤、泻心汤、左金丸等加减以及益气养阴，生津和胃等剂治疗亦无效。1974 年 1 月 4 日改用小半夏汤加人参，方用生半夏 9 克，生姜 9 克，别直参 9 克（另煎），浓煎 40 毫升，分两次服，服一剂后，苦水明显减少，连服五剂，未再呕吐，并能进食。（摘自《上海中医杂志》4：24，1979）

4. 小半夏汤治疗乘车后恶心呕吐

张××，女性，29 岁，河北省大城县磷肥厂职工。患者于 1981 年 12 月 2 日来诊。自述最近因外出劳累乘车而出现头晕目眩、恶心呕吐、心悸等症，经服药治疗，疗效不明显。诊其脉沉弦、苔白。患者盐水服中药治疗。此为水饮所作，用小半夏汤合泽泻汤加味：

茯苓 16 克　半夏 14 克　生姜 14 克　白术 10 克　泽泻 16 克

水煎服 2 剂，几天后偶遇患者，述说服药 1 剂后诸症皆愈。（摘自《张仲景药法研究》）

5. 小半夏加茯苓场治疗胃炎

刘××，女性，22 岁，1970 年 8 月 8 日初诊。三个月来上腹经常疼痛，多饮作呕，目微肿，大便正常，食后反酸，恶心，舌苔薄白，脉滑，拟以小半夏加茯苓汤加味：

云苓 18 克　半夏 18 克　生姜 12 克　吴茱萸 9 克　橘皮 9 克

于 8 月 15 日三诊。服上方 4 剂后，腹痛痞满，呕吐已愈，唯有时恶心，舌苔白，于前方加白术 9 克　桂枝 9 克　泽泻 9 克，连服 4 剂而愈。（摘自《张仲景药法研究》）

6. 猪苓散治疗腹胀腹痛

刘×，男，26 岁。忽然患腹痛如刀割，腹胀如鼓，大便不通，大渴，床头用釜盛茶水，每次饮一大杯，饮下不久即呕出，呕后再饮，寝室满地是水。据西医诊断是"肠套叠"须用大手术，病延至三日，医皆束手，危在旦夕。余诊其脉沉紧而滑，首用白术、茯苓、猪苓各五钱，水煎服一剂，呕渴皆除，大便即通。继用附子粳米汤，腹痛、腹胀等症亦渐痊愈。（摘自《湖南中医医案选辑》第一集，第 150 页）

7. 四逆汤加味治疗心肌梗死并发心源性休克

病历 66340 号：常××，男性，46 岁，1976 年 5 月 15 日下午 2 时入院。主诉：心前区痛，出汗，呕吐一天余。患者于 14 日中午 1 时许，无明显诱因，突然心前区疼痛，憋气，出冷汗，呕吐大量胃内容物，疼痛持续一个半小时左右，来院急诊时大汗淋漓，面色苍白，血压 80/60mmHg，心率 58 次/分。律齐，心音遥远，心电图：ST 段 Ⅱ 导上升 2.0 毫米。Ⅲ 导 aVF 上升 1.0 毫米，aVT，V_5 下降 1.0 毫米，TV_5 倒置，Ⅲ，aVF 出现小的 Q 波。给氧及 654－2，氨茶碱，硝酸甘油观察。于晚 7 时，10 时及 10 日晨 5 时均反复发生上述类似症状。虽经治疗疼痛不能完全缓解，血压即降至 80～70/50～60mmHg，有时出现少数早搏；16 日晨 5 时发作加重，心电图，Ⅲ，aVF 之 Q 波增深，ST 段抬高、T 波倒置，中午十二时又出现上述症状。收住院。

入院检查：体温 37.2℃，脉搏 80 次/分，血压 90/60mmHg。神清合作，急性痛苦病容，强迫体位，舌质淡红，心音遥远低钝，心律齐，心率 80 次/分，左肺底可间及湿性啰音，其他无异常发现。化验血清谷草转氨酶 416 单位。印象：急性后壁心肌梗死并休克。

入院后按急性心肌梗死常规处理，血压一直需靠输液加升压药维持，达 9 天（第 10 天）仍不能维持稳定。减慢输液速度或试图减少升压强心药用量，则血压相继下降。在入院第 3 天曾请中医会诊、给予强心、升压、活血化瘀之品 3 剂未效。第 8 天曾给益气升阳，活血化瘀之剂 3 付。间隔 4 至 6 小时服 1 剂，一日内共用 3 剂，效果仍不显著。

第9天下午3时10分又请老中医会诊，病人无明显不适，多汗，脉濡弱无力，舌质红嫩有裂纹，舌苔薄白，拟四逆生脉散合剂加益肾之品：

白人参15克　五味子9克　附子9克　浮小麦30克　杭白芍12克　鹿角胶10克　干姜6克　枸杞子12克　菟丝子12克　桂枝6克　甘草6克

1剂二煎，分4次服。另予参茸卫生丸2粒，分4次服。

下午6时40分输液已停，血压右上肢90/60mmHg，左上肢100/70mmHg。至晚9时，血压基本稳定，患者无不适，嘱再服中药一次。10时30分又加服独参汤，红参30克，分3至4次与中药间隔交替服用。

第10天上午3时血压无变化，8时血压左上肢100/70mmHg；此后血压基本保持稳定，脉搏80次/分，心律规整。随将原方加白人参至30克，分4至5次服，以后随证加减，血压一直平稳。（摘自天津市和平区第二防治院内科，天津医药2：72，1977）

8. 四逆汤治疗吐泻

理中汤治寒湿霍乱，其症泄利不已，眼下陷，面青，目黑、吐泻汗出，脉沉微无力，四肢微冷或抽筋，全身疲乏、无神气。回阳救急则以四逆汤为主，所谓阳不足者温之以气，故以理中四逆等复其阳维其阴，方可挽救于垂危。至于四逆汤中之附子，俱是生用，其效较一般熟附子为佳。我曾治疗一病例，当时已四肢厥冷，脉微欲绝。大肉消脱，病势相当危急，即予大剂四逆汤（炮附子用至四钱）服后吐利如故。后用四逆汤作散剂六钱（附子生用），服后约半小时，吐利均止，四肢回暖，转危为安。以后药用四逆汤散剂（生附子一钱，炒甘草二钱，干姜三钱为末）治疗很多（寒霍乱）患者，均有显效。（摘自《广东中医》4：37，1962）

9. 小柴胡汤治疗发热

黄×，38岁，居民。吐血愈后，转为经常便秘，近三星期来，便常不解，数日一行，努挣难下，且心烦口干，来院门诊，欲得泻下，以求一快。当予0.01双醋酚酊片四片，每日二片。隔二日来云：不但便未得通，反增发热口渴，呕吐腹痛，痛引胁下，按脉弦数，舌上白苔，触诊腹部，柔软如绵。据此谛审，颇费神思，证见发热，口渴，决非寒凝，腹不硬满拒按，亦无燥结，发热头不晕痛，不属风秘。是知温通，苦泄，疏风诸法，俱不堪议；若仅血脱津亏，则呕吐从何而起？反复寻思，脉见弦数，痛引胁下，病本在肝，寡居数年，情志必多抑郁，气郁渐增，肝火渐炽，势必放肆凶横，不行疏泄之令，前者吐血，殆为肝火上灼阳络，今又腹痛，当是木邪下乘脾土，肝气不畅，脾气不升，肺气不降，津液不行，呕吐便秘口渴，所是作矣。观其发热而不恶寒，其为郁火外发无疑，当以和解为是，拟小柴汤枢转木邪，清散郁火，投以候消息。柴胡　黄芩　法夏　炙草　党参　生姜　大枣

讵知效出意外，剂尽大便既通，诸症大减，再以逍遥散调摄数日而安。（摘自《湖北中医医案选集》第一辑，第19页）

10. 大半夏汤治疗胸疼

邑宰，张孟端夫人，忧怒之余，得食辄噎，胸中隐隐痛。余诊之曰，脉紧且滑，痰在上脘，用二陈加姜汁竹沥。长公伯元曰：半夏燥乎？余曰：湿痰满中，非此不治。遂用四剂，病尚不减，改大半夏汤，服四帖，胸痛乃止，又四帖，而噎亦减，服二十剂而安。若泥半夏为燥，而以它药代之；其能愈乎，惟痰不盛形不肥者，不宜与也。（摘自《医宗必读》第263页）

11. 大黄甘草汤治疗呕吐

李××，男，20岁。1974年11月10日初诊：患者近半月呕吐，胃脘热痛，大便干燥，舌质红，苔薄黄少津，脉实有力，右关脉滑，精神尚佳，平时喜食烙饼，初认为是胃热上逆之呕吐，拟以清热和胃之法主治，用苏连饮加竹茹、甘草。嘱服两剂，于11月12日复诊，服上方无效。仍每餐刚完即吐（平时不吐），并伴口臭，胃脘灼热、胀痛，大便三日未解，小便短黄，舌质红，苔薄黄少津，脉滑有力。《金匮要略》云："食已即吐者，大黄甘草汤主之。"从证候分析，亦恰合病机，系积热在胃，腑气不通，胃热上冲之呕吐。改用泄热和胃之大黄甘草汤：大黄12克、甘草3克，嘱服二剂。11月16日，到家随访，上方服一剂后，食已不吐，大便畅通，服完二剂，诸症消失。（摘自《成都中医学院学报》2：57，1979）

12. 茯苓泽泻汤治疗呕吐

成迹录云：安部侯臣菊池大夫，从侯在浪华，久患胃反。请治于先生曰，不佞曩在江户得此病，其初颇吐水，间交以食，吐已乃渴，诸医交疗，百端不差，一医教我断食，诸症果已。七日始饮，复吐如初。至今五年，未尝有宁居之日，愿先生救之。先生乃诊其腹，自胸下至脐旁鞕满，大夫曰：吐则此满立去，二三日而复满，至五日必复吐。先生乃与茯苓泽泻汤，数日而痊愈。（摘自《金匮今释·卷六第》第34页）

13. 橘皮汤治疗干呕

方舆輗貌云：尝有一男子，暑月霍乱，吐则虽已止，干呕未止，兼发哕，手足微厥，脉细至欲绝，更医数人，凡附子理中汤、四逆加人参汤、吴茱萸汤、参附、参姜之类，殆尽其术，一不容受，余最后至，诊之，少有所见，即作橘皮汤令煮，斟取澄清，冷热得中，细细啜之，余镇日留连于病家，再四诊视，指令服药之度，移时，药达，稍安静，逐得救治。（摘自《金匮今释·卷六》第 2 页）

14. 小承气汤治疗便闭谵语

有人病伤寒八九日，身热无汗，时时谵语，时因下利，大便不通三日矣，非烦非燥，非寒非痛，终夜不得卧，但心中无晓会处，或时发一声，如叹息之状。医者不晓得是何证，予诊之曰：此懊憹怫郁，二证俱作也，胃中有燥屎，宜（小）承气汤，下燥屎二十余枚，得利而解。（摘自《普济本事方》卷九，第 127 页）

15. 桃花汤治疗慢性阿米巴痢疾

洪×，男性，52 岁。住院号：3875。1959 年 4 月 10 日入院。

自诉，腹泻已三个多月，大便一日三四次至七八次不等。性状稀黄，间有脓血或黏液。经×医院注射磺胺、依米丁、服磺胺胍、安痢生等。有时大便次数较少，药气一过，即仍旧复发，后改服中药，亦未见效。近日来下腹作痛，大便次数每日增至十余次，四肢无力，乃请求住院根治。

体检：体温 36.5℃，脉搏 70 次/分，呼吸 20 次/分，慢性病容，脱水征，心肺正常，腹部柔软，肝脾未扪及。大便稀水间有脓血黏液，镜检有脓细胞、红细胞及溶组织阿米巴。

入院后给予乌梅丸内服，每日 3 次，每次 10 粒。2 日后精神略佳，但脉搏濡小，舌现白滑苔，时有腹痛，改予桃花汤，煎服 8 剂，腹痛全止，脓血已除，大便次数恢复正常。调理一周，面转红润，食欲亦佳，体重增加而出院，两周后复查，一切正常。（吴鹰杨：治疗痢疾 268 例临床观察报告，广东中医 8：332，1959）

16. 桃花汤治疗滑脱痢疾

倪××，男性，61 岁，1959 年 9 月 3 日初诊。患者下痢以久，便下自垢，清彻不多，有时随失气而出，难以自禁，精神倦怠，里急后重不甚，舌苔白。拟温中固涩法，投以桃花汤。

赤石脂 30 克　淡干姜 9 克　粳米一撮　诃子肉三枚（煨）

服 2 剂痢止，后以异功散调理治愈（倪少恒，痢疾的表里寒热虚实治验，江西医药杂志 9：1012，1965）

17. 桃花汤治疗下利

陆渊雷先生治一三十余岁妇人，先服单方验方等不愈，往诊时，腹微痛，下溏粪及黏液，杂以鲜红血星，舌苔非常腻，脉非常沉数，手足微冷，胸腹有白色小水泡，细视始见，殆俗所谓白㾆软，与桃花汤加附子、阿胶，增干姜至三钱，两服血止，调治十日，杖而后起。（摘自《新中医药》1：15，1954）

18. 白头翁汤治疗痢疾

李××，男，46 岁，工人，因发烧，腹泻而入院。自述于入院前二天起发热（38℃），当日大便 5～6 次，至晚腹泻加剧，几至不能离开厕所，大便量少，有红白冻，伴腹痛及里急后重，入院前一天大便次数达 50～60 次，发病后食欲减退，无呕吐。体检：体温 41℃，脉搏 138/分，神志清，心、肺正常，血压 120/70mmHg，右侧扁桃体肿大，腹软，肝脾未触及，下腹部有压痛。化验：血、尿常规无特殊，大便红细胞＋＋＋，白细胞＋＋＋＋，当日大便培养，检出副痢疾弗氏志贺氏菌。入院后即给服白头翁汤，每日一剂（白头翁一两　黄连二钱　黄柏三钱　秦皮三钱）体温至次日降至正常，大便红白冻于服药第二天后消失，腹泻，腹痛，里急后重，腹部压痛，均于服药第三天后消失，共服白头翁汤六剂，以后大便连续培养二次，均为阴性，病人于住院七天后痊愈出病。（摘自《新中医药》9：11，1957）

19. 栀子豉汤治疗心中闷乱

袁××，男，24 岁。患伤寒恶寒，发热，头痛，无汗，当予麻黄汤一剂，不增减味，服后汗出即瘥。历大半日许，患者即感心烦，渐渐增剧，自言心中似有万虑纠缠，意难摒弃，有时闷乱不堪，神若无主，辗转床褥，不得安眠。其妻仓皇，恐生恶变，乃复迎余，同往诊视。见其神情急燥，面容拂郁，脉微浮带数，两寸尤显，舌尖红苔自，身无寒热，以手按其胸腹，柔软而无所苦，询其病情，曰：心乱如麻，言难表述。余曰：无妨，此余热扰乱心神之候。乃书栀子豉汤一剂：栀子三钱，淡豆豉三钱。先煮栀子后纳豆豉。一服烦稍安，再服病若失。（摘自《湖北中医医案选集》第一辑，第 18 页）

20. 通脉四逆汤治疗寒厥吐泻

田某儿媳患霍乱吐泻无度，冷汗出，腹痛筋急，肢厥声小，皮瘪目陷，病来颇暴。予诊时，已服来苏散、藿香正气丸等药，虽无大讹却不着痛痒，半日时刻，吐泻各在三十次以外，消息停顿，六脉全无，病已濒危，势不及救。察证确属寒多欲与疠疫搏斗，拟通脉四逆汤加重其剂，方用：甘草二钱 干姜六钱 乌附八钱。并书简明医案于方首（霍乱寒多，渴不欲饮，饮亦喜热，舌苔白，吐泻多清水，不大臭，惟耽搁时间过久，救治较迟，肢厥筋挛，皮瘪目陷，六脉全无，病已造极。拟大剂湿肾以启下焦生气，温脾以扶中宫颓阳，做最后挽救）。隔三时复诊，吐泻来止，厥逆未回，嘱照原方再进一剂，隔二时又再复诊，吐泻虽缓，厥逆仍未回，俨似正气与邪气同归于尽伏，细审细察，探其手心，微有温意。曰：生机在此。盖正气过伤，迟迟其复，兆端已见，稍俟即当厥回向愈，嘱其续将三煎药服完，另用前方，姜、附各减为三钱，并加党参四钱。夜间作二次缓服。翌晨复诊，厥回脉出，已能起坐，特精力匮乏，为拟理中加知母、栝蒌根善后。（摘自《冉雪峰医案》第 11 页）

21. 诃梨勒散治疗痢疾

唐刘禹锡传信方云：予曾苦赤白下，诸药服遍，久不差，转为白脓，令狐将军传此法：用诃梨勒三枚上好者两枚，炮取皮，一枚生取皮，同末之，以沸浆水一两合服之，淡水亦得，若空水痢，加一钱匕甘草末，若微有脓血，加二匕，若血多，加三匕，皆效。（摘自《金匮要略今释·卷六》第 66 页）

十七、疮痈肠痈浸淫病方

1. 薏苡附子败酱散治疗肠痈

路××，男，十岁。1958 年 11 月门诊。望诊。患孩颜面苍白，皮肤干燥脱屑，精神疲惫，有慢性病容，舌润，被黄白色薄苔。闻诊：语音低微，未呻吟。问诊：两月以前，患孩曾一度剧烈腹痛，并有呕吐，身热，某医院诊断为"急性阑尾炎"，经注射青霉素并服用磺胺三日，病势缓解。近数日少腹又阵阵隐痛，昨日较剧，今日又稍缓解，运动时，腹内痛感增加，自觉屈腿卧于右侧使右侧固定不移，其痛减轻，无身热恶寒，未下脓血，小便自利。切诊：脉沉细滑，按之无力。腹皮紧张，但不强硬。少腹右侧可触一柔软肿块，大若鸡卵，拒按。病机治则：本证原系中焦湿热下注，滞于肠间，感阳明燥金之气，则燥湿相搏于阑门而发为病，故现少腹钝痛或剧痛，腹癥拒按等状。据四诊所得，显系阑门血肉腐败，形成脓肿，今虽见腹癥拒按，但患孩无身热烦渴，语音低微，神情疲惫，面色苍白，舌润苔白，脉沉细滑，证已湿重于热，且有寒化趋向，并非"大黄牡丹汤"实热积滞之证，仍当温化寒湿，并兼渗泄解毒，切忌攻破。乃以薏苡附子败酱散一方二副治之。川附片 30 克　薏苡仁 30 克　败酱草 24 克

服罢，腹痛显著减轻，精神稍佳，少腹右已未触肿块，惟仍拒按。舌润，略被黄白稀苔于舌根部，脉沉细而缓。仍给上方五副，连服五日。

效果观察：患孩通过上述治疗后，肠痈之患已愈。经观察一年，未见复发。（摘自《中医儿科治验录》第 27 页）

2. 大黄牡丹皮汤治疗阑尾炎

某女，十一岁。初诊距发病时间已 93 小时，脉搏 98 次/分，舌苔干黄，口臭极重，中等度脱水，麦氏压痛点周围有手掌大腹壁挛急及剧烈疼痛，其他腹部有中等度陷凹成舟状，肛门检查盲肠部剧烈压痛，诊断：急性阑尾炎，似有局部腹膜炎，但无继发性腹膜炎。治疗：大黄牡丹汤：大黄 10 克　丹皮 10 克　冬瓜仁 10 克　桃仁 6 克　芒硝 11 克　以水 250 毫升先煎大黄、冬瓜子、丹皮、桃仁四味取 120 毫升去渣、入芒硝，使之溶解。第一日上午 12 时口服 40 毫升，下午 3 时 20 毫升，下午 8 时 20 毫升，服药 5 小时后泻一次，7 小时后又泻、腹痛大减，汗出入睡（本日注射葡萄糖盐水做辅助治疗）。第二日照方服三次，每次 20 毫升，服药后压痛大减，腹壁弛缓，泻二次。第三日原方去芒硝加入薏苡仁 7 克，服药后泻一次，自觉症状完全消失。第四、五两日照三日方服，第六日停药。一星期后腹诊麦氏压痛点周围仍有鸽卵大之硬块，重压即有轻痛。两个月后再诊硬块已大部消失，不易察觉。（摘自《中医杂志》11：563，1956）

十八、趺蹶手指臂肿转筋阴狐疝蛔虫病方

1. 甘草粉蜜汤治疗蛔虫病

先母侍婢曾患此（按：指蛔虫所引起的吐涎，心痛症），始病吐蛔，一二日后，暴厥若死。治以乌梅丸，入口即吐，予用甘草五钱，先煎去滓，以铅粉二钱，白蜜一两调饮之，半日许，下蛔虫如拇指大者九条，其病乃愈。（摘自《金匮发微》第 190 页）

2. 乌梅汤治疗胆道蛔虫病

郭××，26 岁，工人。因停经 7 个月，右上腹部阵发性绞痛三天，伴呕吐蛔虫二条，于 1963 年 8 月 25 日入院。既往有蛔虫史。检查：体温

38.5℃，脉搏 100 次/分，呼吸 20 次/分，血压 110/80mmHg。营养发育中等，急性痛苦病容，巩膜无黄染。心肺（－），腹部膨隆，右上腹部压痛，Murphyssigh（＋），肝脾未触及。宫底脐上三横指，无宫缩或阴道出血。血红蛋白 8 克，红细胞 280 万，白细胞 11200，中性 81%，血丝虫（－）大便蛔虫卵 1～2/低倍镜。尿乳白色，蛋白（－），黏液丝（＋），非结晶型磷酸盐（＋＋＋），尿胰淀粉酶 64 温氏单位，血胰淀粉酶 32 温氏单位。血检肝功能正常。诊断：①胆道蛔虫病，②妊娠 7 个月。入院后经用青霉素、链霉素控制感染，溴苯锌、杜冷丁、冬眠灵、氢溴酸东莨菪碱等治疗，疼痛不止，又呕吐蛔虫二条，于 8 月 27 日乃邀中医治疗。中医辨证：身孕七月，神志清晰，形容憔悴，痛楚呻吟。右肋疼痛，如割似钻，连肩彻背，辗转反侧，夜寐受阻，头汗肢冷，心烦微热，呕吐苦水，夹带蛔虫，口渴喜饮，小溲短少，大便秘结。舌质淡红，舌苔薄白，根带微黄，六脉滑数。证属：①蛔厥，②妊娠。治宜安蛔为先，拟乌梅汤主之。乌梅五钱　川连一钱　黄柏二钱　细辛七分　川椒一钱　桂枝一钱半　干姜一钱　党参三钱　当归二钱

旨服痛减十之七八，未再注射止痛剂。二服诸恙悉除，于 8 月 29 日痊愈出院。（摘自《福建中医药》5：24，1964）

3. 乌梅丸治疗胆道蛔虫

刘××，女性，51 岁，河北省大成县东迷堤大队社员。患者突然发作上腹部剧痛，从左肋下开始以后移至上腹部稍偏右方，先后呕吐三次，呕吐物先为食物后为水样物，昨日大便排出蛔虫一条，于 1981 年 10 月 18 日入院治疗。查血常规，血红蛋白 13.0 克，白细胞 7,200/mm³，中性 92%，淋巴 8%。胸腹透视，心肺（－），左腹可见积气，未见液平及膈下游离气。体温 36.5℃，脉搏 60/分，血压 110/74mmHg，可疑"胆道蛔虫症"，经西药治疗三天病情未有缓解。于 10 月 21 日应邀会诊，诊视患者，急性痛苦病容，呻吟不止，时时恶心呕吐，手足发凉，大便偏干右上腹压痛明显，肝脾未及，脉弦紧而滑，苔厚黄燥。十余年前曾患胆道蛔虫症，经氧气驱虫好转。此为中医的蛔厥，虽为寒热错杂，然热象偏重。方用乌梅汤加减：

乌梅 30 克　桂枝 6 克　党参 6 克　附片 6 克　生姜 10 克　黄连 10 克黄柏 10 克　川军 6 克　当归 6 克　川栋 10 克　广木香 10 克

第二天患者自述服药后疼痛立即缓解，至今天未见发作，已能安卧，

恶心呕吐，肢冷诸症消失，其脉弦，苔白微黄燥腻，嘱其继服前方一剂，观察四天未见发病而出院。（摘自《张仲景药法研究》）

4. 乌梅丸治疗慢性胃炎，肠蛔虫症

患者刘××，男性，14 岁，北京石油学院附属中学学生，1981 年 8 月 17 日初诊。

数年来经常胃痛，曾经 X 诊诊为"慢性胃炎"，且有便蛔虫史。自数日前由于学习紧张，饮食不节，又发胃腹疼痛，脘部及脐围疼痛为甚，食欲不振，大便量少。但无恶心呕吐吞酸等症状。观其舌苔薄白，舌两边有鱼鳞状小红斑，脉软而缓。心窝部压痛明显，脐围轻度压痛。肝脾均未触及。查大便常规（－），反向血凝试验（－）肝功正常。遂处以乌梅丸改汤剂服：

乌梅 12 克　川椒 1.5 克　细辛 1.5 克　干姜 1.5 克　附子 3 克　黄柏 3 克　桂枝 1 克　尾连 6 克　党参 10 克　当归 6 克

上方服首煎后，腹内出现热感，出汗，继之脘痛稍减，服 2 剂后消失，但有些头晕，服用 4 剂后脘腹疼痛等症状全部消失，至今已 6 天未发，但大便稍干，舌尖稍红，舌苔稍腻，脉象转为细滑稍数，随改用香砂六君加火麻仁，调理脾胃善其后，愈后随访半年未发。（摘自《张仲景药法研究》）

5. 乌梅丸治疗虚寒呕吐

杨某，女，60 岁，农民。1981 年 12 月 1 日初诊。诉 20 天前患急性胃肠炎，经治热退泻减，但畏冷，烦躁，腹中雷鸣，逆气上冲，饮食则吐。观其目眶下陷，面黄消瘦，振振时欲擗地，肢未冰冷。呻吟低弱，舌苔薄黄。脉微细似无。综审之，年逾花甲，正气虚弱，肾气衰惫则其内寒可知。但其饥不欲食，得食而呕。舌苔薄黄，乃热拢于上之征。此寒热错杂，虚实并存之证，惟以寒虚为甚，法宜温脏补虚，佐以清上热邪。处方：乌梅　附子　川柏　桂枝　干姜　木香各 10 克　党参　当归各 15 克　川连　细辛　川椒各 3 克。取三剂。服法同上例。二诊时精神转佳，腹痛，呕吐俱失，唯纳少，便溏。遂于香砂六君子汤加味调理而瘥，随访半年复未发。（摘自《陕西中医》2：72，1986）

6. 乌梅丸治疗胃脘痛

高某，男，29 岁，工人，1981 年 11 月 25 日初诊，三年前因胃穿孔施修补术治疗，术后经常绵绵作痛，素以进热食为快，温则不舒，稍受寒凉刺激则疼痛加剧。三天前饮食不慎致痛加重，口服、肌注止痛药罔效，头晕目眩，泛泛欲呕，食则吐出。查其面色青黯，持温水袋敷腹，口唾清涎，两手如冰，苔薄白而滑，脉弦紧。辨其脉证，乃上热下寒之象，宜清上温下，补气养血，以安中州。方以乌梅汤加味：乌梅　黄柏　桂枝　元胡　干姜　厚朴各10克　川连　细辛　花椒各3克　当归　太子参各15克　附子6克。二次煎液混合后，每20~40分钟服一次，每次1~2汤匙。两天后复诊，其痛减半，每餐可食一小碗软饭，得食不复吐出，更以上方去川朴加焦楂30克，再进三剂，诸症悉除，随访一年未再发作。（摘自《陕西中医》2，72，1986）

7. 乌梅丸治疗腹泻

张某，男，34岁，干部。1981年12月6日初诊，主诉腹泻腹痛八年，大便每日三至五次不等，黎明急泻一次，选经某县，地区医院诊断为"慢性肠炎"，虽服中西药后腹泻可止，但药撤而病伸。望其消瘦，舌淡，舌薄黄而润，脉两手俱细弱。此非单纯虚证、寒证，乃阴阳逆乱，清浊不分之故，治当温脏补虚，调和阴阳。处方：乌梅　干姜　附子　川柏　生姜各10克　细辛　肉桂　花椒各3克　川连6克　当归　党参各15克　粟壳2克　红枣五枚。煎法同前，嘱取药三剂，如有药可继服。两月后来告：共服药十二剂，大便调至每日一至二次，晨泻告愈。随访至今无复发。（摘自《陕西中医》2：72，1986）

十九、妇人妊娠病方

1. 桂枝汤治疗妊娠恶阻

马××，20岁，妊娠两月，困倦嗜睡，胃脘嘈杂不适，遇冷则寒栗，遇热则烦躁，情绪无定，呕吐不太严重，脉象滑弱。不能上班。服桂枝汤：桂枝　生白芍　生姜各三钱　炙甘草二钱　红枣四枚　水煎，晚饭前温服后进热粥，盖被待有微汗。两剂后，即日恢复。（摘自《山西医药杂志》1：26，1979）

2. 桂枝汤治疗植物精神功能紊乱

刘××，女性，38岁，干部。1981年9月20日初诊。患者常自汗出，伴以盗汗，手麻身痛，头晕目眩，腰酸足软已有三年，月经晕少错后，来潮时上述症状加重。脉弦数无力，舌质淡嫩而苔薄白，曾用调经养血，舒肝调脾，活血化瘀等品治疗数年而疗效不显，余综观上证，乃营卫失调，肝肾失和所致，宜调和营卫，补益肝肾为治，处以桂枝汤和二仙汤两方化裁：

桂枝9克　白芍9克　甘草9克　生姜9克　大枣3枚　仙茅9克　淫羊藿9克　知母9克　川黄柏6克　巴戟天9克　太子参30克　菊花9克　枸杞果9克

服3剂后，上症大有好转，又继原方服药6剂，月经量较前增多而经行畅利，头晕身痛，自汗等症状已基本消失，为了巩固疗效，嘱其按月经周期，经前十天开始服药，连服十剂为一疗程。坚持三个月经周期的治疗，至1982年2月8日月经恢复正常，诸症消失未发。（摘自《张仲景药法研究》）

3. 桂枝汤治疗结节性红斑

李××，女性，39岁，教师，1981年10月24日初诊。患者自1979年开始发现内踝部结节性红斑一个，后又连起数个，继而发现凹性浮肿，以下肢为重，伴以小关节疼痛，以手指关节为甚，周身不适酸软无力，头昏头痛，终日似乎处于感冒状态，小便少，大便稍干，曾服中药百余剂，水杨酸纳、阿斯匹林、消炎痛……数种，治疗二年未效。后经××医院检查血沉20mm/h，荧光抗体（－），类风湿因子（－），排除胶原性疾病。身有微热，诸症如故转诊治疗。舌苔白腻，脉象浮缓，乃风伤太阳，营卫失调，遂投桂枝汤加味：

桂枝10克　白芍10克　生姜9克　甘草9克　大枣5枚　党参12克　黄芪15克　柴胡15克　半夏9克　黄芩10克　炒枣仁15克

上方服9剂，诸症大有好转，自觉周身轻松疼痛已止，红斑消失，体温37.2℃，稍有恶寒胸部有轻微闷胀感，舌苔由白腻转变为舌淡苔净，二便正常。前方加菖蒲、桑枝、党参易为太子参，继服六剂诸症消灭而愈。恐再复发，以上方五剂量配蜜丸，早晚各服10克，以图缓治基本。（摘自《张仲景药法研究》）

4. 桂枝茯苓丸治疗臀部多发疖肿

潘某，男，36岁。每于夏天，臀部辄发疖肿，此隐彼起，已历五年。刻诊左臀部有核桃大疖肿两个，微红质软未成脓，隐隐胀痛，脉濡细，苔薄滑腻，舌质淡，舌下筋脉紫。症属痰湿瘀浊互结，拟化痰湿，散瘀结：

熟地　茯苓各12克　当归　半夏　丹皮　鹿角霜　赤芍各9克　白术　桃仁各10克　泽泻20克　桂枝5克　皂角刺30克　陈皮6克。外用市售金黄散合我院自制的五香散调敷，治疗一周后疖肿消散，继以调脾肾，化湿活血和络善后，随访去年夏季未复发。

（摘自《陕西中医》2：73，1986）

5. 桂枝茯苓丸治疗外伤感染

方某，男，31岁。一周前压伤右小指端破损感染，红肿刺痛，创口有炎性渗出，白腐状污浊覆盖创面，舌淡，苔薄润。证属湿浊痰瘀滞阻于手太阳之络，拟化湿祛瘀通络：生芪15克　陈皮　桂枝各6克　茯苓12克　苍术　半夏　当归尾　赤芍　桃仁各9克　丹皮4.5克。创面撒八二散、金黄散。经治疗二次后，创面洁净，渗出减少，舌苔薄白，上方去苍术加焦白术9克，白芷6克，外用九一丹，又经二诊而愈。（摘自《陕西中医》2：73，1986）

6. 桂枝茯苓丸治疗乳腺炎

应某，30岁。一周前左乳房急性乳腺炎，红肿胀痛，寒热交作，经外院用抗生素消炎，清热解毒的中药治疗后，症情缓减。来诊时左乳房胀痛漫肿，皮色微红，午后低热，苔薄，脉细弦。证属风邪外袭，气滞络瘀，拟和解祛邪，理气活血散结之法。

柴胡　橘叶　香附　赤芍　丹皮　桃仁　茯苓各9克　黄芩　青皮各6克　桂枝4克　全栝蒌　九孔子各12克　皂角刺30克。

服五剂后低热退，胀痛减，肿渐缩小，原方去黄芩，柴胡改6克，皂角刺减为15克，加鹿角霜9克，七剂愈。（摘自《陕西中医》2：73，1986）

7. 桂枝茯苓丸治疗下肢溃疡

施某，男，53岁。右下肢静脉曲张，2年前内侧下1/3处磕破致溃疡，创口呈葫芦形，底如桂圆大，创面暗红，有脂水渗出且痒，患肢皮色黯黑，苔薄，脉左濡右弱，右弦劲。证属肾间湿热下注，络道瘀结气血运行不畅，拟消化湿热，消瘀通络并进。

熟地　丹参各15克　当归　赤芍　川芎　桃仁　丹皮各9克　白术10克　赤苓10克　泽泻　草薢各12克　桂枝6克　益母草30克。

外用市售桃花散，甘轻散等以绷带裹缠。治疗过程中，曾选用牛膝、薏米、防己、水蛭等化湿行气消瘀之品减，治疗二月余，创口渐敛，创面色泽转红润，患肢色素渐退，又治月许收功。（摘自《陕西中医》2：73，1986）

8. 桂枝茯苓丸治疗寒冷性红斑

李某，男，63岁。有冠心史，10年前面部冻伤后，每于冬季，面部受寒，辄发红斑，先红后紫，甚则起泡溃破，苔薄舌下筋脉紫，脉弦。证属营卫不和，血脉痹阻，拟和营活血通脉。

桂枝　川芎　红花各6克　当归　赤芍　香附各9克　桃仁　茯苓各10克　甘草4克　柴胡4.5克　枳实5克　生姜3片　大枣5枚。

加减治疗一月许，虽遇寒风，红斑不复出现，冠心病症状亦随缓解。（摘自《陕西中医》2：73，1986）

9. 桂枝茯苓丸治疗慢性肝炎，瘀血型

病历53577号，梁××，女性，53岁，1964年11月23日来诊。自1964年5月9日患无黄疸型肝炎，当时S－GPT高达2469单位，曾经休息治疗好转。于11月13日又出现恶心头晕，心下痞满，头顶处疼痛，大便正常。有慢性鼻炎史，经常流涕，经服用小柴胡汤加减、温胆汤加减后食欲，流涕等症状好转，唯S－GPT不降，11月23日来诊。只有头晕善忘，检查肝功：胆红素定量1.0毫克%，S－GPT停留于350单位。细观其舌质暗红，脉象细涩结合头晕善忘，脘满等症状观之，乃血瘀气滞，肝胃失和所致，遂投与《金匮要略》桂枝茯苓丸加味：

桂枝10克　茯苓10克　丹参10克　桃仁10克　杏仁6克　赤芍10克　白芍10克　柴胡10克　清夏10克　郁金10克　姜黄10克　茜草10克

加减服用47剂后至1965年2月28日S－GPT下降到120单位，诸症消失。至1965年3月复查，一般情况尚好，S－GPT正常。（摘自王占玺等《临床验集》）。

10. 胶艾汤治疗功能性子宫出血

吴××，女性，45岁，干部。患者月经淋漓不断，已有几月，曾用仙鹤草素和中药止血药治疗无效，于1976年11月23日来诊。询问病史，患者素有痔疮，经常便血，月经量多而色淡，有时少腹疼痛兼有腰酸疼痛，心慌气短，头晕四肢无力等症。观其脉象细软，舌淡嫩苔薄白，乃心脾两虚，脾不统血，遂投胶艾、归脾二方合用：

阿胶10克（烊化）　艾叶炭12克　川芎6克　白芍14克　生地20克　当归12克　甘草9克　茯苓10克　远志9克　白术10克　党参15克　黄芪15克　炒枣仁12克　木香6克　龙眼肉10克

服药 3 剂血全止，用原方继进 3 剂，心慌气短，头晕乏力等，诸症消失。随访四年，未复发。

（摘自《张仲景药法研究》）

11. 胶艾汤治疗先兆流产

患者袁××，女性，25 岁，×学院放映员，1981 年 6 月 30 日初诊。患者初次妊娠 2.5 月，近两月来恶心乏力，食欲不振，近日来因工作劳累。前两天开始小腹有下坠感，伴以腰痛，阴道流血，妇科诊为"先兆流产"，未用任何其他药物，要求服中药治疗。观其面色㿠白，舌苔薄白，脉象细滑无力，此妊娠血虚下血者，遂用《金匮要略》胶艾汤主之：

当归 12 克　川芎 6 克　阿胶 10 克（烊化）　艾叶 10 克　白芍 10 克生地 12 克　甘草 6 克

服药第一煎后，下血明显减少。服一剂后血止，其他症状亦相继减轻，服 4 剂后腰痛，下坠等症状均消失而愈。1981 年 7 月 25 日访之，自血止后一般情况均好，且可进行正常工作。1982 年 3 月 18 日随访，生一足月顺产女婴，胎儿与母体均健康。（摘自《张仲景药法研究》）

12. 胶艾汤治疗妊娠下血

李××，女，24 岁，工人，1960 年 5 月 22 日初诊。主诉：停经三个月，末次月经 2 月 20 日来潮。昨日义务劳动后，引起腰脊酸痛，少腹腹痛，且有下坠感，阴道流血极多，患者去年有流产史。现症：脸色苍白，呈慢性病容，头晕目花，四肢困倦，胃纳呆滞，胎动不安，少腹坠痛连及腰部，似有临盆预兆。检查：阴道内有较多量褐色血液，宫颈着色，宫底在耻骨上约三横指，并稍有压痛。体温 37℃，脉象微弱，苔薄白，尿妊娠试验（＋），此因劳累过度，耗伤气血，冲任虚亏，不能约制手太阳少阴二经之经血也。诊断，先兆期流产（胎漏下血气虚型），拟胶艾四物汤加味以安胎摄血为主。

陈阿胶三钱（炖化）　白归身三钱（炒）　生白芍二钱　大川芎钱半大生地三钱　生黄芪三钱　广艾炭一钱　厚杜仲三钱　血余炭四钱　侧柏炭三钱　独活炭三钱　桑寄生三钱　潞党参三钱　苎麻根二钱　共服三剂。

二诊：经服前药，已获大效，腹痛基本消失，阴道流血显著减少，再从原法增损，去独活炭、大川芎，加菟丝子四钱，大砂仁八分后入，又服三剂而愈。现在已生育一男孩，健康非常。（摘自《哈尔滨中医》2－3：

11，1962）

13. 当归芍药散治疗慢性盆腔炎等病

邵××，眭××二位女同志，均患少腹作痛。邵：腹痛，白带多，头晕，诊断为慢性盆腔炎。予以当归芍药散作汤用（当归9克　白芍18克　川芎6克　白术9克　茯苓9克　泽泻12克），数剂后，腹痛与头晕基本消失，白带见少。眭：长期腹痛，小腹重坠，白带多，头目眩晕。投当归芍药散作汤用，三诊，腹痛白带均减，改用少腹逐瘀汤治其白带证。（摘自《岳美中医案集》第42页）

14. 干姜人参半夏丸治疗妊娠恶阻

农民林××，女，26岁。停经二月，开始胃纳不佳，饮食无味，倦怠嗜卧，晨起头晕恶心，干呕吐逆，口涎增多，时或吐出痰涎宿食，根据经验自知是妊娠恶阻，认为恶阻乃常事，未加适当处理。延时将近一月，渐至水饮不入，食入则吐，所吐皆痰涎清水，稀薄澄澈，动则头晕，眩掉时则呕吐增剧，始延本人诊治。诊其脉虽细，但滑象明显，面色苍白，形容憔悴，羸瘦衰弱，无力以动，闭眼畏光，面里蜷卧，唇舌色淡，苔白而滑，口中和，四末冷，胸脘痞塞不舒，二便如常而量少。脉症合参，一派虚寒之象毕露。遂拟干姜一钱半　党参三钱　半夏一钱半　水煎，日一剂，连服三剂，呕吐大减，略能进食稀粥和汤饮。再服三剂，呕吐俱停，但饮食尚少。继以五味异功散调理而安。七个月后顺产一男婴。（摘自《中医杂志》9：31，1964）

15. 当归贝母苦参丸治疗妊娠小便难

樊××，青年农妇也。体素不健，疾病时罹，迭来就治，皆数药而安，信甚笃。1944年夏伤于湿热，饮食如常，而小便不利。有涩痛感。时余客零未归，求治于李医，认为湿热所致，先服五苓散去桂加滑石不应，易服八正散亦不应，迁延半月，精神饮食减退，肢倦无力，不能再事劳作。闻吾归，邀为之治，切脉细滑，面色惨淡，气促不续，口干微咳，少腹胀痛，大便黄燥，小便不利而疼。此下焦湿热郁滞与上焦肺气下宣，上下失调，故尿闭不通。如仅着重下焦湿热，徒利何益。因师古人上通下利之旨，用宣肺开窍诸品，佐渗利清热药为引导，当可收桴鼓之效。拟用当归贝母苦参丸（改汤）加桔梗、白蔻、鸡苏散等，是以桔、贝、蔻仁开提肺窍，苦参、鸡苏散入膀胱清热利水，当归滋血，以补不足。此与头痛医头者，大相径庭。果二剂而小便通利，不咳，尿黄而多，此湿热下降之朕

兆。更以猪苓汤加海金砂、瞿麦滋阴利水，清除积热，数剂小便清，饮食进，略为清补即安。(摘自《治验回忆录》第75页》)

16. 白术散治疗先兆流产

1977年1月17日，吾去江西省巡回医疗时，会诊江西省701医院护士郭××，女性，28岁。患者妊娠二个月，数日来阴道小量流血，小腹阵阵坠痛，颇有流产之势，过去已流产二次，患者及妇科医师唯恐再流而邀吾就诊。观其舌苔白腻，脉象虚大，面色㿠白。遂考虑为"气虚脾湿，胎动不安"遂处以五味安胎汤加神曲：

党参15克　白术9克　茯苓12克　生甘草6克　黄芩炭6克　神曲12克

每日煎服1剂，服用2剂后阴道流血即止，腹坠感消失，食欲好转，连服6剂而愈。

4月9日，因近日消化不好，大便不成形又来诊，曰：上次治愈流血腹坠等先兆流产后，一直未发。近日又稍有鼻衄，舌苔薄白，脉象左滑动右稍大，又与前方加白茅根12克，嘱再服6剂，4月29日随访，怀孕经过一直很好。(摘自《张仲景药法研究》)

二十、妇人产后病方

1. 小柴胡汤加减治疗产褥期精神障碍

患者25岁，1984年10月2日第一胎平产，流血不多，但情绪紧张。产后26天复感风热之邪，出现身热，恶寒，体温39.5℃，汗出多。服西药（药名不详）后体温降至37.8℃，随即出现悲伤喜哭，胡言乱语，夜不能眠，心烦，口干苦，小腹胀而隐痛。经某医院妇科检查，见恶露未尽外余无特殊，诊为"精神分裂症"。经抗生素治疗，体温降至正常，但精神状态无明显好转，而来我科就医。诸症同前，舌质淡暗，苔厚腻微黄，舌下瘀紫，脉弦滑数。为风热外邪入侵与瘀血相搏所致。治以和解消瘀，镇静安神，方用小柴胡汤加减：柴胡　半夏　甘草　黄芩　桃仁　川芎各10克　竹茹　丹皮　赤芍各12克　龙骨30克　朱茯苓13克。停用西药镇静剂，服上方丸剂，诸症消失，神志清楚，睡眠良好，告以静养调之。随访6个月，精神正常，已恢复工作。

体会： 产褥期精神障碍，多在产后四周内发生，其病因与产后血虚，瘀血内阻，外邪入侵，败血冲心有关，可用《傅青主女科》安神生化汤、

《医宗金鉴》小调经汤、《百灵妇科》加味川芎散等方治疗。然《伤寒论》谓："妇人伤寒发热，经水适来，昼日明了，暮则谵语如见鬼状……"，"妇人中风七八日，续得寒热，发作有时，经水适断者，此为热入血室，其血必结……小柴胡汤主之。"本例产后 25 日恶露不尽，舌下瘀紫，为胞宫瘀血阻滞之证，加之复感外邪，热入血室，败血冲心，神不内守而发本病，故用小柴胡汤去人参、生姜，加丹皮、桃仁、赤芍、川芎以和解消瘀而获效。（摘自《陕西中医》12：536，1985）

2. 当归生姜羊肉汤治疗虚劳病

一、聂×教员，男，三十余岁。形体素盛，不善摄生。三月间偶患咳嗽吐血，迎予往诊，见其面色微赤，脉数而芤，投清热止血药数剂，血已得止，病未痊愈。延至下年，身形匦瘦，神气支离，咳嗽微喘，常唾清痰，四肢清冷，里急不舒，饮食日减，间或寒热，面色㿠白，经常畏冷，脉象细涩沉迟，舌质淡白少苔。断为失血之后，未善慎养，迁延日久，酿为气血虚寒，将近损怯之候，用温中益气，润肺止咳剂数投，竟无显效。一日适逢宰羊，遂问于予：能吃羊肉乎？忽忆《金匮要略》当归生姜羊肉汤条云"并治虚劳不足"，予曰能食，得药助之则更妙，乃请疏方，书当归二两、生姜二两、羊肉一斤，文火炖烂服之。次日告曰，此方较前诸方，获效最大，精神体力，似觉大振，身体亦感清爽。又嘱再进数服，咳喘里急怕冷诸症，步步消退，至十数服，竟获痊愈。以后每遇气血寒者，辄以此方投之，屡见功效。（摘自《湖北中医医案选集，第一辑》第 66 页）

二、周××内人，冬日产后，少腹绞痛，诸医称为儿枕之患。祛瘀之药，屡投愈重，乃至手不可触，痛甚则呕，二便紧急，欲解不畅，且更牵引腰胁俱痛，势颇迫切。急延二医相商，咸议当用峻攻，庶几通则不痛。余曰：形赢气馁，何胜攻击？乃临产胎下，寒入阴中，攻触作痛，故亦拒按，与中寒腹痛无异。然表里俱虚，脉象浮大，法当托里散邪，但气短不续，表药既不可用，而腹痛拒按，补剂亦难遽投。仿仲景寒疝例，与当归生姜羊肉汤，因兼呕吐，略加陈皮、葱白，一服微汗而愈。（摘自《谢映庐医案》第 171 页）

3. 枳实芍药散加味治疗产后肝郁

万××，女性，25 岁，医务人员，1981 年 11 月 23 日初诊。

患者产后 10 天，因小孩生后发现黄疸，后经××医院确诊为"溶血性黄疸"，其母因忧虑焦急而致胸闷，发憋，心烦腹满不得卧，纳差食少，其脉弦大，舌淡苔白尖赤，此血气滞为患，急投枳实芍药散合酸枣仁汤加味：

　　枳实 9 克　白芍 10 克　炒枣仁 15 克　川芎 9 克　茯苓 10 克　甘草 10 克　当归 12 克　菖蒲 6 克　郁金 9 克　合欢花 15 克　夜交藤 15 克　栝蒌 15 克　陈皮 9 克

　　服药 3 剂，心烦腹胀不得卧，胸闷腹满，失眠纳差，诸证消失而愈。

　　（摘自《张仲景药法研究》）

4. 枳实芍药散治疗妇人产后腹痛

　　吴××，二十四岁。因产后腹痛，经服祛瘀生新药而愈。继因深夜贪凉，致皮肤浮肿，气息喘急。余意腹痛虽愈，究是瘀血未净，为今病皮肤肿胀之远因，是荣血瘀滞于内，复加外寒滞其卫气，且产后腹痛，病程已久，元气必亏。治应行血而勿伤正，补虚而莫助邪。用《金匮要略》枳实芍药散，以枳实行气滞，芍药行血滞，大麦粥补养正气，可算面面周到。服完后，肿消喘定，夙疾皆除。（摘自《湖南中医医案选辑》第一集，第221 页）

5. 竹叶汤治疗产后风痉

　　付××，女性，34 岁，1960 年 3 月就诊。主诉：产后三日，初起微寒发热，头痛，继而热升（38.8℃），汗出面红，微喘，欲呕，手足抽搐。舌质红，苔白腻，脉浮大而芤。诊断：产后气血两虚，外感风邪，营卫失调而致痉。治则：调和营卫，行气补血祛风，拟《金匮要略》竹叶汤加减。处方：

　　党参 6 克　葛根 10 克　桂枝 6 克　竹叶 6 克　姜半夏 6 克　附子 5 克　防风 5 克　桔梗 5 克　炙草 3 克　生姜 3 片　大枣 3 枚

　　一日 1 剂，服 2 剂。复诊，发热已退，喘平痉止，纳香，二便通调，脉和缓。继服前方 1 剂而愈。（转摘自戴佛延：《古方医案选编》153 页，1980 年 9 月，成都中医学院）

6. 竹叶汤治疗产后中风

　　邓××，女，40 岁，农妇，分娩四五日，忽然恶寒发热头痛，其夫以产后不比常人，恐生恶变，急邀余治。患者面赤如妆，大汗淋漓，恶风发热，头痛气喘，语言滞钝，脉象虚浮而弦，舌苔淡白而润。询得口不渴，腹不痛，饮食二便俱无变化，已产数胎，皆无病难，向无喘疾，而素体欠强。仔细思量，其发热恶寒头痛，是风邪在发之候；面赤大汗气喘，为虚阳上浮之征，语言滞钝，乃气液两亏，明系产后中风，虚阳上浮之征。幸喜发病未久，尚可施治，若稍迁延，法难图也。观其脉象虚浮而弦，已伏痉病之机矣。当温阳益气以固其内，搜风散邪以解其外，偏执一面，证必生变。《金匮要略》云："产后中风，发热，面正赤，喘而头痛，竹叶汤主之。"乃师其旨，书竹叶汤原方一剂与之：淡竹叶三钱　葛根三钱　桂枝一钱五分　防风一钱五分　桔梗一钱五分　西党三钱　附片二钱　甘草一钱五分　生姜三片　大枣三枚，煎服。

翌日复诊，喘汗俱减，热亦渐退，仍以原方再进一剂，三诊病已痊矣。（摘自《湖北中医医案选集》第一辑，第75页）

7. 竹皮大丸治疗失眠

方××，女性，38岁，工人，1981年12月10日初诊。久患神衰，近日来由于工作劳累，精神紧张，而出现失眠，头晕，心烦，恶心，食欲不振，全身无力，虽经常服用，安眠药物，维生素 B_1 等亦难取效，转来门诊。观其舌苔薄黄，脉象弦滑，右关为甚。宜清热除烦，安中益气为治，用竹皮大丸加味：

生竹茹10克　生石膏20克　桂枝3克　甘草6克　白薇10克　炒枣仁15克　合欢皮30克　大枣4枚

上方服2剂后睡眠转佳，心烦呕恶减轻，连服4剂，心烦恶心头晕等症消失。（摘自《张仲景药法研究》）

二十一、妇人杂病方

1. 小柴胡汤治疗热入血室

黄×，三十余岁，病名：热入血室。原因：适月事来，因感寒中断。证候：往来寒热，少腹及胁下疼痛如被杖，手不可近。脉弦数，舌苔白而暗。诊断：即伤寒论热入血室，其血必结，故使如疟状也。疗法：与小柴胡加归、芍、桃仁、红花、荆芥炭，活血通瘀。川柴胡钱半　青子芩一钱（酒炒）　姜半夏钱半　清炙草六分　当归须二钱　赤芍一钱　光桃仁三钱　片红花一钱　荆芥炭一钱　鲜生姜一钱　大红枣二枚

效果：连服两剂，大便下黑血而瘥。（摘自《全国名医验案类编》第255页）

2. 小柴胡汤治疗产后感冒，热入血室

庄××，女性，34岁，河北省大城县农民，于1981年8月15日初

诊。患者于 11 天前足月顺产一男婴，产后出血较多，产后第一天即出现周身恶寒发热，体温达 39℃ 以上，伴有头晕头痛，饮食不佳，恶心胸闷，腹胀腹痛，经在当地治疗无效而来就诊。查其脉象弦数，舌质红苔白剥脱。此为产后血室空虚，邪热乘虚而入，乃投以小柴胡汤：

柴胡 20 克　黄芩 10 克　半夏 10 克　太子参 10 克　大枣 4 枚（擘）甘草 3 克　干姜 5 克。

连服两剂而愈。（摘自《张仲景药法研究》）

3. 小柴胡汤治疗感冒，邪入少阳

倪××，女性，14 岁，学生。患者自八天前，开始发烧，体温波动于 38℃～39℃ 之间，表现为寒热往来，胸憋不思饮食，头痛口苦。查血，白细胞 6，400/mm³，中性 72%，淋巴 28%。血沉 12mm³/h。胸透：心肺未见异常。发病初期曾用退烧药和注射卡那霉素，效果不佳，改为静点红霉素、氢化考地松，体温仍不退。至 1981 年 9 月 2 日要求转服中药治疗。诊其脉象浮数，苔薄白舌质红。此为外感邪入少阳，久热灼阴。投以小柴胡汤加味：

柴胡 12 克　半夏 10 克　沙参 25 克　甘草 3 克　黄芩 10 克　生姜 10 克　大枣 4 枚（擘）　银花 10 克　连翘 10 克

服药 1 剂后，体温降至正常，连服 2 剂后，诸症皆消而痊愈。（摘自《张仲景药法研究》）

4. 半夏厚朴汤治疗咽中痰凝

关×，女，四十余岁，咽似物梗咯之不出，咽之不下，时历三月，苦楚难言，曾服药二十余剂，均未见效。按此症即《金匮要略》所谓妇人咽中如有炙脔之病。乃得于七情，气郁痰凝而生，故用半夏厚朴汤主之。半夏、厚朴、生姜，辛以故结，苦以降逆；茯苓佐半夏，以利饮行痰；紫苏芳香以宣通郁气，使气舒痰去；加旋覆花、代赭石、柿蒂以助降逆；并以甘草和之。半夏五钱　厚朴三钱　茯苓四钱　紫苏叶二钱　生姜五片　旋覆花三钱　代赭石五钱　柿蒂二钱　甘草一钱　连服两剂，病即自愈。（摘自《福建中医医案医话选编》第二辑，第 171 页）

5. 甘麦大枣汤合方治疗神衰

王××，男性，26 岁，工人。患神经衰弱二年，经常心跳失眠，心慌，悲观厌世，情绪急躁，遇事优柔寡断。1980 年 5 月 18 日来诊。询问以前治疗情况，曾使用西药中镇静安神之类，中药多是养血补心之属，如补

心丹、柏子养心丹、朱砂安神丸、归脾丸等药，数十剂未见显效。细询病史，曾在患此病以前，有反复发烧病史。诊其脉细数而弦，舌红无苔，舌尖赤兼有瘀点。遂辨证为：心肾阴虚，邪火扰心，余热未尽，试投百合地黄汤、黄连阿胶汤、甘麦大枣三方合用：

百合 20 克　生地 15 克　川黄连 6 克　阿胶 9 克　鸡子黄一枚　白芍 10 克　浮小麦 45 克　黄芩 9 克　甘草 9 克　大枣 10 枚　淡竹叶 3 克

服药 3 剂，患者自觉明显好转，睡眠较前大有进步，心慌明显减轻，继服 9 剂，共服药 12 剂而愈，至 1981 年 11 月一年未复发。（摘自《张仲景药法研究》）

6. 温经汤治疗痛经

陈××，女，28 岁。患痛经病多年，经期先后无定，色暗有块，又兼久有胃病，形易非常憔悴。切其脉弦细而涩，视其面色甚为憔悴，又瘦又黄，饮食减少。乃就平日习用之温经汤作三剂试之。越三日，适经水来而腹不痛，妇甚为异，又延予治，复与原方改党参为红参服三剂，而胃病亦不发。予仍以原方嘱每月经来时服一剂，年终来信鸣谢，并告已生一男矣。（摘自《湖北中医医察选集》第一辑，第 77 页）

7. 大黄甘遂汤治疗妇人少腹胀满

吴××，女，20 余，闭经年余，腹大如鼓，求治于余。询问病状，当时认为是抵当汤证，问其曾服何药，病家检视前医之方，更有猛于抵当汤者，凡虻虫、水蛭、桃仁、大黄、䗪虫、蛴螬、干漆之类，无不用过，已服二剂，病情全无变动。余仔细思索，询其小便微难，两胫微肿，诊其脉沉而涩，恍然悟曰：此为血水并结之证也。前医偏于攻血所以不效，必须活血利水兼施，乃用大黄、桃仁、虻虫、甘遂、阿胶，二剂而小便利，经水亦通，腹胀全消。此即《金匮要略》大黄甘遂汤证也。（摘自《湖北中医医案选集》第一辑，第 143 页）

8. 抵当汤治疗发狂

宋××，女性，18 岁。于 1970 年 8 月患癫狂，目光异常，时而若有所思，时而若有所见，时而模仿戏剧人物，独自动作吟唱，入夜尤剧，妄言躁狂欲走，中西医多方治疗未效。病至半月，势渐重笃，卧床不起，饮食不进有数日，邀衣宸寰老医师诊视。

脉之，六部数疾，尺滑有力。按之，少腹上至脐旁坚硬急结。询其经事，家人回答初得病时正值经期。大便周余未解，小便尚通，舌暗红干燥。乃曰，王氏《脉经》说"尺脉滑，血气实，妇人经水不利……宜……下去瘀血。"脉证合参，属瘀热发狂，急宜泄热破瘀。疏抵当汤：

桃仁 25 克　大黄 10 克　水蛭 10 克　虻虫 10 克　适缺虻虫，嘱先服下观察。

翌日诊视，药后大便得通，证无进退，曰：证属瘀热发狂无疑，抵当何以不效？殆缺虻虫之故。仍用前方，亟令觅得虻虫，时值夏月，家人乃自捕虻虫二十余枚合药。服后三时许，果从前阴下瘀血紫黑，夹有血丝血块，大便亦解胶黑之屎。令以冰糖水饮之，沉沉睡去，嘱勿扰唤。

翌晨，神清索食，惟觉困乏。疏方生地、白薇、丹参、莲心、荷叶、琥珀调之，竟愈。

愈后询之，自言先因郁怒，经期复受惊恐，遂血阻不行，继乃发病。现已婚生子，未再复发。（黄晓华等：《久泻，急痧及瘀血发狂等症治验》上海《中医杂志》3：17，1980）

9. 抵当汤治疗闭经

龚××，女，二十八岁。病由经行时，赴池塘洗衣，失足跌入水内，月经即止。因而小腹胀满如鼓，剧痛不已，前阴肿，大便不利，此水与血俱瘀留不去故也。处方用大黄四钱　甘遂二钱　阿胶二钱。服三剂，大便下如米泔水，小便下血水，但小腹仍痛，再用大黄三钱　虻虫钱半　水蛭三钱　桃仁二钱。连服三剂，下瘀血块甚多，自后经色遂逐渐正常，但腹稍有疼痛，以小建中汤加当归，遂痊愈如常矣。（摘自《湖北中医医案选辑》第一集，第 204 页）

10. 膏发煎治疗阴吹

沈×，38 岁，1947 年 7 月间分娩一孩，将近弥月。一日中午，因气候甚热，神疲欲睡，遂将竹床于阴凉处迎风而卧，约两小时，是夜即发生前阴出气作声，如放屁然，但无臭气，自后经常如此，迁延五六年。诊其色脉及各部，俱无病证，惟询得大便间常秘结，由于此证所见甚稀，胸无成竹，遂按《金匮要略》法，用膏发煎治之：猪油半斤，乱头发加鸡子大三团，洗净油垢。共熬至发溶化，候温度可口，分二次服，服两剂，果获痊愈。（摘自《河北中医医案选辑》第一辑，第 67 页）

金匮新论

前　言

　　中华大地中医教育事业在前进，在发展，为适应新的形势，北京中医药大学开办七年制中医专业，为国家培养高层次中医人才。这对《金匮要略方论》的教学提出了更高的要求，故编出《金匮新论》作为补充教材。教材编入 26 篇论文，内容是从不同角度研究脏腑经络病机辨证的学术思想，目的是为提高学生辨证论治的思维水平，使学生对辨证论治的掌握运用提高到一定的高度。辨证论治是中医的理论核心，也是中医教育工程学的主体部分。张仲景开创了辨证论治的先河，深入研究张仲景的辨证论治的学术思想，是非常重要的。为提高本教材的水平，希望同道提出修改意见。

金匮教研室　苏宝刚

1996 年 2 月 18 日

从 《五脏风寒积聚病》 篇看辨证要旨

《金匮要略》注家多认为《五脏风寒积聚病脉证并治》篇脱简较多，难明其理，其实不然，正如陈修园评仲景书时所说："文义高古，往往意在文字之外。"因而读仲景书，要多读多想，然后才能明白其中的奥妙。笔者认为，张仲景在本篇中论述了辨证论治的几项要旨，我们应该对其进行深入研究，得出规律性的认识，用以指导临床实践。现将笔者学习本篇之后，归纳的几个辨证论治要旨，分述如下：

一、要辨准疾病的部位

本篇篇名冠以"五脏"二字，篇中又细述疾病部位在肺、在肝、在脾、在肾、在心，以及在上焦、在中焦、在下焦之不同。可见，《金匮要略》论述辨证论治的要旨，第一要辨准疾病的部位，只有这样，才能有正确的立法处方。如《金匮要略》论宿食病，有"宿食在上脘，当吐之，宜瓜蒂散"和"下利不欲食者，有宿食也，当下之，宜大承气汤"二条。一条是说宿食病，见到胸脘痞闷，嗳腐吞酸，有欲吐之势，病尚在胃，可用吐法排出宿食。另一条是说宿食病见到下利，是正气逐邪向下，病已下移，可用大承气汤顺其病机趋势以攻下宿食。如此可见，在辨证论治时，只有辨准疾病的部位，论治才有针对性，才能选择恰当的治疗方法，选用归经准确的药物，以适应病情，取得较好的疗效。

二、要辨清疾病的性质

本篇论述了五脏中风、中寒的辨证方法，如肺中风、肺中寒，肝中风、肝中寒的辨证。所谓中风、中寒，若理解成伤于风邪，伤于寒邪，则难于理解。陈修园说："风寒暑湿燥火六气为病，金匮惟以风寒括之者，盖风本阳邪，寒本阴邪，病总不离阴阳二气。"所以中风是代表阳证、实证，中寒代表阴证、虚证。可知本篇所论中风和中寒是代表阴阳两类不同性质的疾病。辨证论治只有辨清疾病的性质，论治才有针对性。如《金匮要略》论肺叶痿弱之肺痿病的性质，一是肺燥阴伤，虚热肺痿，治疗以麦门冬汤清养肺胃，止逆下气；另一是肺中寒冷，气不摄津，虚寒肺痿，治疗以甘草干姜汤温肺复气，布达津液。由此可见，辨证只有辨清疾病的性质，才能选用恰当的治疗方法，选择性味恰当的药物适应病情，以得取较好的疗效。

三、要辨明疾病的严重程度

本篇论述了肺死脏、肝死脏、心死脏、脾死脏、肾死脏的辨脉方法。主要是说五脏中之某脏精气枯竭，即将死亡的脉象，又称死脏脉。说明临症辨证之时，要辨明危重病的脉象证候。仲景之意，辨证论治一定要辨明疾病的严重程度，是轻症、重症，是危重症，在论治时，才心中有数，轻重有别。如《金匮要略》论述经脉痹阻的中风病的辨证，当分中络、中经、中腑、中脏。病变较轻者，"邪在于络"，有肌肤麻木不仁等症；若病情较重者，"邪在于经"，有肢体重滞不易举动等症；若病势更重，"邪入于腑""邪入于脏"，则有不识人，不能言，口中吐涎等严重病症。临证之时，辨证论治要辨明疾病的严重程度，这一点要切切牢记。

四、要掌握辨证论治的特殊规律

本篇论述了肝著、肾著和脾约三种病的证治。肝著是肝经脉络郁滞之病，非只肝脏之病，故治以旋覆花汤活血通络，下气散结，其治法针对肝络。肾著是寒温著于肾之外府——腰部之病，非为肾脏之病，故治以甘姜苓术汤温中散湿，健脾利水。腰病不要只想从肾治疗，要看到特殊的问题，才不会误治。脾约是胃强约束弱脾之病，非只脾脏之病，故治以麻子仁丸泻其胃热，滋其脾阴，其治法是针对脾胃两者。以上三病的辨证论治，说明辨证论治有特殊的规律，肝著病在经络，肾著病在外府，脾约病又责之于胃。临证之时，不但要掌握辨证论治的一般规律，更要掌握其特殊规律，论治才能更加准确，不至于误治。

五、要认识难攻之病，确定持久的治疗方法

《金匮要略》论述了积、聚、谷气三种见症相似的辨证方法。如积病

在脏，由于气郁血瘀，久而久之，阴凝积结在脏，所以形成痞块，推之不移，痛有定处。其病深坚固，难攻难克，久治方能收效。聚病在腑，由于气郁而滞，感寒而聚，偶聚于腑，所以痛无定处，发作有时，推之能移。聚病其根不深，较积病易治。谷气病在肝脾，由于脾胃宿食停滞，脾壅肝郁，所以恶心、嗳气、腹满、胁痛。谷气病类似积聚，又似食积。按之气血流畅，疼痛和缓，但不久又脾壅肝郁，胁下疼痛。本病愈后又发，反反复复。以上三病，证候近似，但是积病难攻难克，聚病较为易治，谷气病反复发作，临证之时一定要认识清楚，以确定持久的治疗方案。

六、辨证论治要有整体观念，要掌握疾病传变规律

本篇条文："三焦竭部，上焦竭善噫，何谓也？师曰：上焦受中焦气，未和，不能消谷，故能噫耳。下焦竭，即遗尿失便。其气不和，不能自禁制，不须治，久则愈。"是论述了三焦气不和的辨证方法。三焦中，一部所属的脏腑生理机能衰退，可能影响其他二部，辨证时要看到整体，治疗时也要照顾整体。如上焦心肺的机能衰退，出现嗳出食气的中焦证候，这是因为上焦心肺功能衰退，经脉不畅，中焦脾胃精微之气不能上达，聚于中焦而成陈腐之气，故中焦不能消化水谷，经常嗳出食气。言外之意，症虽表现在中焦，而病位却在上焦。

下焦肾、膀胱以及大小肠机能衰退，不能制约二便，故遗尿或大便失禁。但是，也可由于上焦心肺功能衰退，其气不和，营卫之气不能下达，下焦不能制约二便，出现遗尿或大便失禁。本证不须治疗下焦，待上焦心肺正气恢复，营卫气和则愈。言外之意，病症虽然表现在下焦，而病位可能在下焦，也可能在上焦。若病在上焦，症在下焦，那就不须治下焦，而要治上焦。

本条论述了上焦受气于中焦，下焦受气于上焦，中焦受气于下焦的问题。说明三焦是相互作用，相互维系的，三焦发病，是相互影响，相互传变的道理。如上焦心肺的气血不和，可以引起中焦发病，也可引起下焦发病。在治疗过程中，调和上焦心肺之气血，使五脏元真通畅，既能治疗中焦善噫，又能治疗下焦遗尿失便。在辨证过程中，要看其整体，考虑到疾病的传变，认清疾病的局部和整体的关系，才能制定出切合病情的治疗原则，以收到较好的疗效。（苏宝刚）

张仲景的科学观察方法

观察是搜集科学事实，获得感性材料的基本手段，是形成、发展、检验自然科学理论的实践基础，因而是自然科学研究的十分重要的方法。张仲景早在东汉时期就已自觉不自觉地运用了科学观察方法，完整系统地观察了各种疾病的临床表现，为祖国医学理论的建立和发展打下了实践基础，并形成了一套系统的临床观察方法，至今尚有着重要的临床指导作用。

一、坚持观察的客观性

张仲景在临床实践中，对大量病例进行了极为客观的观察和真实的记载，客观地反映了病情本身的变化，为辨证和治疗打下了基础。如仲景对痉病"卧不着席"的描述，反映了客观性地观察到角弓反张的现象。再如淋证病人"小便如粟状"，反映了病人尿有砂石的现象。另外，有些证候是仲景实际客观考察得出来的，如"诸痈肿，欲知有脓无脓，以手掩肿上，热者为脓，不热者为无脓"。再从方后注中所载的服药后反应，也可以看出条文中所观察到的现象客观与否，如"腹满、口舌干燥，此肠间有水气，己椒苈黄丸主之"。方后则云："日三服，稍增，口中有津液。"说明条文中口舌干燥乃客观存在。

二、坚持观察的全面性

仲景十分重视观察的全面性原则，曾尖锐地批评那种"按寸不及尺，握手不及足"的片面做法，力求从各方面系统地反映疾病的全貌。

1. 全面应用四诊

仲景全面应用望闻问切四诊，在疾病存在的空间上全面观察病情，反映疾病的全貌。如"病者身热足寒，颈项强急，恶寒，时头热，面赤目赤，独头动摇，卒口噤，背反张者，痉病也"。另外仲景还十分重视四诊合参，不片面地拘泥于一症。如"病人脉浮者在前，其病在表；浮者在后，其病在里，腰痛背强不能行，必短气而极也"。

2. 全面观察病变之始末

仲景对于每个疾病的变化过程，都自始至终进行了全面观察。在疾病变化的时间上全面观察病情，对疾病发生的原因、病变过程，几个病位、几种病证、服药反应、预后转归等诸方面，都进行了全面观察。如"少阴病，下利脉微者，与白通汤。利不止，厥逆无脉，干呕烦者，白通加猪胆汁汤主之。服汤，脉暴出者死，微续者生""病者脉数，无热微烦，默默但欲卧，汗出，初得三四日，目赤如鸠眼；七八日，目四眦黑。若能食者，脓已成，赤小豆当归散主之"。

3. 注意环境气候对人的影响

仲景不但对病人所表现出来的现象进行了全面观察，而且也注意到了自然条件对人体疾病的影响。因此，结合疾病，对气候、季节、时辰、环境等做了全面的观察。如"冬至之后，甲子夜半少阳起，少阳之时，阳始生，天得温和""风湿相搏，一身尽疼痛。法当汗出而解，值天阴雨不止，医云此可发汗，汗之不愈""病者一身尽疼，发热，日晡所剧者名风湿"。

4. 注意病家体质因素

仲景不但注意发病的现状及演变过程，同时亦发现素体因素对发病的影响，而且把体质因素结合疾病进行了全面观察，如对"盛人""瘦人""疮家""汗家"等不同体质的观察，反映了仲景已认识到不同的体质，在发病及病变过程中的作用不同。

三、观察对象的典型性

仲景十分重视在客观性和全面性基础上对典型证候的规律执简驭繁。伤寒中每一经病的提纲，就是对该经病证的典型观察和概括。如"太阳病，发热无汗，反恶寒者，名曰刚痉；太阳病，发热汗出，而不恶寒者，名曰柔痉"。这里用汗出和恶寒的有无，表示表实证和表虚证的其他证候，以区别痉之刚柔。又如"伤寒大下后，复发汗，心下痞，恶寒者，表未解也，不可攻痞，当先解表，表解乃可攻痞"。这里以恶寒一症来代表表证的存在，即后世所说的"有一分恶寒，就有一分表证"。

四、坚持观察的有目的性

仲景的许多观察都是根据疾病发病的规律，用辩证思维对疾病加以分析判断，从而估计可能存在的其他反应，有目的地观察，减少盲目性。如"阳明病，本自汗出，医更重发汗，病已差，尚微烦不了了者，此必大便硬故也，已亡津液，胃中干燥，故令大便硬，当问其小便日几行，若本小便日三四行，今日再行，故知大便不久出"。有目的地观察小便的多少，来判断大便出否。再如，"哕而腹满，视其前后，知何部不利，利之即愈"。有目的地观察大小便的通利与否，来决定治法。

五、对观察结果处理的辩证性

仲景对观察结果的处理，坚持辩证的原则，充分考虑到观察到的现象的条件性、相对性、可变性。如"病者腹满，按之不痛为虚，痛者为实，可下之，舌黄未下者，下之黄自去。"虽然按之痛属实，固然可下，但又必须考虑舌黄未下这一条件，方可用下法。再如"夫治未病者，见肝之病，知肝传脾，当先实脾，四季脾旺不受邪，即勿补之。"虽然治未病有肝病当先实脾，但亦应以脾虚为条件，若脾旺不受邪，则即勿补之，以免犯"实实"之戒。

六、用辩证思维指导观察

仲景总是把辩证思维与临床观察结合起来，在其指导下进行观察，并用观察的结果反过来验证思维的正确与否。如"阳明病，其人多汗，以津液越出，胃中干燥，大便必硬，硬则谵语。"这就是边分析边观察，揭示多汗、便秘、谵语三者之间的层层相因关系。正如徐灵胎云："谵语由便秘，便硬由胃燥，胃燥由于津液少，层层相因，病情显著。"再如"邪在于络，肌肤不仁；邪在于经，即重不胜；邪入于腑，即不识人；邪入于脏，舌即难言，口吐涎"，也系此类。

七、观察与人体实验相结合

上古时代就有"神农始尝百草"的记载，说明在很早的古代就有人体实验应用了。仲景示范性地应用了人体实验，进行有意义的临床观察，并指导治疗。如"阳明病，谵语，发潮热，脉滑疾者，小承气汤主之。因与承气汤一升，腹中转矢气者，更服一升，若不转矢气者，勿更与之""若不大便六七日，恐有燥屎，欲知之法，少与小承气汤，汤入腹中，转矢气者，此有燥屎，乃可攻之；若不能转矢气者，此但初头硬，后必溏，不可攻之"。这里用试服小承气汤法，通过观察矢气的有无，来判断是否有燥屎，并确定治疗方法。

总之，仲景在《伤寒杂病论》一书中表现出，他系统地运用了科学的观察方法，获得了大量的直接材料。为进一步诊断与治疗奠定了基础，才使其所论的理法方药，成为一套完整的有实践基础的理论体系，千百年来为祖国医学的发展，做出了极大的贡献。（孙建实）

杂病辨证要义

仲景以科学的思维方法著成《伤寒杂病论》一书，对外感、内伤诸病从临床表现、辨析、诊断、立法、选方、用药、禁忌、预后等方面进行了比较详细的论述，开辟了辨证论治的先河。由于历史的原因，仲景书被厘为《伤寒论》与《金匮要略》，前者主外感，后者重杂病。但从古至今，工《伤寒论》者众，究《金匮要略》者寡，客观上使仲景杂病辨治之要义未能得到整理和提高而更好指导临床。

外感病的辨证与治疗，经由《内经》的"热论"、《伤寒论》的"六经"、温病的"卫气营血"及"三焦"等过程，基本上形成了一套可行的辨证方法和有效的方与药，在临床上已取得了突破性的进展。内伤杂病理论，在仲景后一千多年的发展中的提高总是显得那样缓慢和涩滞。究其故，可能与未形成较好的辨证及治疗的思路和方法有关。《金匮要略》为内科之祖，治疗杂病之专书。无论是其认识疾病的方法、辨析杂病的思路，选方用药的法度，皆为后世之典范。因之，要形成正确的杂病辨证思路，提高杂病的疗效，就必须深入研究仲景学术思想及其辨证要义。

研究仲景学说，首先必须将《金匮要略》《伤寒论》两书互参，同步深入，方可窥探仲景学术之全貌，重视一方面而忽视另一方，都会影响对仲景思想的全面了解。仲景书之所以能无与伦比地圭臬于后世，还在于它来源于实践，又能很好地指导实践，解决临床中的实际问题，具有巨大的实用性。所以要结合临床研究，才能领略仲景的真知灼见。仲景给后人留下的不只是一方一药的具体效用，一病一症的详细论述，更重要的是启发了人们寻找理论与实践相结合的途径，方法论原则比具体的方药更重要，更有指导意义。因此要重点研究仲景的思路与方法。

欧阳锜先生常谓：发展中医学术，关键是要提高中医的疗效，要提高疗效，又以提高疾病辨证的准确性为前提。他数十年致力于中医的临床思维、疾病辨证方法和治疗规律的研究。在此学术思想启发下，遴选"论仲景杂病辨证要义"为题，立足仲景原著，结合后世的研究成就，着重探讨仲景杂病辨证的要义，目的是希望杂病辨证方法更趋具体、规范，进而有益于提高杂病辨证的准确性。

一、《金匮要略》论病因病机，为杂病辨证提示纲领

仲景认识到，人生活在自然界，与自然息息相通，"风气虽能生万物，亦能害万物""若五脏元真通畅，人即安和"。若人失养慎，使邪从外侵，或病从内生，则既有"经络受邪入脏腑，为内所因"，又有"四肢九窍，血脉相传，壅塞不通，为外皮肤所中"。进言之，就是外邪侵袭（为外皮肤所中），正气虚弱；脏腑气血阴阳失调（经络受邪入脏腑）；邪客体内，聚结成病，阻塞机体经隧（血脉相传，壅塞不通）。

（一）外邪侵袭为病

临床多见六淫邪气侵害人体，"勇者气行则已，怯者著而成病"。

外邪侵袭，正气虚弱。正气素亏之人，甚易感受外邪而病。体虚外感，日久失治，正气日耗，亦可成为虚劳之渐。《虚劳篇》："虚劳诸不足，风气百疾，薯蓣丸主之"。这就是"外感型杂病"的典型表现，"风气"代称一切外邪。仲景在此论述虚劳内伤杂病，亦当注意有无外邪所感。

外邪侵袭，引动痼疾。素有痼疾之人，如咳家、喘家，都有不同程度的正气亏损。如果痼疾对人体的损害未超过机体的抗病力，则可暂时不表现出任何症状。若人失养慎，或为外邪所侵，都会引动或加重痼疾而出现"卒病型痼疾"。如《伤寒论》19 条云："喘家作，桂枝加厚朴杏子佳。"所以，仲景在首篇即明训人们"夫病痼疾，加以卒病，当先治其卒病，后乃治其痼疾。"

（二）脏腑失调为病

脏腑是复杂的机体系统中的重要功能单位，"心者，生之本；肺者，气之本；肾者，封藏之本，肝者，罢极之本，脾胃、大肠、小肠、三焦、膀胱，仓廪之本，"脏腑皆为人之本。正由于脏腑在生理上的重要性，决定了其在杂病病理中的广泛性。仲景云："经络受邪入脏腑"，则是外感邪气，内害脏腑，使其功能失调而病。表证已罢，外邪入里，其病即属脏腑。若非因外邪所感，则为病自脏腑本身而生。《金匮要略》因脏腑失调所致之病甚多，如百合、脚气、虚劳、肺痿、奔豚气、心痛、消渴、黄

疝、脏躁……

（三）留邪壅滞为病

水、血、痰、食、虫，皆留邪也。邪留体内，客于某处（如瘀血痰浊结于胁下），或泛溢全身（如水液泛滥），势必阻塞全身或局部的脉络隧道，妨碍气血营卫精津之正常运行，后果必然是"脉道闭塞而不通，留结为病"。仲景所述杂病因留邪所致者亦多，如痰饮病、水气病、瘀血、肝着、宿食、积聚、疟母、蓄水、蓄血等。

仲景对杂病产生的认识大致有以上三个方面。诚然，上述三点，不但是杂病产生的病理基础，对于辨析杂病，亦可起到提纲挈领、执简驭繁的作用。

杂病辨证，大多认为"脏腑经络"为其纲。对杂病的产生多归咎于内伤所致；外邪为病就很少注意；至于邪留为病，不论是脏腑功能失调产生留邪，还是留邪影响脏腑功能，都可以产生脏腑症状，但注意的也多是脏腑因素。由此种种，不能不说是导致以脏腑统辨杂病的重要原因。如上所述，作为杂病证治典范的《金匮要略》辨析杂病，非惟"脏腑经络一纲"，而是以外邪为病、脏腑主病、留邪发病为内核的"三纲鼎足、互为纲目"，才符合《金匮要略》的实际内容。

二、"三纲"内容剖析

（一）辨外邪为病

"疾病虽有外感与内伤之分，但因外感易造成内伤，内伤容易招致外感，它们之间既有区别又有联系，既可分而又难分。"所以，杂病辨外邪是不无根据的。仲景在《金匮要略》里以详实的内容显示了这一点。如湿邪侵袭所致的湿病，阴虚（津亏）复受风寒而成的疾病，感受暑热之中暍，这些多病从外感，故治疗多以发散表邪为主。初步统计《金匮要略》第1～17篇及第19、22篇中有关杂病因外邪所致之文共38条，如"太阳病，发热无汗，反恶寒者……""血痹病从何得之……重因疲劳汗出……加被微风，遂得之"等；治杂病以发散外邪为主的方剂共18首，如栝蒌桂枝汤、葛根汤、麻黄加术汤、防己黄芪汤、射干麻黄汤、厚朴麻黄汤等，均占全书杂病条文，处方总数的10%。作为杂病证治典范的《金匮要略》出现这种情况，是仲景对临床实际的真实反映，旨在示人：外邪在杂病辨证中是不容忽视的。所以清代医家尤在泾在谈到辨证杂病时说："风气不去，则足于贼伤正气而生长不荣。"这里的"风气"，亦即外邪而言。

（二）辨脏腑主病

仲景非常重视脏腑主病在杂病辨证中的地位和作用。《金匮要略》所述杂病因脏腑失调所致条文共 149 条，如"百合病者，百脉一宗，悉致其病也……""男子脉虚沉弦，无寒热，短气里急，小便不利，面色白，时目瞑兼衄，少腹满，此为劳之使然"等；治杂病以调理脏腑为主的方剂共 90 首，如百合类方、泻心类方、桂枝龙牡汤、天雄散、建中类方、八味丸、薯蓣丸、酸枣仁汤、炙甘草汤、人参汤、黄土汤、甘麦大枣汤等，分别占条文、处方总数的 40%、50%。这充分说明脏腑主病在杂病辨证中占有分量。自然，后世医家也是重视杂病辨脏腑的，如张元素创"脏腑标本寒热用药式"；喻昌说："治病不明脏腑经络，开口动手便错"；唐容川更指出："业医不知脏腑，则病原莫辨，用药无方"。所以，发展至今，多主张"脏腑经络"为杂病辨证纲领，是更可以理解的。

（三）辨留邪发病

是由气血津液精髓等构成生命的物质实体，是处于不断运动变化之中的，其基本的运动形式是"升降出入"。故《内经》谓："升降出入，无器不有。"正常时，清者为体所用，浊者为体所决。如果机体代谢失常，清不为用则反变为浊（如水、血、痰、食）；外邪侵袭，入里随得其所，积于体内，均可成为新的病因，阻塞人体隧道或内攻脏腑而成留邪为病。仲景很重视留邪为病在杂病辨证中的地位，不但立专篇（如痰饮篇、水气篇、瘀血篇、积聚篇）论述留邪所致的杂病，书中因留邪所致杂病之文共 114 条，如"鼻头色微黑者，有水气""夫诸病在脏、欲攻之，当随其所得而攻之""师曰：此结为癥瘕，名曰疟母"等；治杂病以祛除留邪为主的方剂 73 首，如猪苓汤、承气辈、桔梗汤、皂荚丸、葶苈大枣泻肺汤、十枣汤、泽泻汤、瓜蒂散、下瘀血汤、抵当汤等，分别与总数的 35% 和 40%，与脏腑主病之比例相去无几，这充分说明辨留邪也是杂病辨证的重要一环。无怪乎后世医家常说，"水血痰食，皆邪薮也""痰生百病，怪病生于一痰""痰饮为病，十人居其七八"，近人秦伯未在其《谦斋医学讲稿》中专列一章论"气、血、痰、湿"的辨证与治疗，这说明辨证留邪确是杂病辨证所不容忽视的。

三、"三纲"互为纲目

人是一个有机的整体，脏腑相关，气血相系，肢窍相连，生理上的相互联系必然导致病理上的相互影响。因之仲景辨析杂病的"三纲"并不是孤立的，而是相互联系，互为纲目。互为纲目的"三纲鼎足"充满了辩证法思想，是仲景杂病辨证与治疗思想的光辉之所在。

（一）外邪为病为纲，脏腑主病和留邪发病为目

人体内外是相互联系、相互影响的。生理上，如皮毛者肺之和也，肌肉者脾之主也……病变时，外邪侵害，每每内舍其合，造成一定程度的脏腑损害而呈现出相应的脏腑症状，如风寒之邪既可客表，又可内害脏腑而出现"肺中风""脾中风""肾中风"等；再者，外在邪气，本与机体某些脏腑有天然的亲和性，如风寒易伤肺、湿喜害脾、火邪伤心……这也是临床极其常见。体内原伏邪气，复感外邪时，亦常因外邪牵动，相互为奸而成外内合邪，如外湿引起动内湿亦属临床多见。上述种种，虽有脏腑及留邪见症，但皆缘外邪所起。仲景辨析这类杂病，则以外邪为纲，脏腑及留邪为目。《肺痈》篇："肺痈胸满胀，一身面目浮肿，鼻塞清涕出，不闻香臭酸辛，咳逆上气，喘鸣迫塞，葶苈大枣泻肺汤主之……此先服小青龙汤一剂，乃进"。此例原患肺痈，有痈脓等邪浊留内，复现"一身面目浮肿，鼻塞清涕出"之表证，仲景先以小青龙解表，再设泻肺汤逐痈。小青龙与泻肺汤应用之先后，亦即决定在分清纲目的关系上。此外邪为纲，留邪为目之例。

（二）脏腑主病为纲，外邪为病和留邪发病为目

脏腑主病，在脏腑的实质损害和功能失调的种种病理演变后，可出现各种脏腑病变而产生相应的脏腑症状；同时又可因脏腑阴阳气血的偏盛偏衰产生内寒、内热、内湿、内燥等症；脏腑功能失职、代谢失常，可产生水、血、痰、宿食等，而见相应的留邪症状。这类疾病，虽有似表之寒热见症及留邪症状，但皆病缘脏腑，仲景辨之以脏腑为纲，外邪和留邪为目。《伤寒论》84 条："太阳病发汗，汗出不解，其人仍发热，心下悸，头眩，身𥆧动，振振欲擗地者，真武汤主之。"此例太阳病过汗，使少阴肾阳虚衰，不能温化水液而出现"心下悸、头眩、身𥆧动、振振欲擗地"等一派寒水见症，仲景治以真武汤，主在调理肾中阴阳，而不是见水治水。这从治疗上也体现出脏腑主病为纲的特点。

（三）留邪发病为纲，外邪为病和脏腑主病为目

留邪发病，出现明显的留邪症状，如水肿、痰饮、积块、宿食等等，尚属易辨。但作为病理产物的留邪，一方面可阻塞人体的经脉隧道，其为病，症状都不甚明显；一方面可扰乱脏腑，使其失调而出现相应的脏腑症状。如寒水迫肺，出现咳喘、呼吸不利的肺失肃降之证。再如饮邪留于胃，出现背寒冷如掌大的外寒症状。凡此，皆因留邪作祟，仲景辨之以留邪为纲，脏腑和外邪为目。《肺痈》篇："肺痈，喘不得卧，葶苈大枣泻肺汤主之。"本例为肺痈患者，而突出地表现为"喘不得卧"的肺失肃降之脏腑症状，其位在肺而本在痰浊痈脓壅肺，故仲景治以泻肺汤，名泻肺实逐痈脓。此留邪为纲，脏腑为目之例。《痰饮》篇："膈上病痰，满喘咳吐，发则寒热，背痛腰疼，目泣自出，其人振振身困剧，必有伏饮。"尤在泾认为："身热、背痛、腰疼、有似外感……痰饮之为病，能合人憎寒发热，状类伤寒者也。目泣自出，振振身瞤动者，饮发而上迫液道，外攻经隧也。"此因伏饮内阻，营卫不和而现寒热外证，实非外感而因伏饮所作，治当视病人之虚实而用苓桂或十枣之剂。此留邪为纲，外邪为目之例。

上述所列，在《金匮要略》中还有很多。至此我们可以清楚地看到，仲景辨析杂病要义就是三纲鼎足、互为纲目。它充满了辩证法思想，用之于杂病辨证，是具有普遍指导意义的。

结论

仲景在《金匮要略》首篇即开宗明义："治肝补脾之要妙也。"笔者沿着这条思路，尽量吻合仲景临证思维的轨迹，在通读仲景全书基础上，认识到仲景给后人展示了整个杂病辨证的要妙：三纲鼎足，互为纲目。也就是探索证与证之间的关系，而不是见症治症。本文对仲景杂病辨证要义作了探讨。当然，"三纲互为纲目"的方法是否完全符合仲景原意，也有待于今后进一步研讨。相信随着仲景学说研究的不断深入，其辨证理论也会得到完善和发展，更好地服务于临床。（吴官华、庞鹤）

证候动态变化的形式

证候是疾病某阶段本质的反映，是中医治疗疾病的主要依据。然而在疾病发生发展过程中，证候表现并非静止、固定不变的，其从无到有，从有到转变处于不断变化状态。证候的稳定状态，标准化状态是相对的，是暂时的，而证候的整体恒动，发展变化状态是绝对的。因此说疾病转变和传变，处于动态变化是证候的基本特征。

古代医家对证候动态变化虽无系统阐述，但从不同角度对证候传变形式有着较丰富的记载，如《内经》有"逆行""顺传"之辨，《伤寒论》论六经证候有"合病""并病"记载，"循经""越经""直中"之谓，叶天士强调卫气营血证候传变有"逆""顺"之异等等，足以说明证候动态变化的形式错综复杂。然结合证候结构的特点，从证候的发生、演变、转归分析，则证候动态变化有其固有的形式。

1. 证的发生——渐发与骤发

疾病的发生，证候的形成往往是同时进行的。一般而言，有病势必有证，病除则证亦消失，只是某些情况下证候表现不典型、不明显，令人难以辨析而已。分析从健康到典型证候的形成过程，即在证候发生过程中，证候动态变化的形式有渐发、骤发之分。

所谓渐发指证候由不典型至典型，随着相关症状数量增加，症情逐渐复杂而加重，呈循序渐进之过程。如感受风寒之邪，初期或可仅表现"脉浮，头项强痛而恶寒"，若失于治疗，病势日甚，而逐渐出现发热、汗出、恶风、脉缓等症状，使证候表现更加典型，即可做出太阳中风的诊断。再如肝郁证属渐发者，初期仅表现怒后胸闷不舒，经常太息，若病因不除，可渐致精神抑郁、心烦易怒、胁肋窜痛、口苦、脉弦等症状，最后形成典型的肝郁证。临证中我们体会到，这种渐发形式多具有病情进展相对缓慢，症状数量递增，或症情逐渐加重，但病程长短不一的特点。以这种形式演变的证候，初期往往表现不明显而难以诊断，故医者当善于见微知著，掌握"但见一症便是，不必悉具"的原则，以早期诊治，"救其萌芽"。

骤发者，许多症状同时出现，形成典型证候，或数证同时发病，病位不一，病机复杂，然其临床表现典型，较易诊断。如温病中卫分证，发病即表现为发热、微恶风寒、头痛、咽痛、口微渴、舌尖红苔薄白、脉浮数等症状，使医者一目了然属风热袭表。再如卫气同病，卫分、气分证候同时出现，气营两燔，气分、营分证候共同发病，其起病迅速者，当属骤发范畴。这类证候，不仅起病较急，而且演变迅速，故应及时施治，阻遏其发展。

2. 证的演变——深化、转化、突变

证的演变指证候间的动态变化，即一证向它证的过渡。古人有"一定之传变""无定之传变"的论述。一定之传变者，常由表入里、由浅入深，如六经、卫气营血、三焦证候的循序相传，或脏腑证候按其相合、生克乘侮的以次渐进。无定之传变则指不以常规方式传变的证候。若分析证候结构特点，则证候过渡阶段的变化形式主要有三种。

一为深化，指在一证向另一证转变过程中，前证症状不减、或加重，演变到一定程度而形成新的证候。二者病机、病性、病势有别，病位或有差异，病情轻重不同，但新的证候往往包含着前证的症状。如肝郁日久，郁而化热，成肝经郁热，除其热证表现外，往往仍兼挟有肝郁的症状。再如脾气虚弱，日久伤阳，渐成脾阳虚衰，多为脾气虚证仍在，又出现了虚寒的表现等等。

二为转化，即一证向另一证演变，前证症状逐渐减轻，以致散失，而后证之表现更加明显，越来越重。二者病机、病位发生了根本变化。如肝郁克脾，郁滞渐解，脾虚加重，渐成脾虚之证；太阳传阳明，表邪入里，阳明热盛，而成阳明之候等。

深化与转化特点不同，前者是一证在另一证基础上形成，具备两证的临床特点，后者为一证形成后，而另一证消失，只有一种证候的特征。从而决定了其治疗原则不同，选方用药则相应而异。

三为突变，证候演变迅速，常无明显的演变趋势，旋即由一种证候变为另一种证候。如平素肝郁之人，逢暴怒伤肝，气机逆乱，发为气厥；肝阳偏亢之证，阳盛风动，发为肝风等等。这种突变的证候，多病势急重，病机复杂，令医者莫测。

3. 证的转归——向愈与加重

证的转归指证候动态变化的总趋势。疾病的发生发展到制约证候的演变趋势，即决定了证候动态变化的方向。一般来说，病重则证候易变，证机复杂，证情亦重；病轻则证候亦较稳定，证情亦较轻浅。故从总的方面分析，证的转归亦不外向愈、加重两种不同的动态变化。其向愈者，病邪浅去，正气来复，症情减轻，症状消失，机体康复，即所谓"阴阳自和者，必自愈"。如肝气犯胃证经疏肝和胃法治疗后，胃脘及胁肋胀痛、嗳气吞酸等症减轻或消失，另可遗有胸闷善太息、心烦易怒等肝郁证，然证已向愈，稍事理肝之品，即可祛疾。其加重者，病邪深入，正气渐伤，症情加重，病势日进。如肝郁不除，向克脾、犯胃、化热、血瘀等证演变；脾胃虚弱，又有阳气阴血不足之证；血不养心，又有心悸失眠之症；心肝阴血不足，虚阳上亢，又有急躁，易怒，头痛头晕；阳气不温，又有肢冷畏寒，腹中冷痛之症。以致症状叠见，证候错综复杂，其病位与病性皆复杂，非辨证准确，则难以除疾。

总之，由于证候所处的阶段不同，其动态变化形式则相应而异。故有渐发、骤发之分，深化、转化、突变之异，以及向愈、加重之势。这些不同的变化形式由证候本质所决定，受疾病的发生演变制约及多种因素的影响。因此分析证候动态变化的形式，对于掌握证候动态变化的趋势，加深对证候的认识，以早期诊断，及时治疗是有意义的。（曹洪欣）

中医治则

中医治则，即中医治疗疾病的原则，对指导临床制定治疗方法，选择配伍方药起着重要作用。研究治则是为了更好地指导临床治疗，发展中医治疗学。

一、中医治则的基本特征

中医治则是根据中医对疾病的发生发展规律的认识制定的，是在长期临床实践中以反复施行的众多治法中总结出来的，是在中医理论指导下形成的，它具有以下特征：

1. 能反映中医整体的理论特点。如"三因制宜"治则反映的是人与自然为一整体，人体本身是一整体的中医整体观，指导临床综合时间、空间与人体等因素立法施治。

2. 能反映中医关于疾病发生发展是病邪与人体正气相互斗争的认识特点。如"补虚泻实"治则反映了疾病由于正邪相搏导致了机体内平衡失调，失调的后果要么因邪盛而成"实证"，要么因正亏而成"虚证"，治疗时对虚证则以补法，对实证则用泻法。

3. 能反映中医辨证论治的治疗特点。如"治病求本"治则反映了中医施治重视通过对病变证候的分析，即辨证，求其本质，再针对"病本"采取适宜的治疗方法。

4. 对中医临床治疗有普遍指导意义。如临床对阳虚外感证用助阳解表法，对肝郁脾虚证用舒肝健脾法等，均是在补虚泻实治则指导下制定的。

二、治则与治法的区别与联系

治法，即临床治疗疾病时采用的具体方法。如温肾利水、养阴润肺、宁心安神、助阳解表等法。治法与治则的区别是：①治法必须在治则指导下制定。②治法是针对具体病变采取的治疗措施，治则是对疾病治疗规律的概括。③由于具体病变必然涉及病性、病因、病位，因此治法应反映对病变的病因、病性、病位的针对性。如"温胃散寒"即显示出病位在胃，病性为寒的特点；"祛暑解表"则示病因为"暑邪"，病位在表。而治则是治疗疾病的原则，具有一般指导性，较治法抽象而不具体。如"治病求本""三因制宜"等就无法表明所治疗病变的病因、病位、病性等。

治法与治则的联系：治法是构成治则的基础，没有治法，治则的作用也无法体现；治法的选择是在治则指导下进行的，没有治则指导，治法的运用也会混乱。一般讲，一种治法的确立往往是多项治则指导的结果。如治疗"热结旁流证"采用清热通腑泻结法，既是"标本缓急"治则的体现，也包括着"正治反治""三因制宜"等治则内容。同样，多种治法可在同一治则指导下确立，如补气养血、滋肝养肾、活血化瘀、清肺化痰等法均为"补虚泻实"治则指导的结果。可见，治则与治法的联系是多向综合的，不是单一的。

三、关于治则存在的问题

治则目前存在以下问题：对治则的概念、治法的特征，以及二者之间的区别与联系阐述较少；各教材所载内容有异，多的列出十条原则，少的仅列二条原则，内容几乎无全部相同者。有些治则内容互相重叠，甚至治法与治则内容混淆。这些问题的存在，影响着对中医治则的应用与研究，在一定程度上也有碍于指导临床治疗。现将各书所载治则内容合并统计如下，并加以分析、探讨：

1. 治病求本，2. 三因制宜，3. 正治反治，4. 补虚泻实，5. 扶正祛邪，6. 标本缓急，7. 治未病，8. 同病异治，异病同治，9. 知常达变，10. 辨证立法，11. 寒者热之，热者寒之，12. 调整阴阳，13. 调整脏腑机能，14. 调整气血关系，15. 寒热攻补同用，16. 用药不可偏执，17. 实则泻其子，虚则补其母，18. 充分发挥人的主观能动性，19. 局部与整体，20. 饮食宜忌，21. 辨证论治与辨病治疗相结合。

以上 21 项，按照上述关于治则、治法概念的认识不难看出，"知常达变"表达了施治时应具灵活性，"充分发挥人的主观能动性"强调了人在治疗中的作用，但此二条并不完全符合上述治则的基本特征，对治法的确定无具体的指导意义，故不能成为治则。"局部与整体"已寓于"三因制宜"治则中，因时、因地、因人制宜就是从整体上考虑对人体局部病变的治疗。"辨证立法"实际抛弃了治则，直接通过辨证去制定治法，故不能作为治则存在。因治则是辨证与立法之间的桥梁，辨证后应当通过治则来指导制定治法。"用药不可偏执"，提出了在治法制定后用药时应注意的问题，作治则显属不当。"寒者热之，热者寒之"是属"正治反治"法则中"正治"范畴，作治则显然不妥。"寒热攻补同用"既包含在"正治反治"治则中，又体现在"补虚泻实"治则中，若作治则则与"正治反治""补虚泻实"内容重叠。而"调整阴阳""调整气血关系""调整脏腑功能"等项均属补虚泻实治则。因人体阴阳、气血、脏腑功能失调不外虚实两种，调整的方式非补即泻，三项内容实际是"补虚泻实"治则指导下对不同部位、不同性质的病变进行治疗的具体方法，故不能与"补虚泻实"等同而共存于治则之中。"实则泻其子，虚则补其母"亦是在"补虚泻实"治则指导下，运用脏腑五行生克关系进行补泻治疗的一种方法，不能作为治则。至于"扶正祛邪"，参照《内经》"邪气盛则实，精气夺则虚"的理论可知，中医的"虚"指正气虚，"实"指邪气实，所以补虚即是"扶正"，泻实即是"祛邪"，为避免内容重叠，二者宜取其一。它如"饮食宜忌"既不能指导立法，也不能对选方用药施加影响，故不属治则。为什么会出现上述治则内容的混杂现象呢？这主要是因为对治则治法的概念不清所致。对治则治法的概念特提出以下七项基本治则。

四、七项治则内容阐解

七项治则为：1. 治病求本，2. 标本缓急，3. 补虚泻实，4. 正治反治，5. 三因制宜，6. 寓防于治，7. 病证合参。其中"补虚泻实""正治反治""三因制宜"三项内容明确，各种中医教材与书刊已做了较为详实的介绍，亦为一般从医者所理解，故不赘述。其余各项则有必要分别予以阐解及加以区别。

"治病求本"与"标本缓急"：治病求本是指在治疗疾病的过程中，必须研究分析出疾病的本，给予针对性治疗。如水肿病人，若出现腰痛肢冷，神倦畏寒，面色灰暗，舌淡胖，苔白滑润，脉沉细者，其病本在于肾阳衰弱，治宜温暖肾阳，化气行水，可用真武汤。若出现脘闷腹胀，纳减便溏，神倦肢冷，舌淡苔滑，脉沉缓者，其病本在于脾阳不振，治宜温运脾阳，化湿行水，用实脾饮等。解决了水肿的根本原因，则可达到水退肿消的目的。而在标本缓急治则指导下，治疗虽然并不一定首先治本，但先治标的目的却在于为治本创造条件，赢得时间。因在某些情况下，标病较急，危及人体生命，既可加重"本"病，又可影响治"本"措施的实行，故此时宜治标而不宜治本，或标本同治。再以水肿为例，若水肿较甚，严重影响机体生理活动及治本方药作用的发挥，临床则宜急用利水消肿法，使水肿暂时减轻，而后再温肾或健脾，采用治"本"法。可见标本缓急根据临床具体问题具体对待的原则体现治病求本精神的。二者既有联系，又有区别，既不矛盾，又不重叠，故可作为治则共存。

"寓防于治"：此条治则应主要指早期治疗与治疗时中止病情恶化与传变的内容，不包括无病预防。因所谓治则即治疗时应遵循的法则，而治疗是在发病之后进行的医疗活动，以针对机体的病变的性质、部位、程度而采取相应措施为基本内容。无病何以称"治"呢？预防疾病属于预防学范畴，与治疗学不同，二者不可混淆。之所以不用"治未病"作治则，而用"寓防于治"，意即在于局限"防"的含义，强调治疗疾病过程中的"防"。寓防于治治则的理论基础是：人是一个不可分割的整体，其脏腑病变可通过人体整体联系对机体其他脏腑组织产生影响，这种影响有一定的趋向性。如外感疾病有循着机体组织的不同层次逐渐深入的传变趋向，这种传变一方面可能由于疾病自然发展所致，一方面由于误治所致。早期及时正确地施治可阻止病变的深入与恶化，此即寓防于治治则的内容。姜春华"截断扭转"法，以及《金匮要略》"见肝之病，知肝传脾，当先实脾"的传统治法等即属其临床常用之例。

"病证合参"：辨病与辨证相结合已成为当今中医临床采用的诊治方式。当然，这里的病不仅指西医的病，也指中医的病。一般讲，任何一种病，无论其证候如何变化，但证候性质、特征均可反映出该病的本质内容。治疗时兼顾其病，往往较不兼顾其病施治疗效要高，其实在临床治疗中一般均兼顾其病的。即使采用同病异治、异病同治法则时也是如此。如异病同证时，并不完全同治，而是同中有异，此异即在对"病"的治疗上。如哮喘、慢性肠炎、心力衰竭等病变，在其病程中，可能会有肾阳虚的证候，临床可以温补肾阳为共同疗法，但是哮喘尚应纳气，肠炎要固涩，心衰要温心阳以强心，这就是因病不同而同中有异了。同样，在同病异证时，根据不同证候采用不同治法时，也因证系同病之证，治疗亦异中有同，此同也同在"病"上。如寄生虫病患者，在疾病过程中，寄生虫作为基本矛盾始终存在，因此在治疗中必须把辨证论治与祛虫杀虫结合起来，这就是因病相同而异中有同了。尤其是当今开展了中药药理的现代研究，中药治病的药理不断被揭示。如五味子、垂盆草降转氨酶；青木香、杜仲、天麻、黄芩降血压；金钱草、海金砂排除结石；白花蛇舌草、半边莲、半枝莲抗肿瘤等。临床辨证论治的同时，因病适当增入这些针对性强、疗效确切的药物，实践证明是临床治疗的新路子，值得提倡与研究。以上可见病证合参既包括有同病异治、异病同治的全部内容，又符合中医治疗学发展趋势，故病证合参应取代同病异治、异病同治，成为临床治疗应遵循的法则之一。

以上七项治则从不同角度在不同程度上体现了中医整体观、辨证论治的特点，基本上概括了中医对疾病发生发展规律的认识，注重了中医治疗学的特点，并反映了当前中医治疗学的临床应用状况与发展。（李济仁、胡剑北）

《金匮要略》的度势论治

度势论治源于《内经》，发展于《伤寒杂病论》。其中以《金匮要略》阐发得更为详尽，使之成为辨证论治体系中的一个重要组成部分和具体运用形式。具体地说，它主要是针对具体病证中所含邪正两种力量所处态势而设，并结合事先已审明的病因、病位、病性等情况，分别采取不同的方法或顺势予以激发、促进，或逆势加以截断、扭转。随着临床实践的不断深入，已使它日益显示出极其重要的现实意义。因此，确实有必要结合《内经》所论而对《金匮要略》所涉这方面的内容作一简要分析如下：

一、顺势论治：这就是我们通常所说的"因势利导"之法，此法是以审明已在具体病证中居于主导地位的邪气之性质及其所在部位为前提，以不同的祛邪措施为手段，并以就近引导邪气排出体外为目的，从而加速该病证向愈的进程。按理说，此法只适用于纯实之证，但在具体运用之时，若能根据病情配伍不同的扶正之品，也可运用于某些虚实夹杂之证。又因为窃居某一部位的邪气或可能仅处于相对静止状态（即仅内寓潜在趋向），或表现出明显的趋向，所以对前者需予激发，对后者则予促进。

1. 顺势激发：《素问·阴阳应象大论》所谓"其高者因而越之，其下者引而竭之，中满者泻之于内……其在皮者汗而发之"，即为居于不同部位的邪气并仅表现为潜在趋向而设。查《金匮要略》为有关病证所设治法，又正是遵此经旨而发挥之。如《水气病》篇第 18 条即宗此而为水气病引申出"腰以下肿当利小便，腰以上肿当发汗"的治法的。又如《痉湿暍病》篇第 11～13 条也是基此而为不同证候类型的痉病分别制三首治方，那就是：凡属于邪在表者，虽据津液耗伤程度的轻重而分出葛根汤和栝蒌桂枝汤两方，但却一概从汗解之；反之，凡属于邪在里者，则出大承气汤一方而毫不犹豫地从下除之。

2. 顺势促进：可以说，这是《金匮要略》在前述《内经》条文的启发下而独创的一类治法,以便促进分居不同部位的邪气已表现出来的明显趋向。如《黄疸病》篇第5、6两条已从正面反复强调:"酒疸,心中热,欲呕者,吐之愈""或无热,靖言了了,腹满,欲吐,鼻燥,其脉浮者先吐之,沉弦者先下之";而《呕吐哕下利病》篇第6条则从反面告诫我们:"病人欲吐者,不可下之"。

二、逆势论治:此法主要针对具体病证已经或即将出现的自然发展趋向而设,然因决定病证自然发展趋势的主要因素,既可以归纳于正气的耗损,又可以责之于邪气的炽盛,所以它所采用的手段或扶正或祛邪而迥然有异,所适应的指征则是虚实皆宜而无所侧重,唯其运用形式实可详分为如下两种类型:

1. 逆势扭转:《素问·至真要大论》所说"高者抑之,下者举之",实是针对因于肺气上逆、肝阳上亢以及脾气下陷、脏腑滑脱不固、精气失固等邪盛或正衰之类情况,所导致的上、下两种明显且不同的发展趋向而加以扭转的。考《金匮要略》为有关病证所设治法,又无不宗斯说而拓展之。如《呕吐哕下利病》篇第7条专为呕逆实证而提出的"哕而腹满,视其前后,知何部不利,利之即愈"之治法,即是由此引申而来的;又如《呕吐哕下利病》篇第17、16、47三条,《消渴小便不利淋病》和《腹满寒疝宿食病》的前篇第3和后篇第16两条以及《奔豚气病》篇第2~4三条等条文,分别为食已即吐、胃反、气利、下消、饮厥以及不同类型的奔豚气等病证所出大黄甘草汤、大半夏汤、诃梨勒散、肾气丸、赤丸以及奔豚汤、桂枝加桂汤、茯苓桂枝甘草大枣汤等治方,也无不是前述精神的具体体现。

2. 逆势截断:或可以说,这又是《金匮要略》在《素问·五运行大论》有关"气有余,则制己所胜而侮所不胜"之论述的启发下而独创的另一类治法,其法即如是书开卷第1条所指出:"见肝之病,知肝传脾,当先实脾,田季脾旺不受邪,即勿补之。"实际上,这里只不过举肝病为例罢了,举一反三,推而广之,即可发现,此段条文旨在说明凡具相克及反侮的脏腑之间,一旦克他、侮他的已病脏腑邪气实,而被克、被侮的未病脏腑脏气虚,便可自然引出该病证的定向传变之趋势,故在为该病证施治之时,无疑当针对这一传变趋势,一方面泻本脏之邪实,另一方面又兼补他脏之正虚,唯有这样,才能有效地加以截断。

此外,诸如是书所倡导的多途径(如经口腔、皮肤、黏膜等途径给药)、多剂型(如汤、丸、酒、散、薰、洗、敷、点、栓等剂型)、多种治疗手段(如药物、食疗、针灸、膏摩等治疗手段)的随机运用,从某种意义上来说,也不妨可视为度势论治的具体变通。

总之,《金匮要略》所论度势论治的内容极为丰富,不仅在很多方面发前人之未发,补前人之未备,而且历经千百年来的临床实践证明,又确具有极其重要的指导意义,所以如何就此进一步加以发掘、整理和提高,实是一个不容忽视的问题。(张笑平)

用药如用兵

《孙子兵法》是我国古代军事名著之一。学习《兵法》13篇，就会发现孙武的"计谋""形势""奇正""虚实""军争"等思想方法，与中医立法、处方、用药等思想方法相吻合，也同现代科学发展中的控制论、信息论、系统论有颇为相似之处。

一、不战而屈人之兵，善之善者也

《兵法》云："不战而屈人之兵，善之善者也。"高明医生，只以简单数语，而治其病，可谓不药而减其病，善之善者也。如，愤怒，气血上涌而头痛者；郁闷，气血结于胸而胁痛者，医生若以数句妙语解开心中之事，病因已去，病也大减。如食辛辣，火毒上攻之头痛；多食寒凉，寒气内聚之腹痛、肢痛者，必须嘱其断饮食之病因，方可治愈。

如火热上攻之头痛，嘱病人多食清热降火之食品，如苦瓜、冬瓜、黄瓜、西红柿。肝肾不足，筋骨无力，多食虾、牛肉、牛筋、火腿肉等食品，强筋健骨。此为，不用药，而去病之善法。作为战争的原则，与敌军作战不损害我方是上策，损害我方是下策。结合医疗，选方用药不损害机体是上策，产生多种副作用是下策，故临证选药，必须审慎。既要应用中药的一些特殊作用，又要把中药的四气五味、归经功用与中药的药理研究相结合，舍弊取利，发挥中药的优势。因此，临证选药，必须针对病本，不仅要达病所，而且要足以与病邪相匹敌。就机体而言，必须审慎，若不慎有失，小则耗精，大则伤命。所以选药如选将，适之则留，不适则弃。古医家张仲景，重视调理脾胃，脾胃调和，则气血来源充足，正气即有胜邪、逐邪之力，病亦可去。此皆不战而屈人之兵的道理。

二、用药犹遣兵，要在明法

临证择药，如选兵将。将不在勇而在谋，制胜之道，不在力宏；施药之理，要在明法，法明则理顺，理顺则取胜。撷其原则如下：

1. 正奇相合，奇兵取胜

《兵法》云："凡战者，以正合，以奇胜。故善出奇者，无穷如天地，不竭如江河……战势不过奇正，奇正之变，不可胜究也。奇正相生，如循环之无端，孰能究之。"孙武很重视奇正，尤重视奇的应用，且进而阐明：出奇之道，贵在"攻其无备，出其不意"。综合医疗，如小柴胡汤的以正相合之理，药分几路，半夏降胃气，柴胡理肝胆之气，人参健脾气等，可知病位有脾、胃、肝、胆等位。正法是根据病势，有几个部位，病情有几种变化，而处方亦是药分几路，药证相合也。

出奇制胜之理，如以大承气汤治火热毒邪上攻于头的痉病，证情复杂；又如风引汤治疗风、阳、火、热上逆于头的中风、惊风、瘫痫等病，证情也很复杂。而方中都有大黄，其六经之热总清阳明，阳明一清，诸般火热皆随之而降，头脑之病亦可大减。痉病、中风病、痫病等急、重、险、恶之证亦随之而缓和，可谓出奇制胜。

以正合，是根据病情的传而又传，变而又变的杂病，其病因复杂，病位复杂，症状复杂，必须有关照全局的一种处方。

以奇胜，是诊断出杂病的关键邪气，关键病位等，而治之，使杂病全局缓和而治愈。如心经热盛，除以清心经之热为正外，再从脏腑互配理论出发，出奇"兵"敌于小肠，如斯不仅有出奇制胜之功，且有分敌专我、各个击破之妙。钱乙的导赤散正是此法淋漓尽致的体现。感六淫之邪，内伤七情之害，均是凑至"其气必虚"之处而为病。演至兵理，临证除设正"兵"以穷追不舍、围杀堵截外，所出奇"兵"必须以逸待劳，以治待乱，以饱待饥，使之致邪而不致于邪。《金匮要略》有邪入络、经、腑、脏的不同表现，示人先出奇"兵"制之；有"见肝之病，知肝传脾"，而发"兵"于仓廪，以盈中州的见微知著之举。不同之病，所出奇"兵"不同，同是一证，随机体老幼年龄之异，天候地气有别，嗜好职业有殊，所施之奇也是不同，故有"证同未必治亦同"之异议。如肾功能衰退的病人用药，解毒利尿是为正，但有用之效佳者，有施之罔效者，以升清降浊之奇，暗合提壶揭盖之妙，奇"兵"于肺，冀复肺主治节之功，以澄水之源头，则下输膀胱之流必清澈无疑。至于长期蛋白尿不愈者，虽有法力升清降浊之奇，但所遣之药自当有别。前者常用蝉蜕、苏叶、黄芪、野菊花等一派开宣肺气，轻清上浮之品；后者常用五味子、山萸肉、诃子等涩敛之味，异径求同而效摄清以降浊。其他如肝炎以百合固金汤从肺治愈，膀胱咳从肝治验等等，都是出奇制胜的具体应用。

2. 歼敌灭资，打援防传

《兵法》云："知彼知己，百战不殆"，又云："上兵伐谋，其次伐交。"说明临阵不仅要"知己"，而且要对敌之兵力部署，外交往来，所趋之向都应了然于胸中，并做出相应的对策。在医疗上，主要体现为"打援"和"阻其所传"两个方面。五脏之病，一脏有病，病传他脏，如肝木独旺，所寄之相火必蠢蠢欲动，俟机而乘脾侮肺，滋肾清火，虚实并治，方能歼敌覆灭，而不复燃再生；肺脾兼顾，才可断敌去路，达到合歼无遗。总之，断敌之传，要在先至；歼敌灭援，贵在合歼。近世姜春华先生参自己临证之悟，暗合《兵法》遣兵之理，破卫气营血相传的尾随用药法，提出了行之有效的"截断扭转"论，使温病在用药上取得了重大突破，也体现了《兵法》在中医学中的指导作用。

3. 杂于利害，见利思害

《兵法》云："是故智者之虑，必杂于利害，杂于利而务可信也，杂于害而患可解矣。"孙武告诫将帅，在复杂多变的战局之中，必须做到兼顾利害全面地看问题。医学上，邪气致病，几种邪气同时侵入，所犯部位高低不同，深浅有别，从而导致了各脏各腑的阴阳气血变化有异，故用药就自然不同。而所施之药，专于此则轻于彼，是故，此经有效，而他经已传，此邪已除，而他邪已变。因而临证必须详审病情，谨慎用药，见利思害，趋利避害。既要关照全局，又瞻前顾后，且忌顾此失彼。如仲景在《伤寒论》中，虽用五苓散利水之"利"，但更有饮"白饮"以防其伤津耗液之"害"；有用十枣汤攻逐悬饮之"利"，继有"糜弱自养"以防其戕害脾胃之"害"；有大青龙峻猛发越邪气之"利"，亦有为防其害的"温粉扑之"。从而见微知著，见利思害，用其功而避其害。这种杂于利害的用药思想体现在组方上更是如此。如桂枝汤中，桂枝芍药，一散一敛，一酸一甘，互制利害，辅以甘草，既有桂草辛甘化阳，又有芍药甘草酸甘化阴；有生姜之温，助桂枝发越邪气，又有大枣之甘，合芍药以益养营阴，相辅相成，相制相约，用其功而防其害。现嘱以"啜热稀粥一升余"，既助药力以作汗，又补中焦以增汗源，利害兼顾，真可谓用心良苦！由此亦见仲景施药审慎之一斑。

三、用药似布阵，妙在配伍

将有文武，兵有勇赢，而取胜之妙又在兵阵。医学上，《内经》就有君臣佐使之训，又有君一臣二，君二臣六之发挥。张景岳有"古方八阵""新方八阵"之辞，结合选药参伍，一要兼顾整体，关照病势全局的配方；二要展众药之长；三要除各药之弊，更要愈病瘳疾。故下面就处方用药做一概要论述：

1. 调兵遣将与处方用药

孙武认为，在敌强我弱，敌众我寡的情况下，用兵取胜之道，贵在专我分敌，各个击破。这种思想在处置方药上，主要体现为分流方法。如《伤寒论》中发汗以止利、发汗以止呕、发汗以止衄。再如临证以通便法治疗肺实证，以祛瘀法治疗多囊肾等等，均是《兵法》中使敌（病邪）"备前则后寡，备后则前寡，备左则右寡，备右则左寡，无所不备，则无所不寡"的体现。说明处置方药，既要主兼证同治，又要区别待之。君臣药的配伍不能捉襟见肘，更不可南辕北辙，必须法《兵法》"上下同欲者胜"之理，以求之于临床。

2. 陈兵部伍与制方著微

《兵法》云："越人之兵虽多，亦奚益于胜败哉？故曰：胜可为，敌虽众，可使无斗。"孙武在此论述了取胜与兵力多少的关系不是绝对的。结合用药，下量犹遗兵，病轻而量重者，则耗药害己，病重而量轻者，则力微不敌，故宜对证施药定量。溯源至《五十二病方》282首方中，每方亦不过几味药，遣量亦是常剂；至仲景《伤寒论》，制方用药少则一味，多则十余味，多是力专效宏，短小精悍；李杲的补中益气汤全方不过二钱九分。故张景岳对施药有诫之云："既得其要，但用一味二味便可拔之，即或深固，五六味七八味已多矣。"但后世业医药者，凡遇一证，茫无定见，处方下量，用广络原野之术，动辄几近廿余，合量达至斤许，脾胃自健者犹可；若脾胃自弱者，则不仅不治，反而伤中。或往往是此症微减，而药源性的彼症即旋踵蜂起！仲景《金匮要略》书，有鳖甲煎丸、薯蓣丸等大方，是针对病因复杂，病位复杂，病证复杂之杂病，而大方又是关照杂病全局的正法，也不失全局治略之举。故《兵法》云："识众寡之用者胜"，为医者在处方用药多少、药量轻重之时，不可不思。（王桐萍　张军平）

杂病的治略思想

《金匮要略方论》是东汉张仲景所著的《伤寒杂病论》中的杂病部分，杂病是言其病机复杂，要略是论其治法之高妙，二者之内涵是一致的。

杂病是病因复杂，病机复杂，病证复杂的疾病。杂病的形成，主要是由于疾病有脏腑经络的传变规律。疾病之开始，在某一个部位，以后传到其他脏、腑、经、络几个部位。由于疾病传而又传，变而又变，就会形成几对错综复杂矛盾的病情。如此，既难辨证，又难论治。故研究杂病的几个相关部位的脏、腑、经、络病机辨证的思想方法，才能看全、看透杂病的病机，才能对杂病有一个条理清晰的分析，而后才能进行周密的论治。

一、以传立论，言杂病部位复杂

《金匮要略》一书有很多内容论述疾病传变，而形成杂病。如《脏腑经络先后病》的篇名，就说明了脏腑经络是生命的有机整体，脏病、腑病、经病、络病都可以互相影响，互相传变，病有先后。篇中第一条就以见肝之病，知肝传脾为例，说明先有肝病，可以传脾，而后脾病。依此推理，可知还有脾病传肾，肾病传心，心病传肺，肺病传肝等规律。第二条，又说有内因致病，为经络受邪入脏腑而为病。外因致病，为邪气中于皮肤，通过血脉相传，壅塞于四肢九窍而为病。文中之入与传，都是说疾病有传的规律。

《金匮要略·中风》篇，又论述了邪在于络，邪在于经，邪入于腑，邪入于脏的辨证方法，邪气由在表之络、之经，又有深入内传入腑、入脏的规律，也说明中风病由轻变重的规律。

《金匮要略·五脏风寒积聚病》篇第十八条，论述了上焦心肺功能衰退的疾病，能影响中焦和下焦。因为上焦是接受中焦精微之气的，故上焦虚竭衰弱，中焦脾胃精微之气不能上达，聚于中焦则为陈腐郁塞之气，故上焦心肺虚竭，可以出现中焦嗳出食气等症。上焦有布散精微之气，营养下焦的功能，若上焦心肺虚竭衰弱，不养下焦，也会出现下焦二便失禁的症状。说明上焦心肺之病，可以影响中焦和下焦功能失调而为病。这是因为上、中、下三焦是相互作用、相互维系的整体，三焦之一部发病，可能影响其他二部。

《金匮要略·妇人杂病》篇第八条，论述了妇人胞宫虚寒，而寒气可以流传到上焦、中焦、下焦，乃至于周身。妇人经过多年，因虚弱、寒冷积聚、肝气郁结，使血寒积结在胞门，寒气先伤经络，而后寒气又布于下焦，引起下焦寒证；寒气上升，又可盘结在中焦，引起中焦病证；寒气继续上升，又可凝坚在上焦，引起上焦寒证；寒气流传于下肢，可以引起膝胫冷痛；寒气影响到头，可以引起精神情志病证。疾病由一个部位，传到另几个部位，就形成了部位复杂的疾病。

二、传中有变，言杂病性质复杂

《金匮要略·血痹虚劳病》篇，第三条说，虚劳病人阳气不足，阴血亏损，疾病传变，则有两种变化，一为阴血虚而虚阳外浮，故见脉大无力；又有阴阳气血不足，阳气衰惫之象，故见软弱无力的极虚脉象。由虚劳病脉的两种变化，说明虚劳病病情亦有两种变化，动而成虚热外浮之证，静而成阴寒内凝之证。这两种不同性质的病情，可在一身，则为一对矛盾的病证。

《金匮要略》虚劳小建中汤方证，就论述了因脾胃虚弱，阴阳气血来源不足，而发生两种不同性质的复杂的病情。有元阳衰惫的寒证，和虚阳外浮的热证。阳气虚不能温煦，阴寒内生，则有里急腹痛等症。阴血不能滋润，虚阳浮动，则有手足烦热，咽干口燥，多梦失精等症。如此，已形成了一对寒热难调之证，仲景立小建中汤一法，从建中焦脾胃入手，以生气血阴阳，使诸证和平。

《金匮要略》桂枝加龙骨牡蛎汤方证，论述了因久患失精病人，肾阴耗损太过，阴虚及阳，肾阳亦虚。若其人以阳虚不能温煦下焦，阴寒凝结为主，则有少腹弦急，阴头寒冷，下利清谷等症，有极虚芤迟之脉。其中芤脉，说明在阳虚寒凝之脉中，有虚阳外浮的倾向。若其人在虚阳一动，虚火外浮之时，则有男子失精，女子梦交，脉得芤动微紧。其中脉微紧，说明虚火浮动之脉证中，仍有阴寒凝结的倾向。本证可见元阳衰惫之虚寒证和虚阳浮动之虚热证同时并见。若用辛温助阳之法，则有动火之害，如用甘寒养阴之法，则有增寒之弊。可见此证也是一对寒热难调的矛盾病情，仲景立桂枝加龙骨牡蛎汤一法，从调节肾之阴阳入手，开源节流，使诸证和解。

《金匮要略》的桂枝芍药知母汤方证，论述了外感风寒湿邪，阳气不伸，邪留关节，故历节肿大而胀痛；湿阻中焦，又流于下，故脚肿如脱；风寒湿邪闭于外，湿郁于内而化热，湿热耗气、伤阴，而上蒸，故口渴，心中烦热，短气，身体瘦弱，温温欲吐。本证始于外感风寒湿邪，此其一；阳气不足而邪留关节不去，此其二；内有湿热郁滞，湿热上蒸，故头目眩晕，温温欲吐，此其三；气伤而短气，此其四；阴伤而烦热，身体瘦弱，此其五。分析此证，既有在外之风寒湿邪，又有在内阴阳两虚；既有外风，又有内热；既有湿郁之呕吐，又有阴虚之烦热，如此等等，已是几对矛盾的病情。如不用辛温发散之品，外邪不去；若用辛温发散之品，一可使阴阳气血耗伤更重，二可使湿热上蒸更重，三可使虚热上升于头。

《金匮要略》立桂枝芍药知母汤一法，用麻黄、桂枝、防风散风寒湿邪；用附子温阳气；用白术健脾补正而化湿邪；用生姜、甘草和中；用赤白芍和血通络，收敛阴气，凉血清热，利小便，除湿气；用知母养阴清热。今人见历节病，有头眩、身热者，多用凉药，如此，置阳气虚弱，外感风寒湿邪而不顾，则使风寒湿邪凝于关节，难以散去。《本草经》记载，芍药有利小便的作用。芍药与知母同在本方，相辅相成，而成养阴清热，利湿清热，和血通络。可见芍药和知母同用，在调治几对矛盾病情时有着重要的作用。

疾病传中有变，在变出一对矛盾病情时，尚属易治，应速治取效。若传而又传，变而又变，则症状百出。其中常变出几对错综复杂矛盾之病情者，则应细致辨证。矛盾病情举例，如：既有外感，又有内伤；既有痰湿，又有阴虚；既有瘀血，又有出血；既有肝阳上亢之头痛，又有脾虚下陷之腹泻；既有面红、目赤、心中烦热，又有腹凉、腹痛、腹泻；既有温邪之高热，又有阳气大衰之肢冷等证。

总之，杂病的辨证，必须全面认识疾病传到几个部位，变化出几种矛盾的病情，也就是要瞰视疾病的全局。这样，才能使辨证水平到达一定高度。临证之中，亦有一寒而生百证，一热而生百证，一郁而生百证，一痰而生百证。以上必须细致辨其所传到的部位，如痰湿逆于头中，注于大肠，留于脏腑，伏于经络等不同的传变规律。

三、论述杂病的正法和奇法

对杂病的辨证，既要看到疾病部位的复杂性，又要看到疾病性质的复杂性，要诊察到脏病、腑病、经病、络病的先后次序，知道病因，知道开始的病位病性，知道疾病传变后的病位病性，如此，才能知道疾病的全局。对杂病的辨证，还要能预断疾病发展的趋势，预断疾病将要传到的部位，从而对疾病有一个全面深入的辨证。

论治杂病，要根据杂病的复杂病势，确定第一阶段、第二阶段、第三阶段，各调治哪个部位，哪种病情，也就是巧妙地、一步一步地治愈此杂病。这是根据疾病全局而精心设计出的第一步、第二步的治疗方案。或者出一大方，方中有方，有机配合，有主有次，各治其病位，各调其病性，使病逐渐而解。这是论治杂病的正法。

论治杂病的奇法，是要判断杂病的关键所在。医家出一奇方，直接调治杂病的一个关键部位，或直接驱除疾病的一个关键邪气，如此，可使杂病全局迅速缓和，病解而愈。应用奇法，是毕其功于一方，而求神效。医家必须以高度的辨证水平，诊断出关乎杂病全局的一个关键部位，或一种关键的邪气，或一种关键的正气。诊断出杂病的关键所在，对此，而出一奇方，对疾病的治疗起到了关键的作用。

无论是正法或奇法，都是医家能够纵观杂病病势之全局，以后，周密策划出一个关照全局的治疗方案，这就是重要的治略思想，简称要略。

《金匮要略》辨证以纵观杂病病势全局，论治而确定治略正法不乏其例。如：本书所论疟母病证治。从鳖甲煎丸方测其证，可知病证变化复杂。疟母病起于感受疟邪，正邪相争而出表入里，故有寒热往来之证，寒则凝液为痰，热则灼液为痰，故有痰浊形成，阻滞经络。寒热往来，经络营卫气伤，经脉通行不畅，气郁血瘀，瘀血结于胁内，而成癥瘕。

分析鳖甲煎丸，方中有方，药分几路，有主有次，各归其经。有攻、有补，也有调和。方中以鼠妇、䗪虫、蜂窝、蜣螂杀虫治疟，消坚破瘀，化其癥瘕；以人参、阿胶补气养血，扶正气，和营卫；以射干、葶苈子、半夏、厚朴、石苇、瞿麦化痰浊，降湿气，利水道，痰浊一去，经络营卫通畅；以鳖甲引入肝经，调其寒热，化其癥块；以柴胡、桂枝、黄芩、干姜调理气机，调解寒热；以桃仁、丹皮、芍药、紫葳、大黄、芒硝、酒和煅灶下灰破瘀通滞，以消癥块。由上可知，鳖甲煎丸以正法治疟母之杂病，其方针对其病，是针对杂病之全局。其方之用，主次分明，无所不治。

《金匮要略》用竹叶汤治疗产后中风病，用正法治杂病，也是一例。病人为产后中风。产后气血已虚，又外感风邪，卫郁化热，火热上冲于头面，故面赤、头痛、颈强直；热邪耗伤津液，肺之化源亦绝，故喘息；热伤正气，重伤气血，阳气欲脱，故可有脉微肢冷等症。

方中用竹叶清降头上火热，引热下行；以葛根散邪解痉，生津以润筋脉之燥急；以人参、附子温阳固脱，以回其欲脱之虚阳；以桔梗化痰通络，布津于肺，以平其喘；以桂枝汤加防风解表散风，调和营卫，可助疏散风热，温阳固脱，和营卫解颈项强直之功效。

由上可见，产后中风病传变之后，有寒热虚实之证可谓杂病，其方从全局论治，药有散、清、温、调四法，直达病所，其病尽解。

《金匮要略·妇人杂病》篇中，论述了温经汤方证。其证寒、热、虚、实错综复杂，是几十年来传而又传，变而又变，形成的妇人杂病。妇人年龄在50余岁，冲任已虚。病史有若干年前曾经小产，瘀血未尽。近些年来，血寒积结胞门，瘀血加重而内阻，血不归经，故有崩漏下血数十日不止；瘀血内阻，津不上承，故有唇口干燥；少腹虚寒，故有腹满里急；崩漏下血之后，更伤阴血，虚热内生，故有薄暮发热，手掌烦热。此证即有在下胞宫虚寒，又有在上之虚热；既有瘀血内阻，又有血虚和出血，形成了几对错综复杂矛盾的病情。矛盾病情，实属难调，如若温暖胞宫，则虚热加重；若以甘寒滋阴清热，则胞宫寒冷更甚；如若破其瘀血，则血虚加重，出血不止；如若收敛止血，则瘀血更大。如此复杂病势，必须纵观全局，周密策划治略方案，方为妥当，才可收效。

温经汤方中以吴茱萸、桂枝温暖胞宫，温经散寒；以当归、川芎、芍药、阿胶补血和血，引血归经而止其崩漏下血；以丹皮配芍药和血化瘀，凉血清热而安其血；以麦冬滋阴润燥，而清其虚热；以人参、甘草、生姜、半夏温中补气，健脾开源而生气血，补气既可固血止血，又可化瘀。此方既止血又化瘀；既温经又清虚热；既补气又补血。温经汤方中药分几路，治其出血、瘀血、血虚、寒证、热证、虚证之杂病。方中之药虽分几路，但有机配合，本末急缓，有主有次，都已兼顾。本方论治既能治其出血之急，又能照顾大局；既能温暖胞宫以治其本，又能健脾开源以求健身之道。

奇法是以一方，直接调治杂病的关键部位，而使杂病的紧急病势迅速地缓和。如《金匮要略》中风篇中之风引汤方证即是一例。风引汤方证论述了五脏阳热亢盛，血热迸心，上逆于头，其血不能周流，故有面红、目赤、头痛、眩晕、暴怒，甚则突然昏倒，不省人事，半身不遂等症。平素必有因肝肾阴血虚少，而头重脚轻，足飘无力，急躁易怒，耳鸣目胀等症。但是，只用风引汤，药力直达于头，自上向下，降其血热，重镇潜阳。方中大黄配桂枝，桂枝温通血脉，用量小，大黄苦寒峻泻，其量大，两药相合，泻血分实热，引血下行；又以寒水石、滑石、生石膏、赤石脂、白石脂、龙骨、牡蛎、紫石英八味重镇潜阳，利水清热，镇惊安神；以干姜、甘草温中，解诸石之寒。本证为肝肾阴虚，而起肝风、肝火、肝阳等杂证，其病势只有上逆为至急，则以风引汤直达于头，向下清降潜阳以缓其急，以治其要。这是医家用奇法针对肝阳上亢的病机，针对如此关键病势，用的奇法，出的奇方。

《金匮要略·妇人产后病》篇第七条，论述了产后病人有恶露不尽，干血凝瘀少腹，胃肠实热积滞两病同在。而医家只出一大承气汤，意在大黄既可泻胃肠积滞，又可泻血分热结，总以泻降为主；枳实、厚朴既有降气消痞满之功，又有通降气血之效；以芒硝软坚散结。服大承气之后，胃肠实热积滞可去，下焦瘀血可能下行，希望收一石双鸟之效。如干血不行，可再与下瘀血汤。如此之杂病，下焦两结不去，泻降其一部，也可降其另一部，方中之药，总以泻降为目的，故可望一降而去其两病，可奇法。

总之，疾病的传变，是客观存在的。疾病传而又传，变而又变，形成了部位复杂，性质复杂的杂病。对杂病的辨证，要辨清复杂的病因，复杂的病机，复杂的病证，尤其是要辨清杂病中有几对错综复杂矛盾的病情。对杂病的论治，要纵观病势全局，经过周密的思考，确定关照全局的正确的治疗方案。或用正法，方中有方，药分几路，有主有次，有机配合，各归其经，而除其病。或用奇法，方治一部，此部必是杂病的关键所在，调治此部，则使杂病全局尽皆缓解。如上所述，辨证能纵观杂病的全局，论治能制定出关照全局的正确的治疗方案，就是治略思想。（臧本慎）

张仲景的调节方法研究

在生物的机体内，存在着一种固有的调节机制，这是在生物进化过程中逐渐形成的。这一机制，使机体各部分之间保持平衡，形成一个统一的整体。其调节过程，在现代"控制论"中属于"稳态论"的范畴。所谓稳态论，概括来说就是：当自动控制系统偏离平衡状态时，其自调机制可使之保持稳态，故又称自动稳态机制。作为中医理论核心的阴阳学说，认为人体内部阴阳之间是互相依存，互相制约，互相消长，互相转化的，并且，也在不断地进行自动调节，使机体保持动态平衡。当致病因子作用于人体，阴阳平衡遭到破坏时，机体通过这种调节机制，竭力使平衡得到恢复，以使疾病不致发生、发展。正如《伤寒论》所说："阴阳自和者，必自愈。"但此种调节机能是有限度的，当外界病因过强或身体状况不佳，即正不胜邪时，终致平衡破坏，产生阴阳的偏盛偏衰而发病。此时则需药物起人工稳态作用了。如《内经·至真要大论》所云："谨察阴阳所在而调之，以平为期。"这种药物调节作用，比起病因治疗，对症治疗这两种直接作用，具有更大的意义。因为这种调节作用可以把整个机体的能动作用调动起来，使自动稳态系统加强运转。于是，机体阴阳便重新趋于平衡，多种多样的顽固复杂的疾病常可在不知不觉中得到治愈。业已证实，中医药大多具有良好的调节作用。而经方具有药味少、疗效高，使用范围广的特点，故易观察、易突破，自然成为研究中药调节作用的理想对象。下面通过对几个经方的剖析，探讨中药对机体的调节作用。

一、桂枝汤

桂枝汤曾被后世医家誉为群方之首，众方之冠。在《伤寒论》中，以此方加减者，达 29 方之多，占总方数四分之一以上。在《金匮要略》中亦有 12 方。仲景原用本方治太阳中风及自汗证，用加减方治太阳病兼项背强几几，兼喘，兼身痛，兼胸满，兼阳虚漏汗以及心阳虚奔豚，转属太阴腹痛，转属阳明腹痛，柔痉，黄汗，失精梦交，血痹，虚劳等。近代又扩展了治疗范围，如感冒、流感，长期低热等发热性疾患；肠炎、痢疾、溃疡病、痉挛性便秘等消化系统疾病；眩晕、癫痫、脑外伤综合征等精神科疾病；以及心律失常、关节炎、过敏性鼻炎、皮肤病等其他各科疾病均可见于国内外文献报道。本方在配伍及功用方面的特点是：

1. 散中寓收

方中桂枝、生姜辛温发散，芍药酸寒收敛，一散一收，一开一合，对机体的津液运行发挥调节作用。故本方既能微发汗散风邪，又可敛津液疗自汗。

2. 泻中有补

虽属辛温发散泻邪之剂，然方中桂、草、枣辛甘化阳，芍、草、枣酸甘化阴，合起来又有调补阴阳之功。这种补益作用在与其药味相仿的小建中汤表现得尤为显著。正因为泻中有补，故除表虚证外，尚可用于某些里虚证。

3. 解表和里

本方虽为太阳中风所设，但其原方及加减方均可适用于多种里证的治疗。正如徐忠可所说："桂枝汤外证得之能解肌祛邪气，内证得之能补虚调阴阳。"

4. 通过调和营卫，调节全身机能

历代医家都认为本方的主要功能是解肌发表，调和营卫。解肌之"肌"，是指整个肌表，其实质是皮肤、口鼻黏膜、汗腺、毛发、皮下组织功能的总和。这是肌体抵抗外邪的第一道防线，古人称之为藩篱，今人称之为屏障。"解肌"的实质就是调节这些组织的功能，并通过发汗的形式驱邪于外，而这一过程是通过调和营卫实现的。肌表属于局部，营卫则关乎全身，调和营卫的实质就是调整整个机体的机能，特别是机体的抵抗力，改善机体对环境的适应能力。由此可见，桂枝汤的作用决不限于肌表，而是通过调和营卫作用于全身。

二、小柴胡汤

此方载《伤寒论》太阳病、阳明病、少阳病，《金匮要略》疟病、黄疸病、呕吐哕下利病、妇人产后病各篇。概括说来，其主治证为：1. 少阳病本证；2. 少阳阳明合痛，阳明腑实不重者；3. 三阳合病；4. 疟病；5. 发热而呕；6. 热入血室；7. 产后郁冒。近世推而广之，用于感冒、气管炎、肺结核、胸膜炎等呼吸系统疾病；菌痢、肠炎、肝炎、肝硬化、肝脾肿大、胆道感染、消化不良等消化系统疾病；肾炎、肾盂肾炎、尿路感染、尿闭等泌尿系统疾病；及关节炎、乳腺炎、中耳炎、痈肿、菌血症、败血症等感染性疾病。实际应用范围尚不止于此，有的医家甚至用此方加减通治几乎所有疾病。这种做法虽有过偏，但毕竟说明其治疗范围确实很广。

本方在配伍及功用方面的特点是：

1. 攻补兼施

方中既有柴、芩、夏、姜等祛邪药，又有参、枣、草这些扶正药，共收扶正祛邪之功。具体来说，前者直接针对病邪，祛除病因，减轻病邪对机体的损害。后者恢复机体的各种生理功能，特别是调节功能和防御功能（包括现代之免疫功能）。

2. 寒热并用

方中姜、夏温热去其寒，芩、柴寒凉清其热，这两种性质相反的药物，各以药性之偏，调解机体阴阳之偏。这是本方治寒热往来的理论依据。

3. 表里双解

少阳病病位在半表半里，故用柴、姜除半表之邪。这一配伍使本方不仅可以用于半表半里之少阳证，而且可以通过调节表里用药的比例，或治表证，或治里证，或治外感，或治杂病，扩大了治疗范围。

4. 升清降浊

方中柴胡升少阳之清气，半夏除胃中之浊气，使人体的升降气机得以调节。

5. 通过运转枢机，调节全身机能

小柴胡汤对机体的调节部位是在少阳，而少阳为全身枢机之所在。柯韵伯说："小柴胡虽治在半表，实以理三焦之气，所以称枢机之剂。"并说本方对"上焦无开发之机……中焦废运转之机……下焦失决渎之任者，皆可用之"。又谓本方中人参"扶三焦之正气，壮其枢耳"。可见本方是通过运转枢机调整三焦的功能。而三焦通畅，气机得以升降，又可使位于上、中、下三焦的心肺、脾胃、肝肾等脏腑功能恢复正常，故最后还是达到调节全身之目的。

三、小建中汤

本方在《伤寒论》载于太阳篇，主治"心中悸而烦""腹中急痛"。在《金匮要略》见于血痹虚劳病篇，主治"虚劳里急，悸、衄、腹中痛，梦失精，四肢酸疼，手足烦热，咽干口燥"。加黄芪则为黄芪建中汤，主治"虚劳里急，诸不足"。近代则广泛应用于各种慢性衰弱性疾病，尤其是消化系统疾病更为常见。如溃疡病、急性胃炎、慢性消化不良、胃肠功能紊乱、胃下垂、急性肝炎、慢性肝炎等。其他如治疗神经衰弱、贫血营养不良性水肿、经闭等亦屡见于文献报道。日本医家还有时用于感冒、低热、蛔虫性腹痛、反复性脐疝痛、回盲部粘连下腹痛、周期性呕吐、坐骨神经痛、末梢神经炎、口唇麻木、脱疽、夜尿症、老年性尿频等多种疾病。

本方在配伍及功用方面的特点是：

1. 重用甘味

本方是在桂枝汤的基础上加饴糖，黄芪建中汤又另加了黄芪，就是说加重了甘味药的比例。芪、草、枣、饴四药合用，使本方的补益作用大大加强了。许宏说："建中者，建其脾也。脾欲缓，急食甘以缓之。建中之味甘也。"《灵枢·终始》说："阴阳俱不足，补阳则阴竭，泻阴则阳脱，如是者可将以甘药。"可见甘味药的作用是"缓"。"缓"有缓和、缓冲之意，其实质还是一种调节作用。正如现代医学中缓冲机制可以保持体内的酸碱平衡一样，甘味药对人体的阴阳平衡也有调节作用。

2. 调补阴阳

上述甘味药在方中又与辛味之姜、桂配合而辛甘化阳；与酸味之芍药配合而酸甘化阴。合起来，起调补阴阳的作用。故既可治疗阴虚阳浮、心肾不交之证，又可治疗阳虚寒盛、肠胃失煦之证。特别是对阴损及阳、阳损及阴之阴阳两虚证，发挥了单一补法难以发挥的作用。这种作用就是通过对阴阳的调节实现的。

3. 通过建立中气，调节全身机能

尤在泾说："中者，脾胃也。"建立中气，即是调补脾胃。李东垣说："脾胃之气既伤，而元气亦不能充，而诸病之所内生也。"又说："其治肝、心、肺、肾，有余不足，或补或泻，惟益脾胃之药为切。"说明调补脾胃

对全身脏腑都有影响，尤其对虚损性疾病更有意义。叶天士说："上下交损，当治其中。"当代名中医严苍山氏亦说："诸虚互见，重中取土。"皆属经验之谈。尤在泾还有一段精辟论述："中者，四运之轴而阴阳之机也。故中气立，则阴阳相循，如环无端，而不极于偏……欲求阴阳之和者，必求于中气。求中气之立者，必以建中。"可见建立中气可以借中气四运之力，从阳引阴，从阴引阳，调节机体阴阳之偏，使其归于平衡。就是说，建立中气对全身阴阳有调节作用。

四、肾气丸

本方见于《金匮要略》中风历节病、血痹虚劳病、痰饮咳嗽病、消渴小便不利淋病、妇人杂病等篇。主要用于虚劳、痰饮、消渴、小便不利、脚气入腹、妇人转胞不得溺等病证。近代则广泛用于肾炎、肾盂肾炎、遗尿症、性神经衰弱、甲状腺功能低下、醛固酮增多症等内分泌疾病，以及再生障碍性贫血、慢性支气管炎、支气管哮喘、白内障、酒石酸锑钾毒性反应等疾病。

本方在配伍及功用上的特点是：

1. 调节阴阳平衡

本方从药味组成上看，相当于后世的六味地黄丸加附子、肉桂。前者是典型的滋阴方剂，后者则是传统的补阳药对。所以本方的作用既不是单纯的滋阴，也不是单纯的补阳，而是调节阴阳的平衡。正如张景岳所说："善补阳者，必于阴中求阳，则阳得阴助而生化无穷；善补阴者必于阳中求阴，则阴得阳升而泉源不竭。"固然本方是以补阳为重点，但其目的仍是通过阳生阴长，最终达到阴平阳秘。

2. 补中有泻，以泻助补

方中熟地滋肾水，山萸养肝血，山药益脾气，皆大补之品；而泽泻泻肾浊，丹皮清肝火，茯苓渗脾湿。三补三泻，相辅相成，既治本又治标，既可促进治疗作用，又可防止药物的副作用，达到以泻助补的目的。正如李时珍所说："古人用补药，必兼泻邪。邪去则补药得力，一阖一关，此乃玄妙。后世不知所说，专一于补，必致偏盛之害矣。"说明只有通过这种调节机制，才能使阴阳之偏颇不致从一个极端走向另一个极端。

3. 通过对肾阴肾阳的调节，影响全身机能

肾为水火之脏，藏元阴而寓之阳。肾阴对人体各脏腑组织濡润滋养的作用，为人体阴气之根；肾阳对脏腑组织起着温煦生化的作用，为人体阳气之源。就是说，虽然各个脏腑都有阴阳，但脏腑之阴都由肾阴来供给，脏腑之阳都由肾阳来温养。说明肾是全身脏腑阴阳的调节中心。全身任何部位的疾病，日久都可以影响于肾，所谓"久病及肾"。反之，通过调节肾阴肾阳，使之恢复平衡，也自然会影响全身，导致全身阴阳的平衡。本方即是为此目的而设的。所以，可以把肾气丸看成是人体机能调节剂中最重要者。

综观上述四个经方，其共同特点是：

1. 药简效宏

药味少，疗效高，应用范围广几乎是所有经方的特点。以上述四方表现尤为突出。桂枝汤药仅五味，小建中汤六味，小柴胡汤七味，最多者肾气丸亦只有八味。而其治疗范围，包括了内、外、妇、儿、五官、皮肤、传染各科疾病。这些方剂应用之广，疗效之高，为历代医家所公认。

2. 均属"和法"

对于"和法"，历代医家的认识尚未统一。笔者认为，有两点是必须具备的。一为作用缓和，二为具有调节机体的作用。上述四方均具有这两个特点：

（1）作用缓和：这些方剂作用于人体后，既不会产生明显的汗、吐、下等剧烈作用，也不会影响、干扰机体的正常生理功能，常使疾病在不知不觉中得到自愈，而不产生任何副作用。

（2）调节机体：如前所述，桂枝汤调和营卫，小柴胡汤运转枢机，小建中汤调补中气，肾气丸滋阴壮阳，均属对机体的调节作用。并且组成这些方剂的许多药物都是应用广泛的调节剂。如桂枝，由于其性温和，可以和各种不同的药物配伍使用，发挥不同的作用。在《伤寒杂病论》中，用桂枝者多达100多方。柴胡亦是通调三焦、出入表里的重要药物。近代日本医家极爱应用经方，而其中又以柴胡剂占多数，也说明其调节作用是十分广泛的。另加甘草，是仲景方剂中应用最多的药物，该药历代均认为善"调和诸药"，并有"国老"之称。实际上该药不仅能"调和诸药"，对人体机能也有良好的调节作用。李东垣说："甘草气薄味厚，可升可降，阴中阳也"，说明对阴阳有调节作用。据现代研究证明，此药中所含甘草甜素水解后具有类皮质激素样作用，这也可能是该药具有广泛调节作用的原因之一。再如姜枣伍用亦始于仲景，并在《伤寒杂病论》中约50余方都含这一"药对"。柯韵伯云:"姜枣之相得,阳表阴里,并行不悖,是刚柔相济之为和也。"又云"助姜枣调营卫以补四末,此拨乱反正之剂。"所谓"拨乱"就是对机体进行调节,所谓"反正"就是重新恢复平衡。

用上述标准衡量,由于小柴胡汤历来被认为是和解法之代表方剂,属"和法"自不待言。桂枝汤,王子接在《古方选注》中说:"桂枝汤和方之祖,故列于首……一表一里,一阴一阳,故谓之和。"从其作用缓和及广泛的调节作用看更应属"和法"之列。小建中汤为桂枝汤之类方,自然亦属"和法"无疑。关于肾气丸,历代均认为是补法之代表方剂。它也确实有明显之补益作用,但究其实质,亦应属于"和法",即"补而和之"。对此,张景岳说:"和方之剂,和其不和者也。凡病兼虚者,补而和之;兼滞者,行而和之;兼寒者,温而和之;兼热者,凉血和之。和之为义广矣。"程钟龄亦说:"有请而和者,有兼攻而和者。和之义则一,而和之法变化无穷焉。"以此观之,桂枝汤是表而和之,小建中是温而和之,肾气丸则为补而和之,均属广义和法之列。

3. 双向调节

进一步分析便会发现,上述四方不仅有调节作用,而且是双向调节作用。所谓"双向调节"一般是指:当机体的平衡状态遭到破坏时,给以同一方药,则机体可以向与原来相反的状态转化而趋于平衡。这一作用既可使亢进状态向正常转化,也可使低下状态向正常转化。其特点在于同一方药可调节截然不同的两种状态。上述方剂中药物组成都具有两种相反的特性。如补与泻,温与清,解表与温里,化阳与化阴,发散与收敛,滋阴与壮阳,作用于机体则可分别用药性之偏,调和体内功能之偏,对机体表与里、寒与热、虚与实、阴与阳等相互对立的两方面都可发挥作用,协调其平衡。如桂枝汤对体温、汗液、心率、血压、大肠功能等具有双向调节作用,使完全相反的两种病症均得到改善。又如肾气丸既可治尿频、消渴,又可治小便不利、不得溺等亦是同理。并且上述方剂中某些药味尚具有所谓"适应原"样作用。如人参、黄芪、山药、甘草、大枣等药物,不但不干扰人体正常生理功能,能增强机体非特异性抵抗力,而且具有调节和正常化作用,使不同的病理变化都向着有利于机体的方向转化。

4. 针对机体关键部位的机能进行调节,并以此施影响于全身

前已述及,这几个经方分别通过调和营卫,运转枢机,建立中气、调补肾阳肾阴来调节全身机能。作为主要调节部位的营卫、枢机、脾、肾,

均为人体的关键部位，这些部位的机能状况与整个机体的机能关系十分密切。营卫是营养物质和防御机能的来源，枢机是三焦气机升降的道路，脾为营卫气血之源，肾阴肾阳是生命的物质基础和原动力。正因如此，对这些部位的机能施行调节，往往是高效的、确实的。并且常常用少量的药物，就可以对机体产生巨大的深远的影响。这里还应着重指出，对脾与肾的调节具有极为重要的意义。正如李中梓在《医宗必读》中说的："善为医者，必责根本。先天之本在肾，后天之本在脾。"仲景对脾肾二脏极为重视，并在《金匮要略》中提出小建中汤及肾气丸两个调补脾肾的方剂。近代研究成果证实：脾肾二脏都与神经系统、内分泌系统的机能以及物质代谢、能量代谢有关，而神经系统与内分泌系统是全身机能调解的两个控制中心，故调节脾肾就等于调节全身的机能。最近的研究又证实，脾肾与人体的免疫机能关系密切，通过调补脾肾可以明显改善人体的免疫功能，制止疾病的发展与蔓延。这不仅证实了仲景"四季脾旺不受邪""若五脏元真通畅，人即安和"的论述，而且进一步说明了调节脾肾的重要性。

综上所述，这些经方不仅对机体有调节作用，而且是双向调节作用，或"适应原"样作用。更重要的是，这种作用是针对机体关键部位的机能施行并进而影响全身的。这就是这些方药用于临床能药简效宏的基本原因。

张仲景对寒热虚实杂病的治法

杂病有虚实两证互见，寒热两证互见，病情是矛盾的，因之，辨证论治立法遣药也较困难，方书最早详于仲景《伤寒论》《金匮要略》两书。两书内容丰富，辨证论治精当，兹择其部分寒热错杂的杂病，说明以寒热两法的调治方法。

一、表寒里热证治

表寒里热证，系指肌体寒邪外束与内有实热二证同时存在的证候，治疗大法以辛温散表寒，寒凉泄内热并用。外寒有表虚、表实之不同，里热有在肺、胃、大肠之异。表寒里热孰轻孰重，必须辨证精切，才能表里同解，这类方证如大青龙汤证、桂枝二越婢一汤证、麻杏甘石汤证、厚朴七物汤证、桂枝大黄汤证、白虎加桂枝汤证等。

（一）大青龙汤、桂枝二越婢一汤、麻杏甘石汤等证治

大青龙汤治外感风寒，邪束于表，里热内郁，见"恶寒发热，身痛无汗"之表寒实证，又见"烦躁"之里热证，里热盛者，往往口渴引饮，气粗喘咳，脉浮紧数，主以大青龙汤。主药以麻、桂辛温，发汗散寒；石膏辛寒，清泄肺、胃里热。桂枝二越婢一汤治太阳表寒里热轻证，与大青龙汤证有轻重之别。就恶寒发热程度比较言之，则恶寒较轻而发热较重，原文为"热多寒少"，故石膏用量重于麻桂。麻杏甘石汤原治太阳病，外邪未解，入里化热，肺气失宣降"汗出而喘"者；热伤津液，常见口渴发热，苔黄脉数。原方主药用石膏用半斤，辛寒清泄肺胃之热；麻黄四两，辛温宣肺，解表平喘，两药相配，既能宣肺又能泄热，故为辛温与辛寒并用之列。

（二）桂枝加大黄汤、厚朴七物汤

桂枝加大黄汤证既有恶寒发热之表虚证，又兼有腹痛拒按，大便秘之

里证。虽病兼阳明，但无潮热谵语等证，病变仍偏重在表，故用桂枝汤调和营卫，加重芍药并加大黄以治阳明有肠秽者，旨求表里双解。厚朴七物汤治里证重于表证者。故原方轻用桂枝（二两），重用厚朴（半斤）、大黄（三两），是七分治里，三分治表。以上两方证均属表邪未解而肠胃有积滞，故解表与攻下同用。同是桂枝与大黄并用，但由于表证与里实偏重程度不同，所以配伍与分量亦有别。

（三）白虎加桂枝汤证

《金匮要略》白虎加桂枝汤治"温病者，其脉如平，身无寒但热，骨节疼烦，时呕"。岳美中老中医在介绍治疗疟疾的点滴经验时说："脉洪滑，烦渴喜饮是白虎汤证，汗出恶风是桂枝汤证，投以白虎加桂枝，一剂病愈大半。"近代治疗风湿热痹，壮热汗出或恶风，气粗烦躁，关节肿痛，口渴，脉洪数者，用石膏为主以清胃热，加桂枝以和营。

二、上热（上燥）下寒证治

这里所说的上热下寒证，不包括阴盛阳衰，格阳于外或载阳于上的真寒假热证，仅指素体脾阳虚或肾阳虚者，或因误治之后，下虚见恶寒或下利等症，同时又见胸脘之上有热的证候。治疗大法温下散寒，清泄上热，方中以温热祛寒与苦寒清热药物同时并用，而达到阴阳协调的一种方法。如附子泻心汤证、栀子干姜汤证、干姜黄芩黄连人参汤证、黄连汤证等。栝蒌瞿麦丸治上燥下寒证，因其常见，亦在此并论之。

（一）黄连汤证、干姜芩连人参汤证

黄连汤由桂枝、黄连、半夏、人参、甘草、干姜、大枣组成，主治表邪误下入里，壅聚于胃，或胃气素虚，湿热内伤，寒热互阻而致升降失常，上热则烦满喜呕，下寒则腹痛肠鸣或泄泻。方中主药黄连，苦寒泄热以清胃中之邪热；干姜、桂枝辛温散寒以祛肠中之寒邪，如此配伍，能平调胃肠寒热。干姜芩连人参汤，由干姜、黄芩、黄连、人参组成，主治素因脾胃虚寒，或误治致伤脾胃阳气，复患热痢，因寒格而食入即吐。用干姜温中，人参扶正，与芩连苦寒清其热利，成寒热并用以乎格逆。

（二）附子泻心汤证、栀子干姜汤证

大黄黄连泻心汤证是"心下痞，按之濡，其脉关上浮者"，证由火热壅滞所致。上中二焦火热壅盛，内热烦扰，自觉心下痞，按之无物而濡软，脉象关上浮数；因火热内扰，甚则狂言错语；若血为热迫，随火上逆

则为吐血、衄血。药用三黄泻热解毒。若素体肾阳虚衰，更兼见畏寒汗出，足胫冷者，加附子固护阳气。说明苦寒之三黄为攻热而用，辛温之附子乃补正而设，使攻邪而不伤正，温阳而不助邪。

伤寒误下，损伤脾胃阳气，以攻热陷胸中，或素体脾胃虚寒，邪热传入上中二焦，热扰胸膈，心胸烦热，或身热不去；脾胃阳虚则运化无权，腹痛便溏，或肠鸣下利，此乃上热下寒之患。栀子清热除烦以治上热，干姜温中散寒而治下泄。一由肾阳虚衰感受火热之邪，壅甚于上，其邪热较重；一乃脾阳不足，热扰胸膈，其邪热较轻。

（三）栝蒌瞿麦丸证治

口舌津液在正常情况下，应保持适当的润泽，故曰："口舌常润。"若肾阳不足，不能蒸化水气，津液失于上承，则口舌干燥，"其人苦渴"；同时阳虚不化，水滞不行，则"小便不利"，甚者腰以下可见水肿。方中附子温阳化气，治病之本，茯苓、瞿麦行水气，薯蓣、栝蒌根生津止渴，兼治其标，此方乃温凉并用，标本同治之法。

三、寒热错杂、虚实互见证治

临床上出现正虚邪实，寒热互见的证候同时存在，为使阴阳协和，寒热并调，必须补虚扶正，苦寒清热，辛温散寒。温阳与泄热同施，使扶正不遗邪，祛邪不伤正，两者兼顾，才能适得其所，这类证候和组方如诸泻心汤、乌梅丸等。

（一）三泻心汤证

半夏泻心汤、生姜泻心汤及甘草泻心汤三者的证候，大同小异，都有心下痞满、干呕或呕吐、嗳气食臭、腹中雷鸣、食谷不化等症状，均因误下伤中，邪犯于胃，胃失和降，寒热互结所致，故三方用药基本相同，实一法之加减。分析其制方之义，辛温开结用半夏、干姜；苦寒清热用黄连、黄芩；补益中气用人参、草、枣，其他不外随证加减而已。如生姜泻心汤证《伤寒论》说是："胁下有水气"，故在半夏泻心汤基础上，减少干姜加生姜以除水饮；甘草泻心汤证是"胃中虚"，是因一再误下之后，更为虚弱，所以加重甘草用量以补益中气。

临床上凡湿热留恋，脾胃虚弱，升降失调，而上冲下注，上冲为呕，或声嘎、口舌糜烂；下注为下利，或阴疮，皆可随证加减应用，不独可治肠胃病，且可用于上下交病，独治其中。如《金匮要略》治狐惑病，用甘草泻心汤，即是辛以开痞，苦以泄热，甘以和中之意。异病同治之法，仲景早开先河。

（二）乌梅丸证治

由于蛔虫上扰，"蛔上入其膈""蚘"。呕吐心烦属上热；腹痛、四肢厥冷属下寒。临床常见脉微或迟。析其病机是寒热错杂，虚实互见。前人经验"蛔得酸则静"，故用乌梅为主药；黄连、黄柏苦寒清热；蜀椒、细辛，味辛可驱虫，与干姜、附子、桂枝相伍，温脏散寒；人参、当归补养气血。近年用此方治疗胆道蛔虫属寒热错杂型者，取得良好效果。久利滑泄、气血两虚，证见寒热错杂，本方即可调其寒热，主药乌梅酸收敛涩，可收止泻作用。

四、寒实证治

寒邪在里，非温不能散其寒；积滞于内，非下不能去其结；若气血不足，非补不能愈其虚。在此种情况下，补虚温寒泻实之方，首见于《金匮要略》大黄附子汤，在一方内，辛热温阳散寒与苦寒泻实之同用。

大黄附子汤证治：《金匮要略·腹满寒疝宿食病脉证治第十》："胁下偏痛，发热，其脉紧弦此寒也，以温药下之，宜大黄附子汤。"此证常见由饮食生冷，寒湿内结所致，胁腹脘痛，可有腹部卒痛，亦有腹痛时作，每痛多为饮食寒冷所诱发，其特点既有肢冷畏寒脉沉紧、小便清等寒证，又有大便秘结或大便不畅的实证，舌质淡苔黏腻，明显是由阴寒积聚于内。寒积不去，终年不愈，郁结甚者，常拒按或按之痛处灼热，投以大黄附子汤，温经散寒与苦寒泻实并用，获效甚捷。"身发热"则较为少见，亦可理解是由郁结所致。

杂病是病因复杂，病位复杂，症状复杂。若有几对错综复杂矛盾的病情同时存在，怎样立法处方用药？要深入研究。本文仅就寒和热，虚和实，这两对矛盾的病情调理方法举例说明，请深入体会。（余日新、庞鹤）

处方用药，分为三路

疾病在身体之内，有传变的规律。传而又传，病在几个部位，部位复杂。变而又变，疾病性质变的复杂。疾病的病因复杂，病机复杂，病位和性质复杂，这就形成了杂病。要有高度的辩证思维方法，才能辨出错综复杂矛盾的病情，或者说几对矛盾的病情。要有高度的论治思维方法，才能针对疾病全局。要使理法方药都能相合，要使因机证治都能相对，这就是处方用药的正法。

要研究张仲景的立法、处方、用药如何与杂病的病因、病机、病势传变相对应，也就是要研究张仲景的组方思维，研究关照疾病全局几条思路。

第一，针对致病因素：原发性致病因素有风、寒、暑、湿、燥、火、热、食等，继发性致病因素有水、痰、饮、瘀、虫等。针对这些因素，分别选用疏风、散寒、清暑、化湿、润燥、清火、清热、消食、利水、化痰、逐饮、消瘀、杀虫等药物。仲景处方用药，而针对其病因，是一条至要的思路。

第二，调理脏腑经络血脉：五脏六腑有阴阳气血的偏盛偏衰，经络血脉有瘀塞不通等，分别选用调理阴阳气血，疏通经络血脉的药物，使阴阳平衡，气血畅通。这些药物都以调理脏腑功能，疏通气机为目的，是一条重要的思路。

第三，控制病势发展变化：疾病趋势主要有上逆、下陷、虚脱、入里、伤阴、伤血、损阳、耗气、化热、变寒等。针对疾病变化趋势，分别选用降逆、升提、固涩、护里、养阴、补血、温阳、益气、清热、温中等药物。这些药物都是以控制病势发展变化为主要目的，是一条重要的思路。

以上三条思路，是张仲景关照疾病全局的重要组成部分。仲景处方用药，药分三路，可以以针对致病因素为主，以调理脏腑经络血脉和控制病势发展变化为辅。也可以以调理脏腑经络血脉为主，或以控制病势发展变化为主，其他二者为辅，或二路、三路同时为主。

一、以针对致病因素为主的方剂处方用药方法

针对致病因素的处方用药方法，主要适用于以病邪为主要矛盾的病证。以针对病因的药物为主，以针对脏腑经络、病势发展的药物为辅。调理脏腑经络血脉，控制病势发展变化的目的都是为了迅速而有效地减少病因邪气对机体的作用，是促进病因消除的必不可少的辅助手段。其具体处方用药方法有三：

1. 针对病因处方

如仲景泻心汤之清热降火，白头翁汤之清热燥湿，十枣汤之利水，皂荚丸之祛痰，己椒苈黄丸之逐饮，乌头赤石脂丸之散寒，苦参汤之杀虫，红蓝花酒、抵当汤、下瘀血汤、大黄䗪虫丸之逐瘀，瓜蒂散之吐宿食等，此类方剂均是由消除致病因素药物组成的。

2. 消除病因药 + 调理脏腑药

如麻黄加术汤治风湿邪气在肌肉，方中以麻黄、桂枝散风湿邪气，又以白术健脾化湿。麻杏苡甘汤亦治风湿邪气在肌肉，方中以麻黄散风寒，又以薏苡仁健脾，通经络、利湿邪。或用大黄、芒硝泻热结之实邪，配枳实、厚朴顺降肠道之气（大承气汤）；用石膏、知母清热为主，辅之以粳、甘养胃生津（白虎汤）；泽泻利水为主，白术健脾为辅，组成了泽泻汤；茯苓杏仁甘草汤治疗胸痹，用茯苓为主消除病因（饮邪），以杏仁、甘草为辅调理肺、脾；乌梅丸治疗蛔厥，以乌梅之酸、连柏之苦、姜辛归附椒桂之辛安蛔（病因），病位在中焦，才以人参安中。它如桂枝汤、桂枝加葛根汤、栝萎桂枝汤、防己茯苓汤，也是遵循这一规律组合而成的。以上方剂都以针对病因药物为主，针对脏腑药物为辅，体现了仲景"消除病因药 + 调理脏腑药"的组方方法。

3. 消除病因药 + 调理脏腑药 + 控制病势药

热入于胃，胃气上逆者，病因为热，故用芩连；病位在胃（虚），故用参甘姜枣；病势向上，故用半夏，三者配合组成了半夏泻心汤。若余热未清、气阴已伤者，病因为热，故用竹叶、石膏；病位在胃，故用参麦粳甘；病势为气逆于上，故用半夏，三者相伍则组成了竹叶石膏汤。它如桂

枝加厚朴杏子汤、桂枝加桂汤、桂枝加附子汤、桂枝新加汤，也是根据这一组方方法组成的。以上方剂都以消除致病因素药物为主，以调理脏腑功能、控制病势发展药物为辅，体现了仲景"消除病因药＋调理脏腑药＋控制病势药"的组方方法。

仲景在组成消除病因类方剂之时，还重视以下两个问题：一要给邪出路，仲景说："诸有水者，腰以下肿，当利小便；腰以上肿，当发汗乃愈""若治风湿者，发其汗，但微微似欲出汗者，风湿俱去也""宿食在上脘，当吐之""黄从小便去也""病随大小便去"，都是重视病邪去路的。二要消除病因要避免损伤正气，仲景经常采用下列方法：如葶苈大枣泻肺汤、十枣汤之配伍大枣，皂荚丸之以枣膏和汤送服，都是配伍大枣以防止攻邪药物伤及正气；将药制成如抵当丸、大陷胸丸、大黄䗪虫丸、鳖甲煎丸等丸剂，使其作用缓和。它如"若一服汗出病差，停后服，不必尽剂""若一服谵语止者，更莫复服""饮服三丸，日三服；不知，增至七八丸，以小便利、腹中温为知。"则提出了中病即止的服药方法，皆为在消除病因之时，避免损伤正气。

二、以调理脏腑经络血脉为主的方剂处方用药方法

调理脏腑类方剂主要适宜于以脏腑功能失调为主要矛盾的病证，以针对脏腑的药物为主，以针对病因、病势的药物为辅，而消除致病因素、控制病势发展的目的都是为了促进失调的脏腑功能尽早恢复平衡，是调理脏腑必不可少的辅助手段。其具体组方方剂有三：

1. 只用调理脏腑药

如补益心脾的甘麦大枣汤，清养心脾的百合地黄汤，滋养肝阴的酸枣仁汤，甘温健脾的小建中汤，温肺复气的甘草干姜汤等，都是用调理脏腑功能药物组成的方剂。

2. 调理脏腑药＋消除病因药

甘草粉蜜汤治疗虫扰于胃而毒药不止者，以甘草与蜜安胃为主，配伍粉以杀虫（病因）；当归四逆汤治疗血虚寒厥者，以当归补血（病位），桂芍甘枣调和营卫（病位），通草通利九窍（病位）为主，配伍细辛以散寒（病因）；真武汤治疗阳虚水泛者，以附术生姜温补脾肾，白芍坚阴（病位），而以茯苓利水（病因）。此类方剂都是以针对脏腑病位的药物为主，以针对病因药物为辅，体现了"调理脏腑药＋消除病因药"的组方方法。

3. 调理脏腑药 + 控制病势药

麦门冬汤治疗"火逆上气，咽喉不利"，以其病位在于肺胃阴虚，故用参麦粳甘枣；病势为气逆于上，故加半夏以"止逆下气"。附子粳米汤治疗"腹中寒气，雷鸣切痛，胸胁逆满，呕吐"，病位在于中焦虚寒，故用附粳甘枣；病势为气逆，故用半夏。两方都是以调理脏腑药物为主，以控制病势药物为辅，体现了仲景"调理脏腑药 + 控制病势药"的组方方法。

在组合调理脏腑类方剂时，仲景相当重视脏腑之间的关系，如治疗肺阴虚证，就在麦门冬汤、百合地黄汤、百合滑石散中，分别配伍参甘粳枣健脾养胃，地黄滋肾益阴，滑石"专入膀胱"（《本草求真》）泄热。因肺之虚热，其虚可以通过胃津之上润，肾水之上滋而得以恢复，其热可借滑石引之下行而得以清除，治疗虽然不在于肺，结果却见效于肺，这是从脏腑相关理论入手调理脏腑功能的。再如《金匮要略》书提出的在"见肝之病，知肝传脾"之时，要在治肝的基础上，及时配伍"实脾"的药物。这种治未病的思想，可以体现在许多疾病的治疗之中。如风水在肺，治以越婢汤汗之，然水湿之邪最易内犯于脾，故方后注云："风水加术四两。"目的就是固土防水，以预防在肺之风水向脾传变。若恶风者加附子一枚炮，可知已有阳气内乏之虞，恐风水内传伤肾，故加附子温阳除湿，以防传变，这也是依据脏腑相关理论调理脏腑的。

三、以控制病势发展变化为主的方剂处方用药方法

控制病势类方剂主要适宜于以病势向不利方向发展为主要矛盾的病证。以针对病势的药物为主，以针对脏腑、病因的药物为辅，而调理脏腑、消除病因的目的都是为了迅速而有效地遏止病势向不利方面发展，是控制病势发展必不可少的辅助手段。其具体组方方法有二：

1. 控制病势药 + 调理脏腑药

如吴茱萸汤治疗呕吐涎沫，因病势上逆，故用吴萸茱萸、生姜；病在肝胃，则用吴茱萸、人参、大枣。诃黎勒散治疗肠滑气利，病热下脱，故用诃子；病在中焦，乃用米粥。桃花汤治疗虚寒下利，方中赤石脂固滑脱之势；干姜、粳米补脾胃之虚。至于阳气有欲脱之势，均用附子回阳救逆；病在脾肾，故用干姜、人参、甘草等以助附子之力，从而分别组成四逆汤、通脉四逆汤、四逆加人参汤。以上方剂都是以控制病势药物为主，

调理脏腑药物为辅，体现了仲景"控制病势药 + 调理脏腑药"的组方方法。

2. 控制病势药 + 调理脏腑药 + 消除病因药

旋覆代赭汤治疗"心下痞硬，噫气不除"，用旋覆、代赭降气镇逆止病势，人参甘枣补益中虚以调病位，生姜半夏和胃化饮以祛病因。橘皮竹茹汤治疗虚热呃逆，用竹茹生姜以降病势之上逆，陈枣参甘以安脾胃之不和，竹茹甘寒又清体内之邪热。奔豚汤治疗"奔豚气上冲胸，腹痛，往来寒热"，用李根白皮与姜夏降逆平冲（病势）为主，辅之以芎归芍甘调和肝脾，黄芩葛根清除郁热。以上方剂都是以控制病势发展药物为主，以调理脏腑功能、消除致病因素药物为辅，体现了"控制病势药 + 调理脏腑药 + 消除病因药"的组方方法。

在控制病势类方剂的组方之时，仲景重视病势与脏腑、病因之间的关系，通常将针对病势的药物，配伍于针对脏腑、病因的药物之中，例如同样是顺降胃气之逆，因其病位有肝、胃之别，病因有气、寒、热、虚之不同，所以分别组成了旋覆代赭汤、橘皮汤、橘皮竹茹汤、干姜人参半夏丸，它们都是在调理脏腑、消除病因基础上，采用控制病势治疗手段的。

综上所述，仲景处方用药，是关照疾病全局，方中有方，有针对致病因素，有调理脏腑经络血脉，有控制病势发展变化等三个组成部分，这三个要素的不同组合就组成了作用不一的方剂。如果主要选择消除致病因素的药物，而以调整脏腑、控制病势药物为辅，即可组成消除病因为主要目的方剂；同样，把针对脏腑或病势的药物作为主要药物，也可以分别组成调理脏腑类和控制病势类方剂，这就是仲景的组方方法。但总以方证相应，关照全局为要旨。

头病的治略思想

《金匮要略方论》一书之书名，可分为三部分理解，金匮即以金为（做成）藏书匮，匮中保存珍贵慎秘之书卷。要略是指重要的治略思想。医生要有治疗奇难急症的大志，必须具有高度的辨证论治水平，也必须有重要的治略思想，才能真正成为高明的医生。方论者即以方法论，以方论略也。张仲景以讲方证来论述重要的治略思想，所以我们研究《金匮要略方论》，要多思考，经过反复的思考，才能理解重要的治略思想。

《金匮要略》论治头病，从升降浮沉的治疗思想分析，可分为三种：因为外感邪气，可用疏散方法；因为清阳不升，可用温阳益气方法；因为三阳之火炽于上，可用清降方法。

《金匮要略》一书治疗头脑疾病，非常重视清降之法。因为头脑疾病的实证、杂证、急证，多为气、血、痰、湿、火、热诸邪，郁滞于上，引起头部紧急危重的证候。施治之时，必须用沉、降、清、利的方法，使头脑清净，即可转危为安。

张仲景治疗中风病，首推"侯氏黑散""风引汤"二方，因为这两张方子论述了《金匮要略》治疗中风病乃至头病的重要的治略思想。

"侯氏黑散"论述了中风挟寒的证治准则。由于病人阳气阴血亏损，虚阳上越，阳热炼液为痰，所以常见面红目赤，眩晕，头重脚轻，头目发胀，昏昏沉沉，重则昏迷等症。病人又感风寒邪气，闭塞肌表，阻滞经脉，阳气阴血不能通畅，故四肢烦重，半身不遂。阳气不足，风寒直侵于内，渐欲凌心，故心中恶寒不足。"侯氏黑散"非常重视对阳热带着热血浊痰上涌于头的治疗，方中用菊花、黄芩清头清胸中之热；用牡蛎镇肝潜阳；桔梗化痰通络；矾石排除痰垢，既能涤痰浊，又能降浊气，五药同治眩晕昏迷；人参、茯苓、当归、川芎、白术、干姜补气养血活血通络，温暖健运脾胃；防风、桂枝、细辛散表邪，通阳气，治四肢烦重、半身不遂等症。方中菊花用量占 40%，可知清肝降火力量雄厚。本方重在清肝潜阳，排除痰垢，以治虚阳带着热血痰浊上涌于头脑的突然昏倒，不知人事，半身不遂等症。但是方中亦有温阳气、散表邪二法。

"风引汤"是论述火热内生，五脏阳亢中风病的辨证论治。由于风温病毒内侵，或盛怒不止，五脏热气亢甚，血热上逆于头，故面红目赤，神志昏迷；气血逆于上，不行于四肢，故瘫痪不能运动；热伤阴血，不能濡养筋脉，故抽搐；热盛则炼液成痰，故又可见癫、狂、惊、痫等证。由此可见，凡是五脏火热炽盛，血热上升，引起的中风瘫痪，癫狂惊痫，乃至于温热病热毒上逆于头的昏迷抽搐等症，皆可用风引汤清热降火，镇惊熄风。方中大黄、桂枝相配泻降血分实热，通行血脉，引血不行，为除热治癫痫的主药；滑石、石膏、寒水石、紫石英、赤石脂、白石脂潜阳下行，清金伐木，解热利湿；龙骨、牡蛎镇惊安神，固敛肝肾；干姜、甘草和中益气，温暖脾胃，且佐诸石之寒。方中有大黄、桂枝清降血分实热，又有八味重镇石药，镇压心肝五脏升飞之阳热，以解头脑之急。

由"侯氏黑散""风引汤"治中风之二方分析，方中有参归之补，大黄之泻，滑石之利，龙牡之镇，桂芎活血，防风散风，细辛散寒，白术化湿，桔矾涤痰，菊芩清肝，干姜温胃，其治中风之术可谓详尽。二方有治中风之风从外中，痰火内发，血痹不通，气血亏损之药；有治寒、治热、治虚、治实之品，其治中风的治略思想，一览无遗。但是，寓于其中的治头脑之中郁滞的气、血、痰、湿、火、热诸邪，必用沉、降、清、利方法，更为重要。以沉降方法，治疗头脑疾病的几则病例分述于下：

一、清降法治疗脑出血

李××，女，54 岁。初诊日期：1982 年 7 月 16 日。患者住××医院，确诊为脑出血，家属得到病危通知后，请余治疗。

患者形盛体胖，昏迷不省人事，右半自不能活动，在昏迷中左手不断摩擦腹部，腹胀，面红身热，牙关紧闭，不能望舌，脉来滑数，心率 130 次/分。追问病因，患者无恼怒之事，患病前，曾购辣椒一斤，以辣椒、肥肉做菜，食用几日之后，八日没有大便，发为突然昏倒，不省人事，半身不遂。证属辛辣肥腻积于中焦，肥腻生痰阻于经络，蒙闭清窍；又有辛热伤血，迫血妄行，痰浊气血并走于上，故昏迷不省人事，半身不遂，面红身热，腹部胀满。

实热积滞中焦，鼻饲大承气汤加味，意在六经之热总清阳明之法。处方用：大黄 10 克，芒硝 10 克，枳实 10 克，厚朴 10 克，栝蒌 15 克，桔梗 10 克。

二诊：服上方一剂后，大便七次，大便量不多，黏滞奇臭，色深而暗，而后腹胀大减，余症稍轻，心率 92 次/分。胃肠实热积滞大减，继投化痰开窍，凉血降浊之剂。处方用：菊花 10 克，黄连 10 克，木通 10 克，赤芍 10 克，丹皮 10 克，牛膝 10 克，川贝 10 克，葛根 10 克，栝蒌 20 克，藿香 10 克，桔梗 10 克，茯苓 10 克，竹茹 6 克，甘草 3 克。

三诊：鼻饲上方六剂后，面色微红，心率 72 次/分。身热减轻，气降血行，病情比较稳定。又服数剂，病情稳定，神志逐渐清楚。出院后继续服中药，用针灸治疗半身不遂，口眼㖞斜等症。

病人为辛辣肥腻积于中焦，血热升于上，痰浊阻于络所致，故急用大承气汤泄降胃肠实热积滞。继开一方，以川贝等化痰通络，以赤芍等凉血活血，以藿香等化湿宽中，以菊花、黄连等清头凉隔，更用牛膝引血向下，木通引热向下，茯苓引湿向下，栝蒌润肠引痰向下，使至高之位，清净空灵，自然清醒。

二、清降法治疗头部外伤

米××，男，35 岁。初诊日期：1984 年 2 月 15 日。家属代诉：2 月 13 日坐在装有货物的大卡车上，卡车在急转弯时，险些翻车，患者自车上摔下来。急送××医院，诊断为脑干损伤。

患者神识不清，时有惊呼，面部身体有几处皮肤擦破，肌肉有青紫瘀血，左侧肘关节脱位。面红紫，口渴、舌质红，苔黑而厚，脉滑数。每夜睡三小时，烦躁欲起，视物不清。证属头部外伤之后，引起血瘀气滞，继而气、血、痰、湿、浊、热郁滞于头中，故治以理气、活血、化痰、清热、利湿，皆配用沉降清利之品。处方用：陈皮 10 克，木香 6 克，沉香 1 克（冲服），胆南星 10 克，天竺黄 10 克，莱菔子 10 克，赤芍 10 克，丹皮 10 克，川牛膝 10 克，菊花 10 克，川黄连面 1 克（冲服），木通 10 克，茯苓 10 克，桔梗 10 克，泽泻 10 克，珍珠粉 0.1 克（冲服），生牡蛎 15 克（先煎），甘草 3 克。

复诊：服前方两剂后，诸症略减。继服十余剂，渐之清醒。上方随证加减，目胀、视物不清，加蔓荆子 10 克；颈项强直，加葛根 10 克；腰腿无力，加狗脊 10 克，续断 10 克；用狗脊、续断之时舌苔增厚，故改用木瓜 10 克；苔厚腻而黑，加佩兰 10 克，枇杷叶 10 克；睡眠少而易惊叫，加朱砂 1 克，琥珀 1 克（冲服）。其服药六十余剂，患者神志开始清醒，能看到医生，逐渐能看报纸大字、小字，由复视变成视力正常。左侧肘关节经过复位而活动正常，以后全身活动自如，头脑清楚。

头部外伤昏迷不醒，为头内血瘀气滞，阻塞不通。气机不通则痰、热、湿、浊随之而聚，故必用通降方法，使头内清灵无邪，方可清醒。用赤芍、丹皮凉血活血，牛膝引血下行；以陈皮、木香理气，沉香降气；且胆南星、天竺黄通络行痰，莱菔子引痰下行；以菊花、黄连清热，木通引热下行；茯苓行水渗湿，泽泻利尿；珍珠、牡蛎意在重镇安神，引邪下行。头内郁滞的气、血、痰、热、湿、浊诸邪，逐渐消除，人也逐渐清醒。

三、清降法治疗脑瘤病

武××，女，42 岁。初诊日期：1989 年 11 月 5 日。患者自述在一年零六个月以前，头部剧烈疼痛，恶心、呕吐、两目发胀，眼睑下垂。在××医院，用脑血管造影等方法检查，确诊为脑血管病，左后脑动脉瘤。

患者现症：头部剧烈疼痛，头麻木不清楚，两目发胀，眼睑下垂，面色红，心情急躁，常患牙痛，饮水少，饮食尚可。常食用辣味及肥肉类食品。月经前期，量少色黑有血块。有痔疮，大便干结，三四日一行，尿清。

证属血热痰浊郁滞于头中，治宜清热凉血，理气化痰，皆配清降之品，引邪气下行。处方用：赤芍 10 克，牡丹皮 10 克，川牛膝 10 克，白茅根 10 克，菊花 10 克，蔓荆子 10 克，车前子 10 克，淡竹叶 6 克，枳壳 10 克，陈皮 10 克，香附米 10 克，沉香面 1 克（冲服），丁香 6 克，胆星 6 克，天竺黄 6 克，炒栀子 10 克，炙草 3 克。

带处方回山西长治家乡服药，共服三十余剂。

复诊：药后头痛、恶心、呕吐等症状消失，头脑较前清爽，麻木减轻。面色时红，有时急躁，睡眠较少，大便干少，二日一行。继服上方加减三十余剂。

三诊：症状大减。

头中气滞血瘀，气机不通，痰浊瘀血聚而成形，热毒郁滞其中而成脑中浊气郁塞结滞之病。《金匮要略》云："大气一转，其气乃散。"说明调畅气机，可以消散结气。瘤病聚于头中，必用通畅头中气机，使气机转开，化成浊气而后清降于下，故诸症消减。

方中陈皮、香附使大气一转，沉香、丁香降浊气于下，气降则诸邪皆降；赤芍、丹皮调畅血脉，化其瘀结，牛膝、茅根引血下行，亦使浊气下行；胆星、天竺黄调畅经络，行经络之痰浊，莱菔子、全栝蒌引痰浊邪气下行，随大便排出；菊花、蔓荆子清头中热毒，车前子、竹叶引热毒下行，从尿中排出；又用枳壳、厚朴降气，加强清降之力。如此，头中郁结消散，而变成浊气下降，使头中清净，方可正常。

人生疾病，总不外乎阴阳升降失常。用药治病，就是以药性之阴阳，调人体之阴阳；以药性之升降，调人体之升降；使阴阳升降平和而无病。

《金匮要略》所论厥阳独行，是指有阳无阴，则阳有升无降，一阳独行于上。之后，诸邪随之而聚于上，成为头中杂证。

若有气、血、痰、湿、热毒、浊气诸邪，随厥阳而聚于上，则又应有降气、降血、降痰、降湿、降热毒、降浊气之法。有此清降之法，使头脑清净，才能治愈头病。

浊气下降，必有所出，如以莱菔子、全栝蒌降痰浊而从大便去也，又以竹叶、木通、车前子降湿热毒气从尿而出也。可见，《金匮要略》用大黄、滑石道理昭然。

浊气排出，又需清气输入，此即赖以脾肺之气化，常有清阳上升，浊阴下降，使升降祥和不息。如服当归、地黄补肝血肾阴之品，必用白术、茯苓建中气而化生阴血，也必用茯苓、桔梗主治节，上升于肺，而后布散阴血于周身，使肝血肾阴充足，肝肾阴血充足，阳可潜藏于下，此即以阴吸阳之道也。如此，则无厥阳独行之患，人身可长和而久安。

以上几则病案，皆属有升无降，浊气聚于头中之杂证。治疗方法虽然重视清降，但没有忽视中焦枢纽。常使脾胃运化，升降之路畅通，则有利于升降之法的应用。当降之病，可以兼用升药，因为有清阳上升，而浊阴才易下降，这正是中医所说旋转之机的应用。张仲景在治头病方中，常配干姜、白术、人参，温暖脾胃，其道理是深刻的。

《金匮要略》应用沉降清利之法，内容丰富，有降气、降血、潜阳、收敛、清热、渗湿、涤痰、泻下、利尿等方法。用以治疗头中杂证、实证、急证、重证，用之得法，能够取得很好效果。因为清降之法，可使头中气、血、痰、浊、湿、热、毒诸邪，降下排出，而后头脑清净，安和无病。（苏宝刚）

术附汤治疗头重眩苦极

　　头痛眩晕的治疗方法甚多，如清热、化痰、散风、化湿、理气、补气、养血、滋补肾阴、潜降肝阳等，但仍有几年，几十年的头痛眩晕治疗无效者。如，有一种脾肾阳虚的头重眩苦极，用《近效》术附汤温阳法治之，可获良效。此证少见，此方少用，故临床之时，辨证不当，留下久治无效的头痛眩晕病。

　　《金匮要略·中风》篇有《近效》术附汤方证。原文说："术附汤：治风虚，头重眩苦极，不知食味。暖肌补中，益精气。白术二两，附子一枚半（炮去皮），甘草一两（炙），姜五片、枣一枚。"

　　术附汤方证论述了肾阳不足，不能温化水湿，阴寒水湿布于周身，上泛于头；脾阳虚弱不能升清降浊，浊阴之气停于中，泛于上，而又流于外；阳虚之体，常有外感风寒湿气。如此，病人头部沉重，疼痛，眩晕，痛苦到极点，不知食味。或有经常感冒风寒，鼻流清涕，头面周身肌肉酸困沉重疼痛等证。方中附子温肾，恢复阳和之气，驱散阴寒水湿；白术、甘草暖脾肾，恢复运化之机，消散浊阴之气；生姜、大枣调和营卫，从内达外。如此，温暖祥和之气达于全身，内外阴寒水湿可以消散，则诸症自愈。现举病例三则，以示温阳法治阳虚头重眩苦极等证确有良效。

　　头中冷病例：郝××，女，48岁，北京顺义人。初诊日期：1991年12月4日。

　　患者自述头冷，头中如有凉水之感觉，已6年之久。经常感冒风寒，鼻流清涕。腰腿疼痛而凉，软弱无力，面黄食少，喜热食，腹中肠鸣，矢气多。苔白水滑，脉来弦滑细，二便正常。

　　证属脾肾阳虚，不能温化，寒湿内停，故食少喜热，肠鸣矢气。寒湿上泛，故头中有凉水之感。阳虚不能温暖腰膝，故腰膝冷痛而无力。阳虚不能卫外，故常感冒，清涕。

治以术附汤加味，温暖脾肾，以化寒湿。

处方：

炮附子8克，炒白术12克，干姜8克，党参12克，木香6克，砂仁6克，狗脊10克，川断10克，寄生10克，肉桂3克，独活10克，炙甘草3克。

二诊：服上方7剂后，头中凉水感觉已无，没有感冒，腰膝冷痛减轻。又以上方略有加减，服21剂，来诊，头中冷没犯，没有感冒，腰腿冷痛明显减轻。以后，常服附子理中丸以温之。几年以来，身体较前健壮，无甚痛楚，偶有感冒。

头部沉重胀痛病例：单××，女，61岁，北京人。初诊日期：1992年9月11日。

患者后头枕部沉重胀痛10余年。胃脘腹部胀满疼痛，周身酸沉，腰痛沉重，活动不利，舌苔白腻，脉来沉弱。大便七日一行，小便清。

证属脾肾阳虚，寒湿内停。上泛于头，而又流散于外，加外感寒湿而成此病。治宜温暖脾肾阳气，化湿去重，散湿止痛。拟术附汤加味。

炒白术10克，炮附子6克，生姜5片，炙甘草3克，广木香10克，炒莱菔子15克，狗脊10克，枳实12克，桑寄生10克，川牛膝12克，藁本6克，葛根10克，羌活10克，独活10克。

二诊：服上方7剂，头痛沉胀大减，腹痛已愈，两腿轻快。仍有周身酸沉，胃脘胀满，脉濡，大便日一次。仍予前方加厚朴10克，茯苓10克，砂仁5克后下，去藁本，葛根。

三诊：服上方7剂，头痛，腰痛愈，周身轻快，两腿屈伸自如。继服上方7剂。以后，常服附子理中丸使阳气升起，阴寒散去。

哮喘，头蒙，头重痛病例：黄××，女，47岁。北京石景山人。初诊日期：1992年8月19日。十几年来，患者哮喘发作之时，不能平卧，喉中有水泡声，经常感冒，鼻流清涕，秋冬尤甚。心悸不安，背冷胁胀，喜吃热食，纳食不香，经常头痛而沉重，头蒙而不清爽，周身疼痛沉重。关脉弦细，寸尺脉弱，苔白厚，舌胖。便干结四日一行，小便清。

证属肺脾肾阳气大虚，肾阳虚不能温阳化气；脾气虚不能运化水谷精微；肺气虚弱，通调无力，痰饮水湿聚于中。痰饮上泛于肺，而为哮喘。水湿上凌于心，故为心悸不安。寒湿上蔽于头，浊阴下降，蒙于头中，故为头痛而沉重，头蒙而不爽。寒湿流于外，故为身痛而重。

立法处方：病证以痰饮支塞膈间，喘不得卧为急，故先降其有形之痰饮。且胸膈为气机升降的重要治略部位，也应先去痰邪。头痛身痛诸症，多为寒湿流散，虽然痛苦，也要缓缓温阳化气，俾使清阳上升，浊阴下降才可。

先以苏子降气汤加减，降其膈间痰饮。痰饮一去，胸膈宽畅，头中浊阴当有所降，亦用温暖肺肾之品，以治其本。

苏子10克，前胡10克，陈皮10克，厚朴10克，肉桂3克，半夏10克，荆芥10克，紫丹参12克，莱菔子15克，全栝蒌15克，枳实10克，葶苈子10克，木香6克，砂仁6克（后下），细辛2克，干姜5克。

二诊：晋上方12剂，心悸已除，哮喘已平，可以平卧，大便二日一行。患者又苦苦要求治疗其多年之头痛，头蒙而不清爽，经常感冒，清涕不止，腰、背、腿肌肉酸疼而沉困，痛苦已极病证。

辨头蒙、头身沉重疼痛之证，也是脾肾阳虚，寒湿内停之病机；寒湿流于内，而成哮喘心悸之证，寒湿流于头身，而成头身沉重疼痛诸证。痛证病位百出，而病源为一。

立法处方：治以术附汤合乌头赤石脂丸加减，温暖脾肾，化阴寒水湿，以治其本。

炮附子5克，炒白术12克，川椒3克，生薏米12克，川乌3克，干姜6克，草豆蔻12克，车前子10克（包），威灵仙15克，独活10克。

三诊：晋上方6剂，头痛，头蒙，头沉已愈，喘悸未作。患者说，服药之后，自觉腿中凉风外透，如凉风外冒，而后，周身肌肉疼痛沉困大减。诊舌根苔白厚，舌胖，脉濡，鼻流清涕，二便正常。患者诸痛已无。但肺脾肾阳气仍属不足，继拟上方加减十余剂，以温阳气、化寒湿。几年来，时有头身小痛，以温阳轻剂服之，其病痛从未大发作。

脾肾阳虚，寒湿流于上，寒湿束于外之头痛，头重，眩晕，痛苦已极之病，若用轻扬之品，可能引起虚阳上越，或寒湿上泛；若用清利之品，可能引起中寒湿停更甚；若用重镇之品，可能引起中气下陷。如此阳虚之头重眩苦极不但不减，而又加重。故头重眩苦极为常见病中之奇症。治此病证有几年，几十年无效者，乃墨守常法之故。此证，只能用术附汤一法，温下温中，布散阳和之气，以消其在头上之阴寒水湿才可，可见古人治法之妙。（臧本慎）

《金匮要略》 调理脾胃法

《金匮要略》调理脾胃的学术思想也是仲景治疗杂病必用之大法，应当研究。

一、预防为主　重在脾胃

疾病的发生发展以及传变预后，与脾胃功能的盛衰关系极为密切，脾胃乃气血生化之源，脾胃功能不足，疾病容易发生。所以《金匮要略》把脾胃功能的正常与否，看成是疾病发生与传变的重要一环，故提出"四季脾旺不受邪"这一预防为主的思想。主要体现在两个方面：第一，未病先防，立足脾胃。胃主受纳，脾主运化，脾胃健，受纳转输功能正常，五脏六腑、四肢百骸皆持此以长养，则"不遗形体有衰，病则无由入其腠理"。若饮食不节，寒温失调，纳食偏嗜，导致脾胃损伤，纳食转输无权，气血匮乏，"疾疢竟起"而发为百病。说明未病先防脾胃损伤，是预防疾病发生的重要措施。第二，已病防变，当先实脾。人是一个有机的整体，五脏之间，互相联系，既病之后，若失于调理，病邪可影响脾胃。故《金匮要略》指出："见肝之病，知肝传脾，当先实脾"，并强调肝虚在"补用酸，助用焦苦"的同时，当"益用甘味之药调之"。益甘能益脾，调和中气，脾胃俱旺，而且化源渐充，肝虚得养，还有助于肝病恢复，一举两得。强调疾病在可能传变的途径中调补脾胃是很有临床指导意义的。

二、培补后天　独具匠心

纵观《金匮要略》补脾的观点，不仅立论精当，洞察症结，药证具备，内容丰富，且温中建中，它脏并调，尤重脾胃，独具匠心。

建立中气，是《金匮要略》补脾的一大法门。脾胃同居中焦，职司受纳运化，脾胃有病，气血化源不继，则变生各种病证。如"悸、衄""手足烦热，咽干口燥""梦失精"之虚热，"虚劳里急""妇人腹中痛"之虚寒，皆阴阳不相维系之候也。以甘温建中立法，处以小建中汤或黄芪建中汤之类，使中气建，脾阳复，脾胃纳化转输有权，水谷归于正化，则气血渐生，营卫调和，阴阳乖戾而致平复。正如尤在泾说："欲求阴阳之和者，必求于中气；求中气之立者，必以建中也。"可谓深得仲景之旨。《金匮要略》建立中气的观点，对后世补脾方剂的沿革和演变也产生了深远的影响。如补气健脾的四君子汤，补益和胃渗湿的参苓白术散等，都是建中法的推广运用。

温中健脾，是《金匮要略》补脾的又一大法。临床上气虚之甚往往阳气亦虚，脾气虚弱之发展，必然导致阳虚。脾阳一虚，不仅水谷精微转输无权，气血生化发生障碍，而且还会出现一派虚寒之象。寒凝中焦，非温不去，故以温中健脾为法治之。如脾阳衰弱，中焦寒盛之寒疝，用大建中汤温中散寒止痛；脾胃阳虚所致的"腹中寒气，雷鸣切痛，胸胁逆满，呕吐"之寒疝里虚证，用附子粳米汤散寒止呕，温经定痛；中阳不足，寒饮内结，上乘阳位的胸痹虚寒证，用人参汤补中助阳，建立中气；胃气虚寒所致的"干呕、吐逆、吐涎沫"，用半夏干姜散温胃止呕；脾阳不足，失其统摄的，"下血，先便后血"之远血证，用黄土汤温脾摄血；产后血虚寒凝之"腹中疠痛"，用当归生姜羊肉汤温中散寒、补虚养血。寓意之深，可见一斑。

《金匮要略》对补脾的治疗除从本脏调补外，还非常注意与它脏的病机联系，故补脾常与它脏并调。如脾与肾，一为先天之本，一为后天之本，脾之运化需肾阳的温煦，肾之为用又赖脾胃生化气血的充养，后天不足，则肾气失充，先天不足，每致脾运不及，此时必须脾肾双补，才能收效。仲景创立的八味肾气丸治疗脾肾阳虚之"虚劳腰痛""短气有微饮"之水饮证；以及用四逆汤治疗"呕而脉弱，小便复利，身有微热，见厥者"之阴盛阳格，虚寒性呕吐；用"燠土以胜水"的甘姜苓术汤治疗寒湿不去，阳气不行的"肾著"病，皆体现了脾肾双补之治法。它如"妇人怀娠，腹中疠痛"之木横乘土，用当归芍药散泻肝安脾；胃虚停饮，挟肝气循经犯胃上冲之"干呕，吐涎沫，头痛"用吴茱萸汤散寒化饮，补中益气；胃虚土燥，脾失转输，肺津不足肺痿，虚热则"火逆上气，咽喉不利，止逆下气"，用麦门冬汤生津益气；虚寒则"吐涎沫而不咳者，其人不渴，必遗尿，小便数"，用甘草干姜汤补虚散寒，振奋胃阳，培土生金；

脾虚血少，心失所养，心神不安，"喜悲伤欲哭，象如神灵所作，数欠伸"之脏躁证，用甘麦大枣汤甘温益脾，补土生血。足见仲景脾与它脏并调之匠心。

三、祛邪调脾燮理升降

脾主运化而升清，喜燥而恶湿，胃司受纳而宜降，喜湿而恶燥，脾胃之间，升降相因，燥湿相济，才能共同完成气血化生，气机调畅之生理功能。举凡内伤外感，病邪每多损伤脾胃，阻滞气机，升降反作，燥湿不济，则病情繁杂，变证极多。如呕吐、下利、腹满、湿病、痰饮、黄疸、水气等。遍观《金匮要略》祛邪理脾，或于清热攻下，或以祛湿化饮，或以利水为法，又每按不同病情，有合有分，所用药物又有寒热同用，阴阳兼顾，虚实并治，灵活变通，务使邪去正安，恢复脾运。

清热祛邪。如《金匮要略》论暍病说："汗出恶寒，身热而渴，白虎加人参汤主之。"暍病即暑病，暑为阳邪，最易伤津耗气，故以白虎汤清里热，加人参益气养阴；胃热上冲，只升不降，"食已即吐"，用大黄甘草汤清泄胃热；少阳热邪迫胃，"呕而发热"，用小柴胡汤和解泄热；热犯胃肠，"干呕而利"，用黄芩加半夏生姜汤清热止利；寒热错杂，升降失司，"呕而肠鸣，心下痞者"，用半夏泻心汤辛开苦降，清热和胃；湿热内停，蕴蒸脾胃，"心中懊憹或热痛"之酒黄疸，用栀子大黄汤清除实热，和胃除烦；"寒热不食，食即头眩，心胸不安"之谷疸，用茵陈蒿汤清热利湿。

攻下逐邪。邪犯脾胃，或为热结，或与寒结，或宿食停滞，阻滞肠胃，势必影响脾胃气机升降，导致腑气不通，于此非攻逐不去。故《金匮要略》把攻下逐邪安脾作为重要的方法之一。如热结肠胃，重在胃腑（兼见少阳），"按之心下满痛"，用大柴胡汤和解攻下；重在大肠，"腹满不减，减不足言"，用大承气汤攻下通便；里实气滞，"痛而闭者"，用厚朴三物汤理气导滞；寒实内结，"胁下偏痛，发热，其脉紧弦"，用大黄附子汤温下逐寒；甚者寒实凝结，心腹胀痛，"卒痛如锥刺，气急口噤"者，用三物备急丸温通寒积。它如厚朴七物汤解肌和营，泻下除满；大黄硝石汤清热通便，利湿除黄；胃气强而脾阴弱，"大便则坚"而"小便数"之脾约证，用麻子仁丸泄热润燥，导滞通便，都无不体现了祛邪以理脾，调燮而升降复的方法来恢复脾胃功能。

祛湿运脾。脾主运化，喜燥恶湿，脾运不及，则湿从内生。脾虚湿阻,当祛湿运脾。故《金匮要略》以祛湿为主,佐以健脾,俾湿去脾安。如湿寒阻滞,水湿不化,"小便不利,大便反快"之湿证,治以"利其小便"以祛湿,用防己黄芪汤。湿之为患,每多内外相合,尤在泾说:"中湿者,亦必先有内湿而后感外湿,故其人平日土德不及而湿动于中;由是气化不速,而湿浸于外。"内外合邪,又当兼行表里之湿。如"湿家身烦疼"之麻黄加术汤,"一身尽疼,发热,日晡所剧"之麻黄杏仁薏苡甘草汤即是。又湿为阴邪,其性寒凝,非温不化,故《金匮要略》又常以温化水湿为法。如历节病风湿偏胜之桂枝芍药知母汤;风湿表里阳虚之甘草附子汤等体现了这一法则。

利水祛湿。湿为阴邪,水湿同类,水湿困脾,运化失司,则为肿病。故《金匮要略》对水气病的治疗,每以利水祛湿,导水下行为主。如水湿潴留,阳气被郁,"四肢肿,水气在皮中,四肢聂聂动者",用防己茯苓汤利水祛湿,导水下行;若脾弱气滞致水气痞结于心下,而见"心下坚,大如盘,边如旋盘",用枳术汤行气散结,利水健脾。水去脾运,气机调畅,便无复水气停聚之患矣。

温阳化饮。《金匮要略》治痰饮,以"温药和之"为大法。益脾为湿土,赖阳气以健运,饮为阴邪,易伤阳气,脾阳不运,又加重饮邪停聚,而温药有化湿健脾,通行气机的作用。如"心下有痰饮,胸胁支满,目眩"之痰饮,用苓桂术甘汤温阳蠲饮,健脾利水;若寒饮内停,与正气相搏,症见"似喘不喘,似呕不呕,似哕不哕,彻心中愦愦然无奈者",用生姜半夏汤辛散水饮;饮停于胃,胃失和降,而致"卒呕吐,心下痞,膈间有水,眩悸者"用小半夏加茯苓汤和胃化饮;水饮内停,上迫于肺,而喘咳"脉沉者",用泽漆汤逐水温阳,培土制水;饮在下焦,"脐下悸者,欲作奔豚",用茯苓桂枝甘草大枣汤通阳利水,降逆补土。从上看出,温阳化饮,饮去阳回,升降有序,气机调畅,皆"温""和"之功矣。(田维君)

《金匮要略》 治痹六法　本在肝肾

《金匮要略》一书对痹证的病因病机和脉证，进行了较为全面的阐述。可归纳为治痹六法，现分述于后：

一、发汗祛湿法

本法适用于痹证初起，寒湿之邪，袭于肌表而致发热、恶寒、身烦疼、舌苔白、脉浮紧等症。用本法发其汗，使外邪而解，其病可除。

《痉湿暍》篇指出："湿家身烦疼，可与麻黄加术汤，发其汗为宜。"湿家以发热身重，骨节疼烦为主症，是由于感受湿邪所致。湿邪致病，有外湿、内湿之分，本篇主要论述外湿及其兼证。湿兼寒而在表，则经络阻滞，营卫运行不畅，致身体烦扰不宁而疼痛，当以麻黄散寒，白术除湿。因麻黄得术，虽发汗而不致多汗，术得麻黄并能行表里之湿。如此，在表之寒湿得散而烦疼自止。

《中风历节病》篇："诸肢节疼痛，身体魁羸，脚肿如脱，头眩短气，温温欲吐，桂枝芍药知母汤主之。"本条所述历节，是风湿化热伤阴之证，故治以祛风除湿、滋阴清热、宣痹止痛为法，用桂枝芍药知母汤。在本方的基础上对本证亦可选用平性或寒凉的祛风湿药，如：桑枝、薏仁、丝瓜络、秦艽、土茯苓、豨莶草、地龙等，伍入温性之药一二味，增强通阳之功，如桂枝、松节。

二、轻清宣化法

本法适用于痹证初起，风湿在表，身疼发热，日晡增剧的证候。用本法缓取微汗，轻清宣化在表之风湿。

《痉湿暍》篇："病者一身尽疼，发热，日晡所剧者名风湿，此病伤于汗出当风，或久伤取冷所致也，可与麻黄杏仁薏苡甘草汤。"

由于贪凉露宿，汗出当风，因而感风湿，湿兼风而在表，阻滞经络，致一身尽疼。发热、无汗，为风湿在表之候，汗出当风，贪凉露宿，久伤取冷，又为一身尽疼之因。本方与麻黄加术汤，二者同为治外湿的方剂，但主治证候却有所不同，药物剂量亦有差异，麻黄仅用半两，可见麻黄加术汤，麻桂剂量重（麻黄三两、桂枝二两），麻杏薏甘汤中无桂枝，麻黄加术汤所主的表证较重，从药物配伍来看，麻黄、桂枝重在温散，加术以除湿，适用于寒湿在表之证。麻黄和薏苡仁则偏于凉散，适用于风湿在表且有化热之势，因"日晡"所剧属阳明，是风湿已有化热之倾向，且风为阳邪，易于化燥，故用薏苡仁清化而不用桂枝辛温。

三、助阳逐湿法

本法适用于风湿而兼表阳虚的证候，由于风寒湿搏结于肌表，经脉不利，而见身体疼烦不能自转侧。本法重在祛风除湿、助阳解表，使风湿从肌肉经脉而出。

《痉湿暍》篇指出："风湿相搏，身体疼烦不能自转侧，不呕不渴，脉浮虚而涩者，桂枝附子汤主之；若大便坚，小便自利者，去桂加白术汤主之。"

《痉湿暍》篇又指出："风湿相搏，骨节疼烦掣痛，不得屈伸，近之则痛剧，汗出短气，小便不利，恶风不欲去衣……"风在表故身体疼烦，湿在表，故不能自转侧，因无里证，故不呕不渴，阳气素虚，筋脉失养，风湿之邪尚留走于表。治以桂枝附子汤，温经通阳祛风除湿，固表护正。后大便坚实，小便自利，于是阳通湿减，气化已行，所以白术附子汤亦主治之，继进原方减少其用量，并去桂枝通阳解表，加白术之健脾行湿以切合病情。汗出短气，小便不利恶风不欲去衣等证，是表里阳气皆虚，如湿邪留滞肌肤，可见身微肿之证，属表里阳气俱虚则桂枝与术附同用，助表里之阳以化湿。

《内经》治风寒湿痹，张仲景统以风湿名之桂枝附子类方，可说是治风湿的代表方，其中附子用量亦较治他证为大，如桂枝附子汤用附子一枚，甘草附子汤用附子二枚，白术附子汤用附子一枚半，均比《伤寒论》用于回阳救逆的四逆汤（一枚）与通脉四逆汤（大者一枚）为多，但《金匮要略》方，用炮附子，而《伤寒论》上述方中则生用。

四、益气固表除湿法

本法适用于风湿在表，表虚不固所致的脉浮、身重、汗出恶风等证，用本法振奋卫阳，祛除风湿其病乃愈。

《痉湿暍》篇云："风湿脉浮身重，汗出恶风者，防己黄芪汤主之。"

风湿病，证见脉浮身重，汗出恶风。脉浮主风，身重为湿，汗出当风属表虚不固，又因风湿在表，本应解表，但未用发汗，而汗已自出，是表证未解，已见虚象，故当慎用汗法，如麻黄一类的峻发汗剂即不相宜，用防己黄芪汤主之。方中防己能祛湿，黄芪、白术、甘草以助卫阳，姜、枣以和营卫，使表不虚而湿邪亦能解除，此益气固表除湿之法，有托阳以排邪之效。方后云：服后当如虫行皮中，从腰以下如冰，此乃卫阳复振，湿趋下行之证，亦是药物中病的反应。

五、温经行痹法

本法适用于气血不足，感受外邪，局部肌肉麻木，身体不仁等血脉痹阻之证，用本法温阳益气，使气行则血行，其痹可愈。

《血痹虚劳》篇曰："血痹……外证身体不仁，如风痹状，黄芪桂枝五物汤主之。"

血痹的成因，仲景指出内因"骨弱肌肤盛"，外因"疲劳汗出，卧不时动摇，加被微风"，而得血痹病。血痹与风痹的不同点，《医宗金鉴》认为风痹是一种遍历关节，游走疼痛。丹波元简对风痹、血痹、历节三病的鉴别是："风痹乃顽麻疼痛兼有，而血痹则唯顽麻而无疼痛，历节则惟疼痛而无顽麻，三病各异，岂可混同乎。"《巢氏病源·风痹候》谓："痹者……其状肌肉顽厚或疼痛。"可见风痹顽麻兼有疼痛，血痹只有顽麻而无疼痛。黄芪桂枝五物汤证是"阴阳俱微"感受外邪，阴血阻滞而成，应以甘温益气，通阳行痹为法，由于血痹的病机是：阳气虚而感邪以致血行涩滞，故只补气可也，阳气得补，气行则血行，血行则邪去，则血痹自愈。

六、祛寒除湿通痹法

《中风历节病》篇指出："病历节不可屈伸疼痛，乌头汤主之。"

本法适用于寒湿留于关节，经脉痹阻不通，气血运行不畅，以关节剧烈疼痛，不可屈伸为主症。

本条所述历节，是寒湿偏盛之证，关节剧烈疼痛，不可屈伸，是湿邪留着关节的特征，因寒为阴邪，其性凝敛收引，其痛固定不移，不可屈伸，疼痛剧烈显著，足见其阴寒之盛，故应以重剂温经祛寒，除湿通痹之乌头汤治疗。方中以川乌、麻黄祛邪，功专温经祛寒，除湿宣痹；黄芪、芍药、甘草、蜂蜜益气舒筋，缓急止痛。诸药配伍达到祛邪不伤正，痛止不生变的目的。

《金匮要略》论述历节病因，重视肝肾虚弱，筋骨软弱，而为历节之内因。故可随证选用补肝血肾精之品，如当归、白芍、熟地。肝肾虚寒，亦可选用狗脊、杜仲、续断、桑寄生且补且温。肝肾筋骨坚强，风寒湿邪亦难侵入，肝肾筋骨虚弱，有微风微寒，即为痹证。欲除痹证之根，必以补肝肾强筋骨为大法。

另外，《金匮要略》白虎加桂枝汤，可治外寒内热痹证，五苓散可治水湿内盛，而在外成痹。学者可根据仲景辨证思维方法，灵活应用。本文说治痹六法，意在举一反三。（吴长权、王桐萍）

《金匮要略》 论神志病

《金匮要略》对神志病有多处论述，如癫狂、惊痫、脏躁、百合病、奔豚气等。今就神志病的治疗方法归纳如下：

一、养阴清热法

《百合狐蜮阴阳毒》篇，治疗百合病诸方，《血痹虚劳》篇治疗虚烦不寐的酸枣仁汤，《中风历节》篇治疗言行狂乱的防己地黄汤，皆为养阴清热法。百合病或因伤寒之后余热未清，或因情志不遂，五志化火，酿成阴虚内热。虚热内扰，精神恍惚，坐卧不安，言语、行动、饮食，感觉异常，"意欲食复不能食，常默默，欲卧不能卧，欲行不能行，饮食或有美时，或有不闻食臭时，如寒无寒，如热无热，口苦，小便赤……如有神灵者，身形如和，其脉微数。"本证虽然复杂，但不外精神状态失常而出现虚幻莫测之症和阴虚内热所表现的口苦、尿赤、脉数等有据可凭之症。抓住这两方面的表现，就不会因为"百脉一宗，悉致其病"而不知所措。本病的治疗原则为养阴清热，以百合地黄汤为主方。百合甘淡微寒，补心养肺，安神定志，更以泉水煎之，清心下热；生地味甘性苦寒，清热凉血。《本草逢原》谓生地："味厚气薄，内专凉血滋阴，外润皮肤荣泽，病人虚而有热者，宜加用之。"本药方中用量特重，且以生地黄汁和百合煎液同服，下热之力更宏。同篇治疗百合病误治变证诸方，如百合知母汤、百合滑石散、栝蒌牡蛎散、滑石代赭汤，也为养阴清热之剂。

治疗虚烦不寐的酸枣仁汤证，为肝阴不足，相火偏亢，上扰神明。用酸枣仁养肝宁心，安神使寐，辅以茯苓、甘草宁心安神，知母清热除烦，少佐川芎理血疏肝，调畅血脉。川芎在本方之作用，每不易为人所知。肝藏血，为魂之舍，川芎辛温，行气理血，以奏疏泄之功。

防己地黄汤治疗"病如狂状，妄行，独语不休"。本证系血虚内热，兼感外邪，热扰神明。重用生地黄甘寒清热为主，配伍少许祛风药达邪外出，再配通络利湿药，调畅气机。

二、甘凉润燥法

治疗脏躁的甘麦大枣汤，属甘凉润燥法。脏躁病由于情志郁结，阴火内生，耗气伤津，而见心烦易怒，悲伤欲哭，象如神灵所作。故以甘麦大枣汤甘凉润燥，养心安神，和中缓急。甘草益气养液，甘守津回，药理研究证明本药有镇静和解痉的作用，有以甘草末拌以朱砂治疗精神病的用法。小麦甘凉，益气除热，功擅养心，《内经》有"心病者，宜食麦"之论。大枣和中助脾，脾气充则为胃行津液，水精四布，五津并行。本病主系何脏之病，说法不一。有谓心脏，又有谓子宫，《心典》谓关于心而及于肾，也有谓五脏全部。参同篇第八条，妇人杂病病位有上、中、下之分，上中二焦之病男女共有，下焦证候多见于妇人，可见"或有忧惨、悲伤多嗔"之证，并说明"此皆带下，非有鬼神"。其证正与脏躁同。妇人下焦病变，和冲任关系至大。而冲任起于胞中，则此脏应是子脏。又本病一般认为是癔病，癔病又称歇斯底里（klqeteja），英文与"子宫"一词相同，证之临床，本病以女性为多，所以脏躁之"脏"应为子宫脏即子宫。

三、理气化痰法

《妇人杂病》篇的半夏厚朴汤，为理气化痰法的代表。本证由于情志抑郁，气机壅滞，痰凝气结于咽，可有炙脔噎塞之状，故以半夏、厚朴苦温燥湿，理气化痰，茯苓生姜利痰水，苏叶散结气。后世治疗梅核气的四七汤，即本方去生姜，实由本方演化而来。本法对于七情郁结，痰湿阻滞之神经官能症有效，但郁久化热化燥者，则宜疏肝泄火。

四、温肾降逆法

治疗奔豚气的桂枝加桂汤，为温肾降逆法。奔豚气有肝气奔豚和肾气奔豚二种，肝气奔豚为肝热上冲，用奔豚汤清肝泄热，肾气奔豚为肾寒上冲，用本方温阳降逆，暖肾平冲。本证由于误汗伤阳，心肾阳虚，肾寒上冲，以桂枝汤加重桂枝内平冲逆，外祛风寒。桂枝汤"加桂"有二说：一说加桂振奋心阳，一说加桂温化肾阳。再参《伤寒论》121条本方自注："桂枝汤，今加桂满五两。所以加桂者，以泄奔豚气也。"可知本方所加之桂为桂枝无疑，或许汉代未有使用肉桂，即便是温肾化气的肾气丸，也是使用桂枝。但是桂枝平冲之理，是通过温发肾阳，暖肾而平冲。冲气之所以上逆，不外为肾寒或寒水或虚阳引动冲脉之气上逆。因冲脉起于胞中，挟少阳肾脉上行，散有冲脉本于肾之说。肾阳本虚，误汗之后心阳受伤，心肾阳气皆虚，肾中寒气乘虚而动，冲气随之上逆，即为本证。如果病人素有宿饮停蓄下焦，则冲气为水饮所阻，欲动不能，欲罢不休，而见寒水搏结，筑筑悸动之状，即为苓桂甘枣汤证。抑或肾阳太虚，虚阳浮越，冲气上逆，也见"气从少腹上冲胸咽"，特点为"其面翕热如醉状"（戴阳），即为支饮误治之桂苓味甘汤证。上二方仅大枣五味之差，前者用大枣意在助脾制水，后者用五味意在收敛潜越之浮阳。上述之方，均用桂枝平冲，而且都是通过温发肾中阳气而达到平冲降逆。

五、清肝泄热法

奔豚汤、风引汤，以及《妇人杂病》篇之刺期门法，属于清肝泄热法。奔豚汤治疗"奔豚气上冲咽，腹满，往来寒热"之证。本证由于卒惊受恐或忧思气结，肝郁化火，肝火上逆，气上冲胸。以寒热往来，腹痛为辨证要点，而别于肾气奔豚。故以李根白皮清热降逆为君，葛根辛凉透泄为辅，佐以降逆的姜夏和养肝和血的归芎芍药，使以甘草缓急，则成清肝泄热之剂。

风引汤治疗"大人风引、少小惊痫瘛疭"，病机为肝阳亢盛，风邪内动。故用大苦大寒的大黄、寒水石、石膏清泄风火，反佐以桂，以制诸石之寒。

泻期门法用于热入血室，胸胁逆满，下血谵语者。期门为肝经募穴，刺期门可以泻肝经实邪，如此则血室之热可随之而解。本证除刺期门之外，配合和解少阳的小柴胡汤，效果更好。《本事方》以小柴胡汤加干地黄治"妇人室女伤寒发热，或发寒热，经水适来适断，昼则明了，夜则谵语如见鬼状"，即为本法之发挥。

六、通阳镇摄法

桂枝去芍药加蜀漆牡蛎龙骨救逆汤、桂枝加龙骨牡蛎汤，为通阳镇摄法。前者治疗火劫心阳受伤，心神浮越，惊狂卧起不安之证，以桂枝汤去芍药通心阳，心阳既虚，痰浊易阻，故加蜀漆涤痰浊以止烦惊，龙、牡重镇安神。后者治疗失精梦交，精虚于下，阳浮于上，心肾不交，用桂枝汤调和阴阳，加龙、牡重镇纳摄，敛阴潜阳。上二方皆以桂枝汤补虚和阴阳，加龙骨牡蛎重镇安神。前者阳虚痰阻，故去酸寒之芍药加涤痰蜀漆，所以病证也较后者为重。（王雪玲）

张仲景治肺特色探讨

张仲景在《伤寒论》中创立了伤寒六经辨证，在《金匮要略》中创立了脏腑经络辨证，都以脏腑经络学说为其理论依据。反复研读两书，深感仲景对每一脏腑的治疗，各有洞天，尤其治肺，更具特色，试做以下探讨。

一、治肺疾首当辛开宣闭

肺为娇脏，不耐寒热，位高清肃，外合皮毛，最易为外邪所侵犯。外邪束表，皮毛闭塞不开，肺气闭郁不宣，就会出现寒热无汗，气逆咳喘等症。正如《内经》所谓"诸气膹郁，皆属于肺"。仲景深得经旨，在此阶段注重辛开肌腠，宣肺开闭。一方面使肌腠开发，肺气宣达，水道通调，表邪外解；另一方面防止外邪入里化热。如对风寒外束，肺气郁闭之喘证，用麻黄汤辛散宣肺平喘，并且强调"八九日不解，表证仍在，此当发其汗"。以麻黄、桂枝相伍，辛开宣闭，则喘证自安。对风热袭肺水道不通的风水证，用越婢汤辛开宣肺，清热利水。肺为水之上源，通调水道，肺为外邪所束，通调失职，发为风水，仲景急以麻黄配生姜辛开宣闭，石膏清热，水道通调，风水可愈，这正是所谓"提壶揭盖"之法。

仲景对肺有宿疾，外受于邪的病证，也必先开肺达腠，令邪外解，使肺气畅达。如"喘家作，桂枝加厚朴、杏子佳"。急取桂枝汤辛温发散，调和营卫，妙在配以厚朴、杏子宣降肺气。又如素有水饮，风寒外感的咳喘证，仲景以小青龙汤或射干麻黄汤辛温宣肺、温化水饮。即是以麻黄、桂枝、细辛开腠温肺，配干姜、半夏温化水饮，复肺之职，水道通调，水饮下泄，咳喘乃愈。后世对痰饮停肺的咳喘证，无论有无表证，均以小青龙汤治之，就来源于此。

对寒邪已经入里化热，肺气闭塞的病证，无论有无表证，皆可应用开肺宣闭之法，使肺气宣肃，达到热随汗解的目的。如风寒外束，内郁化热的大青龙汤证，即是选用麻黄汤辛开宣肺，以石膏清其内热。又如风寒入里化热，热壅于肺的咳喘证，仲景以麻杏石甘汤宣肺清热。"汗出而喘，无大热者，可与麻黄杏仁甘草石膏汤"，虽为热证，仍用麻黄辛温发散，使热随汗解，又能平喘，以石膏清热，以杏仁、甘草宣降肺气，止咳平喘，则是证可愈。

仲景通过辛散开闭，畅达肺气，从而达到邪去热解，咳喘自平，利水泄毒的目的，观其上述治法，无不体现了治肺首当辛开宣闭的特色。

二、止咳平喘贵在宣肺降逆

肺以肃降为顺。若肺受邪袭，失之肃降，痰浊肺气逆于上，就会出现咳嗽、气喘等。《金匮要略》明确认识到"咳而气逆""咳逆上气"的病理机制，故治疗上不离降逆之法，常用葶苈子、厚朴、半夏、麻黄、杏仁、紫菀、冬花、五味子等药，少用重坠沉降之品，贵在宣肃肺气，以止咳平喘，此又为其特色之一。

1. 温肺降逆法

《金匮要略》："咳逆倚息，不得卧者，小青龙汤主之""咳而胸满者，苓甘五味姜辛汤主之""咳而上气，喉中水鸡声，射干麻黄汤主之"。分析这些方药，我们可以发现其共同的病机，都是寒邪留肺，致肺气上逆，因此多以麻黄、细辛、桂枝、干姜温肺散寒，配麻黄、半夏、杏仁、射干宣降肺气。

2. 清肺降逆法

适用于肺热咳喘证。《伤寒论》："汗出而喘，无大热者，可与麻黄杏仁甘草石膏汤""咳而上气，此为肺胀，其人喘，目如脱状，脉浮大者，越婢加术汤主之"。前者为邪热壅肺，后者为饮热郁肺，以麻黄、杏仁降其上逆，用石膏清降肺热，共奏清肺降逆之效。

3. 涤饮降逆法

适用于痰饮壅肺的咳喘证。痰饮壅肺，肺失清肃，气道为之不利，则咳嗽、气喘、咯吐浊痰，仲景以皂荚丸涤饮除痰。

造成肺气上逆的原因除上述因素外，尚有因正虚或肺痿、肺痈、肺痨等原因，当随证治之，仲景已经认识到肺疾存在着肺气上逆的共同病理机制，治疗就应下气降逆。

三、祛痰饮强调温化开源

肺主宣降，通调水道，敷布津液，是人体水液代谢中的主要脏器之一。当肺的功能失调时，就会出现水液代谢的障碍，"积水成饮，饮凝成痰"，从而形成痰饮为患。"肺为贮痰之器"，有形之痰饮主要形成肺的疾病，出现咳喘、胸痛、咯痰等症状。仲景治肺，重视祛除痰饮宿邪。观其痰饮之治，又以温化开源为主。《金匮要略》说"痰饮者，当以温药和之""夫短气有微饮，当从小便去之，苓桂术甘汤主之，肾气丸亦主之"。明确指出了脾肾阳虚、水停为饮的证治，当以上两方温肾健脾，温化水湿，通利小便。对寒饮阻肺的支饮证，用小青龙汤或射干麻黄汤温肺化饮，止咳平喘。对饮停胸胁的悬饮证，则以十枣汤逐饮利水，使饮从二便而去。对痰饮壅肺、肺气上逆的支饮证，以葶苈大枣泻肺汤逐痰饮，利小便。对水停心下，上迫于肺的喘满证，用木防己汤，正如赵守真所谓，"化痰利水清热诸作用具备者，莫如《金匮要略》之木防己汤。"饮由水聚而成，治饮自当利水，给饮邪以出路，这是仲景治痰饮的又一主要方法。仲景温化水饮多选附子、桂枝（肉桂）、干姜、细辛；利水多以麻黄、茯苓、防己、桂枝、葶苈子、甘遂、大戟、芫花之类。

四、治肺疾勿忘调理他脏

1. 治肝宁肺

对少阳不和，邪犯于肺的咳嗽证，用小柴胡汤去人参、大枣、生姜，加五味子、干姜以理气清热止咳。对肝气犯肺的咳嗽证，用四逆散加五味子、干姜，以疏肝解郁止咳。在气机的调节上，肺主降而肝主升，二者的协调对全身气机调畅是一个重要的环节。若肝升太过，或肺降不及多致气火上逆，而致咳嗽等症，仲景用以上两方治肝达到治肺的目的。

2. 治腑安肺

仲景对表实下利、发热汗出、咳喘的病证，以葛根芩连汤清利大肠。近代名贤蒲辅周对腺病毒性肺炎有以上表现者，用本方取效，其源则在仲景。己椒苈黄丸兼清大肠、膀胱，可谓治腑安肺之代表方。因肺与大肠相表里，大肠的正常传导，有利于肺的肃降。

3. 理脾治肺

"脾为生痰之源""肺为贮痰之器"，理脾所以杜绝生痰之源。仲景治痰饮阻肺之证，也强调以温中健脾药相伍，用干姜、桂枝温中，人参、茯苓、白术健脾。

综上可知，仲景治肺，颇具特色，诸如外邪闭肺，开肺为急；升降失常，肃降为法；治肺之时，重视治饮，治饮当以温化开源；以及注重调治他脏等等。凡此诸类，对当今临床辨证施治，不无指导意义，很有必要予以深入研究。（刘超峰）

《金匮要略》 论虚劳病的治略思想

汉代张仲景作《伤寒杂病论》一书，又名《金匮玉函要略方》。宋代林亿等人将此书分成《伤寒论》和《金匮要略方论》两部书。全书书名有要略二字，是说明书中论述了重要的治略思想。

因为人身之病变化无穷，所以杂病的辨证论治也极为复杂。治疗杂病欲得较好的疗效，既要掌握中医辨证论治的思维方法，又要有重要的治略思想，这样才能成为高明的中医师。正如陈修园说："《金匮要略》所载之证……中工所能治者，不必论也。所论者无一非起死回生之术。书之所以名为要略者，益以握要之韬略在此也。"《金匮要略方论》一书，把辨证论治思想发展到了高度的阶段。本文仅谈《金匮要略》中的一个问题，并以此为例说明重要的治略思想。

中医皆知五脏的虚劳证候可归纳为气虚、血虚、阳虚、阴虚四类。在施治时，应以虚者补之为大法，补气、补血、助阳、养阴即可。不知虚劳病中有阳虚不足，阴血亏损之证，用温补阳气则成热燥，用甘寒养阴则为寒凝之象，真是难于周全。《金匮要略》不但论述了虚劳病的辨证施治，而且其重点是论述虚劳病的治略思想，调节寒热两难之证。如《虚劳》篇中论曰："脉大为劳，极虚亦为劳。"说明虚劳病的病机变化，有阴阳两种倾向。由于虚劳病人阳气不足，阴血亏损，则有阴虚而阳气外浮之机，故见脉浮大无力。又有阴阳气血不足，阳气衰惫之象，故脉软而无力。脉大与极虚都是虚劳病的脉象，说明虚劳病之阴阳气血亏损，阳气衰惫，可出现阴静的病证，又有阴血不足，虚阳外浮，出现阳动的病证。这两种倾向，是虚劳病辨证论治的纲领。阳气衰惫者，宜用温补法；阴虚阳浮者，宜用滋阴潜阳法。若有阳气衰惫之阴寒证，与虚阳外浮之阳动证同时存在，或交替出现，以甘寒补阴则加重阴寒证，用温补阳气则加重虚阳外浮证，用药时寒热两难，故治宜调和阴阳为大法。《医宗金鉴》总结虚劳治略大法曰："后天之治本血气，先天之治法阴阳"，就是说虚劳病一可调理后天脾胃，生化气血营卫调和，诸证皆减，故治法本乎气血。又有用调理肾之阴阳，助阳敛阴，生化有源，阴阳自调，故治法调其阴阳。

从古至今，治虚劳之方甚多，而仲景仅出八张方子，八方之中又以小建中汤调和脾胃以生血气为代表方，桂枝龙骨牡蛎汤调肾之阴阳，论其要略。

《虚劳》篇曰："虚劳里急，悸、衄、腹痛，梦失精，四肢酸疼，手足烦热，咽干口燥，小建中汤主之。小建中汤方：桂枝三两（去皮），甘草二两（炙），大枣十二枚，芍药六两，生姜三两，胶饴一升。"本条论阴阳两虚的虚劳证治。由于脾胃虚弱，阴阳气血来源不足，可发生元阳衰惫和虚阳上浮两种病情，表现出阴阳失调，寒热错杂的症状。如偏于寒象，为阳气不能温煦，不能濡养内脏，故里急，腹痛。如偏于热象，为阴虚内热，虚阳浮动，故手足烦热，咽干口燥，衄血，多梦失精。还有不寒不热之证，为气血虚少，不能濡养肌肉，则四肢酸疼；血不养心，则心悸。在治疗阴阳失调的病证时，单纯补阴则碍阳，使里急腹痛加重。单纯温阳必损阴，使咽干口燥，多梦失精等症加重。只有用甘温之剂，恢复脾胃的运化功能，使阴阳气血来源充足，则阴阳平衡，营卫和调，寒热错杂的症状自然消失。治以小建中汤，健运脾胃，生化气血，调和营卫。方中桂枝辛温行散，通行阳气，温中散寒；饴糖甘平补中，缓急止疼，共成辛甘合化，以助脾胃之阳。芍药酸寒，收敛阴血；甘草甘平，调中益气，酸甘合化，能补脾胃之阴。大枣补脾，生姜健脾。以上六味，一阴一阳调和营卫，使阴阳气血充足，濡养温煦五脏六腑，脏腑得济，则诸虚可以恢复。

《虚劳》篇又曰："夫失精家，少腹弦急，阴头寒，目眩发落，脉极虚芤迟，为清谷，亡血失精。脉得诸芤动微紧，男子失精，女子梦交，桂枝龙骨牡蛎汤主之。桂枝龙骨牡蛎汤方：桂枝、芍药、生姜各三两，甘草二两，大枣十二枚，龙骨、牡蛎各三两。"本条论阴阳两虚虚劳的证治。久患遗精病人，肾阴耗损太过，阴虚及阳，肾阳亦虚，阳气不能温煦下焦，气化不利，阴寒凝结，故少腹弦急，阴头寒冷，下利清谷，亡血失精，脉象极虚芤迟。以上脉证，属元阳衰惫之象。若虚阳浮而不守，男子失精，女子梦交，脉得芤动微紧。在元阳衰惫之时，见有芤大之脉，说明阳寒之中，寓有阳动之象。在虚阳外浮之时，见有微紧脉象，说明阳浮之中，含有寒凝之证。由于病久精衰血少，故目眩发落。

本证属阴阳两虚，见元阳衰惫和阳气浮动两种病证。若只用助阳之法，有动心火相火之害，若只用养阴之法，有增阴寒凝结之害。仲景不单纯用助阳或养阴之方，而用桂枝加龙骨牡蛎汤，调节阴阳。方中桂枝温通阳气；芍药敛阴缓急；生姜助脾阳而散阴寒；甘草建中气；大枣补阴血。以上桂枝汤，调阴阳，和营卫，阳气能生，精血有源。又加龙骨潜阳，牡蛎镇惊，安肾宁心，摄纳虚滑不禁。如此可使阴阳相互维系，阳固阴守，以图良效。以上所论，为一对矛盾病情，若有几对矛盾病情，出现在几个病位的杂病该如何治疗呢？医家一定要有关照全局的治略思想，才能取得很好的疗效。

《金匮要略方论》一书，即是以方论略，通过论述方证，让读者领悟重要的治略思想。用此治略思想治疗疑难杂证，可收良效。（苏宝刚）

《金匮要略》 论治癥瘕积聚

《金匮要略》曰："五脏元真通畅，人即安和。"这句名言论述了人体之内，五脏六腑之中，真阴真阳气血精微充实，而气血精微又在经络血脉中通顺流畅，四通八达的流动着，可以布于周身，营养全身，如此，人即健康无病。

若经络血脉不畅通，进而气之所积，形成积病，气之所聚，形成聚症，积聚痼结形成体内各种包块疾病。积聚病主要是因为五脏六腑经络之气已积聚于内，又因为饮食不节，寒温不适，情志不畅，邪之重沓，使其牢痼盘结，久而久之，而成癥病，《金匮要略》说"积者脏病终不移；聚者腑病也，发作有时，展转痛移。"《金匮要略》进一步说："脉来细而附骨者，乃积也。"说明积聚之病机是气血阴阳亏虚而不能通畅。

《金匮要略》说："阴阳相得，真气乃行，大气一转，其气乃散。"这句话已非常明确地论述了积聚的治略思想。一是使其真阴真阳气血充实，平衡，协调，经络血脉气机就会通行；二是大气上下周流不息，积聚之气即可逐渐消散。

如上可知《金匮要略》论述治积大法，认为当补则补，也就是补阳气补阴血，使其阴阳相得。当行则行，也就是大气一转其气乃散。以后有养正积自除学派，认为真阴真阳充足，则真气自可运行，有失其常度，而积聚自可消除。

其用药，补气常以人参、白术，补其中焦开发之气，使气行有力；补阴血常以当归、地黄、麦冬、鳖甲，养阴血津液，以润泽经络，流布周身，使经络营卫之气和顺。

又常以茯苓、桔梗升其清气，以枳实、厚朴降其浊气，如以此法养正，以气为帅，以阴为润，阴阳相得，又调其升降，使其大气转开，则积聚渐渐而消。

又有随其所结而行之的观点，认为要以祛邪为主，如寒者热之，结者散之，客者除之，留者行之，坚者消之等法。

寒者热之是用温阳之品化阴寒凝聚浊气，常以干姜、川椒、吴茱萸、炮附子、川乌头、硫黄等，温脾、温肝、温肾、温通经络。结者散之是用理气活血等药散结聚之病块，常以枳实、厚朴破气散结，用牡丹皮、五灵脂破瘀血块。客者除之是用驱邪药物，祛除客于体内邪气，如邪客大肠，可用大黄、芒硝；邪客膀胱可用大戟、芫花、甘遂、商陆、牵牛子；邪客于肺，可用杏仁、贝母、半夏、葶苈子、枯矾、皂角。留者行之是用通行经络血脉，顺三焦气机的药物，行散滞留之邪，使其不留不塞，积聚不成，常用赤芍、川芎、木香、柴胡、茯苓、瞿麦，使经脉畅通。坚者消之是用软坚散结之品，消散坚结之癥块，常以牡蛎、鳖甲、软坚散结。

总之，补法与行法都是使五脏元真通畅，消散积聚癥瘕。

病案一：调畅气机法治愈腹部聚证

患者：李××，女，38岁，1988年6月24日就诊。

患者4年来，闭经不潮，小腹部常聚有块，有时散去，前来就诊。症见脉来濡弱，舌苔薄白，面色萎黄。头部沉重周身乏力，五心烦热，咽干不欲饮，纳呆而喜热食，伴左胁痛而胀满，尿黄，大便溏稀而矢气臭。查血色素6g/dL。

证属肝气郁滞，气血不畅而胁胀痛；肝伤脾胃而纳呆；气血来源不足，形成气血两亏之证，故面黄乏力；气机不畅，气血虚弱，无力通达，故经闭不潮，逐成腹中瘕块；头沉不清而重，为浊阴不降，痰湿上蒙；尿黄与矢气臭，此乃膀胱大肠有郁热所致。

立法：调理中焦，升降气机，补气养血，化痰湿，清下焦。

处方：拟当归补血汤合二陈汤加味。

当归15克，炙黄芪15克，茯苓15克，干姜6克，炒白术12克，桔梗6克，紫丹参15克，郁金10克，枳壳10克，厚朴10克，广陈皮10克，香附10克，清半夏10克，莱菔子10克，竹叶10克，生甘草3克。

二诊：服上方6剂，聚证消散，月经已行，头部沉重，左胁胀痛等症大减，继服6剂。按上方加麦冬10克，党参10克。调治3个月痊愈。复查血色素为10.8g/dL。

【按语】方以苓、术、姜、梗温中健脾，升清降浊；以归、芪补养气血；以陈皮、香附使大气转开；以枳壳、厚朴降其聚结之气；以丹参、郁金行其血，气血充而气机畅，故瘕块消散。

病案二：清肠法治腹中包块

患者：马××，女，30 岁，1986 年 10 月 24 日就诊。主诉腹痛伴间断性低烧 2 年多，加重伴呕吐不能食 10 天。

患者于 1 年前感冒发烧伴腹部隐痛，就诊于××医院，诊断为"结核性腹膜炎"，给予抗痨药治疗效不明显。于 10 天前复受风寒，继而腹痛加剧，伴恶心呕吐不能食，潮热盗汗，口唇生疮，面黄消瘦，周身乏力，不能行走，大便 4 天未行。腹部触诊。膨隆拒按，有触痛反跳痛。腹部 B 型超声波提示：（1）腹腔内部分肠管扩张；不完全肠梗阻；（2）左下腹部包块约 4×4.2×3.9cm 的低回声区，结核可能性大；（3）肝内回声不均匀，慢性肝损害不除外。查舌苔薄白，舌红，脉滑细数。

辨证分析：胃肠实热积滞，郁而不通，上逆则恶心呕吐不能食；肠浊不降则腹满大便干结不通；郁而化热故生口疮，舌红。

立法处方：通泄胃肠实热积滞，佐以止痛。拟大承气汤合二陈汤加减治之。

大黄 6 克，芒硝 6 克（冲），枳实 10 克，厚朴 15 克，陈皮 10 克，半夏 10 克，茯苓 10 克，大腹皮 10 克，白芍 20 克，炙甘草 6 克。

二诊：服上方 3 剂，药后大便通畅，日行 2 次。腹满胀痛减轻，饮食增加，呕吐恶心已止，精神好转。仍有脐周疼痛，手足心发热，继投上方加猫爪草 15 克、夏枯草 10 克、连翘 15 克以清热解毒，软坚消散包块。

三诊：又晋五剂药后腹痛愈。精神转佳，食纳馨香，一餐可纳 100 克主食，自觉双下肢有力，可自由活动，此为邪气已衰，正气渐复，配方以四君子汤合厚朴三物汤加夏枯草、猫爪草、肉苁蓉、赤芍等益气健脾以祛邪，攻补兼施，又服 18 剂药。

四诊：药后患者自觉精神好，食纳佳，体力增，腹痛未再发作。嘱带方回家治疗调养。3 个月后来院复查，体胖，体重增加 20 公斤，面色红润，神采奕奕，身体无疾苦。复查 B 型超声波提示：肝内回声均匀，被膜光滑整齐，胆脾未见异常；左下腹未见包块。苔薄白，脉沉细平和。嘱患者疾病痊愈停服药物。

【按语】患者为大肠内客邪堵塞而不通，客者除之，故以大承气汤以除其邪。邪去养其正气。此亦按张仲景"欲疗诸疾，当先以汤荡涤五脏六腑"之意，先除去大肠客邪，积聚自行消散。再以四君子汤补中焦开发之气，养正气即养其通行之力，再无积聚可成。

病案三：化瘀法治疗胃内息肉

患者：赵××，男，24，1990 年 4 月 17 日就诊。主诉间断性胃刺痛 2 年。胃镜检查诊断为"胃内息肉 0.3cm 大小"。素日经常无明显诱因发作胃痛，每日胃中不舒感，早起胃痛明显，甚则痛如针刺。饮食多则胃胀，食热则胃痛，食凉则胃舒，口苦，口唇舌紫暗有瘀点，大便量多，小便黄，苔薄白，脉濡。

证属胃腑之内气滞血瘀，气血不通，聚而形成，病为息肉。

立法处方：活血化瘀，理气止痛，清热解毒，清散瘀块。拟方失笑散合丹参饮加味。

生、炒蒲黄各 8 克（包煎），五灵脂 8 克，丹参 15 克，缩砂仁 5 克（后下），檀香 4 克（后下），良姜 8 克，香附米 10 克，炒枳壳 10 克，黄芩 10 克，煅牡蛎 30 克（先煎），板蓝根 12 克，败酱草 12 克。

二诊：晋上方 12 剂后胃中和顺，口苦愈，痛止胀消，唇舌紫暗齐消。苔薄白，脉细。嘱再进原方 10 剂，巩固疗效。

三诊：服药 1 个月复查胃镜检查息肉消失。患者精神好，纳食佳，二便调。苔薄白，脉细。嘱病告痊愈。止服药物，注意调护，忌食辛辣食物。

【按语】胃肠湿热浊气，黏滞不去，久而久之，亦有气血不畅，聚而形成息肉瘀血。故治疗此病，活血化瘀，软坚散结为其大法。然而清热解毒之品，清理胃肠浊气亦不可不用，湿热毒邪若在，必留后患，必须除之。

病案四：温散法治子宫内膜巧克力样囊肿

患者：李××，女，33 岁，初诊日期 1989 年 10 月 27 日。主诉痛经伴少腹冷，原发不孕 4 年，多方求治无效。

患者婚后 4 年不孕，周身乏力，腰背酸痛，畏寒肢冷，食少喜热，素日白带多有腥味，小便有时浑浊。经行时诸症加重，腹痛，小腹冷而下坠，紧缩而板硬，腹内冷气窜痛，足冷伴冷气上冲，经量多，质稀色暗有血块。切脉沉细，查舌苔薄白，舌质暗淡。B 型超声波检查：子宫内膜有数个巧克力样囊肿，大小不等，大者 4 个，最大直径 8cm。

证属肾阳衰微，胞宫寒冷，寒而不能温通，冲任失调，宫内寒凝积聚，形成巧克力样囊肿之证。

立法处方：温补肝肾，理气活血，消散积聚，拟妇科得生丹与牡丹皮饮加味治之。

广木香10克，当归20克，羌活12克，益母草20克，台乌药10克，香附10克，白芍15克，真川芎6克，紫丹参15克，炮姜6克，川椒6克，牡丹皮15克，蓬莪术6克，三棱6克，熟地15克，金毛狗脊10克。

二诊：服药6剂后，腹内微暖。腹胀之时矢气下行，小腹内气行窜腹痛减轻，下坠感亦减轻。原方加砂仁5克，艾叶10克。嘱进服12剂。

三诊：仍感腹中冷气上升，胸痹闷痛明显。原方加吴茱萸12克，大枣7克，党参12克。再进12剂。

四诊：药后胸中畅快，小腹冷减轻，后改用温经汤，随证加减治之。

川芎6克，党参10克，白芍10克，吴茱萸10克，麦冬10克，法半夏10克，丹皮10克，干姜8克，阿胶10克（烊化），肉桂4克，当归15克，三棱5克，莪术5克，香附10克，乌药10克，川椒4克。

患者坚持服药9个月，腹冷腹痛等诸症均愈，经行无任何疾苦，精神体力渐增，偶有小腹胀感，余无不适。于1990年7月再行腹部B型超声波检查"子宫内膜巧克力样囊肿消失，正常子宫"。于9月份报已怀孕，身无不适症状。足月顺产一女婴，母子健康。

【按语】：患者证属下焦阴寒积冷，不温不通，气郁、血瘀、血凝成块，罹患不孕症。阴寒而凝聚之证，当以温药，消散积聚，故曰当温者温，以温开之，以温化之。方以肉桂益肾之阳，如燥烈之日，可开冰冻。用吴茱萸、姜温暖下焦，化胞宫寒凝积滞，又有参、枣、椒以辅之。用归、芍、胶、冬滋其阴血，虚热之证亦可消除，且有理气理血之品，可以助其消散积聚。巧克力样囊肿消除病愈，体健孕子。

结语

瘕积聚实属难攻难克之证，然辨证准确，立法处方得当，守方数月，可以消散其包块，治愈羔疾。

其治疗大法，在于当先以汤荡涤五脏六腑，即去其涩血之浊气，如水湿痰饮瘀血等，浊气一去，益气行气，大气一转，即可开通诸条经脉。经脉流畅，气血运行无阻，积聚自然消减而愈。（臧本慎）

治瘀法则探讨

《金匮要略》是我国现存最早的一部研究杂病的专著。该书对杂病的治法丰富多彩，尤其对瘀证治疗，立法严谨，灵活多变，独树一帜。方证配合默契，法寓其中。为使读者研究化瘀真谛，掌握其法则及运用要领，归纳为十法，以示《金匮要略》治瘀之大要。

一、清热解毒祛瘀法

《金匮要略》开清热解毒祛瘀法之先河。该法以清热解毒药和祛瘀药为主组方，具有清热解毒和化瘀的功效，适用于热毒互结，瘀毒交加之证，升麻鳖甲汤和大黄牡丹汤为其代表方。前者为治阴阳毒，后者用治肠痈，两方灵活选用清热解毒和活血化瘀之品巧妙组方，直达病所。如升麻鳖甲汤对疫毒入里，足阳明胃经热毒炽盛，波及营血，瘀毒交加之证，选用既能清热解毒，又入足阳明胃经之升麻，甘草以清热解毒，配当归、鳖甲滋阴散瘀，共奏清热解毒祛瘀之功。但对于热毒内聚，营血瘀结肠中而脓未成的肠痈却选用了入手阳明大肠经的大黄、芒硝宣壅滞，荡涤热毒；配冬瓜仁排脓散痈，除湿解毒；丹皮、桃仁凉血通瘀。共奏清热解毒，凉血逐瘀，排脓散痈之效。后世用升麻鳖甲汤加减治疗紫癜、红斑性狼疮属于热毒血瘀证者，获效甚捷。西安医科大学曾用大黄牡丹汤进行实验，结果证明该方对阑尾炎（肠痈）的主要作用是：增强阑尾蠕动并促进血液运行。张笃庆老中医用大黄牡丹汤加附子、红藤、川楝子、元胡、荔核、木香、败酱草治疗急慢性阑尾炎，每起沉疴。

二、清热利湿祛瘀法

此法以清热利湿药与活血祛瘀之品为主组方，具有清热利湿、活血化瘀、解毒排脓之功。适用于热瘀湿阻、肉腐成脓之证，赤小豆当归散为其代表方。方中用浆水清凉解毒，赤小豆清热渗湿排脓，当归活血祛瘀生新，共奏清热利湿活血化瘀之效。《内经》云："热盛则肉腐，肉腐则成脓。"血瘀是成脓的基础，热壅是成脓的条件。凡热瘀湿阻，肉腐成脓者均可以此法遣方。因此，《金匮要略》用该方不仅治疗狐蜃，也治疗便血，体现了异病同治的法则。

三、温经祛瘀法

本法以温经散寒之品与活血化瘀之味为主组方，具有温经散寒、温血祛瘀之效，适用于妇人冲任虚寒兼有瘀血之证，温经汤为其代表方。方中吴茱萸、桂枝、生姜温经散寒以暖血；当归、川芎、芍药、丹皮、阿胶养血和营而祛瘀。因病虚寒兼瘀，致血不归经，阴血暗耗，内热渐生，故配以参、草、麦冬补中益气生津。尤妙在半夏一味，平冲降逆，振奋化源，一则通过降胃气而间接地使脾气升举，统血归经。用此方治疗冲任虚寒兼有瘀血的崩漏证时，若去掉半夏可能会引起吐血、衄血或倒经。足见大匠用心之良苦，遣方之微妙。后世用本方广泛治疗妇科诸疾，如《和剂局方》用治损伤瘀血，《杨氏家藏方》用治痛经。目前临床还用治妇人少腹虚寒久不受孕或月经不调等证。

四、破血逐瘀法

本方以活血化瘀药和逐瘀破结的虫类药为伍组方，具有破血逐瘀之功，用治瘀血内结之实证。临床常见妇人经水不下，腹痛如刺拒按，大便色黑易解，小便自利，脉涩，舌质暗等症状。此时倘若用一般活血化瘀之品难以奏效，必须加蟅虫、水蛭、虻虫一类峻猛药增强逐瘀之功。此法以抵当汤为代表方，方中大黄、桃仁下其瘀血，水蛭、虻虫破其瘀结，共奏破血逐瘀之效。

五、消癥化积法

此法与活血化瘀之品和消积散结之味为主组方，具有缓消癥之功，用治癥瘕积聚。又因癥积是一个复杂的病理过程，往往虚实加杂，营卫失调，故常在化瘀消癥为主的方剂中，加入扶正及调和营卫的药物，以达祛邪不伤正，调和营卫气血，缓消癥积之目的。其代表方为鳖甲煎丸、桂枝茯苓丸。前者即以消癥化积的鳖甲、大黄、桃仁、蟅虫、蜣螂为主，辅以人参、阿胶补益气血、桂枝、芍药调和营卫而组方；后者亦按此原则组方，方中桂枝通血脉，配芍药调和营卫，丹皮、桃仁活血化瘀，茯苓安正气，共奏消癥化积之功。目前临床上用鳖甲煎方治疗肝脾肿大，用桂枝茯苓丸治疗瘀血痛经或产后恶露停滞、胞衣不下及宫外孕，死胎不下等病证均有一定疗效。

六、行气消瘀法

本法以行气药和活血祛瘀药为主组方，具有行气活血之功，用治气滞血瘀之证，枳实芍药散为其代表方。方中枳实炒黑行血中之气滞，芍药行血滞，大麦粥补养正气，以防行气消瘀而伤胃气。药味虽少却十分周全，为后世行气消瘀法之楷模。

七、破血逐水法

本法以破血药和逐水药为主组方，具有破血逐水之功，适应于水与血互结血室之证。大黄甘遂汤，阿胶扶正，共奏破血逐水之效。另外，滑石白鱼散也是利水消瘀之剂。血与水关系至密，血瘀可致停水，水滞亦能成瘀，血不利则为水停，水阻则血不行。一般来说，闭经在先，水肿在后者，宜先治血，血行水通，反之，宜先治水，水去血自下。但临床上水与血互为因果，就先熟后很难断定，况且病势往往较急，只有破血与逐水共用，根据水与瘀之偏重而灵活组方，才能截断恶性循环，化险为夷。此法目前在临床上对于肝硬化腹水，肾病综合征、尿毒症疗效尚可。

八、祛瘀通络法

本法以活血化瘀药和通络药为主组方，具有通络祛瘀之功。用治肝经气血郁滞，胸胁痞闷，甚或胀痛，刺痛之证。旋覆花汤为其代表方。方中旋覆花通肝络而行气，新绛活血化瘀，助以葱白温通阳气而散结，共奏温经通络，辛泄散瘀之效。叶天士医案中凡久病入络常用此方加桃仁、归尾、郁金、泽兰等味，每获捷效。王清任的通窍活血汤亦是仿此法则而组方，均在本方立意基础上发展而来的。临床上对于心绞痛、肋间神经痛、慢性胃炎等疾病，具有胸胁痞闷不舒、胀痛、刺痛为主症者，用此方加味收效满意。

九、润燥消瘀法

本法以润燥之品与活血化瘀药为主组方，具有润燥消瘀之功，用治燥结血瘀之证，其代表方为发膏煎。方中猪油润燥，乱发消瘀，共奏润燥消瘀之效。《金匮要略》用此方治疗肠胃燥结兼血瘀所致的萎黄病。临床上燥结易致血瘀，血凝促其燥结，只有润燥消瘀共使，才能相得益彰。

十、缓消瘀血法

本方以养血药和活血逐瘀药为主组方。其特点是寓补于攻，峻剂丸服，缓消瘀血。适应于虚劳日久不愈暗耗阴血，以致血停体内，新血不生，脏腑失养的"干血痨"疾患。此时若单纯滋阴补血，则恐留邪，瘀血不去新血难生；若单纯消瘀，则畏伤正，正伤瘀更难消。只有寓补于攻，峻剂丸服，才能祛邪不伤正，扶正不留邪。大黄䗪虫丸为其代表方。方中诸"虫"以动其瘀，诸"仁"以濡其干，大黄亦通亦降，干地黄用量最重，竟达十两，滋阴补血，使津血充足，干血缓消。目前大黄䗪虫丸用治肝脾肿大、肝硬化、闭经、手术后肠粘连等病症，均获得了满意疗效。

此外，《金匮要略》还立益气活血、通阳活血的治法。如《血痹虚劳病》篇的黄芪桂枝五物汤就是通过益气而治血痹的；《胸痹心痛短气病》篇的栝蒌薤白白酒汤及其类方是依通阳气化痰瘀而治疗胸痹病的。后世医家在应用中发展了仲景治瘀学说，创立了不少新法和名方，如补阳还五汤就是本《金匮要略》黄芪桂枝五物汤之方意而创制的，形成了补气祛瘀法，现代治疗冠心病，常以栝蒌薤白白酒汤为基础方，配丹参、桃红、川牛膝等活血化瘀药组方治疗，形成了通阳化瘀法。（刘华为）

《金匮要略》 论虚痛机理及辨治

疼痛病证，临床极为常见。其病理机制，历来许多医家用"不通则痛"析之，以"通则不痛"为治疗原则，投以通下、活血、消导、疏利之法。此益为实痛而言，若执之以治诸痛则谬矣。痛证有虚实之别，治疗有通补之异，只有明辨虚实之证，巧施通补之法，方不至于以偏概全。早在东汉末年医圣张仲景对其有较深刻的认识，仅《金匮要略》一书，论述疼痛之条文凡八十余处，其中关于虚痛者达十余条。仲景在该书中对于虚痛提出了病因病理，确立了辨证论治，并首创了诸多有效的治疗方剂。医林之中对于实痛之论著甚多，对有关虚痛之文章却寥若晨星，对于《金匮要略》中有关虚痛之记载，更是知者甚少，而虚痛在理论与临床上却有十分重要的意义，不容忽视。故此，对《金匮要略》中虚痛之病机病理及辨证论治进行初步分析探讨，以作引玉之砖。

一、虚痛的机理

1. 虚痛的机理是"不荣则痛"

所谓虚痛，是指由于气血不足，阴精亏损，阳气虚衰，人体脏腑经脉、五官九窍、四肢百骸失于濡润、温养而引起之疼痛，即"不荣则痛"。它在《内经》中已有所载，如《素问·举痛论》说："阴气竭，阳气未入，故卒然而痛"；《灵枢·五癃津别》说："髓液皆减而下，下过度则虚，虚故腰背痛而胫瘦"；《灵枢·阴阳二十五人》篇中说："血气皆少则喜转筋，踵下痛"等等。虚痛之性质多为隐痛、空痛、绵绵作痛。一般而言，病者喜按，起病较缓，病程较长。仲师在继承《内经》关于虚痛病机病理学术思想之基础上，发扬光大，并且验诸长期的临床实践，达到了理论与实践的有机结合。

2. 血虚致痛

经云："血主濡之。"人体一旦阴血不足，则脏腑经络、器官孔窍、四肢百骸失于濡润，出现胁肋、少腹、筋骨关节诸痛症。如仲师在《中风历节病脉证并治》篇中云："少阴脉浮而弱，弱则血不足，涩则为风，风血相搏，即疼如掣。"此条是论述血虚历节之病机证候。《医宗金鉴·订正金匮要略注》评注此条曰："风在血中，则剽悍劲切，无所不至，为风血相搏，盖血主营养筋骨者也，若风以燥之，则血愈耗而筋骨失其所养，故疼痛如掣。"由是可见血虚不荣而致疼痛之一斑。《腹满寒疝宿食病脉证治》之"寒疝腹中痛，及胁痛里急者，当归生姜羊肉汤主之"，此方亦见于《妇人产后病脉证治》篇，均是血虚致痛之例证。

3. 阳虚致痛

对于阳虚致痛，《水气病脉证并治》中载："少阴脉紧而沉，紧则为痛，沉则为水，小便即难。"少阴主肾，脉紧主寒主痛，脉沉主里主水，少阴脉沉而紧，是肾阳不足，寒从中生。阳气不能随三焦敷布温养周身，因而骨节或身体疼痛。肾阳不足，不能化气行水，所以小便难。阳虚失于温养而致疼痛之证，亦见于《妇人妊娠病脉证并治》："妇人怀妊六七月，脉弦发热，其胎愈胀，腹痛恶寒者，少腹如扇，所以然者，子脏开故也，当以附子汤温其脏。"此条是论述妊娠阳虚寒盛腹痛之证治，妊娠六七月，忽然出现脉浮发热，腹痛恶寒，并自觉胎更胀大，尤其少腹作冷，有如被扇之状，其病理是阳虚阴盛，阳虚不能温暖胞宫，阴寒之气内盛，故自觉胎愈胀大，腹痛恶寒，少腹如扇。又如《血痹虚劳病脉证并治》说："虚劳腰痛，少腹拘急，小便不利者，八味肾气丸主之。"尤在泾评注曰："虚劳之人，损伤少阴肾气，是以腰痛。"因腰为肾之府，肾中阳气虚衰，不荣"外府"，故腰痛。

4. 阴阳两虚致痛

《血痹虚劳病脉证并治》曰："虚劳里急，悸，衄，腹中痛，梦失精，四肢酸痛，手足烦热，咽干口燥，小建中汤主之。"此条即述阴阳两虚之虚劳证治，因脾气虚寒，阳损及阴，阴阳两虚遂成虚劳，阴阳两虚，失于濡润、温养，即致"里急""腹中痛"诸症。

由此可见，《金匮要略》对于虚痛之机理注重"不荣则痛"。对于"不荣"病因病机之论述，虽不为面面俱到，亦未明言"不荣则痛"，然学者当洞悉其深文奥义，"从无字中读出有字来"，能够举一而反三，方可使经旨发扬光大。

二、辨证论治

《素问·阴阳应象大论》说："治病必求于本。"本者，病机之谓也。临床对于虚痛之治疗亦遵此理，当据其"不荣则痛"之病理机制，采用"荣则不痛"之治则，然荣之之法当有温阳、益气、养血、滋阴、填精诸不同。在此，仅以《金匮要略》中腹痛、腰痛、头痛等为例，以示虚痛之辨证论治。

1. 腹痛

①阴血亏损 《腹满寒疝宿食病脉证治》篇说："寒疝腹中痛，及胁痛里急者，当归生姜羊肉汤主之。"前人对寒疝之认识，凡腹部攻冲作痛，病情属寒者，皆属寒疝范围之疾患。本条之寒疝腹中痛究其缘由是血虚引起的，两胁属肝，肝主藏血，血不足则气亦虚，气血两虚则胁腹部失去气之温煦，血之濡养，不荣则痛。故治当养血止痛，用当归生姜羊肉汤。方中以当归养血补虚，生姜散寒温中，羊肉为血肉有情之品，功擅补虚温中，方证相合，不止痛而自愈。此方亦见于《妇人产后病脉证治》："产后腹中疗痛，当归生姜羊肉汤主之；并治腹中寒疝，虚劳不足。"实为异病同治之举。

②冲任虚损 冲任之脉起于"胞中"，冲脉是"十二经脉之海"，是气血之要冲，又称"血海"。任脉能总任一身之阴经，有"阴脉之海"之称，与女子妊娠有关，故曰："任主胞胎"。一旦冲任有所虚损，阴血不能内守，则会出现妇人下血之证。仲圣在长期的医疗实践过程中对此有充分的认识，并认为治疗当以调补冲任，固经养血。如在《妇人妊娠病脉证并治》中说："妇人有漏下者，有半产后因续下血都不绝者，假令妊娠腹中痛，为胞阻，胶艾汤主之。"妇人妊娠下血而又腹中痛者，乃冲任失调，阴血下漏，以致不能入胞养胎故也。仲圣以胶艾汤主之，意在以芎、归、芍、地四物养血和血，阿胶养阴止血，艾叶温经暖宫，甘草调和诸药，清酒以行药力。诸药合用，既和血止血，又暖宫调经，亦治腹痛，可安胎。

③阳虚寒盛 妇人妊娠期间，如果阴阳气血有所偏盛偏衰，必会影响胎孕。如张路玉在《续名医类案》中说："未有母气逆而胎得安者，亦未有母气安而胎反堕者。"早在东汉时期仲圣已在《妇人妊娠病脉证并治》篇中对此有所认识："妇人怀娠六七月，脉弦发热……当以附子汤温其脏。"此言妊娠阳虚寒盛腹痛之证治，妊娠阳虚阴盛，不能温暖胞宫，阴

寒之气内盛，故自觉胎愈胀大，腹痛恶寒，治当温阳散寒之法，仲圣以附子汤主之。但《金匮要略》中未见其方，有人主张用《伤寒论》之附子汤（炮附子二枚，茯苓、芍药各三两，白术四两，人参二两），附子有破坚堕胎之弊，仲圣用之，是忠《内经》"有故无殒"之意，故临床用之，必须辨证准切，用量适当，方能无殒矣。

④阴阳两虚　人体阴阳互根互用，相互维系，阴损可以及阳，阳损亦可及阴，从而导致阴阳两虚之证。如《血痹虚劳病脉证并治》曰："虚劳里急，悸，衄，腹中痛，梦失精，四肢酸痛，手足烦热，咽干口燥，小建中汤主之。"此条即是脾气虚衰，阳损及阴，致阴阳两虚之虚劳里急而腹中痛。脾胃为后天之本，气血生化之源，中气虚寒则生化之源不充，气血俱乏，五脏六腑失其所养，遂致里急，腹痛之证。故治当温中补虚，和里缓急，小建中汤主之。方中胶饴用为君药，其益脾气而养脾阴，温补中焦，兼可和里缓急止痛；甘草、大枣之甘亦以缓急止痛；生姜、桂枝之辛以通阴调卫；芍药之酸以收敛和营。六味相伍，于辛甘化阳之中，又具酸甘化阴之用，共奏温中补虚、和里缓急之功。目的在于建立中气，建中气得以四运，从阴引阳，俾阴阳得以协调，则诸症自愈。

⑤脾胃虚寒　仲师在《腹满寒疝宿食病脉证治》篇说："心胸中大寒痛，呕不能饮食，腹中寒，上冲皮起，出见有头足，上下痛而不可触近，大建中汤主之。"此条是述脾胃虚寒腹满痛之证治，与小建中汤之阴阳两虚证相较，腹痛之部位偏于大腹，拒按，证型偏寒，而小建中汤主治之证，腹痛部位在上腹，喜按，偏虚。故本证治以大建中汤，温中散寒，缓急上痛，方中蜀椒、干姜温中散寒，与人参、胶饴之温补脾胃合用。大建中汤，使中阳行运，则阴寒自散，腹痛自愈。

2. 腰痛

腰痛亦有虚实之别。腰为肾之府，如果肾阳虚，则"外府"失于温养而为疼痛，治当温补肾阳。如《血痹虚劳病脉证并治》曰："虚劳腰痛，少腹拘急，小便不利者，八味肾气丸主之。"此条即述肾阳不足之虚劳腰痛，仲师以八味肾气丸主之，取阴中求阳之意。方用干地黄配以山茱萸、山药以滋补肾阴，并以少量桂附温助肾中之阳，意在微微生其少火以生肾气，目的在于"益火之源，以消阴翳"；方中泽泻、茯苓、丹皮与温补肾阳之药相伍，补中寓泻，补而不腻，诸药相配，阴中求阳，阳气振奋，"外府"可得温养，腰痛可愈矣。

3. 头痛

《金匮要略》中关于头痛属虚者见于《呕吐哕下利病脉证治》篇："干呕，吐涎沫，头痛者，茱萸汤主之。"在此所述之头痛属临床上之厥阴头痛。头为诸阳之会，一旦失去阳气温养即致头痛之证。本条论肝胃虚寒，头之巅顶又为足厥阴肝脉所过，故头冷痛，以吴茱萸汤主之。方中吴茱萸、生姜温胃散寒，降逆止呕，人参、大枣补中益气，全方共奏温肝暖胃、降逆止呕之效，以使诸症自消。

从以上腹痛、腰痛、头痛之治疗中可以看出，仲圣对于虚痛，详审病机、辨证论治，同病异治、异病同治，为后世虚痛之治疗树立了典范。

结语

综上所述，早在东汉时期，张仲景在其《金匮要略》一书中已对虚痛有所记载，病理上注重"不荣则痛"，治疗上强调温阳、益气、养血、调补冲任诸法，首创了许多首之有效的治疗方剂，真可谓匠心独运矣！（窦建卫）

妊娠病的治疗法则

《金匮要略》妇人三篇，列述经带胎产诸病。其中《妇人妊娠病脉证并治》篇，对妇人孕期常见疾病的辨证论治颇为详细。

一、调阴阳 健脾胃以治呕吐

妊娠呕吐是妇人孕期最常见的病证，多发生在怀孕两个月后，因其恶心呕吐，恶闻食臭等而阻碍饮食，故又称为恶阻。仲师对于此病辨证论治，或调和阴阳，或健脾和胃。

（一）调和阴阳："妇人得乎脉，阴脉小弱，其人渴，不能食，无寒热，名妊娠，桂枝汤主之。于法六十日当有此证……"此节首辨早孕之脉证，再论恶阻之治法。妊娠早期血归于胎以养妊，血分乍感不足，气分相对有余，阴阳失调，气血偏胜，营卫不和，胃气上逆，而为呕恶不食。从整体出发，用桂枝汤，谐阴阳，调气血，和营卫，止呕吐。正如黄元御《金匮悬解》中记载："桂枝甘草大枣补其脾阴，桂枝白芍调其肝血，生姜降逆止呕，妊娠初治之良法也。"在临床上，本方用于身体素虚，尺脉细弱的妊娠呕吐，确有效果。

（二）健脾和胃："妊娠呕吐不止，干姜人参半夏丸主之。"据方测因，依药论证，此言妊娠呕吐因脾胃虚寒者。脾虚失运，胃寒不降，浊饮涌逆，呕吐不止，必兼怠倦乏力，舌淡苔白。用干姜人参半夏丸益气温中，健脾和胃，降逆止呕。"方用干姜温益脾胃，半夏开降逆气，人参补中益气，为丸缓以收补益之功，用治虚之妊娠家，至善之法也。"（魏念庭）除此之外，妊娠呕吐属胃中虚热者，可用橘皮竹茹汤；属痰饮停滞者，可用小半夏加茯苓汤等。

二、温肾阳 理肝脾以治腹痛

妊娠腹痛，多因肾阳不足，下焦虚寒，肝郁气滞，脾失健运，胞脉失养而致，或兼下血等证。仲师治疗本证以温补肾阳，调理肝脾为主。

（一）温补肾阳："妇人怀娠六七月，脉弦发热，其胎愈胀，腹痛恶寒者，少腹如扇，所以然者，子脏开故也，当以附子汤温其脏。"肾阳不足，阴寒内盛，胞宫无阳以温煦，阴寒之气必壅遏，故见少腹冷痛，胎胀不安，伴有恶寒发热等证。"用附子汤以温其脏，则胎自安。"（《张氏医通》）借少阴之方治此虚寒腹痛，后世各家，早已认定。附与参合，能回元阳之气，散胞宫之寒；术与苓合，能输精化气；芍药入阴能养血缓急，共奏温阳益气，暖宫散寒，缓急止痛之功。

（二）调理肝脾："妇人怀娠，腹中疞痛，当归芍药散主之。"素体阴血不足，怀孕以后阴血重虚，肝失血养，郁结不畅；脾失健运，湿气内阻而致胎气滞而不舒，少腹绵绵而痛，当兼胸胁胀满，小便不利等症。治用当归芍药散养血调肝，健脾利湿。方中归、芍养血柔肝，配川芎疏血中之气。阴柔之归、芍伍走窜之川芎，滋补而不留滞，辛温而不耗散，此为治疗血中气结，少腹疼痛之要药。白术、茯苓、泽泻健脾利湿，脾气旺则血自生，血气充则胎自安。

三、补阴血祛瘀阻以治下血

妊娠下血，又称胞阻，多兼少腹坠痛，常为流产先兆。或因肾气不足，胎元不固；或因脾虚血少，胎元失养；或因肝郁血滞，胎元受损等。仲师将其分为虚实两端，虚者以血虚为主，实者以瘀阻为主。血虚当补，瘀阻当祛。

（一）补血止血："妇人有漏下者，有半产后因续下血都不绝者，有妊娠下血者，假令妊娠腹中痛者，为胞阻，胶艾汤主之。"本节主述妊娠下血而兼腹痛的证治。正如丹波元坚所说："此条漏下与半产后下血是客，妊娠下血腹中痛是主，三证并列，以备参对也。"血虚不能载气，气滞不能运血，经脉阻滞而为腹痛；血虚则冲任不固，不能摄血养胎，而为淋漓漏下，虚其虚，将有坠胎之虞。用胶艾汤温养补血，止漏安胎。方中地、芍、归、芎即后世四物汤，有补血调经之功；芍药、甘草，即芍药甘草汤，有养血益阴，缓解疼痛之效；艾叶散寒止痛，引血归经，阿胶合甘草长于补血止血。本方不仅对于血虚胞阻腹痛下血有卓效，亦可随证加减治疗妇人冲任虚损，月经不调，崩中漏下，产后下血等证。

（二）祛瘀止血："妇人宿有癥病，经断未及三月，而得漏下不止，胎动在脐上者，为癥痼害。妊娠六月动者，前三月经水利时，胎也。下血者，后断三月衃也。所以血不止者，其癥不去故也，当下其癥，桂枝茯苓丸主之。"关于此节，颇多费解，历代诸家众说不一。我们认为既有癥胎鉴别之意，又是癥胎互见之证。前者启人切勿误癥为胎，后者提示妊娠受癥之害。结合临床，妇人宿有疾仍有受孕之可能。例如现代所谓盆腔炎症、子宫肌瘤等，均属妇人癥病范畴，应与妊娠相区别。但其证轻者不一定影响月经，亦非绝对不能受孕。所以虽有癥病史而月经正常，倘经断三月，忽又下血不止，也应考虑到病而兼受孕，因癥而致漏下。再从仲师不取峻下，而仅用桂枝茯苓丸一至三丸，缓攻其癥，其意亦在祛瘀而不致过伤胎元，可谓寓心细于胆大者。因为漏下不止，势必影响胎元。故以通因通用大法，采祛瘀散癥之剂，缓消瘀癥，止血安胎。方中桂枝温通经脉，丹皮、桃仁祛瘀血，散癥结；芍药行滞缓急；茯苓渗湿泻浊；以白蜜为丸，意在缓和药力。该方之用不仅如此，对于因瘀而致的痛经、闭经、崩漏、胞衣不下，胎死腹中，以及子宫肌瘤，子宫外孕等亦有效果。

四、有水气　以利尿行水为先

妊娠有水气，又称妊娠水肿、子肿等，多因脾肾阳虚。怀孕六七月后，胎体渐大，运化敷布失常，以致水湿内停，引起水肿、胀满、眩晕等症，往往是妊娠中毒症的早期表现。妊娠中毒症的三个主要症状，一般先出现尿量减少而水肿，或血压升高而眩晕，随后出现蛋白尿，病情渐重，可发展为子痫抽搐，严重者可以危及母子生命。因此，及时治疗妊娠水肿，至关重要。仲师对于妊娠水肿之治，以利尿行水为先。

"妊娠有水气，身重，小便不利，洒淅恶寒，起即头眩，葵子茯苓散主之。"本节为胞胎壅遏，气化受阻，小便不利而成水肿，眩晕之证治。水湿内留故水肿身重，水溢肌肤，卫阳不行故恶寒，浊阴上犯而为头眩。用葵子茯苓散（冬葵子、茯苓）利尿行水，急治其标。

五、小便难　以养血解郁为主

妊娠小便难，系指妇人怀孕后出现小便涩痛难下等症。《诸病源候论》称之谓"子淋"。

"妊娠，小便难，饮食如故，当归贝母苦参丸主之。"此因妊娠数月，阴血亏虚，津液不足，热郁气结，小便困难，用当归贝母苦参丸治之。方中当归养血润燥，贝母行气解郁，苦参清热利湿。正如《张氏医通》记载："此小便难者，膀胱热郁，气结成燥，病在下焦，所以饮食如故，用当归以和血润燥，贝母以清肺开郁，苦参以利窍逐水，并入膀胱以除热结也。"

六、病转胞　以振奋肾阳为本

转胞又名转脬、胞转，指以脐下急痛为主症的小便不通。多由强忍小便，速走急行，胎压脬等因使然。妇女怀孕之后，常因肾阳不足，胎气不举，而致溺不得出，少腹急痛等症。

"问曰：妇人病饮食如故，烦热不得卧，而反倚息者，何也？师曰：此名转胞不得溺也，以胞系了戾，故致此病，但利小便则愈，宜肾气丸主之。"仲师用肾气丸治疗转胞，为治本之法。肾阳振奋，既举胎气以顺脬系，又化水气以利小便。倘加入益气升提之辈，如黄芪、升麻等药，效力尤佳。若烦热甚者，可去桂、附，增加轻宣开泄之品，如桔梗、紫菀等味，上焦开宣，则下焦自通矣。

此外，仲师在保养胎元方面，指出血虚而有湿热者用当归散，气虚而有寒湿者用白术散。两方均有白术，后世保养胎元诸方，多宗此而又有发展。如朱丹溪自此悟出"白术、黄芩为安胎圣药"。尤在泾说："芩、术非能安胎者，去其湿热而胎自安耳。"治疗妊娠诸证，仲师亦慎重用药，药随证变。如治疗妊娠瘀阻下血用的桂枝茯苓丸，炼蜜如丸如兔屎大，每日食前服一丸，不知，加至三丸等，这些都是妊娠用药效法之典范。（吴林鹏）

《金匮要略》 安胎六法

大凡安胎，多以补肾培脾为法。然仲景安胎之要在乎去病却邪，病去则母安，母安则胎自安。以此着眼，今将《金匮要略》安胎归纳为六法，分述于下：

一、温阳散寒安胎

《金匮要略·妇人妊娠病脉证并治篇》（以下简称《妊娠篇》）第三条："妇人怀娠六七月，脉弦发热，其胎愈胀，腹痛恶寒者，少腹如扇，所以然者，子脏开故也，当以附子汤温其脏。"附子汤温阳散寒，主治阳虚阴盛之证。下焦阳虚，不能温煦胞宫，子脏开而不敛，风冷之气乘之，阴寒内盛，胞胎失其温养而腹痛、胞胀，故以附子汤（多数注家主张用《伤寒论》附子汤：附子、茯苓、芍药、白术、人参）温阳散其阴寒，温养胞脉而固胎。附子虽有破坚堕胎之弊，但阳虚阴寒之证非此不除。亦如《张氏医通》云："用附子汤以温其脏，则胎自安。"

二、暖宫止血安胎

《妊娠》篇第四条："妇人有漏下者，有半产后因续下血都不绝者，有妊娠下血者，假令妊娠腹中痛，为胞阻，胶艾汤主之。"冲任脉虚，阴血不能内守，阴血下漏，血不入胞养胎，胎失所养而不安。胶艾汤既和血止血，又暖宫调经，使妄行之血循经正行而达到止血养胎之目的。本方"温服"取其温暖以助药力之意。惟方中归、芎辛温易走窜动血，治妊娠下血，量不宜大。

三、柔肝健脾安胎

《妊娠》篇第五条："妇人怀妊，腹中疠痛，当归芍药散主之。"孕期聚血养胎，阴血偏虚，气易郁滞；气滞则血行不畅，胞脉阻滞，肝脾不调，故腹痛绵绵。当归芍药散中重用芍药敛肝和血以缓其痛；归、芎调肝和血以行血滞；白术、茯苓健脾化湿；泽泻渗湿；以酒佐药力，使气调血畅，阻滞自通而胎安。

四、温胃蠲饮安胎

《妊娠》篇第六条："妊娠呕吐不止，干姜人参半夏丸主之。"妊娠，胃虚而有寒饮，浊气上逆，呕吐不止，妨饮食而胎元失养。本方以干姜温中散寒；半夏、姜汁蠲饮降逆止呕；人参益气补虚。有半夏得人参"能固胎"，又有生姜杀半夏之毒，故内服"制半夏"可以寒饮化，胃降呕止，则胃气无伤，胎元得养。

五、养血清热安胎

《妊娠》篇第九条："妇人妊娠，宜常服当归散主之。"孕后聚血养胎，阴血偏虚，血虚生热；脾虚湿滞，不能化饮食而输精微，胎失所养。总之，血虚而有湿热，致胎动不安者，仲景以当归散中归、芎补肝养血，和血调气；白术健脾化湿；黄芩清热，共奏安胎之效。后人以白术、黄芩为安胎要药，导源于此。

六、温化寒湿安胎

《妊娠》篇第十条："妊娠养胎，白术散主之。"白术散温化寒湿，大抵妊娠伤胎，胎动不安，脾虚寒湿中阻而有心腹冷痛者宜服。方中白术健脾燥湿；蜀椒温胃降逆；川芎和肝舒气；牡蛎除湿利水；白术伍川芎，健脾安胎；牡蛎镇逆固胎。其功效、主治与当归散条自异。

上述分析表明，仲景去病安胎治法有温化寒湿、温中散寒、温胃蠲饮、柔肝健脾、暖宫止血、养血清热之别，其适应证亦各有特点。而主要精神体现为：安胎以去病为要，病去则母安，母安则胎自安。即如附子、干姜、半夏之品，仲景用之亦得心应手，符合《内经》"有故无殒"之义。且其安胎剂型多用丸、散以缓其力，避免伤胎之弊。其安胎主张与方药经验对后世的影响亦颇为深远。（鄢爱珍）

《金匮要略》 的脉学

《金匮要略》为我国现存最早的一部研究杂病专书，以脉论病，病脉证治结合，贯穿全书，充分体现张仲景学说特色，兹仅就《金匮要略》脉学规律性的问题做一些探讨，以供研究。

一、脉法在临床上的运用

以三部诊法（寸口、趺阳、少阴）列为诊病主要客观依据。作为辨证论治中心内容，对《内经》《难经》的脉学理论，结合临床实践作了充分阐发。

（一）三部诊法各有所主

手寸口诊法：为最主要诊法，全书有二十多处提及，主要用于诊断五脏六腑、十二经脉，营卫气血等全身性疾病。如《黄疸病》篇："寸口脉浮而缓，浮则为风，缓则为痹。痹非中风、四肢苦烦、脾色必黄，瘀热以行"。"寸口脉浮而缓"在伤寒是外感表虚之脉象，在杂病则不然：浮则为风，为热；缓为湿之征。脾恶湿主运化，可统血，主四肢肌肉，由于湿热蕴积于脾，浸入血分，转行于体表，导致黄疸。从而以寸口脉浮而缓，阐明湿热蕴藏于脾，是形成黄疸之病机。

趺阳诊法：在书中见有九处，主要用于诊断杂病，尤其是脾胃疾患。如《呕吐病》篇："趺阳脉浮而涩，浮则为虚，涩则伤脾，脾伤则不磨，朝食暮吐，暮食朝吐，宿谷不化，名曰胃反。脉紧而涩，其病难治。"趺阳主候脾胃，其脉应当沉而伏，胃宜降则和，脾宜升则健。此以趺阳脉浮而涩之象提示脾胃虚弱，升降失司，不能消化谷食，势必上出而吐，形成胃反的病机。又以脉紧为寒盛，涩为津伤，紧涩的脉象提示胃中因虚而寒，因寒而燥，病属阴阳两虚。若助阳则伤阴，滋阴则损阳，故云"难治"。又如《消渴病》篇，以"趺阳脉浮而数"提示胃热气盛的病理反映，结合消谷善饥，渴欲饮水之主症来诊断消渴病。此外，尚有水气病、黄疸病、脾约证等等与脾胃关系密切的病症亦以趺阳脉来阐述病因病机，进行辨证施治。

足少阴诊法：主要用于诊断与肾、妇人有关之病证。如"少阴脉浮而弱，弱则血不足，浮则为风，风血相搏，即疼痛如掣。"少阴为心肾之脉，脉弱为阴血不足的表现，脉浮为风邪外袭的反应，由于阴血不足，风邪乘虚侵袭，导致经脉痹阻，筋骨失养因而关节掣痛，不能屈伸。又如，"少阴脉滑而数者，阴中即生疮"，提示下焦湿热之邪聚于前阴部和腐蚀而致阴中生疮，盖少阴主肾，肾开窍于二阴，而脉浮数为湿热之征。

（二）脉诊的临床运用

独取寸口法：即指左右寸关尺三部脉以候心、肝、肾、肺、脾、命门诸脏腑，为诊断上、中、下三焦疾病的主要方法。如"寸口脉数"提示上焦有热熏灼于肺，为肺痿、肺痈的成因。又如"胸痹之病……寸口脉沉而迟，关上小紧数"，此处的寸脉主上焦（胸）。"寸脉沉而迟"是胸阳不振，最易导致痰饮停留。关上脉主中焦（胃），小紧并举为胃脘有痰饮积聚之征。

必须指出《金匮要略》述寸口脉，所指有二：凡寸口与关、尺并举者，"寸口"多指两手寸部脉，即谓"独取寸口"。凡单举寸口或寸口与趺阳、少阴对举者，或单言脉字则指两手的寸关尺六部脉，即称"寸口诊法"。

阴阳辨脉法：有三种诊法，即阳寸阴尺法，以关前为阳，关后为阴；阳浮阴沉法，以浮取为阳，沉取为阴；脉分阴阳法，以脉浮、大、数、动、滑为阳，沉、细、迟、涩、弦为阴。如"血痹阴阳俱微，寸口关上微，尺中小紧"，阳微指寸口关上微弱脉象，乃阳气不足；阴微指尺中小紧之脉象，乃阴血涩滞，提示阳气不足，阴血涩滞之病机，结合主症局部肌肉麻木，诊断为血痹病。因此治疗上轻者以针引阳行血，重者以黄芪桂枝五物汤温阳行痹。又如风水、皮水其脉为浮，属阳水；正水、石水其脉为沉，属阴水，即是以脉之浮沉分阴阳。

多位脉象合诊法：主要用于病机复杂，涉及脏腑较广的病情，其中以二部脉合诊法及四部脉合诊法为例较多，如："寸口脉浮而迟，浮脉则热，迟脉则潜，热潜相搏，名曰沉。趺阳脉浮而数，浮脉即热，数脉即止，热止相搏，名曰伏。沉伏相搏，名曰水。"以寸口脉浮而迟提示邪热内伏而不外达，以趺阳脉浮而数提示内留之热与水气相搏，由于气滞水停，不循常道运行而浸溢于肌肤之间形成水气病。又如："寸口脉沉而迟，沉则为水，迟则为寒，寒水相搏。趺阳脉伏，水谷不化，脾气衰则鹜溏，胃气衰则身肿。少阳脉卑，少阴脉细，男子则小便不利，妇人则经水不通；经为血，血不利则为水，名曰血分。"寸口脉沉而迟，提示肺气不宣，治节失常；趺阳脉伏，提示脾胃气衰；少阳脉卑（沉而弱）提示三焦决渎失司；少阴脉细，提示肾虚血少。本文从寸口、趺阳、少阳、少阴四部脉象的改变来阐明肺、脾、肾及三焦功能失常，导致水津不循常道，浸溢肌肤，潴留体内，因而形成水气病。

此外还有以寸口与少阴两部脉合诊水气病，以趺阳脉与尺脉合诊黄疸病等等为例不少。多位脉象合诊互为论证，即可了如指掌，可谓《金匮要略》脉学独到之处。

二、脉理在辨证论治中的作用

审定病因：如《腹满寒疝宿食病》篇："趺阳脉微弦，法当腹满，不满者必便难，两胠疼痛，此虚寒从下上也，当与温药服之。"趺阳候脾胃。脉微弦，"微"是中阳不足，"弦"脉属肝，主寒、痛。提示脾胃虚寒，厥阴肝气上逆，可见腹满或大便难和两胠疼痛。病因病机为之了然。

鉴别病证：如《痉湿暍病》篇论柔痉"太阳病，其证备，身体强，几几然，脉反沉迟，此为痉，栝蒌桂枝汤主之。"太阳表虚证见发热汗出恶风，脉当浮缓，"脉反沉迟"，提示在里之津液已伤，综合见症身体强几几然，乃筋脉失常，营卫之行不利，故应诊断为"柔痉"，以与太阳表虚证作鉴别。

窥测病势：如"下利脉沉弦者，下重；脉大者，为未止；脉微弱数者，为欲自止，虽发热不死。"虚寒下利，脉见微弱，是脉证相应，正衰邪微之候；若脉沉弦为里寒仍盛，故下利加重；若脉大，为邪盛病未解；若脉微弱数者，为阳气恢复，正胜邪却之征，提示病将愈，利欲止。本例以测脉观察邪正消长从而窥测病势。

分辨病性：如"疟脉自弦，弦数者多热，弦迟者多寒。"弦为疟病之主脉，数脉主热，迟脉主寒，故以弦数与弦迟之不同脉象，作为分辨寒型疟病与热型疟病的依据。

提示病位：如"水之为病，其脉沉小，属少阴；浮者为风。"水肿而脉见沉小，与少阴肾阳不足有关，属正水；脉浮则与肺失宣降有关，属风水。据文以脉之浮沉断其病变部位在肾在肺。

指导治疗：如水气病，"脉沉者宜麻黄附子汤，浮者宜杏子汤"。水肿病，脉沉，而病偏于里寒，与肾有关，治当顾及肾阳，故用麻黄附子汤温经发汗；浮脉，其病偏于表在肺，宜用杏子汤宣肺散邪。

判断预后：如对衄血预后的判断，"尺脉浮，目睛晕黄，衄未止。晕黄去，目睛慧了，知衄今止"。尺脉应沉见浮，是为肾阳亏虚，相火内动之象。肾阴亏虚，肝木失养，郁热上扰于目故目睛晕黄，由于肝肾阴虚、阳亢火动、迫血妄行、热伤阳络则衄血故知"衄未止"。若晕黄退，目睛明，说明阴复火降，血亦安宁，故知衄血已止。

三、脉象主病的规律

脉证合参：如痉、湿、暍三种病证，发病初期皆为外感所致，都从太阳经起病，均有程度不同的寒热与太阳经脉不舒的见症，然而其病机各自迥异，可据其脉，再参合某些特有症状，如项强，关节疼身重等，即可辨之。如"脉按之紧如弦，直上下行"，结合主症颈项强直，乃属阴津素亏之体感受风邪化燥伤津而成痉。若有太阳表证可凭，但无在表浮脉可据，反见沉而细之脉象，结合主症关节疼痛而烦，此乃阴腻湿邪阻遏阳气而致痹。若见发热恶寒，身重而痛，其脉弦细、芤迟，则为暑邪挟湿伤人气阴，证属伤暑中暍也。

同病异脉：如"脉大为劳，极虚亦为劳"。皆属虚劳纲脉，同病异脉提示了虚劳证型上有侧重于真阴不足与虚阳外浮之分。盖脉大无力，为阴血内亏，阳气浮越之征；脉极虚，则属精气本虚之证。

异病同脉：举弦脉主异病为例，痉病，乃因筋脉失濡，脉道强急而见弦脉。疟病，邪在少阳其脉故弦。腹满，病因外寒引动内寒，肝气挟寒攻痛而见弦脉。痰饮脉象一般多弦，但与虚寒的弦脉有别，因大下后里虚阳微者，是全身虚寒，故脉见双弦；痰饮偏注，故脉见偏弦。下利脉弦，为正气胜邪之征。寒邪伤心致心痛其脉亦弦。妊娠腹痛恶寒，属阴寒内盛，阳气不通，也为弦脉。

通常达变：舍脉从证，舍证从脉在本书中也可得以启发。如《金匮要略》书中常以一种与该病不符的脉象，以示病与脉不相称，则要舍脉从证如"温疟者，其脉如平"。温疟脉自弦或弦数，此言"如平"，提示三种情况：一为温疟初期邪浅病轻，故脉象改变不著。二则证属内热炽盛，外有表寒、寒郁热伏、脉气被遏、暂且不露。三则温疟之热象轻于瘅疟，相形之下而言"如平"，故此当舍脉从证。又如《胸满瘀血病》篇"病人如热伏、烦渴、口干燥而渴，其脉反无热，此为阴伏，见瘀血也。"此条辨证关键在于脉无热，这意味着脉不数大而反沉伏，有热证而无热脉。脉证不符，此乃瘀血郁热伏于阴分，并非气分之热故脉沉伏提示病情的本质，而阳证乃为标象，则应舍证从脉，诊为瘀血病证。

结语：借脉推理，生动形象。《金匮要略》主论杂病，以脏腑经络学说为其理论核心，脏腑经络的生理病理变化与营卫气血活动功能息息相关，而气血活动的变化则主要反映在脉象上，如经曰："夫脉者，血之府也，长则气治，短则气病，数则烦心，大则病进。"因此建立脏腑经络学说基础上的脉学理论，即可以比较真实地反映疾病的内在变化，亦可以作为临诊判断的客观条件。然而更属可贵的是，《金匮要略》既强调脉象的决定作用，又体现脉证合参，审证以知其外，察脉以悉其内，论症先论脉，论脉必论证，把脉与症作为辨证之依据，施治之基础，开创了脉证合参论治的思想体系，正是《金匮要略》脉学独到之处，明确这一特点则可举一反三，触类旁通，从中把握其规律。（张品珍）

《金匮要略》 的营养学思想

《金匮要略》后两篇：禽兽鱼虫禁忌并治第二十四、果实菜谷禁忌并治第二十五，有较丰富的营养学内容，其营养学思想至今仍有一定的指导作用。

一、合理的膳食结构

人之生存，必赖摄取饮食以维持，然而饮食正确与否，却是养生与致病之关键。故仲景言："凡饮食滋味，以养于生，食者有妨，反能为害，自非服药炼液，焉能不饮食乎。"为使脏腑功能得以正常发挥，每日必须摄取足够的能量，但欲达到此目的，不仅取决于日饮食量的多少，所食食物质量的优劣，而且需要食物间的合理配伍，即我们所言的合理膳食构成。《金匮要略·果实菜谷禁忌》言"梅多食，坏人齿""李不可多食，令人胪胀""芋不可多食，动病""久食小豆，令人枯燥"等，即已认识到多食、久食某物会引起人体发病。因食物禀天地之气而生，五味入口，各有所喜。《灵枢·五味》曰："谷味酸，先走肝，谷味苦，先走心，谷味甘，先走脾。"久食多食某物，必致某脏腑偏盛，从而克制它脏。故《医宗金鉴》说："然某物有不宜常食者，有不宜食者，经云：阴之所生，本在五味，阴之五宫，伤在五味，人安可知其所禁忌乎。"现代营养学认为，任何一种食物不可能具备人体所需的全部物质，而需各种食物的互相补充；同时多食某物，可使其营养成分不能充分利用而积于体内，此种积聚，不但可影响到其他营养物质的吸收，甚至可能发生中毒，因此膳食构成要合理。但是，食物间不合理的配伍，同样也有碍营养成分的吸收，故仲景又言："羊肉不可共生鱼酪，食之害人""食甜粥已，食盐即吐。"

二、妊娠期间的营养

妇女于妊娠期间，机体的生理功能发生了一系列的改变，故于此期间尤应注意饮食。因是时营养的摄入不仅关系到母体的健康，且影响到胎儿的生长。《金匮要略·禽兽鱼虫禁忌》言："妇人妊娠，不可食兔肉、山羊肉及鳖、鸡、鸭，令子无声音"，"麋脂及梅李子，若妊妇食之，令子青盲"。妊娠期间服食上列之物能否引起其无声或青盲，虽不足凭信，或有待于进一步研究证实，但由此条可以看出仲景已认识到妊娠期的营养与常时不一，所以妊娠期间饮食要注意。《金匮今释》尽管对因食而致子病持有异议，但仍言"然异味不常食之物，妊娠宁忌之为是"。

三、疾病期间的营养

疾病的发生多缘于人体正气亏虚，因此疾病期间摄取足够的营养有利于机体康复。然而疾病期间，特别是久治不愈的疾病，对饮食的要求条件更高，因久病之人，多见阴阳气血俱损之征象，嗜食温燥寒冷之物，有碍疾病痊愈。《金匮要略·禽兽鱼虫禁忌》尝言："肝病禁辛，心病禁咸，脾病禁酸，肾病禁甘"，"痼疾人，不可食熊肉"。因熊肉甘而滋腻，虽有补虚羸之功，但恐有留邪之弊。《本草纲目》引陶弘景言："有痼疾不可食熊肉，令终身不除。"虽然言此，但本条仍宜活看，因病有异同，绝非所有疾病均禁肉食。从营养学角度看，肉食中含有较高的蛋白质，当因某种疾病使体内蛋白降低时，则宜食肉类以补充，如肾病蛋白尿；而有的疾病，则应控制蛋白质的摄入，如肾功能衰竭、肝昏迷等患者，本身对氨的排泄功能已降低，而摄入的蛋白质在体内又分解出氨等有毒物质，这样势必加重病情。

四、疾病初愈时的营养

大病初愈，每多气血不足，故而摄取饮食以补充之，然而病后脾胃虚弱者多，故不宜多食暴食，谨防食复。《金匮要略·水气病》云："当时若小差，饮食过度，复肿如前"，《金匮要略·果实菜谷禁忌》曰："时病差未健，食生菜，手足必肿"。皆因饮食不慎以致疾病复发。仲景于《伤寒论》中更设专篇论述病愈初期的调摄，其对饮食尤有侧重，其言"病人脉已解，而日暮微烦，以病新瘥，人强与谷，脾胃气尚弱，不能消谷，故令微烦"。并提出了"损谷则愈"的治疗措施。临证中，许多疾病痊愈后，因饮食不能慎节而致复发者，屡见不鲜。如脾胃虚弱之泄泻、胃脘痛，常因暴食而引发，肾虚水肿常由过食食盐而诱起。

五、因人而异的营养

虽言某种食物对人体有补益作用，但并非人人皆宜，因为在人群中存在着体质差异。《金匮要略·禽兽鱼虫禁忌》对此以"羊肉，有宿热者，不可食之"为例概括了这种情况。羊肉性温，仲景尝以之治疗虚寒性疾患，如治疗虚寒性寒疝，产后腹疼痛的当归生姜羊肉汤。而阳热体质的人，则不宜食之，食之则以热助热，必使热势愈增。故《高注金匮要略》说："羊肉性温气厚，与虚寒者相宜，宿热者食之，是益其热矣。"现代营养学亦认为，某些疾病的发生与摄入特殊成分有关，如谷蛋白敏感症（对小麦蛋白过敏）、蚕豆病等。这些人应极力避免食用含该营养成分的物质。

六、因时而异的营养

人体气血阴阳，随时间的变化而变化。《灵枢·岁露篇》云："人与天地相参也，与日月相应也。"故季节的变迁，昼夜的更替，无时不在影响着人体，人体中存在着年节律，月节律、日节律的变化，这种变化也影响着消化与吸收功能。仲景据天人相应之理，创造性地将每月所食忌宜进行归纳，其言"正月勿食生葱""三月勿食小蒜""十一月、十二月勿食薤"，一日中"夜食生菜不利人""夜食诸姜、蒜、葱等，伤人心"。这种论述值得研究，但仲景已经认识到，饮食应因时而异，不分时间的食用某物，不仅对人体无益，反会损伤人体。

《金匮要略》的营养内容，主要以饮食禁忌的形式提出，内容较为丰富，且颇具影响，我国第一部营养学专著——《饮膳正要》基本上收录了后两篇的主要内容。尽管其所论未必皆为正确。但仲景能于一千多年前认识到饮食应合理，应因人因时而选择食物，现在看来仍不失其科学性。因此，深入研究《金匮要略》的营养学思想，对发展祖国医学的营养学、增强民族体质、治疗疾病，均有重大意义。（贾春华）

《金匮要略》 的方后医嘱

《金匮要略》一书，在所载的方剂后面都附有"方后医嘱"。其内容非常广泛、丰富。现将全书各方医嘱的内容归类如下：

一、说明药物的炮制和处理

一般方后医嘱中首先说明药物的炮制和处理方法。在炮制方面，如皂荚丸方说明皂荚刮去皮，用酥炙，以减轻皂荚药力峻猛之性。在药物的处理方面，如㕮咀锉麻豆大，说明有的须用切、劈、破、碎、研、捣以及去皮、去心等各种不同的处理方法。

二、说明汤剂的煎煮方法及丸、散、膏、栓等剂型的制作方法

（一）水煎剂的煎煮法

医嘱中说明煎药大部分是以水作溶媒的，而且都具体说明用水几升等等，但也有许多方剂是用其他液体作溶媒的。如红兰花酒是以酒煎药；胶艾汤是以水五升、清酒三升合煮；黄芪芍药桂枝苦酒汤是以"苦酒一升、水七升，相合煮三升"；乌头汤、大乌头煎等是用蜜煎；矾石汤是以矾石用浆水煎煮，取药液浸脚；百合地黄汤等是以泉水煎药；风引汤是以井花水煮药；茯苓桂枝甘草大枣汤用甘沥水煎药。

医嘱中说明的煎煮方法有以下几种：

1. 直接水煎法。将药物直接浸入水中加以煎煮，放水多少和煎取药液多少在医嘱中均有说明。如温经汤条下说明"以水一斗，煮取三升"。

2. 合和煎液后再煎。治百合病的百合知母汤、滑石代赭汤均用此法。

3. 去滓后再煎。大柴胡汤、小柴胡汤等方用此法。

4. 米熟汤成。桃花汤、附子粳米汤等方剂中有粳米，故医嘱中注明以米熟作为汤成的标志。

5. 先煎后下。甘草麻黄汤、麻黄附子汤等方中均有麻黄，其方后均注明先煮麻黄，去上沫。大黄牡丹皮汤后下芒硝，厚朴三物汤后下大黄，百合鸡子黄汤后下鸡子黄，大、小建中汤后下胶饴，胶艾汤中的阿胶是在汤液煮成后，"内胶令消尽"。

除此之外，有的医嘱在煎法方面还特别强调了火候，如桂枝汤注明用微火煎煮。

（二）丸、散剂的制备方法

丸剂的方后医嘱中注明了制备方法、过程，丸药制成后的大小及冲服丸的液体。如肾气丸后注明："末之，炼蜜为丸如弹子大，空腹酒服一丸。"一般都是炼蜜为丸，还有一些特殊的制备方法，如竹皮大丸是用枣肉和丸，干姜人参半夏丸是姜汁糊丸，鳖甲煎丸是用鳖甲煎取胶汁制炼为丸。

散剂的方后医嘱中注明用捣、研、过筛或为粉末，而冲服散剂的液体因方而异。如白术散，"酒服……服之后，更以醋浆水服之，复不解者，小麦汁服之，已后渴者，大麦粥服之"。

（三）外用药剂的制备及使用方法

狼牙汤是主治下焦湿热而阴中生疮的外用药剂，医嘱中说明了具体用法，煮取半升，以绵缠筋如茧，浸汤沥阴中，日四遍。百合洗方医嘱中说，"以百合一升，水一斗，渍之一宿以洗身"。

三、注明服药方法、时间及药量

在服药方法与时间方面，泻心汤等19个方都是采取顿服法，桂枝汤等40方是一般法，小半夏汤等28方是再服法，鳖甲煎丸等是用三服法，奔豚汤等是四服法，竹皮大丸是五服法（日服三夜二），赤丸、乌头桂枝汤等4方为加量服。

在服药量方面，一般方后医嘱均有说明。丸药注明服几丸，散剂注明服几钱，汤剂注明服几升。有的根据病情注明药量增减，如栝蒌瞿麦丸条下，"不知，增至七八丸"。还有的根据体质和年龄增减药量，如小青龙加石膏汤方后注明，"强人服一升，羸者减之，日三服，小儿服四合"。

四、阐述了药后调养及辅助方法

在方后医嘱中对药物调养有不少记载。如桂枝黄芪汤方后有"须臾饮热粥一升余，以助药力。"桂枝汤及其变方大部分都有啜热粥的医嘱。五苓散条下，"多饮温水，助汗"。百合汤洗方条下，"洗已，食煮饼"。另外，桂枝汤、防己黄芪汤、在建中汤等方后还提到了温覆的辅助方法。

五、强调服药禁忌、注意事项及药物加减

服药禁忌：如乌梅丸方后有"禁生冷滑臭等食"。侯氏黑散方后有："禁一切鱼肉大蒜，常宜冷食。"

注意事项：如大乌头煎方后嘱："不差，明日更服，不可一日再服。"甘草麻黄汤方后提示："慎风寒。"百合地黄汤条下嘱："中病勿再服。"甘草粉蜜汤方后嘱："差，即止。"

药物加减：许多方后医嘱论及了随证加减问题。如厚朴七物汤条下："呕者加半夏五合，下利去大黄，寒多者加生姜至半斤。"

六、说明方剂的功效及适应证、服药反应及预后

有的方后医嘱阐述了该方的特殊功效。如温经汤条下云："亦主妇人少腹寒，久不受胎……"还有的方后医嘱论述了使用该方的适应证。如大黄牡丹汤条下云："有脓当下，如无脓，当下血。"说明凡有实热象，无论有脓无脓，皆适用大黄牡丹汤。

有的方后医嘱对服药后的反应做了解释。如桂枝附子汤条下云："其人如冒状，勿怪，即是术附并走皮中，逐水气，未得除故耳。"

有的方后医嘱论及疾病的预后及服药后的结果。如茵陈蒿汤条下："尿如皂角汁状，色正赤，一宿腹减，黄从小便去也。"苓桂术甘汤条下："分温三服，小便则利。"桂枝去芍药加麻黄细辛附子汤条下："当汗出，如虫行皮中，即愈。"

总之，《金匮要略》的方后医嘱包括了丰富的内容，是仲景从整体观念出发，精于辨证论治，善于遣方用药的体现，有必要予以足够重视。

（张立侠）